Telenotfallmedizin

Stefan Beckers · Marc Felzen
(Hrsg.)

Telenotfallmedizin

Grundlagen – Qualifizierung –
Implementierung – Qualitätsmanagement

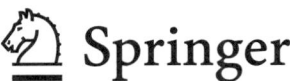

Hrsg.
Stefan Beckers
Ärztliche Leitung Rettungsdienst Stadt
Aachen & Aachener Institut für
Rettungsmedizin und zivile Sicherheit
Uniklinik RTWH Aachen und Stadt Aachen
Aachen, Nordrhein-Westfalen, Deutschland

Marc Felzen
Ärztliche Leitung Rettungsdienst Stadt
Aachen & Aachener Institut für
Rettungsmedizin und zivile Sicherheit
Uniklinik RWTH Aachen und Stadt Aachen
Aachen, Nordrhein-Westfalen, Deutschland

ISBN 978-3-662-72120-9   ISBN 978-3-662-72121-6 (eBook)
https://doi.org/10.1007/978-3-662-72121-6

Die Deutsche Nationalbibliothek verzeichnet diese Publikation in der Deutschen Nationalbibliografie; detaillierte bibliografische Daten sind im Internet über https://portal.dnb.de abrufbar.

© Der/die Herausgeber bzw. der/die Autor(en), exklusiv lizenziert an Springer-Verlag GmbH, DE, ein Teil von Springer Nature 2026

Das Werk einschließlich aller seiner Teile ist urheberrechtlich geschützt. Jede Verwertung, die nicht ausdrücklich vom Urheberrechtsgesetz zugelassen ist, bedarf der vorherigen Zustimmung des Verlags. Das gilt insbesondere für Vervielfältigungen, Bearbeitungen, Übersetzungen, Mikroverfilmungen und die Einspeicherung und Verarbeitung in elektronischen Systemen.
Die Wiedergabe von allgemein beschreibenden Bezeichnungen, Marken, Unternehmensnamen etc. in diesem Werk bedeutet nicht, dass diese frei durch jede Person benutzt werden dürfen. Die Berechtigung zur Benutzung unterliegt, auch ohne gesonderten Hinweis hierzu, den Regeln des Markenrechts. Die Rechte des/der jeweiligen Zeicheninhaber*in sind zu beachten.
Der Verlag, die Autor*innen und die Herausgeber*innen gehen davon aus, dass die Angaben und Informationen in diesem Werk zum Zeitpunkt der Veröffentlichung vollständig und korrekt sind. Weder der Verlag noch die Autor*innen oder die Herausgeber*innen übernehmen, ausdrücklich oder implizit, Gewähr für den Inhalt des Werkes, etwaige Fehler oder Äußerungen. Der Verlag bleibt im Hinblick auf geografische Zuordnungen und Gebietsbezeichnungen in veröffentlichten Karten und Institutionsadressen neutral.

Planung/Lektorat: Anna Kraetz
Springer ist ein Imprint der eingetragenen Gesellschaft Springer-Verlag GmbH, DE und ist ein Teil von Springer Nature.
Die Anschrift der Gesellschaft ist: Heidelberger Platz 3, 14197 Berlin, Germany

Wenn Sie dieses Produkt entsorgen, geben Sie das Papier bitte zum Recycling.

Geleitwort

Die Notfallversorgung in der Bundesrepublik Deutschland befindet sich im Wandel. Eine sich verändernde Patientenstruktur mit anderen gesundheitlichen Anforderungen sowie ein verändertes Anspruchsdenken in der Bevölkerung sorgen für eine steigende Inanspruchnahme der Notaufnahmen der Kliniken und insbesondere auch des Rettungsdienstes. Dies macht es unumgänglich, die Notfallversorgung als komplexes Gesamtsystem über Sektorengrenzen hinweg zu betrachten und weiterzuentwickeln. Dem Rettungsdienst kommt hierbei eine besondere Bedeutung zu. Zwischen Arztpraxis und Krankenhaus hat sich der Rettungsdienst von heute über die Jahre zu einem leistungsfähigen und hoch professionellen Versorgungssystem weiterentwickelt, in dem alle notfall- und intensivmedizinischen Behandlungsmöglichkeiten verfügbar sind. Mit der Ausbildung von Notfallsanitätern hat sich zudem ein deutlicher Qualitätsschub ergeben.

Telenotfallmedizinische Systeme können ein wesentlicher Baustein sein, um den Rettungsdienst leistungsfähiger und professionell zukunftsfähig zu machen und die begrenzten Ressourcen optimal einsetzen zu können. Gleichzeitig bieten sie die Chance, das professionelle und hervorragend ausgebildete Rettungsdienstpersonal in der Ausübung und Nutzung der erworbenen Kenntnisse und Fähigkeiten zu unterstützen.

Basierend auf den Erfahrungen des Aachener Systems „Telenotarzt", das als Erstes in Deutschland im Jahre 2014 in die Regelversorgung überführt wurde, haben wir in Nordrhein-Westfalen bereits 2020 die landesweite Einführung des Telenotarztes mit den Kostenträgern, den kommunalen Spitzenverbänden und den Ärztekammern vereinbart und die bedarfsgerechte Umsetzung auf den Weg gebracht.

Die Qualifizierung bereits erfahrener Notfallmediziner zu Telenotärzten ist dabei von zentraler Bedeutung. Nur durch Experten, die sowohl in der medizinischen Notfallversorgung, als auch in der Nutzung digitaler Technologien versiert sind, kann dieses System erfolgreich und nachhaltig in unser Rettungsdienstsystem integriert werden. Dieses Begleitbuch soll den Telenotärzten nicht nur fachliches Wissen vermitteln, sondern auch die praktischen Fähigkeiten und das Verständnis für den Umgang mit der Technologie sowie für die Kommunikation im Notfall fördern.

Ich danke allen, die an der Entwicklung dieses Buches beteiligt waren und hoffe, dass es sowohl den Telenotärzten, als auch allen an der Systematik Telenotfallmedizin Interessierten als wertvolle Unterstützung und Nachschlagewerk dienen wird.

Karl-Josef Laumann
Minister für Arbeit, Gesundheit und
Soziales des Landes Nordrhein-Westfalen

Vorwort

Liebe Leserinnen und Leser!

Seit über 10 Jahren existiert der Telenotarzt nun als zusätzliche Ressource im Rettungsdienst. Dennoch schreitet seine flächendeckende Ausbreitung trotz Beschluss der landesweiten Einführung in mehreren Bundesländern nur sehr langsam voran. Dies hat unterschiedlichste Gründe. Sein Nutzen in Bezug auf die Ressourcenoptimierung im Rettungsdienst ist jedenfalls nach anfänglicher Skepsis mittlerweile unumstritten, aus dem Rettungsdienst ist er nicht mehr wegzudenken.

In diesem Buch möchten wir Ihnen einerseits die notwendigen, interprofessionellen Schritte im Zusammenhang mit der Planung und Einführung des Telenotarztes sowie potenzielle Fallstricke erläutern. Andererseits soll dieses Buch allen zukünftigen Telenotärzten begleitend zum Qualifikationskurs Telenotarzt nach dem Curriculum der Bundesärztekammer sowohl als kursbegleitendes Lehrbuch, als auch als Nachschlagewerk dienen. Darüber hinaus ist es eine Hilfestellung bei der Kursorganisation, da es sämtliche curricularen Inhalte enthält.

Viele Fallbeispiele stellen den Praxisbezug her, der gerade zu Beginn der Telenotarzttätigkeit aus der Ferne schwer vorstellbar erscheint. Gleichzeitig sollen die Fallbeispiele zum Nachdenken anregen. Im Rettungsdienst ist eine ganze Reihe vor allem organisatorischer Vorgaben bereits seit sehr langer Zeit unverändert, weil dies immer schon so gemacht wurde. Dabei lässt der heutige Rettungsdienst eine beachtliche Anzahl an Optimierungen und Verbesserungen zu, sofern man diese erkennt und deren Umsetzung voranbringt. Hierbei kann der Telenotarzt unterstützen, indem er als ständiges Backup zur Verfügung steht und eine qualitativ hochwertige Patientenversorgung sicherstellt.

Lassen Sie sich mithilfe dieses Buches das „neue" Einsatzmittel Telenotarzt näherbringen, das enormes Entwicklungspotenzial bietet, nicht nur in der Notfallrettung und bei der Abklärung und Durchführung von Sekundärtransporten, sondern auch bei der Lenkung niedrigprioritärer Hilfeersuchen als Bindeglied zur hausärztlichen Versorgung. Darüber hinaus kann der Telenotarzt ebenfalls als Qualitätsmanagementtool eingesetzt werden, wenn es um die Supervision von ärztlichem und nichtärztlichem Personal oder die Rezertifizierung geht.

Feststeht, dass der Telenotarzt indizierte Notarzteinsätze niemals übernehmen kann und aus diesem Grund den Notarzt nicht abschaffen wird!

Wir wünschen Ihnen viel Freude bei der Lektüre unseres Buches!

Stefan Beckers
Marc Felzen

Inhaltsverzeichnis

Teil I Entstehung und Definitionen

1   Idee, Entstehung und Entwicklung 3
   Stefan Beckers und Marc Felzen

2   Geschichte, Definitionen und Begriffserklärungen 7
   Marc Felzen und Stefan Beckers

Teil II Rahmenbedingungen

3   Organisatorische Aspekte 19
   Thomas Carduck und Anja Sommer

4   Medizinische Leitung einer Telenotarztzentrale 31
   Marc Felzen

5   Einbindung der Telenotfallmedizin in den Rettungsdienst:
   Zusammenarbeit mit dem Rettungsteam 37
   Florian Troschke

Teil III Rechtliche Grundlagen und Datenschutz

6   Rechtliche Grundlagen 49
   Benedikt Thönnissen

7   Datenschutz 71
   Benedikt Thönnissen

Teil IV Infrastruktur

8   Technische Ausgestaltungsmöglichkeiten 79
   Kai Kottmann und Andreas Follmann

| 9 | **Hard- und Software** | 89 |

Kai Kottmann und Andreas Follmann

| 10 | **Dokumentation** | 97 |

Andreas Follmann und Kai Kottmann

Teil V Implementierung

| 11 | **Implementierung aus Sicht der Ärztlichen Leitung Rettungsdienst** | 109 |

Tobias Steffen

| 12 | **Implementierung aus Sicht des Rettungsdienstträgers** | 117 |

Stefan Wenders und Nils Lapp

| 13 | **Implementierung aus Sicht der Leitstelle** | 121 |

Marc Felzen, Bibiana Metelmann und Camilla Metelmann

| 14 | **Implementierung aus Sicht des nichtärztlichen Rettungsdienstfachpersonals** | 129 |

Gregor Rossaint

| 15 | **Implementierung aus Sicht der Krankenhäuser** | 137 |

Sebastian Bergrath und Jana Vienna Rödler

| 16 | **Implementierung – Erfahrungsbericht aus Sicht einer obersten Landesbehörde** | 145 |

Tobias Spinger

Teil VI Anwendungsfelder

| 17 | **Notfallrettung** | 159 |

Hanna Schröder

| 18 | **Sekundärtransporte** | 169 |

Marc Felzen

| 19 | **Zusammenarbeit mit der Leitstelle** | 179 |

Marc Felzen

| 20 | **Anwendungsbeispiele** | 183 |

Carsten Kirchhoff, Carsten Obermann, Christina Borgs
und Andreas Follmann

Teil VII Qualitäts- und Fehlermanagement

| 21 | **Qualitätsindikatoren und -ziele** | 213 |

Fabian Wolf und Anja Sommer

22	**Fehlermanagement**	227
	Alexander Reineke und Lukas Barker	
23	**Versorgungsforschung – Auswertungsbeispiele**	239
	Hanna Schröder und Marc Felzen	
24	**Akzeptanz des TNA-Systems und Zufriedenheit mit diesem**	243
	Camilla Metelmann und Bibiana Metelmann	

Teil VIII Kommunikation

25	**Grundsätze und Bedeutung von Human Factors in der Notfallmedizin** ...	253
	Stefan Beckers	
26	**Crew Resource Management in der besonderen Einsatzsituation**	257
	Nicola Spickenreither und Julia Beck	
27	**Besonderheiten der Kommunikation im Arbeitsfeld TNA**	275
	Friederike Schlingloff	
28	**Führung von Teams in der Funktion TNA**	283
	Marc Felzen	
29	**Resilienz und Selbstführung**	289
	Julia Beck und Nicola Spickenreither	
30	**Praktische Kommunikationsbeispiele**	309
	Friederike Schlingloff	

Teil IX Qualifizierung

31	**Qualifizierung von Telenotärztinnen und Telenotärzten**	321
	Hanna Schröder, Tom Franke und Daniel Fischer	
32	**Qualifizierung des Rettungsdienstpersonals**	329
	Marc Felzen	
33	**Fortbildung und Supervision**	335
	Kai Kottmann und Marc Felzen	
34	**Assessment und Personalauswahl**	341
	Marc Felzen	

Teil X Stand der Implementierung in Deutschland

35 **Implementierung in Deutschland** 347
   Stefan Beckers, Marc Felzen, Thomas Carduck, Anja Sommer,
   Andreas Jung, Sophie Gozdowsky, Manuel Wilhelm, Tobias Steffen,
   Friederike Schlingloff, Thomas Luiz, Thomas Schlechtriemen,
   Thomas Krautz und André Gnirke

Teil XI Potenzielle Entwicklungsbereiche

36 **Kompetenzrezertifizierung Rettungsfachpersonal** 365
   Christina Borgs und Andreas Beckers

37 **Supervision von Notärzten im Aachener Rettungsdienst durch den Telenotarzt** 371
   Hanna Schröder, Lea Bouché und Cassandra Rehbock

38 **Telemedizin im Katastrophenfall** 375
   Andreas Follmann und Anna Müller

39 **Ambulante Versorgung/Ärztlicher Bereitschaftsdienst** 379
   Jörg Christian Brokmann und David Brücken

Stichwortverzeichnis 383

**Teil I
Entstehung und Definitionen**

Idee, Entstehung und Entwicklung

Stefan Beckers und Marc Felzen

Inhaltsverzeichnis

1.1 Idee und Entstehung 3
1.2 Entwicklung 5
Literatur 6

1.1 Idee und Entstehung

Die Idee der Einführung eines Telenotarztes (TNA) beruht im Wesentlichen auf folgenden, für die prähospitale Notfallmedizin relevanten Veränderungen:

- Demografischer Wandel
- Medizinischer Fortschritt
- Zunehmender Personalmangel des ärztlichen und nichtärztlichen Personals
- Gesellschaftliche Veränderungen (steigendes Anspruchsdenken und zunehmende Klagebereitschaft)
- Soziale Veränderungen

S. Beckers (✉) · M. Felzen
Ärztliche Leitung Rettungsdienst Stadt Aachen & Aachener Institut für Rettungsmedizin und zivile Sicherheit, Uniklinik RTWH Aachen und Stadt Aachen, Feuerwehr und Rettungsdienst Aachen, Aachen, Deutschland
E-Mail: ars@ukaachen.de

M. Felzen
E-Mail: ars@ukaachen.de

© Der/die Herausgeber bzw. der/die Autor(en), exklusiv lizenziert an Springer-Verlag GmbH, DE, ein Teil von Springer Nature 2026
S. Beckers und M. Felzen (Hrsg.), *Telenotfallmedizin*,
https://doi.org/10.1007/978-3-662-72121-6_1

Hinzu kommen Mängel und Probleme im Versorgungssystem, die einer Verbesserung bedürfen.

Auch der aktuelle Stand der Technik wird in der prähospitalen Notfallmedizin bisher kaum genutzt.

Aufgrund des zunehmenden Ressourcenmangels im Rettungsdienst ist eine zusätzliche Ressource erforderlich, die die vorhandenen Ressourcen durch einen indikationsgerechteren Einsatz schont.

> Der TNA kann und soll den konventionellen Notarzt nicht ersetzen, soll aber
>
> - das arztfreie Intervall verkürzen,
> - die Verfügbarkeit des Notarztes (Notarzteinsatzfahrzeug [NEF] oder Rettungshubschrauber [RTH]) erhöhen,
> - die notärztliche Bindezeit verkürzen,
> - ärztliche Delegation statt Notkompetenz ermöglichen,
> - eine qualitativ hochwertige Ergänzung im Gesamtsystem bieten,
> - eine ökonomisch effiziente Patientenversorgung ermöglichen,
> - eine überdurchschnittliche Leitlinienadhärenz sicherstellen,
> - eine erhöhte Patientensicherheit ermöglichen (ärztliche Supervision).

Grundlage für die Entstehung des TNA ist die S1-Leitlinie „Strukturempfehlung Telenotfallmedizin". Diese definiert Mindestvorgaben für telemedizinische Konzepte und strukturelle Aspekte.

Für das Aachener TNA-System begannen erste Forschungsaktivitäten mit unterschiedlichsten Partnern im Jahr 2007 im Rahmen folgender Forschungsprojekte:

- Med-on-@ix (Skorning et al. 2009)
- TemRas – Telemedizinisches Rettungsassistenzsystem (Brokmann et al. 2015)

▶ Im Rahmen des Projekts Med-on-@ix wurden Rechtsgutachten erstellt (Katzenmeier und Schrag-Slavu 2010), die mittlerweile erweitert wurden (Fehn 2014) und folgende Ergebnisse brachten:

- Eine TNA-Konsultation ist keine Fernbehandlung.
- Die Delegation von Notarzt auf Rettungsassistent ist auch per Telekonsultation möglich.
- Telemedizinische Behandlungen entsprechen grundsätzlich den gesetzlichen Bestimmungen.

1.2 Entwicklung

Nach 7 Jahren Forschungsaktivität konnte das Aachener TNA-System 2014 krankenkassenfinanziert in den Regelrettungsdienst überführt werden.

Im Oktober 2018 beschloss die Regierung des Landes Nordrhein-Westfalen (NRW) mit dem Gesundheitsminister Karl-Josef Laumann, das System flächendeckend in NRW einzuführen. Folgende Schritte sind diesbezüglich erfolgt:

- Potenzialanalyse der Universität Maastricht (Niederlande [NL]) im Auftrag des Ministeriums für Arbeit, Gesundheit und Soziales des Landes Nordrhein-Westfalen (MAGS NRW; Römer 2019)
- Landesfachbeirat Rettungsdienst (Dezember 2019)
- Absichtserklärung der relevanten Stakeholder des Landes NRW (Februar 2020)

Inhalte der Potenzialanalyse für NRW
- Landesweit 10–14 vernetzte Standorte von TNA-Systemen
- Gemeinsame Festlegung von relevanten Standortkriterien:
    - Startregion ca. 1–1,5 Mio. Einwohner
    - „Gelebte" überregionale Zusammenarbeit
    - Überregionale Rettungsdienststandards
    - Vergleichbare Ausstattung der Regionen
    - In mindestens einem Rettungsdienst-Bereich TNA als Alternative für Ressourcenerweiterung
- Schrittweise Umsetzung als lernendes System
- Vereinheitlichung von Abfrage- und Dispositionsstrategien der Leitstellen

---

Im Dezember 2020 erschien eine Empfehlung des gemeinsamen Bundesausschusses, in der die Länder gebeten wurden, auf Basis der Erkenntnisse aus dem Projekt „Telenotarzt Bayern" zu prüfen, ob eine Etablierung des TNA-Konzepts im jeweiligen Bundesland sinnvoll ist (Bielmeier et al. 2020). Neben dem „Telenotarzt Bayern" sollen weitere in Deutschland erprobte TNA-Ansätze einbezogen werden (z. B. „Telenotarzt NRW").

▶ Das TNA-System

- führt zu einer Reduzierung der Notarztquote um bis zu 50 %,
- führt zu einer effizienteren Nutzung der Ressource Notarzt,
- ist überregional einsetzbar.

Abkürzungen

NEF	Notarzteinsatzfahrzeug
NL	Niederlande
NRW	Nordrhein-Westfalen
RD	Rettungsdienst
RTH	Rettungshubschrauber
TNA	Telenotarzt

Literatur

Bielmeier S, Groß S, Koncz V, Strahler K, Zech A (2020) Telenotarzt Bayern – Evaluationsbericht des Gemeinsamen Bundesausschusses. https://innovationsfonds.g-ba.de/downloads/beschluss-dokumente/48/2020-12-18_Telenotarzt-Bayern_Evaluationsbericht.pdf

Brokmann JC, Rossaint R, Bergrath S, et al (2015) Potenzial und Wirksamkeit eines telemedizinischen Rettungsassistenzsystems: Prospektive observationelle Studie zum Einsatz in der Notfallmedizin. Der Anaesthesist 64:438–445. https://doi.org/10.1007/s00101-015-0039-1

Fehn K (2014) Strafbarkeitsrisiken für Notärzte und Aufgabenträger in einem Telenotarzt-System. MedR 32:543–552. https://doi.org/10.1007/s00350-014-3766-4

Katzenmeier C, Schrag-Slavu S (2010) Rechtsfragen des Einsatzes der Telemedizin im Rettungsdienst: Eine Untersuchung am Beispiel des Forschungsprojektes Med-on-@ix. Berlin Heidelberg: Springer

Römer F (2019) The upscaling of a tele-EMS physician system in North-Rhine Westphalia. [Bachelor-Thesis]. Faculty of Health – Maastricht University.

Skorning M, Bergrath S, Rörtgen D, et al (2009) [E-health in emergency medicine – the research project Med-on-@ix]. Anaesthesist 58:285–292. https://doi.org/10.1007/s00101-008-1502-z

Geschichte, Definitionen und Begriffserklärungen

Marc Felzen und Stefan Beckers

Inhaltsverzeichnis

2.1 Geschichte des Telenotarztes 7
2.2 Definitionen 8
2.3 Begriffserklärungen 11

2.1 Geschichte des Telenotarztes

Die Übertragung notfallmedizinischer Inhalte gibt es in Form einzelner Projekte sicherlich schon seit Jahrzehnten, beispielhaft sei das „online medical control" in den USA oder die EKG-Übertragung (EKG = Elektrokardiogramm) in Pittsburgh (USA) um 1960 erwähnt. In Deutschland hat das Fernbehandlungsverbot jedoch Telemedizin lange Zeit verhindert.

Im Rahmen der Vorbereitungen des Forschungsprojekts „Med-on-@ix" wurde der Begriff „Telenotarzt" 2006 erstmals in Aachen (Nordrhein-Westfalen [NRW]) durch das Forschungsteam von Prof. Dr. Rolf Rossaint, Ordinarius der Klinik für Anästhesiologie an der Uniklinik der Rheinisch-Westfälische Technische Hochschule (RWTH) Aachen bis 2024, erwähnt.

M. Felzen (✉) · S. Beckers
Ärztliche Leitung Rettungsdienst Stadt Aachen & Aachener Institut für Rettungsmedizin und zivile Sicherheit, Uniklinik RTWH Aachen und Stadt Aachen, Feuerwehr und Rettungsdienst Aachen, Aachen, Deutschland
E-Mail: ars@ukaachen.de

S. Beckers
E-Mail: ars@ukaachen.de

© Der/die Herausgeber bzw. der/die Autor(en), exklusiv lizenziert an Springer-Verlag GmbH, DE, ein Teil von Springer Nature 2026
S. Beckers und M. Felzen (Hrsg.), *Telenotfallmedizin*,
https://doi.org/10.1007/978-3-662-72121-6_2

Teil dieses Projekts war die Erstellung eines Rechtsgutachtens, das die Konsultation und Anordnungen des Telenotarztes nicht als Fernbehandlung im eigentlichen Sinne sah, da bedingt durch den technischen Fortschritt alle im Rettungsdienst erhobenen Vitalparameter zur Beurteilung telemedizinisch übertragen werden konnten.

Mit dem Folgeprojekt „TemRas – Telemedizinisches Rettungsassistenzsystem" konnte die komplikationslose telemedizinische Versorgung von Notfallpatienten gezeigt werden.

Seit 2014 ist der Telenotarzt in Aachen krankenkassenfinanziert in den Regelrettungsdienst eingebunden.

2.2 Definitionen

2.2.1 Debriefing

Debriefing ist eine umfassende, interaktive Form der Reflexion. Es erfolgt häufig strukturiert anhand einer Checkliste und hat zum Ziel, Hintergründe für einen Patientenzustand zu verstehen, Stärken und Schwächen des Einsatzablaufs zu identifizieren und den zukünftigen Einsatzablauf zu verbessern. Es eignet sich besonders gut für Simulationen.

2.2.2 Feedback

Feedback ist eine einfache Möglichkeit, einem Rettungsteam, einem (Tele-)Notarzt oder auch bidirektional eine Rückmeldung zu einem Einsatz zu geben mit dem Ziel, Fehler abzustellen, den Ablauf zu verbessern und die Motivation zu erhöhen.

2.2.3 Fernbehandlung

Die Fernbehandlung bezeichnet die Behandlung eines Patienten, ohne diesem persönlich gegenüberzustehen. Sie war lange Zeit einer der Haupthinderungsgründe für die Etablierung von Telemedizin, da ein berufsrechtliches Verbot bestand. Auf dem 121. Deutschen Ärztetag im Mai 2018 wurde die Lockerung des Fernbehandlungsverbots beschlossen und damit der Weg für die telemedizinische Behandlung gebahnt. Bereits über 10 Jahre vorher bestätigte ein Rechtsgutachten, dass bei Konsultation eines Telenotarztes durch den Rettungsdienst keine Fernbehandlung vorliege, da dem Telenotarzt alle relevanten Informationen zur Verfügung gestellt würden und Fachpersonal vor Ort als Ansprechpartner dient.

2.2.4 Planungsfrist

Die Planungsfrist (früher Hilfsfrist) bezeichnet in Nordrhein-Westfalen den Zeitraum zwischen messbarem Dispositionsbeginn in der Leitstelle und dem Eintreffen des Rettungsmittels an der Einsatzstelle. Sie ist in Deutschland Ländersache und damit nicht einheitlich vorgeschrieben. In den meisten Bundesländern liegt sie bei 90–95 % der Einsätze zwischen 8 min im städtischen und 12 min im ländlichen Bereich.

2.2.5 Notfallpatient

Die Bezeichnung „Notfallpatient" ist an unterschiedlichen Stellen nicht ganz einheitlich definiert und lässt aus diesem Grund Interpretationsspielraum. Im Rettungsdienstgesetz NRW steht beispielsweise in § 2, dass sich Notfallpatienten entweder in Lebensgefahr befinden oder bei ihnen schwere gesundheitliche Schäden zu befürchten sind, wenn sie nicht unverzüglich medizinische Hilfe erhalten. In der DIN EN 1789 heißt es, dass sich Notfallpatienten in unmittelbarer oder zu erwartender Lebensgefahr befinden und deshalb versorgt, überwacht und transportiert werden müssen.

2.2.6 Rechtfertigender Notstand

Der „rechtfertigende Notstand" ist in § 34 des Strafgesetzbuches klar geregelt. Seine Anwendung ist im Rettungsdienst manchmal erforderlich. Er erlaubt die Begehung einer Straftat nach Güterabwägung, sofern das geschützte Interesse das beeinträchtigte wesentlich überwiegt.

2.2.7 Rettungsdienstbedarfsplan

Die Kreise und kreisfreien Städte sind durch das Rettungsdienstgesetz NRW verpflichtet, spätestens alle 5 Jahre Bedarfspläne aufzustellen. Diese beinhalten die Anzahl der erforderlichen Rettungswachen und Rettungsmittel sowie Vorkehrungen für Großschadensfälle. Sie werden mit den Kostenträgern abgestimmt, bei fortbestehenden Differenzen trifft die Bezirksregierung die notwendigen Festlegungen.

2.2.8 Telenotarzt

Dies ist ein im Rettungsdienst qualifizierter, erfahrener Notarzt, der mithilfe von Telekommunikation, Echtzeit-Vitaldaten-Übertragung, Sprach- und ggf. Sichtkontakt Patienten im Rettungsdienst versorgt.

2.2.9 Telenotarztsystem

Dieses leitlinienorientierte, ganzheitliche System ermöglicht eine Konsultation des Telenotarztes durch den Rettungsdienst und erfüllt dabei die Anforderungen an

- technische Standards,
- Rechtssicherheit,
- Datenschutz,
- Dokumentationsqualität sowie
- definierter Qualitätsmerkmale.

2.2.10 Telenotarztzentrale

Hierbei handelt es sich um die Standorteinheit des Telenotarztes mit Zugriff auf ein Telenotarztsystem zur Wahrnehmung der Aufgaben des Telenotarztdienstes, die für den Standort durch die Ärztliche Leitung Rettungsdienst (ÄLRD) festgelegt wurden.

2.2.11 (Tele-)Notarztquote

Diese Quote bezeichnet den Anteil der Notfalleinsätze, bei denen ein Telenotarzt bzw. Notarzt beteiligt ist. Aufgrund der Tatsache, dass diese Definition nicht gesetzlich festgelegt ist, kommt es zu Unterschieden bei den Berechnungsgrundlagen. Diese beziehen sich beispielsweise auf die Berücksichtigung des Krankentransports oder aber von in der Notfallrettung eingebundenen Krankentransportwagen, auf Einsätze ohne Transport bzw. Fehleinsätze oder auf Notarztnachforderungen durch das Rettungsteam.

2.2.12 Trägergemeinschaft

Eine Trägergemeinschaft ist ein Zusammenschluss unterschiedlicher Rettungsdienstträger (in der Regel kreisfreie Städte und Landkreise), um Ressourcen kosteneffizient gemeinsam zu nutzen. Der Zusammenschluss wird in der Regel in einer öffentlich-rechtlichen

Vereinbarung vertraglich geregelt. Die Absichtserklärung des Landes NRW sieht z. B. die Bildung von Trägergemeinschaften zur flächendeckenden Einführung des Telenotarztes vor.

2.3 Begriffserklärungen

2.3.1 Notarzt, Qualifikationsanforderungen

Die Qualifikationsanforderungen für Notärzte unterscheiden sich innerhalb von Deutschland. Während die meisten Ärztekammerbereiche mittlerweile die Zusatzweiterbildung Notfallmedizin vorgeben, ist in einigen Kammerbereichen die Fachkunde Rettungsdienst ausreichend. Eine gute Aus- und Fortbildung der Notärzte ist für eine qualitativ hochwertige Patientenversorgung essenziell. Aufgrund der stetig wachsenden Qualifikationsanforderungen an das nichtärztliche Rettungsdienstpersonal steigt das Erfordernis hochqualifizierter Notärzte, da sie vom nichtärztlichen Personal zunehmend nur noch bei hochkritischen Patienten mit der Notwendigkeit invasiver Maßnahmen angefordert werden.

2.3.2 Notarztindikationskatalog der Bundesärztekammer

Beim Notarztindikationskatalog handelt es sich um eine Handreichung der Bundesärztekammer für Rettungsleitstellen, die erstmals im Jahr 2001 veröffentlicht und letztmalig im Jahr 2023 aktualisiert wurde. Er legt im Wesentlichen die Notarztindikationen fest, lässt allerdings einen gewissen Interpretationsspielraum.

2.3.3 Vorabdelegation durch die Ärztliche Leitung Rettungsdienst

Vorabdelegationen bezeichnen Medikamentengaben oder invasive medizinische Maßnahmen, die die ÄLRD vorab an das nichtärztliche Personal delegiert, sodass diese bei bestehender Indikation auch ohne Anwesenheit eines Arztes durchgeführt werden dürfen (s. § 4 Abs. 2 Nr. 2c Notfallsanitätergesetz [NotSanG]). Voraussetzung für derartige Delegationen sind eine vorhandene Verfahrensanweisung, das Beherrschen der Maßnahme durch das nichtärztliche Personal sowie die regelmäßige Überprüfung der Durchführung durch die ÄLRD.

2.3.4 Kontinuierlicher Verbesserungsprozess

Der kontinuierliche Verbesserungsprozess (KVP) beschreibt ein dauerhaftes Vorgehen aus dem Qualitätsmanagement, um Prozesse bzw. Abläufe mit dem Ziel einer Qualitätssteigerung zu optimieren. Zur Umsetzung eines KVP eignet sich der PDCA-Zyklus (PDAC = Plan, Do, Check, Act). Wichtig ist, dass alle an einem Prozess Beteiligten ihre Verbesserungen umsetzen, damit der Zyklus nicht unterbrochen wird.

2.3.5 Ambulante Behandlung

Unter einer ambulanten Behandlung versteht man im Rettungsdienst die Versorgung eines Patienten an der Einsatzstelle, ohne dass dieser ins Krankenhaus transportiert wird. Zu unterscheiden sind bei ambulanter Behandlung folgende Einsatzarten.

Einsatzarten bei ambulanter Behandlung
- Fehleinsatz: Es befindet sich kein behandlungsbedürftiger Patient an der Einsatzstelle.
- Transportverzicht: Ein Transport ins Krankenhaus ist aus Sicht des Rettungsdienstpersonals bzw. des (Tele-)Notarztes nicht erforderlich. Es kann dennoch an einen Arzt (z. B. den Hausarzt oder Ärztlichen Bereitschaftsdienst) verwiesen werden. Auch eine Hilfeleistung z. B. durch Aufstehhilfe nach Sturz ist möglich.
- Transportverweigerung: Der Patient lehnt einen Transport trotz Indikation ab.
- Behandlungsverweigerung: Der Patient lehnt jegliche Behandlung inklusive Diagnostik ab.

2.3.6 Versorgungskapazitäten-Nachweis

Das Informationssystem Gefahrenabwehr Nordrhein-Westfalen (IGNRW) stellt u. a. die Versorgungskapazitäten der Krankenhäuser innerhalb von NRW dar. So ist für den Rettungsdienst in Form eines Negativ-Bettennachweises (= freie Betten ohne Anzahl) ersichtlich, welches Krankenhaus in welcher Fachdisziplin über Kapazitäten verfügt und bei welchen diese aktuell ausgelastet sind. Darüber hinaus wird auch die aktuell im Zulauf befindliche Patientenanzahl inklusive der prähospitalen Sichtungskategorie angezeigt. Eine Information der Krankenhäuser im Falle eines Massenanfalls von Verletzten (MANV) ist ebenfalls möglich.

Ein weiteres System stellt der „interdisziplinäre Versorgungsnachweis" (IVENA) dar, der z. B. in Hessen verwendet wird und einen Positiv-Bettennachweis (= Anzahl freier Betten) beinhaltet.

2.3.7 Auslastung und Abmeldung von Krankenhäusern

Zu unterscheiden ist die Auslastung der Kapazitäten von einer Abmeldung von der Notfallversorgung, z. B. bei Hochwasser oder nach Brandereignis. Ein Krankenhaus kann sich jederzeit ausgelastet melden, muss allerdings auch dann die Erstversorgung gewährleisten. Bei einer Abmeldung, die nur über die Bezirksregierung möglich ist, ist das Krankenhaus nicht in der Lage, die Notfallversorgung durchzuführen.

2.3.8 Erstversorgung und Aufnahme von Notfallpatienten

Die (stationäre) Aufnahme eines Patienten muss von der Erstversorgung unterschieden werden. Zur Erstversorgung ist jedes Krankenhaus (z. B. gemäß § 2 Krankenhausgestaltungsgesetz NRW) verpflichtet, während sich eine Aufnahme an den Kapazitäten orientiert. Sind die Kapazitäten im Krankenhaus ausgelastet, kann nach der Erstversorgung ein Sekundärtransport angefordert werden.

2.3.9 Patientenrechtegesetz

Die Patientenrechte wurden mit dem im Februar 2013 ins Bürgerliche Gesetzbuch (BGB) in § 630a–h aufgenommenen Patientenrechtegesetz gestärkt.

Inhalte des Patientenrechtegesetzes
- Normierung des Behandlungsvertrags
- Behandlungsverhältnis als Dienstverhältnis
- Verständliche mündliche Aufklärung bezüglich Diagnose und Therapie
- Aufklärung über Behandlungsfehler
- Einwilligung des Patienten
- Einsichtsrecht in die Patientenakte
- Beweislast bei Behandlungs- und Aufklärungsfehlern
- Dokumentationspflicht

- Fristen für Leistungszusagen der Krankenkassen
- Einrichtung eines Qualitäts- und Beschwerdemanagements für Krankenhäuser

2.3.10 Scheinselbstständigkeit

Scheinselbstständigkeit liegt dann vor, wenn ein Arbeitnehmer freiberuflich (selbstständig) z. B. als Notarzt oder Telenotarzt Dienste übernimmt, allerdings in seiner Tätigkeit an die Regularien und Arbeitsabläufe des Arbeitgebers gebunden ist. Auch eine freiberufliche Ableistung des überwiegenden Anteils der Arbeitszeit bei nur einem Arbeitgeber zählt dazu. Als Konsequenz kann eine Einstufung als Arbeitnehmer erfolgen, und es sind Sozialversicherungsbeiträge und Lohnsteuer abzuführen.

2.3.11 Arbeitnehmerüberlassung und Gestellungsvertrag

Arbeitnehmerüberlassung ist ein anderes Wort für Zeit- oder Leiharbeit. Es beschreibt die vorübergehende Überlassung eines Arbeitnehmers an ein anderes Unternehmen, also z. B. die Überlassung von Telenotärzten eines Krankenhauses an den Kernträger einer Telenotarztzentrale. Der Entleiher erhält das Direktionsrecht für den Arbeitnehmer, d. h., er kann Arbeitsort, -zeiten und -inhalte vorgeben. Die maximale Überlassungsdauer beträgt in der Regel 18 Monate, danach darf der Arbeitnehmer nicht mehr eingesetzt werden.

Im Gegensatz dazu gilt ein unbefristeter Gestellungsvertrag als Sonderform eines Dienstvertrags. Unterschied ist, dass das Direktionsrecht für den Arbeitnehmer beim Gesteller bleibt (auch auf Telenotärzte oder z. B. bei Forschungsprojekten zutreffend).

2.3.12 Gemeindenotfallsanitäter oder Akutgesundheitsdienst

Der Gemeindenotfallsanitäter stellt eine Zwischenstufe zwischen der Notfallrettung und dem ärztlichen Bereitschaftsdienst dar. Die Zielgruppe umfasst Hilfeersuchende, die die Alarmierung des Rettungsdienstes zwar nicht rechtfertigen, ressourcen- oder zeitmäßig jedoch nicht durch den Hausarzt oder ärztlichen Bereitschaftsdienst bedient werden können. Es findet eine Vor-Ort-Einschätzung hinsichtlich einer Versorgungs- und Transportindikation durch nichtärztliches medizinisches Personal statt, das im Optimalfall unterstützend einen Telenotarzt konsultieren kann. Indikationsabhängig werden weitere Maßnahmen wie z. B. eine Hausarztkonsultation oder ein Krankentransport, veranlasst.

2.3.13 Forschungsprojekt Med-on-@ix

Hierbei handelt es sich um das erste Aachener Forschungsprojekt zum Telenotarzt (Projektlaufzeit: 2007–2010). Das Projektziel bestand darin, die Versorgungsqualität und die Einsatzeffizienz zu steigern. Es wurden Rechtsgutachten zur Behandlung durch einen Telenotarzt erstellt. Die Behandlung durch den Telenotarzt wurde anhand von zwei Simulationsstudien mit der des konventionellen Notarztes verglichen.

2.3.14 Forschungsprojekt TemRas – Telemedizinisches Rettungsassistenzsystem

TemRas stellt das zweite Aachener Forschungsprojekt zum Telenotarzt dar (Projektlaufzeit: 2010–2013). Projektziel war, den Telenotarzt auf sechs Rettungswagen in fünf unterschiedlichen Rettungsdienstbereichen in NRW zu testen. Während 425 Konsultationen traten keine Komplikationen auf, die durch die Telenotarztkonsultation bedingt waren.

2.3.15 Randomisierte kontrollierte Studie TEMS

TEMS steht für „telemedical support for prehospital emergency medical service". Es ist die weltweit erste randomisierte kontrollierte Studie zum Vergleich der Komplikationsrate bei Telenotarztkonsultationen im Vergleich zu konventionellen Notarzteinsätzen. Es konnte gezeigt werden, dass es keinen signifikanten Unterschied zwischen Telenotarzt und Notarzt in Bezug auf die Komplikationsrate gibt. Damit ergänzt der Telenotarzt die Ressource Notarzt mit Steigerung der Versorgungsqualität und hoher Patientensicherheit. Hinsichtlich Dokumentations-, Anamnese- und Behandlungsqualität ist der Telenotarzt dem Notarzt bei gleichzeitig kürzerer Arztbindungszeit überlegen.

2.3.16 Landesfachbeirat Rettungsdienst NRW

Der Landesfachbeirat Rettungsdienst ist in § 15 des Rettungsdienstgesetzes NRW geregelt und berät das Ministerium für Arbeit, Gesundheit und Soziales in allen Angelegenheiten des Rettungsdienstes.

Abkürzungen

ÄLRD	Ärztliche Leitung Rettungsdienst
BGB	Bürgerliches Gesetzbuch
DIN EN	Deutsche Industrienorm einer Europanorm

KVP	kontinuierlicher Verbesserungsprozess
MANV	Massenanfall von Verletzten
NotSanG	Notfallsanitätergesetz
NRW	Nordrhein-Westfalen
RettG	Rettungsdienstgesetz
TemRas	Telemedizinisches Rettungsassistenzsystem

Teil II
Rahmenbedingungen

Organisatorische Aspekte

3

Thomas Carduck und Anja Sommer

Inhaltsverzeichnis

3.1 Absichtserklärung des Landes Nordrhein-Westfalen............................. 19
3.2 Bildung von Trägergemeinschaften... 20
3.3 Leistungsverzeichnis Telenotarzt.. 24
3.4 Öffentlich-rechtliche Vereinbarung... 25
3.5 Musteranhang zum Rettungsdienstbedarfsplan 26
3.6 Definition eines Mindeststandards für ein Telenotarztsystem 27
3.7 Katalog zum Einsatzspektrum des Telenotarztes in NRW 28
3.8 Personalgestellung.. 29

3.1 Absichtserklärung des Landes Nordrhein-Westfalen

In Nordrhein-Westfalen (NRW) wurde mit der Unterzeichnung der gemeinsamen Absichtserklärung zum „Telenotarztsystem in Nordrhein-Westfalen" zwischen den Verbänden der Krankenkassen, den kommunalen Spitzenverbänden, den Ärztekammern Nordrhein und Westfalen-Lippe sowie dem Ministerium für Arbeit, Gesundheit und Soziales des Landes NRW am 11.02.2020 in Düsseldorf der Grundstein für die flächendeckende Einführung eines TNA-Systems (TNA = Telenotarzt) gelegt. Vereinbarungsgegenstand ist

T. Carduck (✉) · A. Sommer
Aachener Institut für Rettungsmedizin & zivile Sicherheit, Uniklinik RWTH Aachen & Stadt Aachen, Feuerwehr und Rettungsdienst Aachen, Aachen, Deutschland
E-Mail: t.carduck@gmx.de

A. Sommer
E-Mail: ars@ukaachen.de

der gemeinsame Wille einer bedarfsgerechten, qualitativ hochwertigen, flächendeckenden und wirtschaftlichen Umsetzung.

3.2 Bildung von Trägergemeinschaften

Ein zentraler Baustein dieser Absichtserklärung ist die interkommunale Zusammenarbeit bei der Implementierung eines TNA-Systems. So werden die Kommunen aufgefordert sich aus Effizienzgründen zu Trägergemeinschaften zusammenzuschließen. Denn nicht jede Kommune benötigt eine eigene TNA-Zentrale. Dabei ist es Aufgabe der Kommunen selbst sich zu einem entsprechenden Verbund zusammenzufinden und Vereinbarungen zu treffen. Hierbei können sich auch nicht benachbarte Kommunen zusammenschließen. Ebenso wenig gibt es eine Präferenz für eine TNA-Zentrale in ländlich oder großstädtisch geprägten Gebietskörperschaften. Bei der Bildung einer Trägergemeinschaft sind in der gemeinsamen Absichtserklärung für die Kommunen bindend bzw. orientierend einzig die Kriterien der Potenzialanalyse der Universität Maastricht festgelegt. Im Rahmen einer Bachelorarbeit wurde anhand von Strukturparametern und regionalen Besonderheiten untersucht, welche Größenordnungen und Kriterien für die Errichtung und effiziente Nutzung einer TNA-Zentrale in NRW in Betracht gezogen werden können.

Standortkriterien der Potenzialanalyse der Universität Maastricht
- 1,0–1,5 Mio. Einwohner in einer Trägergemeinschaft
- „Gelebte" überregionale Zusammenarbeit
- Überregionale Rettungsdienststandards
- Potente Krankenhauslandschaft
- Vergleichbare (technische) Ausstattung der Regionen
- In mindestens einem Rettungsdienstbereich TNA als Alternative für Ressourcenerweiterung

Auf Basis dieser Kriterien, insbesondere der Einwohnerzahl, ergeben sich nach Kalkulation in der Potenzialanalyse für das Land NRW ca. 14–16 Trägergemeinschaften mit jeweils einer TNA-Zentrale. Mit Einbezug aller weiteren Parameter haben sich teilweise Trägergemeinschaften gebildet, die weitaus größer als 1,5 Mio. Einwohner sind (z. B. TNA-Trägergemeinschaft West, TNA-Trägergemeinschaft Ostwestfalen-Lippe [OWL]), sodass sich zunächst insgesamt 11 Trägergemeinschaften in NRW mit der praktischen Umsetzung in die Regelversorgung befassen. Somit ist eine Flächendeckung in NRW erreicht, und es besteht kein Bedarf zur Gründung weiterer Trägergemeinschaften. Ob und in welchem Umfang es in der Zukunft notwendig ist, noch zusätzliche TNA-Zentralen zu schaffen, wird sich erst im Verlauf dieses wachsenden Systems für NRW zeigen. Bisher gibt es noch keine Trägergemeinschaft bzw. TNA-Zentrale, die an ihre Kapazitätsauslastung gekommen ist. Die konkrete Zusammensetzung der Trägergemeinschaften für NRW kann Abschn. 35.1 entnommen werden.

Die „gelebte" überregionale Zusammenarbeit als Kriterium beschreibt vor allem eine bereits existierende interkommunale Kooperation innerhalb der gesamten Trägergemeinschaft oder einzelner Kommunen in jeglichen Bereichen. So lassen sich vorhandene Synergien ebenso für ein TNA-System nutzen. Hierzu zählen beispielsweise gemeinsame Projekte, Beschaffungsvereinbarungen oder existierende Trägergemeinschaften aus der Luftrettung. Im Idealfall werden diese Aspekte durch gemeinsame überregionale Rettungsdienststandards ergänzt. Hierzu zählt z. B. die Vereinbarung im „Gemeinsamen Kompendium Rettungsdienst", an dem sich mittlerweile ein Großteil der Kommunen in NRW beteiligt.

Bei der Etablierung einer Trägergemeinschaft bzw. eines TNA-Standortes kann eine potente Krankenhauslandschaft von großer Bedeutung für die Gewinnung des ärztlichen Personals sein. So zeigt sich, dass die Nähe von Universitätskliniken und/oder Maximalversorgern zum TNA-Standort entscheidend dazu beitragen kann auf die Personalressource TNA zuzugreifen. Weitere Einzelheiten und Möglichkeiten zur Gewinnung von Personalressourcen werden im weiteren Verlauf dieses Kapitels erläutert.

Zusätzlich beschreibt die Potenzialanalyse eine vergleichbare technische Ausstattung aller Verbundpartner als Kriterium. Die Heterogenität der Rettungsdienstlandschaften kann als Hürde beschrieben werden, sofern ein gemeinsames und technisch einheitliches TNA-System für alle Verbundpartner der Trägergemeinschaft beschafft wird. Gerade zu Beginn der Implementierung besteht vor allem in den Bereichen der Leitstellensoftware, der Vitaldatengeräte und mobilen Datenerfassung die Gefahr, dass die Interoperabilität zum TNA-System nicht oder nicht vollumfänglich zu jedem Anbieter gegeben und somit die Funktionalität des Systems eingeschränkt ist. Insofern sind insbesondere bei der Auswahl der Verbundpartner Systemkenntnisse erforderlich, die im Nachgang bei der Ausschreibung eines TNA-Systems berücksichtigt werden müssen und den Kreis der Systemanbieter einschränken können. Nähere Details zur Technik finden sich im Teil 4 zur Infrastruktur wieder.

▶ Für die Einführung eines TNA-Systems ist der Nachweis des Bedarfs unumgänglich. Dieser lässt sich beispielsweise mit der Einführung einer weiteren Ressource (z. B. Notarzteinsatzfahrzeug [NEF]) und/oder der Qualitätsverbesserung (z. B. Verkürzung des notarztfreien Intervalls) begründen.

Abschließend lässt sich festhalten, dass die Potenzialanalyse der Universität Maastricht hinreichende Kriterien liefert, an denen sich alle Kommunen des Landes NRW bei der Gründung einer TNA-Trägergemeinschaft orientieren können und gleichzeitig als Grundlage von den unterzeichnenden Parteien der Absichtserklärung anerkannt wird.

Bestehend aus

- Vertretern der Verbände der Krankenkassen,
- der kommunalen Spitzenverbände,
- der Ärztekammern in NRW,
- dem MAGS,
- den lokalen Verhandlern der Krankenkassen,
- einem Vertreter der Modellregion in OWL und dem
- Aachener Institut für Rettungsmedizin und zivile Sicherheit (ARS)

wurde unmittelbar an die Absichtserklärung des Landes eine Steuerungsgruppe TNA NRW gegründet.

Die Steuerungsgruppe stellt sicher, dass die in der gemeinsamen Absichtserklärung definierten Ziele und Vorgaben landesweit eingehalten werden, berät über den weiteren Prozess im Land und entscheidet bei Fragestellungen aus den Trägergemeinschaften. Dies findet in turnusmäßigen Sitzungen und bei Bedarf statt. Dem ARS kommt hierbei eine besondere Aufgabe zu. So wurde das ARS als Ansprechpartner für die Kommunen und zentrale Schnittstelle zwischen der Steuerungsgruppe und ausführenden Gebietskörperschaften benannt. Zusätzlich begleitet das ARS bei Bedarf alle Trägergemeinschaften bei der Implementierung durch die vorhandene langjährige Erfahrung und Expertise beim Betrieb des TNA-Systems in Aachen.

Zu den Kompetenzen des ARS bei der Unterstützung der Kommunen zählen vor allem folgende.

Kompetenzen des ARS bei der Unterstützung der Kommunen
- Projektplanung
- Begleitung der Projektumsetzung in den Regelbetrieb
- Wissenschaftliche Begleitforschung
- Integration in die Bedarfsplanung
- Aufbau von QM-Konzepten und QM-Strukturen (QM = Qualitätsmanagement)
- Probeweise Aufschaltung von Rettungsmitteln in der TNA-Zentrale Aachen.

Vor allem bei der Gründung einer TNA-Trägergemeinschaft nimmt die Steuerungsgruppe eine besondere Aufgabe wahr. Sie entscheidet über die Anträge auf Einrichtung einer Trägergemeinschaft. Das Votum der Steuerungsgruppe ist bindend für die weiteren

Schritte der Implementierung. So wurde der Weg zur Gründung einer Trägergemeinschaft eindeutig vorgegeben.

Die Kommunen des Landes sollen sich zu Trägergemeinschaften zusammenschließen, um den Erkenntnissen der Potenzialanalyse aus Maastricht gerecht zu werden und somit die Vorgaben des Landes zu erfüllen. Hierbei suchen die Kommunen zunächst geeignete Kooperationspartner, um somit das Einwohnergrößenziel (mindestens 1 Mio. Einwohner) erfüllen zu können. Daran anknüpfend finden erste interkommunale Gespräche zum Aufbau und der Organisation einer potenziellen Trägergemeinschaft statt. Hierzu zählen z. B. die Einigung auf einen oder ggf. mehrere Kernträger, die Festlegung auf den Standort der TNA-Zentrale und der Abgleich der wichtigsten Kennzahlen der jeweiligen Verbundpartner, um den Bedarf eines TNA-Systems nachweisen zu können. Sobald auf Arbeitsebene der potenziellen Trägergemeinschaft Einigung über deren Einrichtung besteht, kann dies durch eine gemeinsame Absichtserklärung gegenüber der Steuerungsgruppe TNA NRW angezeigt und beantragt werden.

Neben dem Antrag auf Einrichtung einer Trägergemeinschaft sind als Anlage weitere Unterlagen beizufügen. Hierzu zählen entsprechende Kennzahlen der Trägergemeinschaft (z. B. Einwohnerzahlen, Anzahl der Rettungswagen [RTW], Einsatzzahlen, technische Komponenten etc.), um beurteilen zu können, ob die Kriterien der Potenzialanalyse erfüllt sind.

Zusätzlich sollen die antragstellenden Trägergemeinschaften bereits den Bedarf eines TNA-Systems darstellen und beleuchten, ob und inwiefern bereits eine gesamte oder vereinzelte Zusammenarbeit der Verbundpartner besteht. Um den Prozess einheitlich zu gestalten und den Arbeitsaufwand aufSeiten der Kommunen gering zu halten, wurde ein Musteranhang X zum Rettungsdienstbedarfsplan entwickelt und konsentiert. Entsprechende Hilfestellungen und Tabellen können die Kommunen bei der Antragstellung diesem Dokument entnehmen. Eine ausführliche Darstellung des Musteranhangs zum Rettungsdienstbedarfsplan findet sich in Abschn. 3.5. Sind diese Unterlagen vollständig und fristgerecht zur nächsten Sitzung bei der Steuerungsgruppe TNA NRW eingegangen, können sie in der Sitzung berücksichtigt und bewertet werden. Die Steuerungsgruppe prüft und diskutiert den Antrag vor allem hinsichtlich einer Unterschreitung des Einwohnergrößenziels.

Sind alle relevanten Kriterien erfüllt bzw. kommt die Steuerungsgruppe zu dem Entschluss dem Antrag zuzustimmen, erteilt sie der Trägergemeinschaft ein positives Votum. Damit ist die Basis für den weiteren Prozess der Implementierung innerhalb dieser Trägergemeinschaft geschaffen. Anträge, die von der Steuerungsgruppe abgelehnt werden, werden mit konkreten Handlungsanweisungen versehen, die für ein positives Votum notwendig sind. Zum Beispiel kann die Steuerungsgruppe empfehlen, dass sich die Trägergemeinschaft mit weiteren Kommunen zusammenschließt, um das Einwohnergrößenziel zu erreichen. Diese Trägergemeinschaften haben die Möglichkeit, ihren Antrag zur nächsten Sitzung erneut einzureichen.

Neben dem Antrag auf Einrichtung einer Trägergemeinschaft können sich einzelne Kommunen auch bereits auf bestehende Trägergemeinschaften aufschalten. In diesem Fall ist keine Antragstellung, wie zuvor dargestellt, notwendig. An dieser Stelle hat die Trägergemeinschaft bereits ihr positives Votum erhalten und damit die Zusage für den weiteren Prozess. Somit ist die Mitwirkung in dieser Trägergemeinschaft lediglich informell anzuzeigen.

Neben dem bestehenden TNA-System in Aachen wurde die Trägergemeinschaft OWL gemäß der landesweiten Absichtserklärung als ländliche Modellregion definiert. Alle Gebietskörperschaften des Regierungsbezirks Detmold haben sich zusammengeschlossen, um ein TNA-System in ländlichen Regionen zu implementieren. Somit konnte diese Trägergemeinschaft bereits frühzeitig mit der Implementierung auf operativer Ebene beginnen. Der Aufbau erfolgte im Rahmen einer klassischen Projektmanagementstruktur. Es wurden Verantwortlichkeiten benannt, ein Projektplan erstellt und Arbeitsgruppen gegründet. In regelmäßigen Treffen fand außerdem ein Austausch über den Fortschritt mit Vertretern der Steuerungsgruppe auf Landesebene bzw. dem MAGS und ARS statt, sodass auf Basis neuer Erkenntnisse jederzeit eine Anpassung des Prozesses auf Landesebene möglich war. Ziel war es außerdem, gemeinsame Vorgehen zu erarbeiten und die dort gewonnenen Ergebnisse aufzubereiten, um sie allen anderen Trägergemeinschaften als Hilfestellung zur Verfügung zu stellen. An erster Stelle stand die Ausgestaltung der Arbeitsgruppen.

> Es wurde eine Lenkungsgruppe definiert, die oberhalb der drei Arbeitsgruppen Verwaltung, Technik und Telenotfallmedizin stand. Innerhalb der Arbeitsgruppen gab es weitere Unterarbeitsgruppen, die mit entsprechenden Themen vertraut waren.

So befasste sich die Arbeitsgruppe Verwaltung insbesondere mit den Themenfeldern der Bedarfsplanung und Kosten sowie mit der Etablierung und den Vertragsstrukturen einer Trägergemeinschaft.

3.3 Leistungsverzeichnis Telenotarzt

In enger Abstimmung mit der Arbeitsgruppe Technik fand zudem die Planung und Durchführung der Vergabe statt. Die Arbeitsgruppe Technik hatte zunächst die Aufgabe, eine technische und räumliche Standortanalyse durchzuführen. Hierzu zählten vor allem die Bereiche Leitstelle, Medizinprodukte und Rettungsmittel. Daraus wurde im Anschluss ein Leistungsverzeichnis abgeleitet und die Notwendigkeit bzw. der Bedarf von Schnittstellen im Verbund erfasst.

In der Arbeitsgruppe Telenotfallmedizin spielten vor allem die medizinischen und schulischen Aspekte eine Rolle. So wurden aus medizinischer Sicht die Anforderungen an die TNA-Zentrale definiert, Schulungskonzepte für das Rettungsdienstpersonal angefertigt und die Personalgestellung der Telenotärzte erarbeitet. Zusätzlich wurden QM-Strukturen festgelegt.

Das Organigramm aus der Modellregion steht somit als erste Hilfestellung allen Trägergemeinschaften des Landes zur Verfügung. Es muss jedoch ergänzt werden, dass an dieser Stelle einige Vorarbeit geleistet wurde, die in anderen Trägergemeinschaften entfällt.

Neben dem Organigramm der Modellregion wurden weitere Dokumente und Hilfestellungen erarbeitet. Die Erstellung der Unterlagen fand teils im engen Zusammenspiel zwischen der Trägergemeinschaft OWL, dem MAGS und dem ARS statt. Sobald ein Entwurf fertiggestellt werden konnte, wurde dieser der Steuerungsgruppe TNA NRW vorgelegt und dort über eine weitere Anpassung diskutiert bzw. die Unterlagen konsentiert und im Anschluss für den landesweiten Gebrauch veröffentlicht.

Dokumente und Hilfestellungen
- Mustervorlage einer öffentlich-rechtlichen Vereinbarung
- Ausfüllhilfe und Musteranhang zum Rettungsdienstbedarfsplan zur Etablierung eines TNA-Systems
- Technischer Anforderungskatalog
- Mustervorlage eines technischen Leistungsverzeichnisses
- Katalog zum TNA-Einsatzspektrum

3.4 Öffentlich-rechtliche Vereinbarung

Mit dem positiven Votum der Steuerungsgruppe auf Landesebene beginnt der Implementierungsprozess innerhalb der Trägergemeinschaft. Als Grundlage für die interkommunale Zusammenarbeit als Trägergemeinschaft ist die öffentlich-rechtliche Vereinbarung. So beginnt unmittelbar nach der Etablierung von Projektstrukturen die Anpassung der entsprechenden Mustervorlage für den eigenen Trägerbereich, in der die individuellen Rahmenbedingungen wie Kernträgerschaft, personelle Qualifikationsanforderungen, Kostenverteilung, Haftung etc. festgelegt werden.

Hierbei variiert der Abstimmungsbedarf je nach Größe und Strukturen des Verbundes. Trägergemeinschaften mit wenigen Partnern und ähnlichen Strukturen benötigen in der Regel weniger Abstimmungsaufwand als große und heterogene Trägergemeinschaften, die sich z. B. aus Städten und ländlich geprägten Gebietskörperschaften mit kommunalen Trägern von Rettungswachen zusammensetzen.

Nach erfolgreichem Abschluss der öffentlich-rechtlichen Vereinbarung erfolgt deren Detailausarbeitung in der Regel in zusätzlichen Verträgen untereinander. Die Vereinbarung tritt nach der Veröffentlichung im Amtsblatt der zuständigen Bezirksregierung in Kraft.

3.5 Musteranhang zum Rettungsdienstbedarfsplan

Ein weiteres Grundlagendokument stellt der sog. Musteranhang zum Rettungsdienstbedarfsplan zur Etablierung eines TNA-Systems mit Ausfüllhilfe dar. In enger Zusammenarbeit zwischen dem ARS und der Steuerungsgruppe TNA NRW wurde dieses Dokument konsentiert veröffentlicht.

Zunächst liefert es den Trägergemeinschaften zusammenfassend einen Überblick über die bestehenden Rahmenbedingungen zum TNA in NRW. Hierzu zählen z. B. die Kernziele der gemeinsamen Absichtserklärung, Ergebnisse der Potenzialanalyse und rechtliche Hintergründe. Weiterführend stellt das Dokument ein vorgefertigtes Muster als Anhang zum Rettungsdienstbedarfsplan bereit, um diesen um die Einführung eines TNA-Systems ergänzen zu können.

Hierbei sind die Trägergemeinschaften bzw. Kommunen angehalten Strukturdaten und Kennzahlen ihres Trägerbereichs zu erfassen und für die gesamte Trägergemeinschaft darzustellen. In fünf unterschiedlichen Tabellen erhalten die Kostenträger und Verbundpartner so einen Überblick über die relevanten Daten in Bezug auf die Etablierung eines TNA-Systems. So werden zunächst die Strukturdaten der beteiligten Kommunen abgefragt: Hierzu zählen Einwohnerzahlen, Hilfsfristen, Anzahl der RTW und NEF im 24/7- bzw. temporären Betrieb und die Anzahl der Krankenhäuser bzw. Maximalversorger im Verbund. Ergänzt wird dies durch die Darstellung der technischen Komponenten wie Leitstellensoftware, Patientenmonitoringsysteme und die verlasteten Komponenten der digitalen Einsatzdokumentation. Außerdem können Synergien der Trägergemeinschaft unter dem Gesichtspunkt „gelebte überregionale Zusammenarbeit" aufgeführt werden, um zu verdeutlichen, dass der Verbund bereits auch anderweitig (z. B. gemeinsame Projekte, einheitliche Rettungsdienststandards, Beschaffungsgemeinschaften) gemeinsam tätig ist.

Weiterhin werden Kriterien abgefragt, die dem Nachweis des Bedarfs für ein TNA-System dienen. So werden relevante Einsatzzahlen wie z. B. RTW-Einsätze, Notarztquote, Sekundärtransporte mit RTW abgefragt, um daraus das potenzielle Einsatzspektrum für den zukünftigen Einsatz des TNA in verschiedenen Szenarien, wie z. B. im Rahmen von Primär- und Sekundäreinsätzen sowie im Bereich der Abklärung von Sekundärtransporten, ableiten zu können. Zusätzlich ist das potenzielle und zumeist schätzungsweise angegebene Potenzial des Telenotarztes mit weiterem Zahlenmaterial zu untermauern, welches die Bereiche der Ressourcenschonung und Qualitätsverbesserung adressiert. Der Musteranhang zum Rettungsdienstbedarfsplan schließt mit einer groben Kostenschätzung für die einzelnen Komponenten eines TNA-Systems ab.

▶ Dadurch, dass die gesetzlichen Rahmenbedingungen in NRW keine landesweite Ausschreibung eines TNA-Systems ermöglichen und die Trägergemeinschaften somit eigenständig ausschreiben müssen, bestand bereits zu einem frühen Zeitpunkt der Entwicklungen in NRW der Bedarf einer Aufstellung der notwendigen technischen Systemkomponenten.

3.6 Definition eines Mindeststandards für ein Telenotarztsystem

Zusätzlich war man sich innerhalb der Steuerungsgruppe TNA NRW einig, sich unabhängig der verschiedenen Systemanbieter auf dem Markt auf einen Mindeststandard für ein patientensicheres, prähospitales und notfallmedizinisches TNA-System zu verständigen. So wurde durch das ARS das sog. Grundlagenpapier: Anforderungen an ein TNA-System („Anforderungskatalog") entwickelt.

Das Dokument beschreibt sämtliche Anforderungen an die technischen Systemkomponenten von den Rahmenbedingungen und der mobilen bzw. stationären Fahrzeugtechnik über die Logistik, Hardware und Software der TNA-Zentrale bis hin zur Serverumgebung sowie QM-Strukturen. Dabei wird der Katalog dem oben genannten Rahmen in NRW gerecht, indem die Ausführungen herstellerneutral formuliert sind und somit nur Schlüsse auf einen Mindeststandard für NRW möglich sind, jedoch keine Präferenzen für bestimmte Systemanbieter abgegeben werden.

Der Katalog umfasst insgesamt rund 150 verschiedene Items, zu denen es im Kataloganhang auch noch weitere Erläuterungen und Beispiele gibt, um den geforderten Standard zu begründen und entsprechende gesetzliche Bestimmungen als Referenz aufzuführen. Ein weiteres Merkmal des Katalogs stellt das „Ampelschema" dar. Jedes Item erhält entsprechend seiner Gewichtung eine der Farben rot, gelb oder grün. Da es sich bei einem überwiegenden Teil der Items um zwingend notwendige Kriterien für ein TNA-System handelt, sind diese im Katalog rot gekennzeichnet und von Beginn an erforderlich. Bei gelb dargestellten Merkmalen handelt es sich um Anforderungen, die zwar nicht von Beginn an notwendig sind, im weiteren Verlauf der Implementierung jedoch zur Sicherstellung eines langfristigen Qualitätsstandards eingeführt werden sollten. Zu den grün gekennzeichneten Items zählen Anforderungen, die als Anwendungen und Erweiterungen zur optimierten Patientensicherheit und Usability des Systems etabliert werden sollten. So dient der Anforderungskatalog in erster Linie einem Überblick über die notwendigen Systemkomponenten und als Grundlage für eine Ausschreibung.

Aufbauend auf den festgelegten Mindeststandards des Anforderungskataloges und bisher erfolgten Ausschreibungen wurde außerdem eine Mustervorlage eines technischen Leistungsverzeichnisses für ein TNA-System durch das ARS entwickelt. Das Dokument ist als Handreichung angedacht und muss zwingend an die regionalen Rahmenbedingungen, Voraussetzungen und Zielvorstellungen angepasst werden. Das Leistungsverzeichnis bietet damit eine Übersicht aller Komponenten eines TNA-Systems und gleichzeitig Textbausteine, die bei Bedarf angepasst und in das eigene individuelle Leistungsverzeichnis einer Trägergemeinschaft überführt werden können. Das Verzeichnis ist in verschiedene Kapitel eingeteilt, die sich z. B. auf die Technik im Rettungsmittel oder die Komponenten einer TNA-Zentrale beziehen. Neben der Kapiteleinteilung des Leistungsverzeichnisses lässt sich zusätzlich über das „Ampelschema" eine Verbindung zum Anforderungskatalog herstellen. Dies kommt ebenfalls zur Anwendung und zeigt hier die Notwendigkeit bzw.

abgestufte Notwendigkeit einzelner Komponenten auf. Wichtig ist dabei, dass trotz Darstellung der (abgestuften) Notwendigkeit zwingend durch die Trägergemeinschaft eigene Bewertungskriterien mit individueller Gewichtung der jeweiligen Items vergeben werden müssen. An dieser Stelle werden keinerlei Vorgaben gemacht.

So dient das Muster den Kommunen insgesamt als Grundlage, um sich einzelnen Textbausteinen, Items und einer Struktur für das eigene Leistungsverzeichnis bedienen zu können.

3.7 Katalog zum Einsatzspektrum des Telenotarztes in NRW

Im weiteren Verlauf wurde ein weiteres Dokument als Orientierungshilfe für die Trägergemeinschaften in NRW im Auftrag des MAGS NRW veröffentlicht. Mithilfe des Katalogs zum Einsatzspektrum des TNA in NRW werden die möglichen Einsatzbereiche und -spektren des TNA dargestellt.

Das Dokument unterscheidet dabei die verschiedenen Einsatzbereiche Primäreinsätze, unterstützende und überbrückende Einsätze sowie das Verlegungsmanagement:

- Im Bereich der Primäreinsätze werden beispielhafte Meldebilder aufgeführt, bei denen der TNA sinnvolle Unterstützung leisten kann. So kann er z. B. beim akuten Koronarsyndrom (AKS) ohne Instabilitätskriterien das Team vor Ort beraten und bei Bedarf entsprechende Therapiemaßnahmen delegieren. Auch Schmerzzustände unterschiedlichster Genese können im Zusammenspiel mit dem Team vor Ort und dem TNA effizient abgehandelt werden.
- Im Bereich der unterstützenden und überbrückenden Einsätze werden z. B. die Beratungstätigkeit der Leitstelle oder die Anforderung einer Zweitmeinung adressiert.
- Im Rahmen des Verlegungsmanagements kann der TNA zur Ressourcenschonung beitragen, indem er das Gespräch mit dem zuständigen Arzt des verlegenden Krankenhauses führt, um so die begrenzten Ressourcen des Rettungsdienstes zielgerichtet bei Verlegungen einzusetzen.

Aus diesem Katalog geht außerdem hervor, dass eine Disposition des TNA nicht zielführend ist, da der Unterstützungsbedarf durch die Teams vor Ort sehr unterschiedlich sein kann und nicht jeder der aufgeführten exemplarischen Einsatzbereiche zu einer zwingenden Konsultation des TNA durch das Team vor Ort führt.

Abschließend lässt sich festhalten, dass die gesetzlichen Rahmenbedingungen in NRW kein ganzheitlich einheitliches Vorgehen zulassen. Dennoch wurde mithilfe der hier vorgestellten Muster, Vorlagen, Orientierungshilfen und Grundsätze ein Rahmen geschaffen, der für die Trägergemeinschaften obligat ist. Die eigenen Zielvorstellungen des TNA-Systems, Verhandlungen mit den Kostenträgern und individuellen regionalen Gegebenheiten erfordern teils ein Abweichen von den definierten Vorgaben. So können zwar auf lokaler Ebene bis zu einem bestimmten Grad in Absprache mit den Kostenträgern Entscheidungen getroffen werden. Entscheidungen, die die grundsätzliche Zusammensetzung der Trägergemeinschaft betreffen, werden jedoch auf Landesebene in Abstimmung mit der Steuerungsgruppe TNA NRW diskutiert und konsentiert.

3.8 Personalgestellung

Im Rahmen der Kostenverhandlungen mit den Krankenkassen wird die Refinanzierung für den jeweiligen Bedarfsplan der Trägergemeinschaft ausgehandelt. Für NRW haben sich die Krankenkassen verpflichtet mindestens 5,0 Stellen für einen TNA-Standort zu refinanzieren. Dies ist jedoch unter Umständen auf Dauer eine zu geringe Personalressource, da Urlaubszeiten, Krankheitsausfälle, Personal für Einarbeitung und Supervision etc. noch zusätzlich eingeplant werden müssen. Diese Kosten können daher evtl. zusätzlich für eine Trägergemeinschaft entstehen.

Die Personalgestellung der TNA kann über verschiedene Modelle organisiert werden.

Modelle der Personalgestellung der TNA
- Betreibermodell
- Verträge mit umliegenden Krankenhäusern
- Telenotärzte in eigener Anstellung (Eigenbetrieb)

Sowohl beim Betreibermodell, als auch bei Verträgen mit Krankenhäusern erfolgt die Besetzung über einen externen Personalpool. Nach vorab festgelegten Kriterien, z. B. der Erfüllung einer bestandenen TNA-Qualifizierung in einem Kurs der Ärztekammer, aber ggf. auch weitergehenden Vorgaben durch den Rettungsdienstträger sowie ggf. einem Assessment-Center werden die TNA für den jeweiligen Standort/die Trägergemeinschaft ausgewählt. Bei einem externen Personalpool obliegt es dem jeweiligen Vertragspartner für eine ständige Besetzung des TNA-Standortes zu sorgen. Absprachen bezüglich Einarbeitung, Supervision etc. sind mit der TNA-Trägergemeinschaft zu treffen.

Fällt die Entscheidung auf einen Eigenbetrieb, so sind folgende Aufgaben eigenständig zu organisieren:

- Ressourcenbindende, eigene Dienstplanungskonzepte
- Sicherstellung des Dienstbetriebs bei Personalausfall trotz kleinerem Personalpool
- Erfordernis zusätzlichen Personals für Projektmanagement, QM, Standortleitung, Supervision, Einarbeitung etc.

▶ Gestellungsverträge begrenzen den Einsatz einer Personalie auf 18 Monate, während Dienstleistungsverträge nicht zeitlich begrenzt sind.

Abkürzungen

AKS	akutes Koronarsyndrom
ARS	Aachener Institut für Rettungsmedizin und zivile Sicherheit
MAGS	Ministerium für Arbeit, Gesundheit und Soziales des Landes Nordrhein-Westfalen
NEF	Notarzteinsatzfahrzeug
NRW	Nordrhein-Westfalen
OWL	Ostwestfalen-Lippe
QM	Qualitätsmanagement
RTW	Rettungswagen
TNA	Telenotarzt

Medizinische Leitung einer Telenotarztzentrale

4

Marc Felzen

Inhaltsverzeichnis

4.1	Datenpflege, Datenschutz und Fernbehandlung	32
4.2	Monitoring der technischen Performance	32
4.3	Homogenisierung und Supervision der Telenotärzte	33
4.4	Einsatzspektrum und Potenzial des Telenotarztes	34

Ein funktionierendes Qualitätsmanagement in der Telenotarztzentrale ist gerade deshalb wichtig, weil es sich hierbei um eine relativ neue Ressource handelt, die sich vielerorts erst noch etablieren und aus diesem Grund mit den vorhandenen Strukturen messen muss. Diese bedingt eine möglichst automatisierte Datenerhebung und auch -auswertung, möglichst vom Notrufeingang bis hin zur Krankenhausentlassung. Eine adäquate Datenaufbereitung und -interpretation kostet Zeit und sollte aus diesem Grunde von vornherein mit einem Stellenanteil versehen werden. Bedingt durch den Datenaustausch führt auch die Bildung von Netzwerken zur Erkennung von Verbesserungspotenzial. Für die Zukunft wäre die Etablierung eines Telenotarztregisters sinnvoll, um Evidenz durch belastbare Zahlen zu schaffen und auch ein Benchmarking zu ermöglichen.

M. Felzen (✉)
Ärztliche Leitung Rettungsdienst Stadt Aachen & Aachener Institut für Rettungsmedizin und zivile Sicherheit, Uniklinik RTWH Aachen und Stadt Aachen, Feuerwehr und Rettungsdienst Aachen, Aachen, Deutschland
E-Mail: ars@ukaachen.de

© Der/die Herausgeber bzw. der/die Autor(en), exklusiv lizenziert an Springer-Verlag GmbH, DE, ein Teil von Springer Nature 2026
S. Beckers und M. Felzen (Hrsg.), *Telenotfallmedizin*,
https://doi.org/10.1007/978-3-662-72121-6_4

4.1 Datenpflege, Datenschutz und Fernbehandlung

Der datenschutzgesetzkonforme Umgang mit sämtlichen Daten ist in einer digital aufgestellten Telenotarztzentrale besonders wichtig. Dies kann gerade bei Übertragungsproblemen oder -ausfällen von Relevanz sein, da sowohl die RTW-Teams (RTW = Rettungswagen), als auch der Telenotarzt unter Umständen auf nicht datenschutzkonforme Rückfallebenen wie z. B. WhatsApp zurückgreifen.

▶ Neben dem Datenschutz spielt auch die Fernbehandlung eine Rolle, die allerdings von der Relevanz deutlich abnimmt, wenn ein Telenotarztarbeitsplatz einen technischen Mindeststandard erfüllt, der dem Telenotarzt sämtliche Daten zur Verfügung stellt, die er benötigt, um eine notfallmedizinische Entscheidung treffen zu können.

Zum Telenotarzt gehört also einiges mehr als nur ein Telefonat, auch wenn dies das absolute Minimum von Telemedizin darstellt (sog. Callback-Verfahren) und seit der Lockerung des Fernbehandlungsverbots durch den 121. Deutschen Ärztetag 2018 durchaus möglich erscheint. Von großer Bedeutung allerdings ist die Möglichkeit der Übertragung eines 12-Kanal-EKGs (EKG = Elektrokardiogramm), die bereits seit Jahrzehnten via Fax an die kardiologischen Abteilungen praktiziert wird.

Wird eine kontextsensitive Dokumentationssoftware verwendet, muss dafür Sorge getragen werden, dass die hinterlegten Daten aktuell gehalten werden. Dazu zählt z. B. die medikamentöse Bestückung des RTW aus den aufgeschalteten Rettungsdienstbereichen sowie die aktuellen Verfahrensanweisungen für jeden Rettungsdienstbereich. Bei automatischer Übernahme der Vitaldaten von einer Monitoreinheit muss die Möglichkeit bestehen, einzelne Werte zu bearbeiten, hinzufügen oder löschen zu können.

Da es sich bei den Einsatzprotokollen des Telenotarztes wie auch bei allen anderen Protokollen des Rettungsdienstes um eine medizinische Dokumentation handelt, müssen diese mindestens 10 Jahre archiviert werden. Auch wenn es naheliegt, dass dies in einem digitalen System digital erfolgt, so muss auch ein digitales Archiv die Anforderungen an ein Archiv für medizinische Dokumentation erfüllen. Aus diesem Grund sollte dies bereits bei Ausschreibung eines Dokumentationssystems berücksichtigt werden.

4.2 Monitoring der technischen Performance

Zur Beurteilung der technischen Performance eines Telenotarztsystems ist die statistische Erfassung von Fehlern und Ausfällen erforderlich. Nur so können häufig bzw. wiederholt auftretende oder sogar Systemfehler identifiziert und deren Behebung gefordert werden. Die Verbindung einer derartigen Erfassung mit einem Ticketsystem ist von Vorteil, allerdings könnten technische Betreiber ein Interesse daran haben, Performanceprobleme möglichst nicht transparent darzustellen. Aus diesem Grund sollte die Information über sämtliche technische Fehler vertraglich vereinbart werden.

Darüber hinaus ist die Erfassung von Totalausfällen des Telenotarztsystems essenziell. Da der RTW in diesen Fällen jedoch gar nicht zum Telenotarzt durchkommt, sind andere Meldewege wie eine App – möglichst nicht durch den technischen Betreiber verwaltet – wichtig. Auch eine konsequente Anforderung des Telenotarztes über die zuständige Leitstelle (wie z. B. in Goslar praktiziert) hilft, derartige Ausfälle zu erkennen.

4.3 Homogenisierung und Supervision der Telenotärzte

Einen wesentlichen Teil der medizinischen Leitung einer Telenotarztzentrale nimmt die Personalorganisation und Mitarbeiterführung ein. Kommt es zu Konflikten, ist es ratsam, stets beide Konfliktparteien zu hören sowie sämtliche Informationen einzuholen und diese möglichst unparteiisch auszuwerten, zu interpretieren und zurückzumelden. Ist eine Interpretation nicht ohne Weiteres möglich, so ist ein moderiertes Gespräch beider Parteien möglich.

Bestehen auch nach einem oder mehreren Gesprächen noch Differenzen bzw. kommt es trotz mehrfacher Thematisierung nicht zu einer Verhaltensänderung eines Telenotarztes oder sogar zu einer potenziellen Patientenschädigung, so muss über die Beendigung eines weiteren Einsatzes als Telenotarzt gesprochen werden. Dies ist nicht einfach und birgt die Gefahr, dass der medizinischen Leitung subjektive Befindlichkeiten gegenüber dem betreffenden Mitarbeiter vorgeworfen werden. Deshalb ist es ratsam, ein interprofessionelles Gremium unterschiedlicher an der Telenotarztzentrale Beteiligter zu gründen, in dem derartige Fälle diskutiert werden und die Mehrheitsentscheidung umgesetzt wird.

Auch wenn das Curriculum „Telenotarzt/Telenotärztin" der Bundesärztekammer eine deutschlandweit gleiche Qualifikation der Telenotärzte sicherstellt, kommt es immer noch häufig zu arztabhängig unterschiedlichen Anordnungen für ein und denselben Fall. Dies liegt zum einen an einem unterschiedlichen Sicherheitsbedürfnis, zum anderen an persönlichen Vorlieben. Auch wenn es die ärztliche Therapiefreiheit gibt, so ist es von Vorteil, wenn sich die Ärzte an bestehende Verfahrensanweisungen bzw. falls vorhanden Leitlinien halten. Nur so kann von einem Standard gesprochen werden. Eine qualitativ hochwertige Patientenversorgung ist dann möglich, wenn sich alle Beteiligten an definierte Standards halten und jeder weiß, was der nächste Schritt ist. Erst darauf aufbauend sollten auf den individuellen Patientenzustand zugeschnittene, begründete Abweichungen vom Standard im Team diskutiert und erwogen werden.

Im Rahmen von regelmäßigen Fortbildungen und Supervisionen sollten Vor- und Nachteile bestimmter Medikamentenanordnungen sowie die Möglichkeiten und Grenzen der telenotärztlichen Therapie thematisiert werden, stets im Kontext der Vorgaben für das nichtärztliche Rettungsdienstpersonal, sodass die Therapien beider Berufsgruppen ineinandergreifen.

▶ Die regelmäßige, nachträgliche Supervision der Interpretation übertragener 12-Kanal-EKGs stellt aufgrund von auch unter Notärzten bestehenden Defiziten in Bezug auf die EKG-Interpretation ein wichtiges Tool des Qualitätsmanagements dar. Durch strukturiertes Feedback werden die Fertigkeiten der Telenotärzte diesbezüglich verbessert.

Zur Qualitätskontrolle sollten die Telenotärzte regelmäßig supervidiert werden, optimalerweise mithilfe standardisierter Checklisten in Bezug auf Medizin, Kommunikation und Struktur. Idealerweise erfolgt dies über einen Fernzugriff auf den Telenotarztarbeitsplatz, da der Telenotarzt sich ganz anders verhält, wenn niemand neben ihm sitzt. Eine Supervision aus der Ferne wird relativ schnell mental ausgeblendet.

Neben der Live-Supervision ist auch eine Protokollsupervision sinnvoll. Hierbei ist zu bedenken, dass die Protokolle und damit auch die Daten formal dem Träger gehören, dessen RTW den Telenotarzt konsultiert. Dieser muss also schriftlich einwilligen, dass die medizinische Leitung einer Telenotarztzentrale Zugriff auf diese Daten bekommt. Gleiches gilt für die Verwendung der Daten für wissenschaftliche Zwecke. Alternativ kann dies z. B. im Rahmen einer öffentlich-rechtlichen Vereinbarung für eine Trägergemeinschaft festgelegt werden.

Um das Team der Telenotärzte nicht zu demotivieren, sollte nicht das gesamte Team über jeden Fehler einzelner informiert werden. Stattdessen sollten konstruktive Einzelgespräche erfolgen. Allerdings ergibt es durchaus Sinn, häufige Fehler aufzuarbeiten und im Rahmen einer Telenotarztfortbildung vorzustellen.

4.4 Einsatzspektrum und Potenzial des Telenotarztes

Eine Herausforderung für die ärztliche Leitung einer Telenotarztzentrale sind sicherlich unterschiedliche Vorgaben und Kompetenzen der aufgeschalteten Rettungsdienstbereiche. Dies führt nicht nur zu einer unterschiedlichen Konsultationsquote, sondern auch zu unterschiedlichen Konsultationsgründen und Erwartungshaltungen an den Telenotarzt. Im Zweifel hilft es, nach dem Grund der Konsultation zu fragen.

Es ist durchaus sinnvoll, sämtliche Prozesse innerhalb einer Telenotarzt-Trägergemeinschaft zu vereinheitlichen. Bei zunehmender Auslastung kann auf individuelle Vorgaben der einzelnen Träger keine Rücksicht mehr genommen werden, und der Telenotarzt wird unabhängig vom Trägerbereich die für den Patienten medizinisch adäquateste Entscheidung treffen und auch verantworten. Diese reicht von der Anordnung im betreffenden Trägerbereich eigentlich untersagter Medikamente über die Durchführung invasiver Maßnahmen auch ohne physisch anwesenden Notarzt bis hin zur Auswahl eines für den Patienten geeigneten Krankenhauses. Dieses im Sinne einer optimalen Patientenversorgung gezeigte und verantwortete Verhalten kann durch die Träger insofern unterbunden werden, als das Medikamente bzw. Gerätschaften von den RTW genommen werden, was definitiv nicht im Sinne der Patienten ist und eine telenotärztliche Konsultationsmöglichkeit ad absurdum führt.

▶ Bis heute zu wird der Telenotarzt in vielen Rettungsdienstbereichen als Rechtfertigung eingesetzt, keine Maßnahmen gemäß Notfallsanitätergesetz § 4 Abs. 4 Nr. 2c vorabdelegieren zu müssen, da diese ein erfahrener Notarzt jederzeit auf Knopfdruck anordnen kann. Dies mag zwar rechtssicher sein, dennoch ist es weder im Sinne der Wertschätzung der Kompetenzen des nichtärztlichen Personals, noch des Patienten, denn technisch oder auch auslastungsbedingt wird der Telenotarzt nie in 100 % der Fälle erreichbar sein.

Da das Rettungsteam dann auf sich allein gestellt ist, macht es Sinn, auch eigenständig Maßnahmen durchführen zu können, die regelmäßig durchgeführt werden müssen, um adäquat beherrscht zu werden. Aus diesem Grund und auch aufgrund des Notfallsanitätergesetzes, sollte der Telenotarzt erst zum Einsatz kommen, wenn das Rettungsteam entweder sämtliche 2c-Maßnahmen ausgeschöpft hat oder aber selbstständig trotz bestehender Verfahrensanweisungen nicht weiterkommt. Eine Konsultation zur bloßen Anordnung von Medikamenten oder Maßnahmen, die das Rettungsteam auch alleine beherrscht, demotiviert das Rettungsfach-Personal und führt in Zeiten der vollständigen Auslastung einer Telenotarztzentrale zu einer vermeidbaren Mehrbelastung, unter der indizierte Konsultationen unter Umständen leiden.

Das Potenzial der telenotärztlichen Unterstützung kann beispielsweise bis hin zu folgenden Maßnahmen reichen:

- Analgesie über alternative Zugangswege fernab des intravenösen Zugangs wie intramuskuläre, nasale oder orale Gaben
- Reposition bestimmter Extremitätenfrakturen und -luxationen
- Therapieverfahren wie Continuous Positive Airway Pressure (CPAP) und nichtinvasive Ventilation (NIV) bei respiratorischer Erschöpfung
- Externe Schrittmachertherapie
- Elektrische Kardioversion unter Analgosedierung
- Assistierte Beatmung mit supraglottischen Atemwegshilfen
- Symptomkontrolle und Analgesie bei sterbenden Patienten

Abkürzungen

CPAP	Continuous Positive Airway Pressure
EKG	Elektrokardiogramm
NIV	nichtinvasive Ventilation
RTW	Rettungswagen

TNA   Telenotarzt

Einbindung der Telenotfallmedizin in den Rettungsdienst: Zusammenarbeit mit dem Rettungsteam

5

Florian Troschke

Inhaltsverzeichnis

5.1	Technische Umsetzung	38
5.2	Organisatorische Einbindung des Telenotarztes	40
5.3	Kommunikation mit dem Telenotarzt	41
5.4	Leitsätze des Crew Resource Management	42
5.5	Closed-Loop-Kommunikation	44
5.6	Kommunikationskultur	45
Literatur		45

Mit der Telenotfallmedizin hielt in den letzten Jahren eine vollständig neue und moderne Komponente der prähospitalen Notfallversorgung Einzug in das Gesamtsystem Rettungsdienst. Die bisher üblichen notärztlichen Versorgungsstrategien beliefen sich nahezu ausschließlich auf Vor-Ort-Versorgungen gemeinsam mit rettungsmedizinischem Fachpersonal.

Im Rahmen der prähospitalen Versorgung macht es eher einsatztaktisch einen Unterschied, ob der Notarzt direkt mit dem Rettungsfahrzeug zur Einsatzstelle ausrückt (sog. Notarztwagen- bzw. NAW-System) oder mit einem eigenen Notarzteinsatzfahrzeug (NEF) im Rahmen des Rendezvous-Systems zum Rettungsteam kommt. In einigen – vornehmlich ländlich geprägten – Strukturen rückt der Notarzt auch privat zum Notfallort aus. Medizinisch gesehen ergibt sich beim NAW-System vornehmlich der Unterschied, dass der Notarzt in jedem Fall direkt beim Einsatzbeginn vor Ort ist und sowohl das Team des

---

F. Troschke (✉)
Feuerwehr und Rettungsdienst Aachen, Aachen, Deutschland
E-Mail: Florian.Troschke@mail.aachen.de

© Der/die Herausgeber bzw. der/die Autor(en), exklusiv lizenziert an Springer-Verlag GmbH, DE, ein Teil von Springer Nature 2026
S. Beckers und M. Felzen (Hrsg.), *Telenotfallmedizin*,
https://doi.org/10.1007/978-3-662-72121-6_5

NEF als auch das Team des Rettungswagens zu keinem Zeitpunkt allein in der Szenerie tätig ist. Deutschlandweit betrachtet hat sich in den letzten Jahrzehnten vorwiegend das Rendezvous-System als Notarztsystem durchgesetzt.

Steigende Einsatzzahlen im Rettungsdienst führen hierbei im Rahmen eines weitgehend proportionalen Anstiegs auch zu einer höheren Auslastung der Notarztsysteme. Dies wiederum führt zwangsläufig im Rahmen der Bedarfsberechnung und -planung zu einer sich erhöhenden Anzahl der Notarztsysteme im Rettungsdienstbereich, die nicht überall gleichermaßen bedient werden können. Alternativ zu einer steigenden Anzahl an Notärzten ist strategisch auch eine Erhöhung der prognostischen und zugrunde gelegten Eintreffzeit des Arztes an einer prähospitalen Einsatzstelle eine Möglichkeit, den steigenden Einsatzzahlen entgegenzutreten.

Hierbei sei erwähnt, dass die meisten Bundesländer keine Hilfs- oder Eintrefffristen für Notärzte festlegen. Beispielsweise werden im Land Nordrhein-Westfalen weder Hilfsfristen für den Rettungsdienst, noch für Notärzte festgelegt. Auch in der zugehörigen Erlasslage werden – wie in den meisten weiteren Bundesländern – keine expliziten Hilfsfristen für Notärzte festgelegt, sodass die politischen Gremien einen breiten Spielraum in der Bedarfsbemessung haben.

Die Telenotfallmedizin kann hier in mehreren Bereichen unterstützend für das Gesamtsystem agieren.

Mögliche telenotfallmedizinische Einsatzbereiche
- Übernahme von Einsätzen, die nicht zeitgerecht durch einen Notarzt vor Ort erreicht werden können
- Überbrückung der Zeit bis zum Eintreffen des Notarztes
- Beratungs- und Unterstützungsleistungen für das Team vor Ort
- Sekundärtätigkeiten zur Entlastung des Notarztsystems

In nahezu allen dieser Fälle ist sowohl in der Einsatzplanung, als auch in der Einsatzdurchführung eine Neuorganisation der Arbeitsweisen erforderlich. Im stetigen Wandel des Rettungsdienstes kommen hierbei nicht nur Neuerungen und alternative Arbeitsweisen auf die Telenotfallmediziner zu, sondern auch auf die Teams vor Ort im Rettungsdienst.

5.1 Technische Umsetzung

Im Rahmen der Forschung im Bereich der Telenotfallmedizin wurden auch viele technische Fragestellungen und Machbarkeiten erprobt und evaluiert. In mehreren Forschungsprojekten und diversen darin enthaltenen Forschungsfragen wurde einerseits evaluiert, welche medizinischen Daten im Rahmen der telemedizinischen Konsultation benötigt werden, welche unterstützenden Kommunikationsmittel (z. B. Kameraübertragungen) die Befundung und Datenerhebung vereinfachen sowie vor allem welche Übertragungswege in jeglicher Hinsicht geeignet sind (Bergrath et al. 2013; Skorning et al. 2009).

Hierbei haben sich im Laufe der Jahre mehrere Techniken bewährt und wurden kontinuierlich weiterentwickelt. Es standen von Beginn an nicht nur die Ausfallsicherheit, die Verfügbarkeit oder die Kosteneffizienz im Vordergrund, sondern auch die Handhabbarkeit und die Akzeptanz des Rettungsdienstpersonals. Dabei spielt die technische Fortentwicklung in der Techbranche sicherlich eine äußerst positive Rolle, vor allem in Bezug auf die Verfügbarkeit und Akzeptanz. Komplette Notfallrucksäcke voller Kommunikations- und Datenübertragungstechnik gehören der Vergangenheit an und wären in der heutigen Zeit weder Stand der Technik, noch ein Garant für ein hohes Maß an Akzeptanz.

Durchgesetzt haben sich Datenübertragungen mittels WLAN (Wireless Local Area Network), Bluetooth und Mobilfunktechnologie. Die beiden erstgenannten finden besonders Anwendung im Mikrokosmos des Rettungsteams, der Mobilfunk wird vornehmlich zur Übertragung an die angeschlossenen Telenotarztzentralen genutzt. Wichtig um eine möglichst hohe Akzeptanz des Systems im Rettungsteam zu erhalten, ist eine intuitive Nutzbarkeit durch das Personal vor Ort. Zu komplexe oder auch zu hohe Nutzungshürden führen lediglich dazu, dass das telenotfallmedizinische System nicht effizient zur Anwendung kommt.

Die Technik beim Rettungsteam vor Ort richtet sich am Standard im technischen Bereich. Häufig wird ein im Rettungsfahrzeug genutzter PC als Kernelement der Kommunikation genutzt, der mittels Antennentechnik die Daten zu den angeschlossenen Zentralen übermittelt. Innerhalb des Teams ist eine ebenfalls drahtlose Kommunikation Mittel der Wahl, die jedoch auch außerhalb des Fahrzeugs eine verbindungssichere Übertragung möglich machen muss. Hierzu eignen sich z. B. Mobiltelefone, Tablets zur mobilen Datenerfassung oder eigens entwickelte Kommunikationsmodule als Verbindung zum PC im Fahrzeug oder direkt in die Zentralen. Wichtig ist im Zuge dessen jedoch, dass auch hier eine intuitive Anwendung zur Akzeptanzsteigerung technisch realisiert wird. Erfahrungsgemäß nutzen Rettungsteams vor Ort die telenotfallmedizinische Unterstützung seltener, wenn sie noch ein zusätzliches Device mitführen oder bedienen müssen. Aus diesem Grund bietet sich die Nutzung bereits bestehender Systeme vor Ort nicht nur aus Kostengründen an.

In Zeiten von Smartphones, Tablets und weiteren mobilen Devices bieten sich genau diese Geräte zur Nutzung im telemedizinischen Einsatz vor Ort an. Unabhängig von Betriebssystem und Anwenderoberflächen kann inzwischen davon ausgegangen werden, dass ein Großteil der Bevölkerung sicher in der Bedienung eines mobilen Device ist. Mit Blick auf die Generationen der „Digital Natives" werden Smartphones, Tablets etc. ohnehin fester Bestandteil des alltäglichen Lebens. Selbst im Rettungsdienst wird die Nutzung von mobilen Datenerfassungen in digitaler Form mehr und mehr zum Stand der Technik.

▶ Da besonders die Sprachkommunikation mit dem Rettungsteam vor Ort im Vordergrund steht und für das Erreichen des Einsatzziels notwendig ist, gilt es, hier die bestmögliche Lösung für das Rettungsteam auszuwählen.

Die einfachste Variante ist sicherlich das Telefonat mit dem Smartphone. Mit dem klassischen Telefonat wird jedoch ein Helfer vollständig gebunden, der gleichzeitig keine weitere Aufgabe übernehmen kann. Zudem tritt hierbei das Problem auf, dass lediglich der telefonierende Helfer die Kommunikation mit dem Telenotarzt aufrechterhält, weitere Mitarbeitende vor Ort bekommen nur mittelbar Informationen mit. Eine Übertragung an das gesamte Team mittels Lautsprecher bietet sich weniger an, da dies einerseits zu Problemen mit dem Datenschutz führt und andererseits nicht in jedem – teils lauten oder aufgeregten – Setting technisch umsetzbar ist. Das gleiche Problem ergibt sich, wenn eine Smartwatch als Kommunikationsmittel zwischen Telenotarzt und Rettungsteam vor Ort genutzt wird.

Um diese Anforderungen, vornehmlich die gleichlautende Kommunikation zwischen Telenotarzt und allen Teammitgliedern, technisch abbilden zu können, hat sich die Nutzung von Headsets durchgesetzt. In diesem Fall können alle am Patienten tätigen Personen mindestens das Gespräch mithören, auch wenn es nur einen Sprechenden gibt. Dies ist besonders vor dem Hintergrund der Fehlersicherheit und damit zum Schutz der Mitarbeitenden und Patienten wichtig. Jeder im Team ist somit zu jedem Zeitpunkt auf dem gleichen Informationsstand und kann im Bedarfsfall auf potenzielle Fehler oder Pitfalls hinweisen. Dadurch kann im Sinne der technischen Kommunikation ein Standard dargestellt werden, der der Kommunikation mit einem vor Ort befindlichen Notarzt nahekommt. Einzig eine non- und paraverbale Kommunikation kann über diesen technischen Weg nicht abgebildet werden.

Problematisch ist hierbei die derzeit bestehende technische Schranke, dass Verbindungen mit der Headset-Technik zumeist via Bluetooth hergestellt werden. Somit ist eine Verbindung mehrerer Headsets untereinander und mit einem mobilen Device ohne weitere technische Komponenten nicht zwingend möglich. Im Rahmen des technischen Fortschritts ist dieses Problem jedoch auch definitiv nicht unlösbar.

5.2 Organisatorische Einbindung des Telenotarztes

Neben der sinnvollen und teamorientierten technischen Einbindung telemedizinischer Ressourcen ist auch die organisatorische Einbindung der Telemedizin in das operative Geschäft im Rettungsdienst ein notwendiger Punkt, um eine effiziente Nutzung voranzutreiben. Die verschiedenen Einsatzspektren der Telenotfallmedizin wurden bereits eingangs erwähnt; genau in diesen Fällen ist ein Einsatz des Telenotarztes auch besonders zielorientiert.

Nichtsdestotrotz ist das Einbringen einer neuen Ressource und eines vollständig neuen Systems immer auch mit Veränderung verbunden. In diesem Fall handelt es sich zudem noch um eine digitale Ressource in einem bis dato – mit Ausnahme von Funk und Medizintechnik – nahezu vollständig analogen Beschäftigungsfeld.

Erfahrungsgemäß fiel und fällt es vielen Mitarbeitenden auch im digitalen Zeitalter schwer, eine vollständig über Telefonie, Videokommunikation etc. stattfindende Kommunikation zu vollziehen. Daneben spielt es eine große Rolle, dass es im Kern um sensible Kommunikation im Sinne einer Patientenbehandlung geht, bei der bisher immer der Notarzt vor Ort auch Sicherheiten vermittelt hat. Dabei sei ausdrücklich erwähnt, dass es hierbei ausschließlich um „nichthandwerkliche" Fähigkeiten geht. Das Legen eines periphervenösen Zugangs oder die geübte Intubation eines Anästhesisten mit jahrelanger Berufserfahrung kann selbstverständlich kein Telemediziner ersetzen.

▶ Um auch hier die Akzeptanz in der Gruppe des Rettungsfachpersonals zu steigern, ist entweder eine sehr ausgeprägte Veränderungskultur im Unternehmen oder ein gutes Change-Management erforderlich. Besonders in einem risikooptimierten High-Resilience-Bereich wie dem Rettungsdienst ist es vermessen, an eine von allein laufende Einführung einer so enormen Veränderung der Arbeitsweise zu glauben. Hier obliegt es den obersten Leitungen im Unternehmen sowie den Ärztlichen Leitungen der Rettungsdienste eine „culture of change" oder ein Change-Management im Unternehmen bzw. den Rettungsdiensten zu etablieren.

Im Sinne eines ressourcenoptimierten Einsatzes mit dem Rettungsteam sollte im Idealfall der Telenotarzt als fest etablierte Ressource im Rettungsdienst anerkannt sein. So wie vor vielen Jahren die Luftrettung in ein bestehendes Rettungsdienstsystem implementiert wurde, der Notfallsanitäter als Berufsbild geschaffen und in das System überführt wurde, obliegt es nun zuvorderst den Rettungsdiensten auch die Telemedizin in das Gesamtkonstrukt des Rettungsdienstes zu überführen. Dies ist sicherlich vornehmlich dann möglich, wenn die Akzeptanz der Mitarbeitenden im Rettungsdienst gegeben ist. Dabei ist die Einbindung des Telenotarztes in die örtlichen und alltäglichen Gefahrenabwehrstrukturen von elementarer Wichtigkeit, auch um Akzeptanz auf allen Ebenen zu erlangen.

5.3 Kommunikation mit dem Telenotarzt

Um im Rahmen der sicheren Zusammenarbeit zwischen den verschiedenen Akteuren im Rettungsdienst ein möglichst hohes Maß an Patientensicherheit zu erlangen, verlangt die Kommunikationsstruktur in der Telenotfallmedizin ein besonderes Maß an Aufmerksamkeit und muss einigen Besonderheiten gerecht werden.

Grundsätzlich umfasst die Kommunikation zwischen Menschen folgende drei Prinzipien: verbale, nonverbale und paraverbale Konversation. Die verbale Kommunikation stellt hierbei den reinen Inhalt des gesprochenen Wortes dar, nonverbale Kommunikation wird durch Körpersprache umgesetzt und paraverbale Kommunikation stellt weitere Parameter wie Betonung, Stimme, Stimmlage etc. dar. Auch wenn die sog. Mehrabian-Regel inzwischen häufiger infrage gestellt wird und in einigen Studien widerlegt wurde, beschreibt sie weiterhin eines der bekanntesten Theoreme in der Kommunikationslehre. Nach dem amerikanischen Psychologen Albert Mehrabian besteht Kommunikation zu 55 % aus Körpersprache (nonverbale Kommunikation), zu 38 % aus Betonung und Stimme (paraverbale Kommunikation) und zu 7 % aus der verbalen Kommunikation, sprich dem Inhalt (Mehrabian 1971). Ähnliche Aufteilungen zwischen den verschiedenen Kommunikationsarten lassen sich ebenfalls weiteren Folgestudien und wissenschaftlichen Arbeiten entnehmen.

Mit Bezug auf die telemedizinische Konsultation ist rückschließend festzustellen, dass rund die Hälfte der Kommunikation, die zwischen physischem Notarzt und Rettungsteam erfolgt, bei der telemedizinischen Konsultation nicht umgesetzt werden kann. Lediglich die inhaltliche Kommunikation, sowie Teile der paraverbalen Kommunikation bilden die Grundlage für den Austausch zwischen Rettungsteam und Telenotarzt. Dies kann gerade bei unbekannten und ungeübten Teams auf der Ebene des gemeinsamen Austauschs im schlechtesten Fall zu Kommunikationsfehlern führen, die wiederum ungewollte Behandlungsfehler oder Patientenschädigungen nach sich ziehen können. Einige grundlegende Kommunikationsregeln und -strategien helfen hier beim sicheren Zusammenarbeiten zwischen Rettungsteam und Telenotarzt.

Hierbei ist es jedoch auch äußerst wichtig, dass sowohl im Rahmen der telenotärztlichen Qualifikationsgewinnung, als auch in der rettungsdienstlichen Ausbildung entsprechende Grundlagen gelehrt und geschult werden. Auch in der Fort- und Weiterbildung darf nicht davon ausgegangen werden, dass Kommunikation immer gleich abläuft, und sie sollte somit auch hier Teil der Schulungen sein.

5.4 Leitsätze des Crew Resource Management

Das wohl bekannteste Werkzeug des gemeinsamen Zusammenarbeitens, vor allen in kritischen Umgebungen sind die 15 Leitsätze des Crew Resource Management (CRM) nach Gaba und Rall (vgl. Rall und Langewand, 2022; s. auch Kap. 25 und 26).

Bereits der erste Leitsatz „Kenne deine Arbeitsumgebung" spiegelt eines der wichtigsten Themen in der telemedizinischen Zusammenarbeit wider. Sowohl das Rettungsteam, als auch der Telenotarzt müssen sich mit dem vorhandenen Arbeitsmaterial auskennen, um eine geeignete Kommunikation aufbauen zu können. Im Gegensatz zur Face-to-Face-Kommunikation müssen technische Voraussetzungen im Arbeitsumfeld geschaffen sein.

Ein weiterer Leitsatz besagt: „Kommuniziere sicher und effektiv – sag was dich bewegt." Eine Methode der sicheren Kommunikation wird in der Folge noch dargestellt, wichtig ist in Bezug auf diesen Leitsatz jedoch zweifelsohne der zweite Teil. Mit Blick darauf, dass der Telenotarzt sich nicht in der Situation befindet, keine Eindrücke wahrnehmen kann und auch keinen Rundumblick vollziehen kann, ist er nahezu vollständig auf die Eindrücke und die Mitteilungen der Rettungsteams vor Ort angewiesen. Je mehr relevante Informationen mit dem Telenotarzt geteilt werden, desto fundierter kann dieser zielgerichtete Entscheidungen treffen. Auch hat der Telenotarzt nur wenige Möglichkeiten der Kontrolle und des Wahrnehmens von Begleiterscheinungen. Mögliche Bedenken, relevante Hinweise oder sogar gegenläufige Meinungen sollten offen und mit einer gelebten Fehlerkultur geäußert werden dürfen – dies auch ausdrücklich von beiden Seiten.

Dies bezieht sich direkt auch auf den nächsten CRM-Leitsatz „Beachte und verwende alle vorhandenen Informationen". Der Telenotarzt ist in direkter und unmittelbarer Art und Weise abhängig vom Rettungsteam vor Ort, um diese Informationen zu erlangen. Dies muss vor allem dem Team vor Ort klar sein.

▶ Eine vollständige Informationserkundung und eine so umfassend wie nötig stattfindende Übergabe der relevanten Informationen sind von großer Bedeutung.

Ein Leitsatz, der sich im telenotärztlichen Setting anders darstellt als in der gemeinsamen Zusammenarbeit vor Ort, lautet: „Habe Zweifel und überprüfe genau." Durch die räumliche Trennung ist nur in gewissen Grenzen eine gegenseitige Kontrolle möglich. Als Beispiel sei hier der Vier-Augen-Check vor der Medikamentengabe genannt. Dieser kann im Falle einer telenotärztlichen Konsultation nur zwischen Arzt und Rettungsteam erfolgen, wenn eine Videobildübertragung erfolgt. Erfahrungsgemäß ist dieser Vier-Augen-Check jedoch selten gut praktikabel, sodass sich der Telenotarzt hier auf das vor Ort befindliche Rettungsteam verlassen muss, das die doppelte Kontrolle („double check") innerhalb des Teams eigenständig durchführt. Auch im Rahmen der gesprochenen Kommunikation bietet sich vor allem in kritischen Situationen eine doppelte Kontrolle der Anweisungen des Telenotarztes an (Beispiel: „Bitte appliziere 10 mg Urapidil. – „Ich appliziere 10 mg Urapidil"). Anweisungen sollten möglichst gegenseitig wiederholt werden. Sobald Anweisungen nur ansatzweise unklar sind, ist zwingend eine Rückfrage erforderlich. Hierbei ist auch der Leitsatz „Lenke deine Aufmerksamkeit bewusst." eine wichtige Anforderung an alle im Einsatz beteiligten Akteure.

Ein Leitsatz, der inzwischen nahezu flächendeckend Einzug in den Rettungsdienst gefunden hat, ist die ständige Reevaluation der Situation („Reevaluiere die Situation immer wieder [Wende das 10-für-10-Prinzip an, prüfe also 10 s, welche Schritte in den nächsten 10 min erforderlich sind]). Dies ist besonders vor dem Hintergrund der telenotärztlichen Behandlungs- und Konsultationsdauern von besonderer Relevanz. Ein gemeinsames Lagebild ist für die Abarbeitung des Einsatzes elementar wichtig, ebenso wie für die Planung weiterer Maßnahmen. Dies lässt sich mit der Anwendung des 10-für-10-Prinzips auch in Teamstrukturen, die nicht vor Ort zusammenarbeiten, ideal darstellen.

5.5 Closed-Loop-Kommunikation

Eines der bekanntesten Kommunikationsmodelle ist das Sender-Empfänger-Modell nach Claude E. Shannon und Warren Weaver. Besondere Bedeutung hat dieses Modell mit Blick auf den Leitsatz sicher zu kommunizieren. Beim Sender-Empfänger-Modell handelt es sich vereinfacht um ein binäres mathematisches Modell. Der Sender einer Nachricht codiert die zu übertragende Nachricht, überträgt diese über einen definierten Kanal ehe der Empfänger diese decodiert. Bereits in dieser einfachen Kommunikationsstruktur geschehen die einfachsten Fehler, indem der Empfänger eine Decodierung der Nachricht vornimmt, die der Sender anders gemeint hat. Mehrere Kommunikationspsychologen wie u. a. der Soziologe Stuart Hall haben dieses binärmathematische Modell mit Blick auf die psychosozialen und kommunikativen Elemente bewertet (Röhner and Schütz 2020).

Auch bildet das Shannon-Weaver-Modell die theoretische Grundlage für das weithin bekannte Vier-Seiten-Modell von Friedmann Schulz von Thun, bei dem sowohl der Sender, als auch der Empfänger die Codierung oder Decodierung auf verschiedenen Ebenen vollzieht.

Das Sender-Empfänger-Modell lässt sich im Bereich der telemedizinischen Versorgung sowohl technisch, als auch kommunikativ anwenden. Die technische Codierung, Übertragung und Decodierung bilden die Grundlage für Kommunikation und müssen in innovativer Art und Weise umgesetzt werden, damit die Kommunikation zwischen Telenotarzt und Rettungsteam ohne Störungen erfolgen kann. Im Sinne der Kommunikation ist das Prinzip jedoch auch vollwertig anwendbar. Grundsätzlich müssen Rettungsteam vor Ort und Telenotarzt „die gleiche Sprache" sprechen um eine gezielte und sichere Kommunikation aufbauen zu können.

▶ Es ist von elementarer Wichtigkeit, dass das gleiche Vokabular verwendet wird, offene Fragen direkt geklärt werden und grundlegend auf der Sachebene kommuniziert wird.

Hier gilt grundsätzlich der Leitsatz von Konrad Lorenz: „Gedacht ist nicht gesagt, gesagt ist nicht gehört, gehört ist nicht verstanden, verstanden ist nicht einverstanden, einverstanden ist nicht angewendet und angewendet ist noch lange nicht behalten", wobei das Zitat möglicherweise auch Paul Watzlawick zuzusprechen ist (es ist unklar, wem es zuzusprechen ist). Hier ist durch klare Kommunikation frühestmöglich eine klare Sachebene zu schaffen. Ein Mittel dazu ist die Closed-Loop-Kommunikation, bei der der Sender seine

Nachricht an den Empfänger weitergibt und dieser ihn umgehend wiederholt. Somit ist ein Fehler auf dem Kommunikationsweg nahezu sicher ausgeschlossen.

Einzig die Codierung/Decodierung der verbalen Kommunikation lässt somit noch Interpretationsspielraum zu. Hier ist es Aufgabe des gesamten Teams, mit klarer, geschlossener Kommunikation möglichen Fehlern entgegenzuwirken. Dazu ist möglichst einfache und direkte Sprache zu verwenden. Unklare oder nicht ausnahmslos geläufige Abkürzungen sind zwingend zu vermeiden. Dabei sei auch erwähnt, dass der Telenotarzt ortsungebunden ist, weshalb lokale Strukturen im eigenen Rettungsdienstbereich nicht zwingend in anderen Bereichen bekannt sein müssen.

5.6 Kommunikationskultur

Ziel der gemeinsamen Arbeit zwischen Telenotarzt und den Rettungsteams vor Ort muss eine offene und wertschätzende Kommunikationskultur sein. Die Interaktion zwischen Notarzt und Rettungsteam vor Ort wird hierbei von allen Kommunikationsbestandteilen (verbal, nonverbal und paraverbal) beeinflusst.

Selbstverständlich ist eine adäquate Kommunikationskultur auf Augenhöhe absolut wichtig für eine gemeinsame Erledigung von Zielen im Einsatz. Jedoch ist das Treffen einer Teamentscheidung hier über den direkten Weg möglich. In der Konsultation des Telenotarztes ist die Herbeiführung von Teamentscheidungen auch über teils mehrere Hundert Kilometer Entfernung gleichsam zu treffen. Der Notwendigkeit einer offenen Kommunikationskultur kann somit hierbei einer besonderen Bedeutung zugesprochen werden. Potenzielle Fehler oder kritische Entscheidungen müssen durch jeden Beteiligten im Einsatz angesprochen werden dürfen, ohne dass Restriktionen zu erwarten sind. Dies gilt ausdrücklich für alle Seiten des gemeinsamen Zusammenarbeitens.

Abkürzungen

CRM	Crew Resource Management
NAW	Notarztwagen
NEF	Notarzteinsatzfahrzeug
WLAN	Wireless Local Area Network

Literatur

Bergrath S, Czaplik M, Rossaint R, et al (2013) Implementation phase of a multicentre prehospital telemedicine system to support paramedics: feasibility and possible limitations. Scand J Trauma Resusc Emerg Med 21:54. https://doi.org/10.1186/1757-7241-21-54

Mehrabian A (1971) Silent Messages. Boston, MA: Wadsworth Publishing Company

Rall M, Langewand S (2022). Crew Resource Management für Führungskräfte im Gesundheitswesen. Berlin Heidelberg: Springer.

Röhner, J., Schütz, S. (2020) Psychologie der Kommunikation. Berlin Heidelberg: Springer

Skorning M, Bergrath S, Rörtgen D, et al (2009) [E-health in emergency medicine – the research project Med-on-@ix]. Anaesthesist 58:285–292. https://doi.org/10.1007/s00101-008-1502-z

Teil III
Rechtliche Grundlagen und Datenschutz

Rechtliche Grundlagen

6

Benedikt Thönnissen

Inhaltsverzeichnis

6.1 Einleitung.. 49
6.2 Rechte und Pflichten im Telenotarztdienst........................ 50
6.3 Zivilrechtliche Haftung und strafrechtliche Verantwortlichkeit des Telenotarztes........ 62

6.1 Einleitung

Neben den anwendungsbezogenen und medizinischen Herausforderungen, die die Nutzung von gesundheitstelematischen Systemen mit sich bringt, bestehen im Rahmen der telemedizinischen Behandlung, insbesondere aufgrund der körperlichen Abwesenheit des Arztes von der Einsatzstelle, auch in juristischer Hinsicht verschiedene Besonderheiten, die es im Rahmen der Bearbeitung telemedizinischer Notfalleinsätze im Interesse des rechtssicheren Handelns unbedingt zu beachten gilt. Die sich im Rahmen eines telenotärztlichen Einsatzes ergebenden, juristischen Besonderheiten sollen im Folgenden kombiniert mit Verhaltensempfehlungen, deren Beachtung die Rechtmäßigkeit des ärztlichen Handelns sichert, dargestellt werden.

B. Thönnissen (✉)
Westanwälte Heck Valter Böttcher Thönnissen PartG mbB, Aachen, Deutschland
E-Mail: thoennissen@westanwaelte.de

© Der/die Herausgeber bzw. der/die Autor(en), exklusiv lizenziert an Springer-Verlag GmbH, DE, ein Teil von Springer Nature 2026
S. Beckers und M. Felzen (Hrsg.), *Telenotfallmedizin*,
https://doi.org/10.1007/978-3-662-72121-6_6

6.2 Rechte und Pflichten im Telenotarztdienst

Sämtliches notärztliches Handeln verfolgt, wie auch das Handeln sämtlicher weiterer Ärzte bzw. an der medizinischen Versorgung der Bevölkerung Beteiligter, immer das Ziel der bestmöglichen Patientenversorgung; insoweit unterscheiden sich telenotärztliche und analoge ärztliche Behandlung von Notfallpatienten nicht.

6.2.1 Fernbehandlung

Von Bedeutung, weil zwingende Voraussetzung für die rechtmäßige, telemedizinische Patientenbehandlung, ist zunächst das sich aus § 7 Abs. 4 S. 3 der Musterberufsordnung für die in Deutschland tätigen Ärztinnen und Ärzte (MBO-Ä) ergebende Recht des Telenotarztes, einen Notfallpatienten unter ausschließlicher Nutzung von Fernkommunikationsmitteln zu behandeln. Um den insoweit geltenden berufs- bzw. standesrechtlichen Anforderungen zu genügen, gilt es jedoch, die vom ärztlichen Berufsrecht für eine Fernbehandlung aufgestellten Grundsätze zu beachten.[1]

§ 7 Abs. 4 MBO-Ä stellt auch in der Fassung des Beschlusses des 128. Deutschen Ärztetages vom 09. Mai 2024 weiterhin klar, dass das ärztliche Berufsrecht grundsätzlich von einer Pflicht zur Behandlung im persönlichen Kontakt zwischen Behandler und Patienten ausgeht (§ 7 Abs. 4 S. 1 MBO-Ä) und Kommunikationsmedien in diesem Zusammenhang grundsätzlich (nur) unterstützend eingesetzt werden können bzw. sollen (§ 7 Abs. 4 S. 2 MBO-Ä).

▶ Eine ausschließliche Fernbehandlung, wie sie der Telenotarzt regelmäßig vornimmt, erlaubt das Berufsrecht gemäß § 7 Abs. 4 S. 3 MBO-Ä lediglich im Einzelfall, sofern diese Form der Behandlung „ärztlich vertretbar ist und die erforderliche ärztliche Sorgfalt insbesondere durch die Art und Weise der Befunderhebung, Beratung, Behandlung sowie Dokumentation gewahrt wird und die Patientin oder der Patient auch über die Besonderheiten der ausschließlichen Beratung und Behandlung über Kommunikationsmedien aufgeklärt wird".

Während es sich bei der Wahrung der ärztlichen Sorgfalt um eine im Rahmen einer jeden ärztlichen Behandlung zu beachtende „Selbstverständlichkeit" handelt, die unabhängig von der Art und Weise der Behandlung besteht, muss sich der Telenotarzt zu Beginn und im Verlauf einer jeden telenotärztlichen Behandlung also stets die Frage stellen, ob die

---

[1] Bundesärztekammer (2020) Hinweise und Erläuterungen zu § 7 Abs. 4 MBO-Ä – Behandlung im persönlichen Kontakt und Fernbehandlung. https://www.bundesaerztekammer.de/fileadmin/user_u pload/_old-files/downloads/pdf-Ordner/Recht/_Bek_BAEK_Fernbehandlung_Online_FINAL_10. 12.2020.pdf. Zugegriffen: 18. Dezember 2024.

Durchführung der Behandlung in seiner Abwesenheit vom Einsatzort ärztlich vertretbar ist. Dies wird immer dann der Fall sein, wenn Qualität und Ergebnis der Fernbehandlung einer gedachten, ärztlichen Behandlung vor Ort „in nichts nachstehen". Konkret gelten im Rahmen der Fernbehandlung der gleiche Haftungsmaßstab und die gleichen Anforderungen an den Facharztstandard, und es muss entsprechend dem „state of the art" behandelt werden.[2]

Die in diesem Zusammenhang vorzunehmende Prüfung der ärztlichen Vertretbarkeit – letztlich also die Frage, ob der Telenotarzt sich eine qualitativ gleichwertige Behandlung zutraut, ohne dem Patienten persönlich gegenüberzutreten – bezieht sich auf sämtliche Abschnitte der Behandlung und ist für jeden Teil des Einsatzgeschehens – Diagnostik, Therapie und Transport – gesondert vorzunehmen. Denkbar ist beispielsweise, dass die Erhebung der Anamnese sowie die telenotärztliche Diagnosestellung ohne Weiteres im Rahmen einer Fernbehandlung möglich sind, während die nachfolgende Einleitung einer geeigneten Therapie die körperliche Anwesenheit eines Notarztes an der Einsatzstelle voraussetzt. Das Bestehen einer Intubationspflicht etwa dürfte sich im Rahmen eines Großteils der insoweit denkbaren Einsatzszenarien unter Anwendung der zur Verfügung stehenden Fernkommunikationsmittel ohne Weiteres feststellen lassen; ob eine endotracheale Intubation in Abwesenheit eines Notarztes von der Einsatzstelle unter Beachtung sämtlicher insoweit einzuhaltender medizinischer Standards erfolgreich durchgeführt werden kann, ist aber eine ganz andere Frage, die im überwiegenden Teil der entsprechenden Einsatzszenarien zu verneinen sein dürfte.

▶ Stehen dem Rettungsdienstpersonal vor Ort keine alternativen Mittel für ein suffizientes Airway-Management zur Verfügung, wird die telenotärztliche Behandlung durch die Entsendung eines Notarztes an die Einsatzstelle ersetzt bzw. ergänzt werden müssen.

Dasselbe gilt, sofern der Telenotarzt aufgrund irgendeines anderen Umstands des individuellen Notfallszenarios, seiner eigenen Verfassung oder derjenigen des am Einsatzort eingesetzten Rettungsdienstpersonals befürchten muss, die Qualität der Versorgung des Notfallpatienten im Rahmen einer Telekonsultation könnte möglicherweise hinter derjenigen zurückbleiben, die ein vor Ort eingesetzter Notarzt erreichen kann.

6.2.2 Delegation ärztlicher Maßnahmen

Erachtet der diensthabende Telenotarzt seine Beteiligung an einem Notfalleinsatz als ärztlich vertretbar im Sinne von § 7 Abs. 4 S. 3 MBO-Ä und führt er diesen entsprechend

---
[2] Krüger-Brand H (2014) Gesundheitstelematik: Wann ist Fernbehandlung zulässig? Dt. Ärzteblatt 111(43): A-1846/B-1576/C-1508.

durch, ergibt sich aufgrund seiner Abwesenheit von der Einsatzstelle denknotwendigerweise die Besonderheit, dass er nicht in der Lage ist, medizinische Maßnahmen – von Anamneseerhebung und Diagnosestellung abgesehen – selbst durchzuführen. Die praktische Umsetzung der Behandlung kann von deren Beginn bis zu deren Ende ausschließlich durch das vor Ort eingesetzte, nichtärztliche Rettungsdienstpersonal erfolgen. Fraglich ist in diesem Zusammenhang, ob der Telenotarzt sämtliche der in der konkreten Einsatzsituation zu ergreifenden Maßnahmen an das vor Ort eingesetzte Personal delegieren darf und wen im Falle der Delegation die Konsequenzen behandlungsfehlerhaften Verhaltens treffen.

> ▶ Ärzte sind grundsätzlich nicht dazu verpflichtet, sämtliche im Rahmen der Behandlung zu ergreifenden Maßnahmen selbst vorzunehmen; sie sind vielmehr berechtigt, die Durchführung einzelner Behandlungsmaßnahmen auf aus ihrer Sicht hierfür ausreichend qualifizierte Dritte zu übertragen.[3]

Dies gilt insbesondere auch im Bereich der Notfallmedizin, für die es sich unter Beachtung der regelmäßig zeitkritischen Szenarien noch mehr als in anderen medizinischen Settings[4] ohne Weiteres erschließt, dass der vor Ort befindliche Notarzt grundsätzlich bereits in tatsächlicher Hinsicht nicht in der Lage sein wird, sämtliche der erforderlichen Behandlungsschritte eigenhändig durchzuführen, ohne (zu) viel Zeit zu verlieren und die Qualität der Patientenversorgung damit zu gefährden.

Die Delegation ärztlicher Leistungen auf fachlich nachgeordnetes Personal ist also möglich. Zu beachten ist in diesem Zusammenhang allerdings, dass die Gesamtverantwortung für die ärztliche Behandlung auch nach Delegation einzelner Behandlungsmaßnahmen immer bei dem delegierenden Arzt verbleibt;[5] die Vornahme einzelner Maßnahmen durch nichtärztliches Personal ist, solange sie sich im Rahmen der Anordnung bewegt, immer (nur) als assistierende Handlung, nicht als eigene Vornahme von Behandlungsleistungen zu qualifizieren.

Die körperliche Abwesenheit des Telenotarztes von der Einsatzstelle gebietet es im Rahmen eines telemedizinischen Einsatzszenarios – soweit möglich und immer unter der Prämisse der ärztlichen Vertretbarkeit im konkreten Einzelfall –, die Durchführung sämtlicher erforderlicher Behandlungsmaßnahmen auf das vor Ort eingesetzte Personal zu delegieren. Zentrale Voraussetzung für die Delegationsfähigkeit ärztlicher Behandlungsmaßnahmen auf nichtärztliches Personal ist neben der Indikation der Maßnahme deren sichere Beherrschung durch das Rettungsdienstpersonal.[6] Diese ist in jedem Einzelfall

---

[3] Steinhilper G, Laufs A, Kern B, Rehborn M (Hrsg.) (2019) Handbuch des Arztrechts § 30. C. H. Beck, München.
[4] Katzenmeier C, Schlag-Sravu S (2020) Rechtsfragen des Einsatzes des Telenotarzt-Systems im Rettungsdienst des Landes NRW.
[5] Laufs A, Katzenmeier C, Lipp V (2021) Arztrecht. C. H. Beck, München.
[6] Laufs A, Katzenmeier C, Lipp V (2021) Arztrecht. C. H. Beck, München.

nicht nur anhand der Qualifikation des Personals, sondern auch mit Blick auf die konkrete Einsatzsituation zu prüfen. Ein in der Anlage periphervenöser Zugänge durchaus geübter Notfallsanitäter etwa wird im Normalfall mit dessen Anlage keine Probleme haben, während dennoch eine Vielzahl von Fällen denkbar ist, in deren Rahmen die Umstände vor Ort oder die Konstitution des Patienten dazu führen, dass eine Anlage nicht gelingt. Solche Umstände hat der Telenotarzt im Rahmen der Prüfung der Delegationsfähigkeit stets in den Blick zu nehmen. Sofern besondere Umstände nicht vorliegen, darf er aber grundsätzlich darauf vertrauen, dass jedenfalls ein vor Ort eingesetzter Notfallsanitäter sämtliche der von ihm in der Ausbildung erlernten Maßnahmen sicher beherrscht.[7]

▶ Hinsichtlich der Haftung der an der telemedizinischen Behandlung Beteiligten ist grundsätzlich zwischen der beim Telenotarzt liegenden Anordnungskompetenz einer- sowie der beim Notfallsanitäter liegenden Durchführungskompetenz andererseits zu unterscheiden.

Unterläuft dem Notfallsanitäter im Rahmen der Durchführung der Behandlungsmaßnahme ein Fehler, ist grundsätzlich auch nur er für diesen verantwortlich (sog. Durchführungsverantwortung), während den Telenotarzt im Rahmen seiner Anordnungskompetenz die Verantwortung dafür trifft, dass die von ihm angeordnete Behandlungsmaßnahme den einzuhaltenden, medizinischen Standards entspricht.[8] Ordnet der Telenotarzt die Anlage eines periphervenösen Katheters und die anschließende Applikation eines Medikaments an, muss er sicherstellen, dass diese Maßnahmen medizinisch indiziert sind und dem fachlichen Standard entsprechen. Ordnet er eine zu hohe oder zu niedrige Dosierung des Medikaments an, trifft die Verantwortung für diesen Behandlungsfehler nur ihn. Gelingt dem Notfallsanitäter hingegen vor Ort die Anlage des Zugangs nicht und wird das Medikament aus diesem Grund nicht intravenös, sondern in das umliegende Gewebe appliziert, trägt für diesen Behandlungsfehler im Rahmen der Durchführungskompetenz der Notfallsanitäter die Verantwortung. Zu beachten ist allerdings, dass es dem anordnenden Telenotarzt obliegt, die Durchführung der von ihm angeordneten Maßnahme zu überwachen, was sich im Rahmen eines telemedizinischen Einsatzes insbesondere durch die Sicherstellung einer guten und engmaschigen Kommunikation zwischen den Beteiligten erreichen lässt.

6.2.3 Aufklärung

Wie in sämtlichen anderen Behandlungsverhältnissen trifft den Notarzt auch im telemedizinischen Einsatz grundsätzlich die Verpflichtung, den Patienten vor Durchführung

---

[7] Katzenmeier C, Schlag-Sravu S (2020) Rechtsfragen des Einsatzes des Telenotarzt-Systems im Rettungsdienst des Landes NRW.
[8] BT-Drucks. WD 9-3000-032/19.

der gebotenen Behandlungsmaßnahmen umfassend über diese aufzuklären. Eine Besonderheit besteht im telemedizinischen Einsatz darin, dass sich die Aufklärung nicht lediglich auf die „medizinische Seite", d. h. sämtliche Aspekte der Heilbehandlung, sondern darüber hinaus auch auf die „technische Seite", d. h. die Beteiligung eines nicht vor Ort eingesetzten Notarztes durch den Einsatz von Informationstechnologie und Datenverarbeitungssystemen, bezieht.[9]

Die grundsätzlich bestehende ärztliche Verpflichtung, Patienten vor Beginn der Behandlung umfassend über diese aufzuklären, ist gesetzlich in § 630e Abs. 1 des Bürgerlichen Gesetzbuches (BGB) normiert.

> Hiernach ist der Behandelnde dazu verpflichtet, „den Patienten über sämtliche für die Einwilligung wesentlichen Umstände aufzuklären. Dazu gehören insbesondere Art, Umfang, Durchführung, zu erwartende Folgen und Risiken der Maßnahme sowie ihre Notwendigkeit, Dringlichkeit, Eignung und Erfolgsaussichten im Hinblick auf die Diagnose oder die Therapie. Im Rahmen der Aufklärung „ist auch auf Alternativen zur Maßnahme hinzuweisen, wenn mehrere medizinisch gleichermaßen indizierte und übliche Methoden zu wesentlich unterschiedlichen Belastungen, Risiken oder Heilungschancen führen können."

Sinn und Zweck dieser umfassenden, ärztlichen Aufklärungspflicht ist es, den medizinisch grundsätzlich nicht fachkundigen Patienten vor Beginn der Behandlung in die Lage zu versetzen, frei darüber zu entscheiden, ob er diese ganz, nur teilweise oder gar nicht vornehmen lassen möchte. Eine solche Entscheidung kann der Patient nur in der gebotenen Weise treffen, wenn er sich „auf Augenhöhe" mit dem Behandler über diese austauschen kann, was wiederum vorherige Erläuterungen durch den fachlich weit überlegenen Behandler voraussetzt. Nur die umfassende Aufklärung versetzt den Patienten in die Lage, eine fundierte Entscheidung als „informed consent" treffen zu können.[10]

Eine medizinische Behandlung ohne eine zuvor wirksam vonseiten des Patienten erteilte Einwilligung ist grundsätzlich, auch wenn sie erfolgreich und sämtlichen Standards entsprechend durchgeführt wurde, rechtswidrig[11] und führt ggf. u. a. zur Strafbarkeit des Behandelnden. Weil die Wirksamkeit der vom Patienten erteilten Einwilligung wiederum von einer zuvor ordnungsgemäß durchgeführten Aufklärung abhängt, sind deren Vornahme und eine sorgfältige Dokumentation für die Rechtssicherheit des Telenotarztes von überragender Bedeutung.

Der notärztlicherseits häufig vorgebrachte Einwand, die von Gesetzgebung und Rechtsprechung an die Aufklärung gestellten Anforderungen seien mit den im Rahmen eines

---

[9] Katzenmeier C, Schlag-Sravu S (2020) Rechtsfragen des Einsatzes des Telenotarzt-Systems im Rettungsdienst des Landes NRW.
[10] Spickhoff A (2022) Medizinrecht § 630e Rn. 1 C. H. Beck, München.
[11] Veit B Hau W Poseck R (Hrsg.) BeckOK BGB72. Edt. § 1626 Rn. 66. C. H. Beck, München.

Notfalleinsatzes bestehenden Besonderheiten nicht zu vereinbaren, dürfte nicht selten berechtigt sein. Die Rechtsprechung trägt diesen Besonderheiten dadurch Rechnung, dass die Anforderungen an die ärztliche Aufklärung in Relation zu der Eilbedürftigkeit der notfallmedizinischen Behandlung gesetzt werden.

▶ Je dringender eine Behandlungsmaßnahme zur Abwehr von Gefahr für Leib oder Leben des Notfallpatienten eingeleitet werden muss, desto geringere Anforderungen werden an die Aufklärung, die im Extremfall auch ganz entfallen kann, gestellt.

Eine pauschale Feststellung, im Bereich der Notfallmedizin sei eine Aufklärung aufgrund der stets anzunehmenden Eilbedürftigkeit grundsätzlich nicht geboten, verbietet sich jedoch. Steht Zeit für eine Aufklärung zur Verfügung, muss diese vorgenommen und die Einwilligung des Patienten in die Vornahme der Behandlung eingeholt werden. Eine pauschale Aufklärung wird im Bereich des Rettungsdienstes zumeist als ausreichend erachtet.[12]

Wie sich aus § 7 Abs. 4 S. 3 MBO-Ä ergibt, nach dem im Rahmen einer ausschließlichen Fernbehandlung der Patient „auch über die Besonderheiten der ausschließlichen Beratung und Behandlung über Kommunikationsmedien" aufgeklärt werden muss, besteht im Bereich der Telemedizin neben der Verpflichtung zur Aufklärung des Patienten über die medizinischen Aspekte der Behandlung auch eine solche hinsichtlich der sich im Rahmen der Telekonsultation ergebenden Besonderheiten. Die notärztliche Behandlung unter (ausschließlichem) Einsatz von Informationstechnologie birgt im Vergleich zu der Behandlung am Einsatzort zusätzliche Risiken, bezüglich derer der Patient ebenfalls frei entscheiden kann, ob er diese einzugehen bereit ist oder nicht.

Von Bedeutung – und damit aufklärungspflichtig – ist insbesondere der Umstand, dass die Nutzung des Telenotarztsystems das Erfassen und die Verarbeitung von Patientendaten mittels technischer Einrichtungen voraussetzt. Ohne die Weitergabe der Patientendaten an den Telenotarzt ist dieser nicht in der Lage, den Einsatz zielführend abzuarbeiten. Wie bereits im Hinblick auf die Durchführung der medizinischen Behandlung, entscheidet aber auch in diesem Zusammenhang grundsätzlich allein der Patient, ob er mit der Erfassung und Verarbeitung seiner sensiblen Patientendaten im Einzelfall einverstanden ist, oder nicht.[13]

---

[12] Katzenmeier C, Schlag-Sravu S (2020) Rechtsfragen des Einsatzes des Telenotarzt-Systems im Rettungsdienst des Landes NRW.

[13] Nähere Ausführungen hierzu sind dem Kap. 7 zum Datenschutz zu entnehmen.

Über die Verarbeitung der persönlichen Daten des Patienten hinaus ist im Rahmen eines telemedizinischen Einsatzes das Risiko der Verzögerung von Behandlungsmaßnahmen durch Ausfall oder (vorübergehende) Beeinträchtigung der eingesetzten Technik nie gänzlich auszuschließen, sodass auch über dieses kurz aufgeklärt werden muss.[14]

Lehnt ein aufgeklärter und grundsätzlich einwilligungsfähiger Patient die Telekonsultation ab, ist diese Entscheidung von dem an der Behandlung beteiligten Personal zu respektieren. Sofern die Einsatzsituation es zulässt, kann das vor Ort eingesetzte Personal ggf. versuchen, vor Erfassung und Weitergabe der Patientendaten ein Telefongespräch zwischen Telenotarzt und Patient zu vermitteln, um zu versuchen, das Vertrauen des Letztgenannten in die Telekonsultation zu wecken.[15] Lässt das Notfallbild dies nicht zu oder lehnt der Patient dies ab, ist im Zweifel ein Notarzt nachzufordern.

Problematisch ist im Rahmen telemedizinischer Einsätze hinsichtlich der Aufklärung der Umstand, dass es sich bei dieser grundsätzlich um eine persönliche Verpflichtung des Arztes handelt, die dieser zwar an anderes ärztliches Personal, grundsätzlich aber nicht an fachlich nachgeordnetes nichtärztliches Personal delegieren kann,[16] und zwar auch dann nicht, wenn die ärztliche Maßnahme selbst delegationsfähig ist. Für das telemedizinische Einsatzszenario würde dies bedeuten, dass der Telenotarzt zwar die Anlage des periphervenösen Zugangs auf den vor Ort eingesetzten Notfallsanitäter delegieren könnte, den Patienten zuvor jedoch den oben dargestellten Grundsätzen entsprechend aufklären müsste. Dies erscheint nicht nur aufgrund der ohnehin bestehenden Besonderheiten in der Notfallrettung, sondern auch mit Blick darauf, dass die Herstellung einer direkten Kommunikation zwischen Telenotarzt und Patient insbesondere zu Beginn des Einsatzes technisch nicht vorgesehen ist und mit einem ganz erheblichen Zeitverlust einhergehen würde, schlicht nicht praktikabel. Das Personal vor Ort dürfte im überwiegenden Teil der Notfälle, in denen die Konsultation eines Telenotarztes erforderlich ist, mit anderen Dingen beschäftigt sein, als sich um die Herstellung einer direkten Kommunikation zwischen Arzt und Patient zu kümmern; aufgrund der nicht gleichzeitigen körperlichen Anwesenheit von Arzt und Patient am Einsatzort erhöht sich zudem das Risiko für Kommunikationsfehler und Missverständnisse.

> Mit guten Argumenten lässt sich vor diesem Hintergrund die Delegationsfähigkeit nicht nur der Vornahme ärztlicher Maßnahmen, sondern auch der zuvor erforderlichen Aufklärung von dem Telenotarzt auf das vor Ort eingesetzte Personal befürworten. Diesem wurde aufgrund der im Rettungsdienst bestehenden Besonderheiten bereits in der Vergangenheit zugestanden, über die im Rahmen der Notkompetenz vorgenommenen, grundsätzlich dem

---

[14] Katzenmeier C, Schlag-Sravu S (2020) Rechtsfragen des Einsatzes des Telenotarzt-Systems im Rettungsdienst des Landes NRW.
[15] Fehn C (2014) Medizinrecht 543, 549. Springer, Berlin.
[16] Katzenmeier C, Hau W, Poseck R (Hrsg) (2024) BeckOK BGB 72. Edt. Rn. 1. C. H. Beck, München.

Arztvorbehalt unterliegenden Maßnahmen selbst aufzuklären. Ob die Rechtsprechung dem nichtärztlichen Rettungsdienstpersonal die Befugnis, über entsprechende Maßnahmen grundsätzlich selbst aufzuklären, zubilligt, bleibt letztlich aber abzuwarten.[17]

Für eine Aufklärungsbefugnis des nichtärztlichen Personals im telemedizinischen Einsatz spricht auch, dass der Patient, wie dargelegt, grundsätzlich bereits vor der Telekonsultation über diese aufzuklären ist. Da der Telenotarzt vor der Telekonsultation noch nicht an dem Einsatz beteiligt ist, kann jedenfalls dieser Teil der Aufklärung ohnehin nur durch das vor Ort eingesetzte Personal erfolgen.

6.2.4 Einwilligung

Es wurde bereits dargestellt, dass sämtliche medizinischen Eingriffe, unabhängig davon, ob sie lege artis durchgeführt werden, einer Rechtfertigung bedürfen, um als rechtmäßig zu gelten.[18] Die Rechtfertigung der Vornahme von Heilbehandlungsmaßnahmen ergibt sich im weit überwiegenden Teil der denkbaren Fallgestaltungen aus der vor Beginn der Behandlung eingeholten Einwilligung in dieselbe durch den zuvor ordnungsgemäß aufgeklärten Patienten.

Ein Notarzt, der einen periphervenösen Katheter legt, durchsticht die Hautbarriere mit einem spitzen Gegenstand und bereitet dem Patienten hierdurch jedenfalls kurzzeitig zumindest leichte Schmerzen. Dieses Verhalten erfüllt den Tatbestand der Körperverletzung gemäß § 223 Abs. 1 Strafgesetzbuch (StGB) und ist grundsätzlich strafbar. Die zuvor eingeholte Einwilligung des Patienten in die Anlage des PVK lässt die Strafbarkeit des Behandlers aber auf der Ebene der Rechtswidrigkeit entfallen; das Verhalten für sich genommen erfüllt weiterhin einen Straftatbestand, wird aber in dem stets zu betrachtenden Einzelfall aufgrund der Einwilligung nicht bestraft.[19]

▶ Die überaus hohe Bedeutung der Einholung einer Einwilligung (und der entsprechenden Dokumentation!), wo und wann immer möglich, erschließt sich vor diesem Hintergrund ohne Weiteres. Es kann nicht im Interesse des (Tele-)Notarztes sein, dass die von ihm nach allen Regeln der Kunst durchgeführte Heilbehandlung zum Gegenstand strafrechtlicher Ermittlungen wird, weil er es versäumt hat, den Patienten zuvor adäquat aufzuklären und sich seiner Einwilligung in die durchgeführte Behandlungsmaßnahme zu versichern.

---

[17] Katzenmeier C (2013) NJW 817, 820. C. H. Beck, München.
[18] Weidenkaff W, Grüneberg C (Hrsg) (2025) Bürgerliches Gesetzbuch § 630h Rn. 9. C. H. Beck, München.
[19] Bundesgerichtshof, Beschluss v. 26.05.2020, Aktenzeichen 2 StR 434/19.

Unter der Einwilligung versteht man eine freiwillig und ohne Zwang abgegebene Erklärung, nach welcher der Patient mit der Vornahme der Heilbehandlung, über die er zuvor aufgeklärt worden ist, einverstanden ist.[20] Bedeutsam für die (telenot-)ärztliche Tätigkeit sind insbesondere die ausdrückliche und die mutmaßliche Einwilligung.

Die ausdrückliche Einwilligung stellt im rettungsdienstlichen wie auch sonst im medizinischen Alltag den Regelfall dar und schafft aus Sicht des Behandlers ein Höchstmaß an Rechtssicherheit. Ausdrücklich erklärt ist eine Einwilligung dann, wenn der zuvor ordnungsgemäß aufgeklärte Patient dem Behandler gegenüber eindeutig – im rettungsdienstlichen Bereich überwiegend verbal, in vielen anderen Fällen zusätzlich durch Unterschrift auf dem Aufklärungsbogen – zu verstehen gibt, mit der Vornahme der geplanten Behandlung einverstanden zu sein. Es ist in diesem Zusammenhang wichtig, zu wissen, dass ein schriftlicher, vom Patienten unterzeichneter Aufklärungsbogen eine persönliche Aufklärung nicht ersetzen, sondern diese lediglich ergänzen kann.[21]

▶ Eine Verschriftlichung der mündlichen Aufklärung oder zumindest die sorgfältige Dokumentation der erfolgten Aufklärung ist aus Gründen einer ggf. in einem späteren Prozess erforderlichen Beweisführung aber in jedem Fall zu empfehlen.

Im rettungsdienstlichen -und damit auch telenotärztlichen- Alltag sind zu behandelnde Patienten aus verschiedenen Gründen regelmäßig nicht in der Lage, eine ausdrückliche Einwilligung zu erklären. In nicht wenigen Einsatzszenarien fehlt schlicht die Zeit, um einen Patienten adäquat über geplante Behandlungsmaßnahmen aufzuklären. So wird keiner der im Rettungsdienst Tätigen je auf die Idee kommen, einem Patienten, der nach einem Verkehrsunfall an einer starken, arteriellen Blutung leidet, die Vor- und Nachteile des Einsatzes eines Tourniquets zu erläutern, bevor dieses angelegt wird. In entsprechenden Fällen könnte der Patient, der wach und ansprechbar ist, theoretisch aufgeklärt werden und in die Behandlung ausdrücklich einwilligen, man verzichtet jedoch zugunsten der Abwehr schwerer Gesundheitsschäden auf beides.

In anderen Fällen ist der zu behandelnde Patient bereits von vornherein aus tatsächlichen Gründen nicht in der Lage, eine Aufklärung zu verstehen und in der Folge ausdrücklich in die Behandlung einzuwilligen. Zu denken ist in diesem Zusammenhang insbesondere an psychiatrisch dauerhaft erkrankte Personen, die nicht zur Bildung eines eigenen Willens in der Lage sind, aber auch an solche, die aufgrund eines akuten (psychischen) Ausnahmezustands nicht aufgeklärt werden und dementsprechend auch nicht einwilligen können. Nicht zuletzt sind Aufklärung und damit auch ausdrückliche Einwilligung nicht möglich bei Patienten, die bei Eintreffen an der Einsatzstelle nicht bei Bewusstsein sind.

---

[20] Weidenkaff W Grüneberg C (Hrsg) (2025) Bürgerliches Gesetzbuch § 630h Rn. 2. C. H. Beck, München.
[21] Spickhoff A (2022) Medizinrecht § 630e BGB Rn. 8. C. H. Beck, München.

6 Rechtliche Grundlagen

In den Fällen, in denen die Aufklärung des Patienten und dessen Einwilligung in die beabsichtigten, dringend notwendigen Behandlungsmaßnahmen nicht möglich sind, müssen, um die Rechtmäßigkeit der medizinischen Behandlung sicherzustellen, die Grundsätze der mutmaßlichen Einwilligung beachtet werden. In diesem Zusammenhang stellt sich, vereinfacht gesagt, für das behandelnde Personal die Frage, ob der Patient, seine Einwilligungsfähigkeit unterstellt, nach erfolgter Aufklärung in die Vornahme der Behandlungsmaßnahmen einwilligen würde oder nicht.[22] Die zur Beantwortung dieser Frage erforderliche Prüfung gestaltet sich zweistufig: Zunächst ist – immer unter Beachtung der zeitlichen Ressourcen – zu versuchen, herauszufinden, ob der konkret zu behandelnde Patient seine Einwilligung erteilen würde oder nicht. Dies kann beispielsweise durch Nachfragen bei anwesenden Angehörigen, Pflegepersonal oder anderen mit dem Patienten vertrauten Personen oder die Einsichtnahme in eine ggf. vorhandene Patientenverfügung – die, sofern hinreichend bestimmt,[23] grundsätzlich auch für den Rettungsdienst bindend ist – geschehen. Nur wenn sich der mutmaßliche Wille des konkreten Patienten nicht oder nicht in der dafür zur Verfügung stehenden Zeit ermitteln lässt, ist auf der zweiten Stufe auf den Willen eines verständigen „Durchschnittspatienten" zurückzugreifen. Dieser wird allgemein darauf gerichtet sein, die im Rahmen des vorliegenden Notfallbildes bestmögliche Heilbehandlung zu erhalten. Das Rettungsdienstpersonal darf also, wenn entgegenstehende Anhaltspunkte fehlen, grundsätzlich davon ausgehen, dass der Patient, der eine eigene Einwilligung nicht erklären kann, mit der Vornahme sämtlicher sinnvoller, indizierter medizinischer Maßnahmen einverstanden ist und deren Vornahme somit von der mutmaßlichen Einwilligung gedeckt ist.

Zu beachten ist in diesem Zusammenhang, dass es für die Beantwortung der aufgeworfenen Fragen immer auf den Zeitpunkt der konkreten Behandlung ankommt. Wird ein Patient den Grundsätzen der mutmaßlichen Einwilligung entsprechend behandelt und stellt sich später – weil er z. B. wieder bei Bewusstsein ist – heraus, dass er mit den durchgeführten Behandlungsmaßnahmen nicht einverstanden war, geht dies nicht zulasten des Rettungsdienstpersonals, sofern es nicht an der Einsatzstelle konkrete und belastbare Anhaltspunkte dafür gab, dass der Patient mit einer Behandlungsmaßnahme nicht einverstanden sein könnte. Bestehen solche Anhaltspunkte hingegen, weil sich an der Einsatzstelle beispielsweise eine Patientenverfügung befindet, in der der Patient ausdrücklich seinen Willen erklärt hat, bestimmte Maßnahmen mögen an ihm nicht vorgenommen werden, so ist dieser Wille des Patienten für das behandelnde Personal bindend – für eine Behandlung auf der Grundlage einer mutmaßlichen Einwilligung besteht jedenfalls dann

---

[22] Wagner G Säcker J (Hrsg.) (2023) Münchener Kommentar zum BGB § 630d Rn. 70. C. H. Beck, München.
[23] Bundesgerichtshof, Beschluss v. 08.02.2017, Aktenzeichen XII ZB 604/15.

kein Raum, wenn der Patient seinen Willen in der Verfügung konkret genug geäußert hat.[24]

6.2.5 Dokumentation

Die Dokumentation einer ärztlichen Behandlung ist für jeden Behandler grundsätzlich verpflichtend. In § 630f BGB heißt es insoweit: „Der Behandelnde ist verpflichtet, zum Zweck der Dokumentation in unmittelbarem zeitlichen Zusammenhang mit der Behandlung eine Patientenakte […] zu führen". Auch das ärztliche Standesrecht statuiert in § 10 MBO-Ä eine Pflicht des Behandlers zur Dokumentation. Das Gesetz regelt aber nicht nur die Verpflichtung zur Dokumentation als solche, sondern auch deren Umfang. Aus § 630f Abs. 2 BGB folgt, dass der Behandelnde verpflichtet ist, „in der Patientenakte sämtliche aus fachlicher Sicht für die derzeitige und zukünftige Behandlung wesentlichen Maßnahmen und deren Ergebnisse aufzuzeichnen, insbesondere die Anamnese, Diagnosen, Untersuchungen, Untersuchungsergebnisse, Befunde, Therapien und ihre Wirkungen, Eingriffe und ihre Wirkungen, Einwilligungen und Aufklärungen."

Die gesetzlich statuierte ärztliche Dokumentationspflicht bezweckt in erster Linie eine sachgerechte therapeutische Behandlung und Weiterbehandlung.[25] Sie soll im Rahmen einer wiederholten Behandlung eines Patienten durch denselben Arzt insbesondere sicherstellen, dass der Behandler sich trotz einer Vielzahl zwischenzeitlicher anderer Behandlungen an die bisher bei dem individuellen Patienten vorgenommenen Behandlungsmaßnahmen zurückerinnert und diese im Rahmen der Weiterbehandlung berücksichtigt. Darüber hinaus – und für den Telenotarztdienst aufgrund dessen Besonderheiten deutlich relevanter – soll die Dokumentation dem weiterbehandelnden medizinischen Personal die Fortführung einer adäquaten Behandlung durch Kenntnisnahme dessen, was bisher geschehen ist, ermöglichen und so ein in sich stimmiges, einheitliches Therapiekonzept sichern.[26]

▶ Insbesondere aufgrund der Tatsache, dass es dem Telenotarzt regelmäßig nicht möglich ist, eine persönliche Übergabe des Patienten in der Notaufnahme des Zielkrankenhauses durchzuführen, ist er gut beraten, seine im Rahmen der

---

[24] Nicht ausreichend ist nach der Rechtsprechung des Bundesgerichtshofs (Beschluss v. 6.6.2016, Aktenzeichen XII ZB 61/16) beispielsweise die in Patientenverfügungen häufig verwendete Formulierung, der Patient wünsche „keine lebenserhaltenden Maßnahmen". Sofern die einzelnen denkbaren ärztlichen Maßnahmen nicht weiter konkretisiert werden oder insoweit eine Bezugnahme auf konkrete Erkrankungen des Patienten genommen wird, ist eine entsprechende Klausel in einer Patientenverfügung unwirksam.
[25] BT-Drucks. 17/10.488, 25 f.
[26] Katzenmeier C, Hau W, Poseck R (Hrsg.) (2024) BeckOK BGB 72. Edt. Rn. 1. C. H. Beck, München.

Behandlung gestellten Diagnosen sowie sämtliche der veranlassten Behandlungsmaßnahmen sorgfältig zu dokumentieren.

Nur auf diese Weise lässt sich sicherstellen, dass das weiterbehandelnde Personal auch im Anschluss an die durch das eingesetzte Rettungsdienstpersonal vor Ort durchgeführte Übergabe die Möglichkeit hat, Einzelheiten der Behandlung nachzuvollziehen und diese der Weiterbehandlung ggf. zugrunde zu legen. Je nach den Umständen der Einsatz- bzw. Übergabesituation kann der Umstand, dass ein bestimmtes Medikament appliziert wurde bzw. in welcher Dosierung dies geschehen ist, durchaus einmal „untergehen"; in diesem Fall ist dem weiterbehandelnden Personal – und damit letztlich dem Patienten – mit einem sorgfältig ausgefüllten Einsatzprotokoll sehr geholfen.

Die Bedeutung einer sorgfältigen Dokumentation medizinischer bzw. ärztlicher Behandlungsmaßnahmen geht aber über die Erfüllung der dem Behandler insoweit obliegenden gesetzlichen Verpflichtung und die Sicherung der Therapie weit hinaus; sie kann aus juristischer Sicht auch für den Behandler selbst gar nicht hoch genug eingeschätzt werden, weil sie für den Fall der Konfrontation mit vermeintlich haftungs- bzw. strafrechtlich relevantem Verhalten einen bedeutenden Teil zur Entlastung des Behandlers von entsprechenden Vorwürfen beitragen kann.

Festzustellen ist in diesem Zusammenhang zunächst, dass die Bereitschaft von Patienten, Behandlungsfehlervorwürfe gegen Ärzte zu erheben, seit rund 15 Jahren – ein Zusammenhang mit dem Inkrafttreten des Patientenrechtegesetzes liegt nahe – auf einem konstant hohen Niveau liegt. Ausweislich der entsprechenden Statistiken der Gemeinschaft der medizinischen Dienste wurden im Jahr 2023 bundesweit insgesamt 12.438 Behandlungsfälle auf Fehlerhaftigkeit überprüft. Seit dem Jahr 2010 bewegt sich die Anzahl der jährlich begutachteten Fälle auf einem entsprechenden Niveau mit Schwankungsbreiten von ca. 10 %.[27] Hinzu kommen durchgeführte Gutachterverfahren vor den Gutachterkommissionen der Ärztekammern und gegen medizinisches Personal erstattete Strafanzeigen und auf solche hin eingeleitete polizeiliche bzw. staatsanwaltschaftliche Ermittlungsverfahren.

Sämtlichen der insoweit denkbaren Fallkonstellationen ist gemeinsam, dass sich der Behandler mit – aus seiner Sicht häufig wenig nachvollziehbaren und äußerst subjektiv wiedergegebenen – Vorwürfen des Patienten bzw. dritter Personen, die bei der Behandlung anwesend oder in diese involviert waren, konfrontiert sieht. Sofern es in der Folge tatsächlich zur Einleitung strafrechtlicher Ermittlungen oder der zivilrechtlichen Geltendmachung von Schadensersatz- bzw. Schmerzensgeldansprüchen kommt, ziehen sich diese Verfahren häufig über einen langen Zeitraum von zumindest mehreren Monaten, in nicht wenigen Fällen auch mehreren Jahren, hin.

---

[27] Medizinischer Dienst Bund, Behandlungsfehler – Begutachtung der Gemeinschaft der Medizinischen Dienste Jahresstatistik 2023. https://md-bund.de/fileadmin/dokumente/Pressemitteilungen/2024_2024_08_22/24_08_22PK_BHF_Jahresstatistik_2023.pdf. Zugegriffen: 07. Dezember 2024.

Nach einem solchen Zeitablauf ist die Erinnerung der an der Behandlung Beteiligten zum Zeitpunkt einer Aussage als Beklagter, Beschuldigter oder auch Zeuge häufig bereits stark verblasst, was sich nicht selten negativ auf das Ergebnis des Verfahrens auswirken kann. Wer bereits während der Behandlung oder zumindest unmittelbar im Anschluss an diese sorgfältig dokumentiert, vermeidet solche Probleme weitestgehend, weil im Rahmen späterer Verfahren auf das Einsatzprotokoll als Beweismittel zurückgegriffen werden kann. Die Dokumentation einer Maßnahme stellt zudem ein gewichtiges Indiz dafür dar, dass diese auch tatsächlich vorgenommen wurde – anders ausgedrückt:

▶ Gemäß § 630h Abs. 3 BGB wird im Rahmen eines zivilrechtlichen Haftungsverfahrens gesetzlich vermutet, „dass der Behandelnde, der eine medizinisch gebotene Maßnahme und ihr Ergebnis entgegen § 630f BGB nicht in der Patientenakte aufgezeichnet […] hat, diese Maßnahme nicht getroffen hat."

Zwar besteht stets die Möglichkeit, diese Vermutung im Laufe des Haftungsprozesses zu widerlegen, indem das Gegenteil – die tatsächliche Vornahme der Behandlungsmaßnahme – bewiesen wird[28]; regelmäßig bereitet aber die Führung eines solchen Beweises insbesondere mit Blick auf den bereits dargestellten Zeitablauf nicht unerhebliche Probleme. Wird einem Behandler beispielsweise sechs Monate nach einem Einsatz vorgeworfen, die Gabe eines im Rahmen der Behandlung indizierten Medikaments unterlassen zu haben, wird er sich an die Einzelheiten der Behandlung, sofern es sich nicht gerade um einen sehr außergewöhnlichen Einsatz gehandelt hat, wahrscheinlich nicht mehr erinnern und die Behauptung des Patienten entsprechend nicht widerlegen können. Ist die Gabe des Medikaments jedoch im Einsatzprotokoll dokumentiert, spricht viel dafür, dass diese auch erfolgt und der Vorwurf des Patienten unbegründet ist. Einen Haftungsprozess aufgrund mangelhafter Dokumentation zu verlieren, obschon die Behandlung in tatsächlicher Hinsicht fehlerfrei war, ist überaus ärgerlich und mit der Gefahr weitreichender Konsequenzen verbunden. Bereits aus diesem Grund ist der Telenotarzt – genau wie sämtliche anderen Behandler – gut beraten, der Verpflichtung zur sorgfältigen Dokumentation bestmöglich nachzukommen.

6.3 Zivilrechtliche Haftung und strafrechtliche Verantwortlichkeit des Telenotarztes

Trotz vielfältiger, sich aus zahlreichen Gesetzen, Verordnungen und anderen Vorschriften ergebender Präventionsmaßnahmen in sämtlichen Bereichen ärztlichen Handelns muss festgestellt werden, dass dieses, nicht zuletzt aufgrund der individuellen Besonderheiten des jeweiligen Patienten, immer mit der Gefahr verbunden ist, dass eine Behandlung

---

[28] Weidenkaff W, Grüneberg C (Hrsg) (2025) Bürgerliches Gesetzbuch § 630h Rn. 6. C. H. Beck, München.

ganz oder teilweise fehlerhaft, d. h. nicht dem geltenden Facharztstandard entsprechend, durchgeführt wird. Die im Bereich der Telemedizin geltenden Besonderheiten, insbesondere der fehlende, unmittelbar räumliche Kontakt des Behandlers zu dem Patienten, scheint zumindest mit einer erhöhten Gefahr für kommunikative Missverständnisse und daraus resultierenden Fehlbehandlungen einherzugehen. Um dieser Gefahr adäquat zu begegnen, werden im Bereich der Telemedizin und im Telenotarztsystem vielfältige Präventionsmaßnahmen implementiert.

Behandlungsfehlergefahren mögen hierdurch in ihrer Intensität abgeschwächt und grundsätzlich auf ein Minimum reduziert werden können. So sehr sie weder Patienten noch Behandler zu wünschen sind, werden sie sich indes in der Telemedizin ebenso wenig gänzlich vermeiden lassen, wie im Bereich der analogen Ausübung der Heilkunde. Vor diesem Hintergrund stellt sich die Frage, ob und inwieweit den behandelnden Telenotarzt nach einer Fehlbehandlung eine zivil- bzw. strafrechtliche Verantwortung für etwaige Behandlungsfehlerfolgen trifft.

6.3.1 Zivilrechtliche Haftung

Die zivilrechtliche Haftung von Behandlern für aufgrund von Behandlungsfehlern entstandene Schäden richtet sich grundsätzlich nach den allgemeinen Bestimmungen des deutschen Schadensersatzrechts.

▶ Ein Anspruch des Patienten auf materiellen oder immateriellen Schadensersatz setzt, unabhängig von seiner Grundlage, immer voraus, dass dem Behandler im Rahmen der Behandlung ein Fehler unterlaufen ist, auf dem ein bei dem Patienten eingetretener Schaden kausal beruht.[29] Fehlt eine dieser Voraussetzungen, besteht kein Anspruch des Patienten gegen den Behandler.

Ist die Behandlung dem geltenden Facharztstandard entsprechend durchgeführt worden und hat sich dennoch – schicksalhaft – ein der Behandlung innewohnendes Risiko, beispielsweise der Eintritt von Nebenwirkungen eines indizierten Medikaments, realisiert, über das der Behandler den Patienten zuvor aufgeklärt hat, liegt kein Behandlungsfehler vor, auf dessen Grundlage der Patient Ersatz für die erlittenen Schäden verlangen könnte. Unterläuft dem Behandler im Rahmen der Behandlung ein Fehler, wirkt sich dieser aber nicht nachteilig auf den Patienten aus, weil beispielsweise die Gabe eines falschen Medikaments keinerlei negative Reaktionen bei dem Patienten hervorruft, besteht ebenfalls kein Anspruch des Patienten, weil dieser trotz der fehlerhaften Behandlung keinen zu kompensierenden Schaden erlitten hat.

---

[29] Deuring S (2020) Arzthaftungsrecht JuS 2020, 489. C. H. Beck, München.

Entsprechend den zivilprozessualen Regelungen zur sog. Beweislastverteilung obliegt es in einem Arzthaftungsprozess grundsätzlich dem Patienten, das Vorliegen eines Behandlungsfehlers, eines erlittenen Schadens sowie die Kausalität zwischen beiden darzulegen und zu beweisen.[30] Ausnahmen von diesem Grundsatz sind in § 630h BGB geregelt. Die Beweislast für eine ordnungsgemäße Aufklärung obliegt gemäß § 630h Abs. 2 BGB grundsätzlich dem Behandler. Hat dieser die Durchführung einer medizinisch gebotenen Maßnahme und deren Ergebnis nicht ausreichend dokumentiert, wird gemäß § 630h Abs. 3 BGB gesetzlich vermutet, die Maßnahme sei unterblieben. Es ist zwar grundsätzlich möglich, diese Vermutung zu widerlegen und nachzuweisen, dass die Maßnahme durchgeführt und lediglich nicht dokumentiert wurde, dies stellt sich jedoch aus den bereits dargelegten Gründen häufig als schwierig dar und birgt ein unnötiges Risiko im Arzthaftungsprozess, das durch eine sorgfältige Dokumentation von vornherein vermieden werden kann. Die Beweislast für die Kausalität der fehlerhaften Behandlung für den eingetretenen Schaden „dreht sich" und geht entgegen der grundsätzlichen Regelung gemäß § 630h Abs. 4 BGB vom Patienten auf den Behandler über, sofern dieser bei Vornahme der Behandlung nicht über eine ausreichende Qualifikation verfügte.[31] Eine weitere Beweiserleichterung hinsichtlich der Kausalität ergibt sich für den Patienten aus § 630h Abs. 5 BGB; nach dieser Vorschrift wird die Kausalität gesetzlich vermutet – und muss der Behandler im Prozess das Gegenteil beweisen –, sofern es sich bei dem Behandlungsfehler um einen sog. groben Behandlungsfehler, also einen eindeutigen Verstoß gegen ärztliche Behandlungsregeln, der aus objektiver Sicht schlicht nicht nachvollziehbar ist, handelt.[32]

Sofern ein Behandlungsfehler und dessen Kausalität für einen eingetretenen Schaden vorliegen und dem Patienten der entsprechende Beweis gelingt bzw. der Behandler in den Fällen, in denen ihn die Beweislast trifft, das Gegenteil nicht beweisen kann, haftet der Behandler grundsätzlich auf Ersatz für die von dem Patienten infolge der Behandlung erlittenen materiellen und immateriellen Schäden. Unter materiellen Schäden sind solche zu verstehen, die sich unmittelbar monetär beziffern und ersetzen lassen, wie beispielsweise die Kosten notwendiger Folgebehandlungen, Fahrtkosten und Verdienstausfall. Darüber hinaus kann der Patient zur Kompensation sog. immaterieller Schäden Ersatz in Geld verlangen. Mit dieser besser als „Schmerzensgeld" bekannten Schadensposition sollen die Nachteile aufgewogen werden, die der Patient erleidet, ohne dass er unmittelbar finanziell belastet wäre. Wer nach einem Behandlungsfehler mehrere Wochen stationär im Krankenhaus behandelt und mehrfach operiert werden muss, erleidet hierdurch nicht unbedingt einen finanziellen Schaden, leidet aber dennoch unter erheblichen Nachteilen,

---

[30] Weidenkaff W, Grüneberg C (Hrsg) (2025) Bürgerliches Gesetzbuch § 630h Rn. 2. C. H. Beck, München.

[31] Weidenkaff W, Grüneberg C (Hrsg) (2025) Bürgerliches Gesetzbuch § 630h Rn. 7. C. H. Beck, München.

[32] Weidenkaff W, Grüneberg C (Hrsg) (2025) Bürgerliches Gesetzbuch § 630h Rn. 9. C. H. Beck, München.

die sich ohne den Behandlungsfehler hätten vermeiden lassen. Um diese Leiden zu kompensieren, besteht die Möglichkeit, den Behandler auf die Zahlung von Schmerzensgeld in Anspruch zu nehmen, dessen Höhe sich stets nach den Umständen des Einzelfalls richtet. Ausschlaggebend für die Bemessung sind insbesondere die Schwere der erlittenen Schäden, deren Dauer und Auswirkungen auf das bisherige und weitere Leben des Patienten.

Als Teil der Gefahrenabwehr stellt die Notfallrettung in Deutschland eine hoheitliche Aufgabe dar, die ganz überwiegend öffentlich- rechtlich organisiert ist. Die einzelnen Bundesländer legen in den jeweiligen Rettungsdienstgesetzen fest, wer Träger des Rettungsdienstes ist, und regeln die Einzelheiten zu dessen Ausgestaltung. Aufgrund der Qualifikation der Notfallrettung als öffentliche Aufgabe kommt zwischen dem behandelnden (Tele-) Notarzt und dem Patienten kein Behandlungsvertrag zustande, auf dessen Grundlage die Inanspruchnahme des Behandlers für die Folgen einer fehlerhaften Behandlung möglich wäre. Grundsätzlich kommt daher – sofern die ärztliche Tätigkeit im Rahmen der Erfüllung einer hoheitlichen Aufgabe erfolgt – ausschließlich eine Haftung des Behandlers nach den Grundsätzen des Deliktsrechts (§§ 823 ff. BGB) in Betracht.

▶ Positiv aus Sicht des Behandlers wirkt sich indes – wiederum nur, sofern die Behandlung in Erfüllung hoheitlicher Aufgaben erfolgt – aus, dass die Grundsätze der sog. Amtshaftung gemäß § 839 BGB in Verbindung mit Art. 34 Grundgesetz (GG) Anwendung auf die notärztliche Behandlung finden.

Verletzt hiernach ein (Tele-)Notarzt in Ausübung eines ihm anvertrauten öffentlichen Amtes – beispielsweise im Rahmen der Wahrnehmung eines Telenotarztdienstes für einen mit der Durchführung des Rettungsdienstes betrauten Kreis bzw. eine kreisfreie Stadt – eine ihm obliegende Pflicht – hier kommt regelmäßig insbesondere die Pflicht zur dem Facharztstandard entsprechenden Behandlung in Betracht –, haftet nicht der Behandler selbst, sondern der Hoheitsträger, in dessen Auftrag er tätig geworden ist. Nur gegen diesen kann der Patient Ansprüche aus einer fehlerhaften Behandlung geltend machen, eine persönliche Inanspruchnahme des Notarztes ist regelmäßig ausgeschlossen. Diese Grundsätze gelten in allen deutschen Bundesländern mit Ausnahme von Baden- Württemberg, wo Notärzte für Behandlungsfehlerfolgen im Notfalleinsatz selbst haften.

Unbedingt zu beachten ist in diesem Zusammenhang, dass diese Grundsätze ausschließlich Anwendung finden, sofern die ärztliche Tätigkeit auch tatsächlich für einen Hoheitsträger erfolgt. Setzt der Notarzt seine Tätigkeit im Anschluss an seinen Dienst im Rahmen einer Tätigkeit für eine nicht öffentlich- rechtlich bzw. hoheitlich handelnde Institution – beispielsweise im Rahmen eines privatrechtlich organisierten Sanitätsdienstes – fort, gelten die oben genannten Grundsätze nicht und der Notarzt haftet für Behandlungsfehler ggf. persönlich nach den oben genannten Grundsätzen.

6.3.2 Strafrechtliche Verantwortlichkeit

Während die zivilrechtliche Inanspruchnahme des Telenotarztes im Falle fehlerhafter Behandlungen im Rahmen hoheitlicher Tätigkeiten, wie dargelegt, weitestgehend ausgeschlossen ist, kommt eine strafrechtliche Verfolgung grundsätzlich nur gegen die einzelnen an der Behandlung beteiligten Personen, mithin auch gegen das ärztliche Personal, in Betracht.

▶ Ein strafrechtliches Ermittlungsverfahren richtet sich nie gegen eine Institution wie beispielsweise den jeweiligen Träger des Rettungsdienstes, sondern stets gegen natürliche Personen. Die strafrechtliche Verfolgung von behandelndem Personal ist vor diesem Hintergrund realistisch und in der Praxis in einer Vielzahl von Fällen zu beobachten.

Eine Straftat begeht, wer einen gesetzlich normierten Straftatbestand rechtswidrig und schuldhaft erfüllt. Das StGB normiert zahlreiche Straftatbestände; auch sog. Nebengesetze wie das Betäubungsmittel- oder das Medizinproduktegesetz enthalten für den Rettungsdienst relevante Strafnormen. Von besonderem Interesse sind – aufgrund der berufsbedingten Nähe der Behandler zu der Körpersphäre des Patienten und der im Rahmen eines jeden Notfalleinsatzes erforderlichen Auseinandersetzung mit dessen gesundheitlicher Verfassung – insbesondere die Strafnormen, die Delikte gegen das Leben bzw. die körperliche Unversehrtheit zum Gegenstand haben. Zu diesen Delikten zählen beispielsweise die vorsätzliche bzw. fahrlässige Körperverletzung gemäß § 223 Abs. 1 StGB bzw. § 229 StGB sowie der Totschlag bzw. die fahrlässige Tötung gemäß § 212 Abs. 1 StGB bzw. § 222 StGB.

Sämtlichen Delikten gegen die körperliche Unversehrtheit ist gemein, dass sie sowohl vorsätzlich als auch fahrlässig begangen werden können. Mit Vorsatz begeht ein Delikt, wer „mit Wissen und Wollen der Tatbestandsverwirklichung" handelt, vereinfacht gesagt also im Rahmen seiner Handlung die Gefahr für das geschützte Rechtsgut erkennt und den Eintritt der für dieses negativen Folge zumindest billigend in Kauf nimmt.[33] Fahrlässig handelt hingegen, wer „die im Verkehr erforderliche Sorgfalt außer Acht lässt", also sozusagen versehentlich einen tatbestandlichen Erfolg herbeiführt, ohne dass dies im Rahmen der vorgenommenen Handlung intendiert gewesen wäre. Sanktioniert werden soll in diesem Zusammenhang die Verletzung eines Verhaltensstandards, nicht die persönliche Vorwerfbarkeit dieses Verhaltens.[34]

Mit Blick auf den Umstand, dass die Ausübung der Heilkunde immer den Zweck verfolgt, den Gesundheitszustand eines Patienten zu verbessern und gerade nicht zu verschlechtern, könnte man nun meinen, eine Strafbarkeit von Behandlern käme von

---

[33] Bundesgerichtshof, Urteil v. 09.12.2021, Aktenzeichen 167/21.
[34] Wagner G, Säcker F (Hrsg) (2021) Münchener Kommentar zum Bürgerlichen Gesetzbuch, § 823 Rn. 38. C. H. Beck, München.

vornherein nur wegen Fahrlässigkeitsdelikten in Betracht, weil kein Behandler vorsätzlich die Schädigung eines Patienten herbeiführen wolle. Nach der bereits dargestellten, ständigen Rechtsprechung des Bundesgerichtshofs erfüllt jedoch die Vornahme nicht ganz unerheblicher körperlicher Eingriffe grundsätzlich den Straftatbestand der vorsätzlichen Körperverletzung gemäß § 223 Abs. 1 StGB.[35] Nach neuer Rechtsprechung des Bundesgerichtshofs können im Rahmen einer medizinischen Behandlung eingesetzte Instrumente, beispielsweise ein Skalpell, sogar als gefährliches Werkzeug im Sinne des § 224 Abs. 1 Nr. 2 Alt. 2 StGB zu qualifizieren sein, sodass in entsprechenden Fällen auch eine Strafbarkeit des Behandlers wegen gefährlicher Körperverletzung in Betracht kommt.[36] Eine Bestrafung des Behandlers erfolgt im überwiegenden Teil der Fälle (nur) deswegen nicht, weil die zuvor vom Patienten erteilte Einwilligung die Tathandlung des Behandlers rechtfertigt, weswegen die Rechtswidrigkeit der Handlung entfällt. Im Umkehrschluss ist es aber so, dass auch ein lege artis und erfolgreich durchgeführter Eingriff zur Strafbarkeit des Behandlers führen kann, sofern er nicht von einer zuvor erteilten bzw. mutmaßlichen Einwilligung des Patienten gedeckt ist. Aus diesem Grund kommt im Bereich der Notfallmedizin auch die Begehung vorsätzlicher Straftaten durch behandelndes Personal in Betracht, auch wenn das Handeln grundsätzlich in guter Absicht erfolgt.

Sofern eine Einwilligung bzw. ein anderer Rechtfertigungsgrund für die Vornahme der Behandlung im Einzelfall vorliegt, kommt eine Strafbarkeit des Behandlers wegen einer fahrlässigen Tatbegehung in Betracht. In diesen Zusammenhang sind Fälle einzuordnen, in denen die Behandlung unter Missachtung anerkannter Sorgfaltsmaßstäbe erfolgt und der Patient hierdurch einen Schaden erleidet. Wer beispielsweise ein nicht indiziertes Medikament appliziert, weil dieses im Rahmen der Auswahl der Ampulle verwechselt wurde, handelt zwar nicht vorsätzlich, weil ja grundsätzlich das richtige Medikament ausgewählt wurde, die Handlung stellt sich aber als fahrlässig dar, sofern sich die Verwechslung – wie regelmäßig – bei sorgfältigerem Handeln hätte vermeiden lassen. Aufgrund der Tatsache, dass der Schuldgehalt einer fahrlässigen Tatbegehung naturgemäß hinter dem einer vorsätzlichen Begehung zurückbleibt, fallen auch die Sanktionen für Fahrlässigkeitsdelikte deutlich geringer aus. Während das Höchstmaß der Bestrafung für eine vorsätzliche Körperverletzung beispielsweise Freiheitsstrafe bis zu fünf Jahre beträgt, liegt dieses für eine fahrlässige Körperverletzung „nur" bei Freiheitsstrafe bis zu drei Jahren.

Der ganz überwiegende Teil der in deutschen Strafgesetzen normierten Tatbestände ist in der sog. aktiven Begehungsform formuliert; nach dem Wortlaut des Gesetzes setzt die Begehung einer Straftat entsprechend die Vornahme einer aktiven Handlung voraus. Von diesem Grundsatz sieht das Gesetz nur wenige Ausnahmen vor. Wer beispielsweise als Passant einer in Not befindlichen Person bis zum Eintreffen der Rettungskräfte nicht hilft, obwohl dies erforderlich und zumutbar wäre, macht sich gemäß § 323c StGB wegen unterlassener Hilfeleistung strafbar und kann mit Geld- oder Freiheitsstrafe bis zu einem Jahr bestraft werden.

---

[35] Bundesgerichtshof, Urteil v. 22.12.2010, Aktenzeichen 3 StR 239/19.
[36] Bundesgerichtshof, Beschluss v. 19.12.2023, Aktenzeichen 4 StR 325/23.

Abgesehen von den insoweit gesetzlich normierten Ausnahmefällen kommt eine Strafbarkeit wegen einer unterlassenen Handlung lediglich in Betracht, sofern denjenigen, der eine gebotene Hilfeleistung unterlässt, eine besondere Verpflichtung zur Vornahme eben dieser Handlung trifft. Eine solche Verpflichtung kann sich insbesondere aus der sog. Garantenstellung ergeben, die sich nicht nur im Rahmen besonderer Näheverhältnisse (Familienmitglieder, Ehepartner), sondern auch im Zusammenhang mit einer medizinischen Behandlung begründen lässt.[37]

▶ Der Notarzt als Behandler ist, wie auch das übrige an der notfallmedizinischen Behandlung beteiligte Personal, aufgrund des individuellen Behandlungsverhältnisses grundsätzlich dazu verpflichtet, sämtlichen Schaden von dem Patienten abzuwenden und alle zur Aufrechterhaltung bzw. Verbesserung seines Gesundheitszustands erforderlichen Maßnahmen zu ergreifen. Wird eine gebotene medizinische Maßnahme nicht vorgenommen und der Patient hierdurch geschädigt, weil ihm beispielsweise starke körperliche Schmerzen nicht durch die Gabe von Schmerzmitteln genommen werden, macht sich der Behandler nicht – wie die Allgemeinheit – „nur" wegen unterlassener Hilfeleistung, sondern gemäß § 223 Abs. 1 StGB in Verbindung mit § 13 StGB wegen Körperverletzung durch Unterlassen strafbar.

Die Besonderheit ist, dass in den Fällen des Unterlassens durch Garanten die allgemeinen Strafrahmen des StGB Anwendung finden; vereinfacht kann gesagt werden, dass ein Garant für das Unterlassen einer gebotenen Handlung in derselben Weise bestraft werden kann wie für die Vornahme einer verbotenen Handlung. Wer dem Patienten dessen Schmerzen nicht durch die Gabe von Analgetika nimmt, obschon dies indiziert und möglich wäre, setzt sich grundsätzlich dem gleichen Strafbarkeitsrisiko aus wie derjenige, der den Patienten vorsätzlich an der Gesundheit schädigt. Es besteht also ein Strafbarkeitsrisiko, ohne dass eine aktiv schädigende Handlung vorgenommen worden wäre, wenn – wie im Rettungsdienst stets anzunehmen – eine die Garantenstellung begründende Sonderbeziehung zwischen Behandler und Patient besteht. Auch vor diesem Hintergrund zeigt sich die Bedeutung sorgfältiger Dokumentation: Dem Vorwurf eines Patienten, eine gebotene Maßnahme sei am Notfallort nicht vorgenommen worden, lässt sich am besten durch die Widerlegung der entsprechenden Behauptung durch das Einsatzprotokoll begegnen.

Sofern im Rahmen einer medizinischen Behandlung ein Straftatbestand erfüllt worden und ein Ermittlungsverfahren gegen den Behandler eingeleitet worden sein sollte, sieht das Gesetz im Falle einer strafgerichtlichen Verurteilung für Erwachsene in Deutschland die Zahlung einer Geldstrafe oder – bei schweren Delikten oder wiederholter Tatbegehung – die Verbüßung einer Freiheitsstrafe vor. Art und Höhe der jeweiligen Sanktion

---

[37] Fischer T (Hrsg) (2024) Strafgesetzbuch § 13 Rn. 41. C. H. Beck, München.

6 Rechtliche Grundlagen

hängen maßgeblich von den Einzelheiten des jeweiligen Sachverhalts sowie dem Verhalten und der Person des strafrechtlich verfolgten Behandlers ab. Nicht jede Straftat muss jedoch, sofern sie sich nachweisen lässt, zwingend vor Gericht verhandelt werden; die deutsche Strafprozessordnung sieht verschiedene Wege vor, ein Verfahren „abzukürzen" und ohne Verurteilung zu beenden, beispielsweise im Wege einer Einstellung wegen Geringfügigkeit gemäß § 153 Abs. 1 Strafprozessordnung (StPO) oder gegen Zahlung einer Geldauflage gemäß § 153a StPO. Insbesondere wegen der im Falle dieser Arten der Verfahrensbeendigung fortgeltenden Unschuldsvermutung und der damit einhergehenden Möglichkeit, berufsrechtliche und weitere, ggf. zu erwartende Konsequenzen für den Behandler zu vermeiden, ist die Inanspruchnahme anwaltlicher Beratung im Falle einer strafrechtlichen Verfolgung unbedingt zu empfehlen.

Abkürzungen

BGB	Bürgerliches Gesetzbuch
GG	Grundgesetz
MBO-Ä	Musterberufsordnung für die in Deutschland tätigen Ärztinnen und Ärzte
PVK	periphere Venenverweilkanüle
StGB	Strafgesetzbuch
StPO	Strafprozessordnung

Datenschutz

Benedikt Thönnissen

Inhaltsverzeichnis

7.1 Einwilligung 72
7.2 Versorgung im Gesundheitsbereich 74

Der Einsatz elektronischer Datenverarbeitungssysteme in der Notfallrettung ist dazu geeignet, notärztliche Ressourcen zu sparen bzw. sinnvoll einzusetzen. Voraussetzung für die sachgerechte und der analogen Behandlung in nichts nachstehende Versorgung des jeweiligen Notfallpatienten ist die vollumfängliche Information des Telenotarztes über sämtliche für die Behandlung maßgeblichen Umstände, die das Rettungsdienstpersonal an der Einsatzstelle feststellt. Die Übertragung dieser Informationen wiederum erfordert die Inanspruchnahme verschiedener Datenverarbeitungssysteme. Diese birgt im Vergleich zu der Behandlung eines Notfallpatienten vor Ort, eine erhöhte Gefahr für einen Zugriff unberechtigter Dritter sowie eine anschließende missbräuchliche Verwendung der Patientendaten. Bei den im Rahmen einer Notfalleinsatzes immer maßgeblichen Patientendaten handelt es sich um sog. Gesundheitsdaten im Sinne der Datenschutz-Grundverordnung (DS-GVO), die aufgrund ihrer hohen Sensitivität einem besonderen Schutz unterliegen.[1]

---

[1] Katzenmeier C, Schlag-Sravu S (2020) Rechtsfragen des Einsatzes des Telenotarzt-Systems im Rettungsdienst des Landes NRW.

B. Thönnissen (✉)
Westanwälte Heck Valter Böttcher Thönnissen PartG mbB, Aachen, Deutschland
E-Mail: thoennissen@westanwaelte.de

Unter Gesundheitsdaten sind sämtliche, eine Person betreffenden Informationen zu verstehen, die Aufschluss über deren Gesundheitszustand geben oder auch nur entsprechende Rückschlüsse zulassen. Zu den Gesundheitsdaten zählen mithin beispielsweise die von dem Patienten geäußerten Beschwerden, dessen Vitalparameter, Vorerkrankungen, eingenommene Medikamente etc.

Aus dem grundgesetzlich normierten Recht auf informationelle Selbstbestimmung folgt, dass grundsätzlich jeder Patient darüber entscheidet, ob seine (Gesundheits-) Daten erhoben und verarbeitet werden dürfen und falls ja, in welchem Umfang und zu welchem Zweck dies geschehen soll.[2] Es liegt auf der Hand, dass die Durchführung eines telenotärztlichen Einsatzes ohne die Erhebung und Erfassung von Gesundheitsdaten nicht möglich ist.[3] Vor diesem Hintergrund stellt sich die Frage, auf welche Weise im telenotärztlichen Einsatz die Rechtmäßigkeit der Datenverarbeitung sichergestellt werden kann.

7.1 Einwilligung

Die DS-GVO gestaltet die Verarbeitung von Gesundheitsdaten als sog. Verbot mit Erlaubnisvorbehalt aus; Erhebung und Erfassung, d. h. die Verarbeitung von Gesundheitsdaten, sind gemäß Art. 9 Abs. 1 DS-GVO grundsätzlich verboten. Ausnahmsweise erlaubt ist die Datenverarbeitung nur dann, wenn eine rechtliche Grundlage besteht, auf deren Basis die Datenverarbeitung im Einzelfall zulässig ist. Diese gesetzliche Ausgestaltung ist letztlich vergleichbar mit der Strafbarkeit ärztlicher Behandlungsmaßnahmen. Gemäß § 223 Abs. 1 Strafgesetzbuch (StGB) ist es beispielsweise grundsätzlich verboten, eine andere Person körperlich zu misshandeln, es sei denn, es existiert im Einzelfall eine Rechtfertigungsgrundlage, wie die vom Patienten erteilte Einwilligung.

Auch im Bereich des Datenschutzes stellt die Einwilligung die bedeutendste, wenn auch nicht die einzige Grundlage für die Rechtmäßigkeit der Verarbeitung von Gesundheitsdaten im Einzelfall dar.

Wichtig ist in diesem Zusammenhang zunächst, dass die Einwilligung des Patienten in die Vornahme von Behandlungsmaßnahmen sich nicht auf die Verarbeitung seiner Gesundheitsdaten erstreckt. Es ist vielmehr eine weitere Aufklärung durchzuführen, die den Patienten in die Lage versetzt, Sinn und Zweck sowie Art und Weise der Telekonsultation zu verstehen; nur auf diese Weise ist es ihm – genau wie im Rahmen der Einwilligung in die medizinische Behandlung selbst – möglich, eine selbstbestimmte Entscheidung über die Verarbeitung seiner Gesundheitsdaten zu treffen.[4]

---

[2] Bundesverfassungsgericht, Urteil v. 15.12.1983–1 BvR 209/83.
[3] Ehlers A, Bartholomä J Was muss der Notarzt nach der DSGVO brachten? Notarzt 2019; 35(03): 122–125. https://doi.org/10.1055/a-0835-0489.
[4] Katzenmeier C, Schlag-Sravu S (2020) Rechtsfragen des Einsatzes des Telenotarzt-Systems im Rettungsdienst des Landes NRW.

7 Datenschutz

▶ Aufgrund der Tatsache, dass die Aufklärung erfolgen muss, bevor die Telekonsultation gestartet wird – zu diesem Zeitpunkt muss die Einwilligung des Patienten bereits vorliegen – wird man davon ausgehen müssen, dass die entsprechende Aufklärung – wiederum den Besonderheiten der Notfallrettung entsprechend – durch das vor Ort eingesetzte Rettungsdienstpersonal zu erfolgen hat. Der an dem Einsatz beteiligte Telenotarzt sollte sich nach Möglichkeit zu Beginn des Einsatzes der vorab eingeholten Einwilligung versichern und diese dokumentieren.

Der von der Behandlerseite vielfach erhobene Einwand, die Anforderungen, die Gesetzgebung und Rechtsprechung an die Aufklärung stellen, seien mit den Besonderheiten der Notfallrettung unvereinbar, wird nicht selten berechtigt sein. Das der Tätigkeit in der Notfallmedizin immanente Eilbedürfnis wird, insbesondere im Rahmen der Behandlung akuter bzw. schwerer Notfallbilder, einer ausführlichen Aufklärung nicht nur über die medizinischen Behandlungsmaßnahmen, sondern auch oder ggf. erst recht über die Modalitäten und möglichen Konsequenzen der Nutzung von Datenverarbeitungssystemen, entgegenstehen. Sofern dies der Fall ist – allerdings auch nur dann – lassen die einschlägigen Datenschutzgesetze aber auch eine konkludente, d. h. durch ein Verhalten des Patienten nach außen verdeutlichte, nonverbale Akzeptanz der Maßnahme zu.[5]

▶ Realisiert der in akuter Lebensgefahr schwebende Patient, dass das Rettungsteam vor Ort sich unter offensichtlicher Nutzung von Fernkommunikationsmitteln telenotärztlicher Hilfe bedient und widerspricht er diesem Vorgehen nicht, kann davon ausgegangen werden, dass der Patient mit der Telekonsultation einverstanden ist, ohne, dass er dies ausdrücklich erklärt hat.

Nicht zuletzt, weil die Gefahr von Missverständnissen im Rahmen einer nonverbalen Kommunikation naturgemäß deutlich erhöht ist, ist die Einholung – und Dokumentation! – einer ausdrücklichen Einwilligung, dort wo möglich, aber immer zu bevorzugen.

Das Datenschutzrecht regelt darüber hinaus den in der Notfallrettung ebenfalls regelmäßig zu erwartenden Fall, dass der Patient vor Beginn der Telekonsultation über diese nicht aufgeklärt werden und auch keine entsprechende Einwilligung erteilen kann, weil er beispielsweise bei Eintreffen der Rettungskräfte bereits bewusstlos ist. Den insoweit geltenden Grundsätzen zu der mutmaßlichen Einwilligung in eine medizinische Behandlung entsprechend, ist eine solche gemäß Art. 9 Abs. 2 lit. c DS-GVO auch im Hinblick auf die Verarbeitung von Gesundheitsdaten möglich. Voraussetzung ist, dass die Datenverarbeitung zum Schutz lebenswichtiger Interessen, d. h. zur Abwehr von Lebens-

---

[5] Weichert T, Kühling J, Buchner B (Hrsg.) (2024) DS-GVO BDSG 4. Aufl. C. H. Beck, München.

oder Gesundheitsgefahren, erforderlich ist, was im Bereich der Notfallrettung regelmäßig anzunehmen ist.[6]

Die Frage, die es sich in diesem Zusammenhang zu stellen gilt, ist diejenige, ob der Patient, wäre er hierzu in der Lage, seine Einwilligung in die Telekonsultation nach erfolgter Aufklärung erteilen würde. Sofern sich an der Einsatzstelle keine für einen entgegenstehenden Willen des Patienten sprechenden Umstände aufdrängen, ist insoweit eine objektive Würdigung vorzunehmen, die regelmäßig zu dem Ergebnis gelangen wird, dass die Erteilung der Einwilligung mit an Sicherheit grenzender Wahrscheinlichkeit[7] angenommen werden kann.

7.2 Versorgung im Gesundheitsbereich

Über die Fälle, in denen die Verarbeitung von Gesundheitsdaten aufgrund einer ausdrücklich oder konkludent erklärten bzw. mutmaßlich anzunehmenden Einwilligung des Patienten gerechtfertigt ist, hinaus, sieht die DS-GVO in Art. 9 Abs. 2 lit. h noch einen weiteren Rechtfertigungsgrund vor, sofern die Datenverarbeitung der Versorgung im Gesundheitsbereich dient.

Die Verarbeitung von Gesundheitsdaten ist hiernach u. a. zulässig, sofern sie für die „Versorgung oder Behandlung im […] Gesundheitsbereich […] erforderlich ist." Dieser Grundsatz erfährt im Abs. 3 der Vorschrift dahingehend eine Einschränkung, dass die Rechtmäßigkeit der Datenverarbeitung nur anzunehmen ist, sofern diese ausschließlich durch der Schweigepflicht unterliegendes Personal erfolgt. Letztere Voraussetzung ist im Rahmen eines telenotärztlichen Einsatzes unproblematisch gegeben, weil sowohl ärztliches als auch nichtärztliches Rettungsdienstpersonal zu den Berufsgeheimnisträgern gehört, die von der strafgesetzlich (§ 203 StGB) bzw. in den Berufsordnungen normierten Schweigepflicht erfasst werden.[8] Aus dem Merkmal der „Erforderlichkeit" der Verarbeitung von Gesundheitsdaten folgt, dass insbesondere in den Fällen in denen eine (mutmaßliche) Einwilligung nicht vorliegt bzw. anzunehmen ist, eine sorgfältige Abwägung dahingehend erfolgen muss, ob die Datenverarbeitung – d. h. letztlich die Konsultation des Telenotarztes – im Einzelfall unter medizinischen Gesichtspunkten erforderlich ist. Sofern dies der Fall ist, ist die Verarbeitung von Gesundheitsdaten durch das der Schweigepflicht unterliegende Personal gerechtfertigt.

Abkürzungen

DS-GVO   Datenschutz-Grundverordnung.

---

[6] Katzenmeier C, Schlag-Sravu S (2020) Rechtsfragen des Einsatzes des Telenotarzt-Systems im Rettungsdienst des Landes NRW.
[7] BGHSt 35, 246 = NJW 1988, 2310 = MedR 1988, 248.
[8] Katzenmeier C, Schlag-Sravu S (2020) Rechtsfragen des Einsatzes des Telenotarzt-Systems im Rettungsdienst des Landes NRW.

StGB   Strafgesetzbuch.

Teil IV
Infrastruktur

Technische Ausgestaltungsmöglichkeiten

Kai Kottmann und Andreas Follmann

Inhaltsverzeichnis

8.1	Einleitung	79
8.2	Konzeptionsvarianten eines Telenotfallmedizinsystems	80
8.3	Funktionelle Komponenten eines Telenotfallmedizinsystems	83
8.4	Datenübertragung	87
8.5	Fazit	88
	Internetquellen	88

8.1 Einleitung

In den letzten Jahren haben sich einige Telenotfallmedizinsysteme (TNMS) entwickelt und etabliert, die sich in ihrer Ausgestaltung mehr oder weniger deutlich unterscheiden. Dies liegt einerseits an unterschiedlichen Anforderungen und Vorgaben, andererseits aber auch an verschiedenen konzeptionellen Ansätzen zur Nutzung solcher Systeme. Dieses Kapitel will einen aktuellen Überblick der in Deutschland genutzten TNMS geben und

---

K. Kottmann (✉)
Umlaut telehealthcare GmbH; Klinik für Anästhesiologie, Uniklinik RWTH Aachen und Rettungsdienst Stadt Aachen, Aachen, Deutschland
E-Mail: kai.kottmann@accenture.com

A. Follmann
Klinik für Anästhesiologie, Uniklinik RWTH Aachen, Aachen, Deutschland
E-Mail: afollmann@ukaachen.de

© Der/die Herausgeber bzw. der/die Autor(en), exklusiv lizenziert an Springer-Verlag GmbH, DE, ein Teil von Springer Nature 2026
S. Beckers und M. Felzen (Hrsg.), *Telenotfallmedizin*,
https://doi.org/10.1007/978-3-662-72121-6_8

auch auf mögliche zukünftige Entwicklungen eingehen. Dabei soll nicht nur die jeweilige Systematik der unterschiedlichen TNMS aufgezeigt werden, sondern auch auf die einzelnen möglichen Komponenten und deren Besonderheiten eingegangen werden.

8.2 Konzeptionsvarianten eines Telenotfallmedizinsystems

Will man die aktuell im Feld gebräuchlichen TNMS kategorisieren, so kann man dies am sinnvollsten nach folgendem funktionellem Schema tun:

1. Vitaldatengerätebasiertes TNMS
2. Dokumentationsbasiertes TNMS
3. Offenes, drittherstellerbasiertes TNMS

Ein **vitaldatengerätebasiertes TNMS** nutzt hauptsächlich die Technik des jeweiligen Patientenmonitors/Defibrillators im Einsatz zur direkten Übertragung der Vitaldaten zur Telenotarztzentrale (TNAZ; Abb. 8.1). Dazu bieten viele Hersteller die Option eines separaten SIM-Moduls (SIM =„subscriber identity module") zur Datenübertragung über Mobilfunk im Gerät an. Parallel dazu kann ein Smartphone die Kommunikation mit Sprache, Video und weiteren Diensten wie Fotoübertragung oder Chatfunktion gewährleisten.

Die Datenübertragung erfolgt in diesem Fall über zwei unabhängige Mobilfunkverbindungen (Vitaldatengerät + Smartphone) in die TNAZ. Die übertragenen Daten können dann in der TNAZ in einem eigenen Frontend zusammengefasst und bedarfsadaptiert mit einer Dokumentation kombiniert werden. Ein klassischer Vertreter dieser Variante ist das TNMS der Firma Corpuls [1].

Das **dokumentationsbasierte TNMS** (Abb. 8.2) nutzt stattdessen die Technik der jeweiligen digitalen Onsite-Dokumentationslösung. Diese stellt dem Team vor Ort und der TNAZ eine gemeinsame Plattform zur Einsatzdokumentation zur Verfügung, übermittelt die Vitaldaten und ist auch für die Kommunikation (Sprache/Video) verantwortlich. Analog wäre hier auch der Ansatz denkbar, die Vitaldaten unabhängig über den jeweiligen Vitaldatenmonitor via SIM-Modul zu übertragen. Die jeweiligen Daten müssten dann in der TNAZ zusammengeführt werden. Auch diese Variante könnte um die Funktionalität eines Smartphones erweitert werden. „docYou.tna" der Firma pulsation^{IT} [2] oder „NIDA Telenotarzt" der Firma medDV [3] sind klassische Vertreter dieser TNMS-Variante.

Zuletzt ist das **drittherstellerbasierte TNMS** (Abb. 8.3) zu nennen, das unabhängig von Vitaldatengeräten oder digitalen Dokumentationssystemen mit einer zusätzlichen Routing-Hardware eine eigene Infrastruktur zur geschützten Datenvermittlung vor Ort zur Verfügung stellt. In diesem Fall muss eine Anbindung an alle Gerätschaften, deren Daten man ins System integrieren will, geschaffen werden. Auch hier lässt sich ein separates Smartphone mit integrieren, dass zusätzliche Dienste für Sprache, Videoübertragung,

8 Technische Ausgestaltungsmöglichkeiten

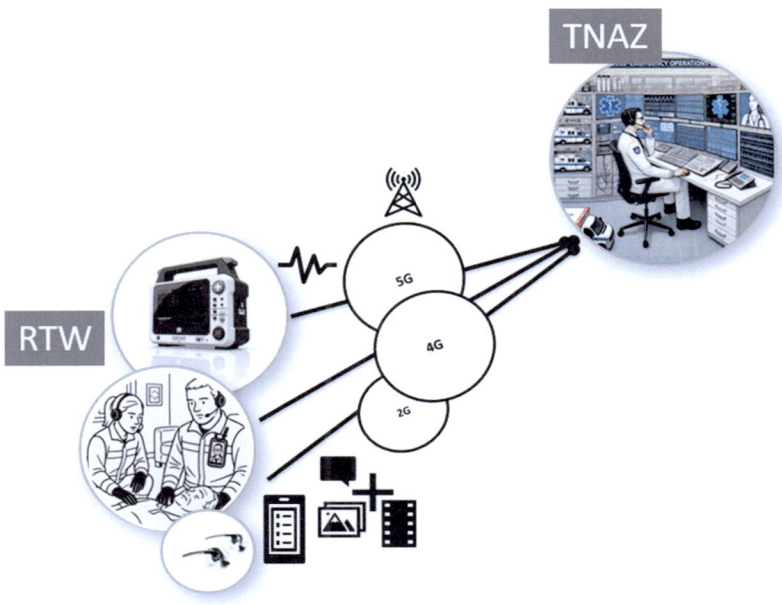

Abb. 8.1 Vitaldatengerätebasierte Variante. *RTW* Rettungswagen, *TNAZ* Telenotarztzentrale

Chatfunktionen etc. zur Verfügung stellt. Dabei könnte das Smartphone hier die Daten selbst übertragen oder die vorhandene Routing-Hardware vor Ort nutzen. Vertreter dieser Variante ist das TNMS „Telenotarzt" der Firma umlaut telehealthcare [4].

Alle drei Varianten haben in der jeweiligen Konstellation die Gemeinsamkeit, dass sie als mobile Funktionseinheiten unabhängig von der Infrastruktur eines Rettungsmittels im Einsatz genutzt werden können.

In Gebieten mit gut ausgebauten Mobilfunknetzen kann man so schon autark und suffizient einen telenotfallmedizinischen Einsatz abarbeiten. Ist das jeweilige Rettungsmittel jedoch größtenteils in schlecht versorgten Gebieten im Einsatz oder soll auch im fahrenden Zustand eine maximal mögliche Verfügbarkeit der Telemedizin erreicht werden, kann man diese mit dem Ausbau des Rettungswagens (RTW) erhöhen. Ein Rettungsmittel bietet aufgrund seiner Konstruktion die Möglichkeit, zusätzliches Equipment für ein TNMS zu beherbergen und die Empfangbarkeit, vor allem im bewegten Zustand bei der Durchquerung mehrerer Funkzellen mit vereinzelten notwendigen Wechseln der Providernetzwerke, deutlich zu verbessern und aufrecht zu erhalten. Gerade bei Systemen mit singulärem SIM-Daten-Übertragungsmodul kann das zu längeren Unterbrechungen führen. Dazu wird in dem entsprechenden Rettungsmittel zusätzliche Router-Hardware installiert, die über

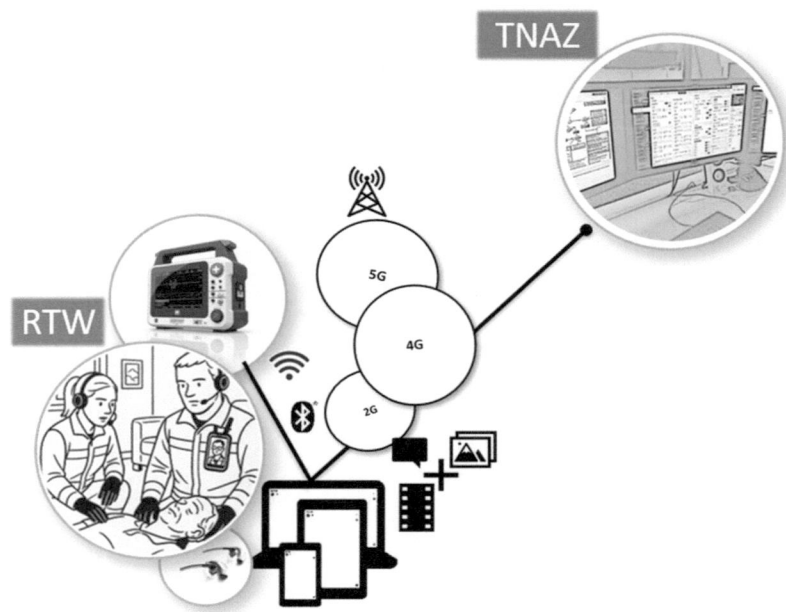

Abb. 8.2 Dokumentationsgerätebasierte Variante. *RTW* Rettungswagen, *TNAZ* Telenotarztzentrale

externe Antennen die Verbindungen optimieren kann. Es lassen sich zudem fest installierte Geräte innerhalb des RTW in das TNMS mit einbinden und telemedizinisch nutzen (Abb. 8.4).

Konsequenterweise muss die mobile mit der auf dem Rettungsmittel installierten Einheit abgestimmt sein, um den Vorteil der besseren Verfügbar- und Empfangbarkeit zu nutzen und auch adäquat die Einheit im Einsatzablauf zu identifizieren.

Jede der drei vorgestellten Varianten bietet die Option, die Ressource „RTW" mit in die Datenübertragung einzubinden.

Welche Variante für die beabsichtige Nutzung am besten passt, lässt sich nicht so einfach beantworten. Viele Faktoren beeinflussen die Findungsphase bei der Etablierung eines TNMS. So spielen die bereits vorhandenen Komponenten im jeweiligen Bereich eine wichtige Rolle. Gerade bei einer größeren Trägergemeinschaft ist zu beachten, welche Komponenten der jeweiligen Körperschaften in einem TNMS zusammengebracht bzw. verknüpft werden müssen. Folgende Checkliste kann dabei als Denkanstoß bei der Konzeption und Planung eines TNMS verstanden werden.

Checkliste für die Konzeption und Planung eines TNMS
- Kommunikationswege? Wer soll kommunizieren?
- Mehrere Vitaldatengeräte unterschiedlicher Hersteller? Kommende Ausschreibungen?

8 Technische Ausgestaltungsmöglichkeiten

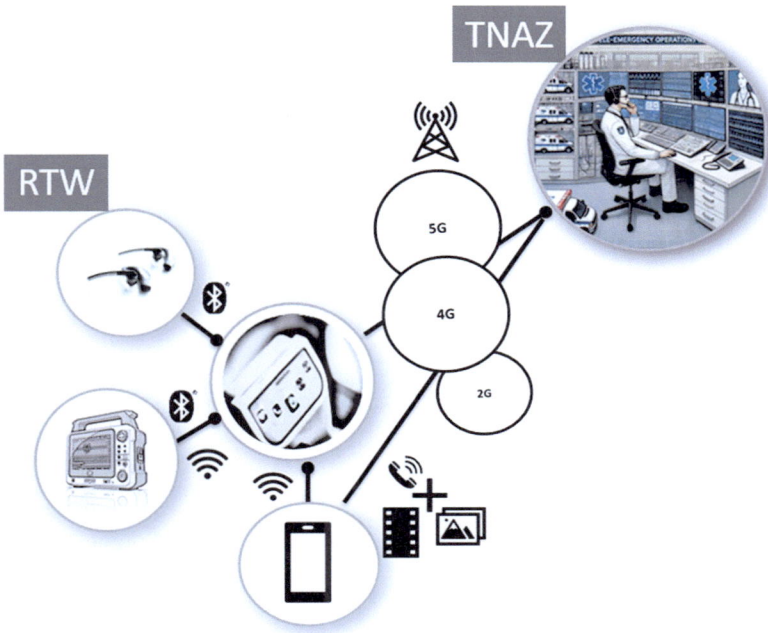

Abb. 8.3 Drittherstellerbasierte Variante. *RTW* Rettungswagen, *TNAZ* Telenotarztzentrale

- Welche Leitstellensysteme? Welche Anbindungen soll erfolgen? Uni- oder bidirektionaler Austausch?
- Sind digitale Dokumentationssysteme vorhanden? Welche? Integration gewünscht? Schnittstellen vorhanden?
- Sollen zusätzliche Geräte wie Ultraschall- oder Beatmungsgeräte mit integriert werden?

8.3 Funktionelle Komponenten eines Telenotfallmedizinsystems

8.3.1 Smartphone

Smartphones, ungeachtet des Herstellers oder des Betriebssystems, bieten innerhalb eines TNMS eine Vielzahl an Nutzungsmöglichkeiten. Hauptaufgabe dürfte die Kommunikation sein, egal ob via Ton, Bild oder Text. Dies wird aktuell häufig mit eigenen Herstellerapplikationen realisiert, die über die normale Telefonfunktion hinaus auch die Funktion einer

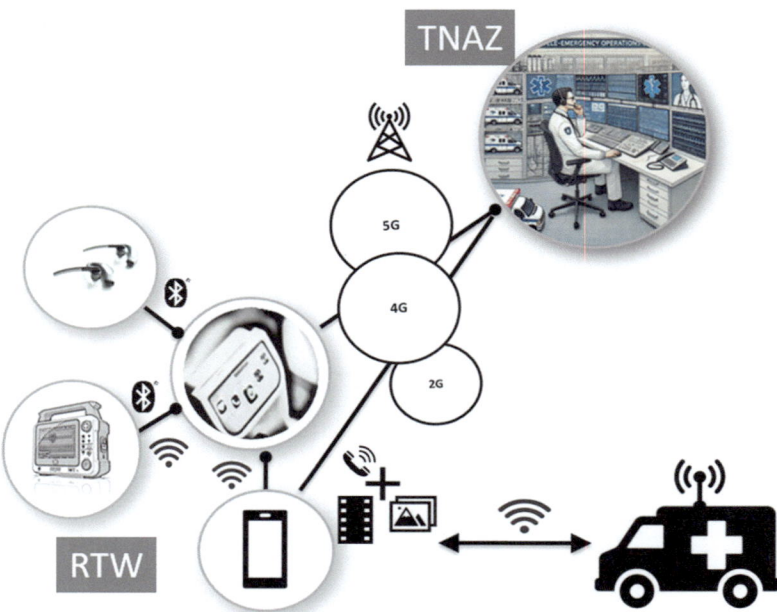

Abb. 8.4 Zusätzliche Einbindung des Rettungsmittels. *RTW* Rettungswagen, *TNAZ* Telenotarztzentrale

bidirektionalen Videokonferenz mit möglicher Einbindung des Patienten bieten. Je nach Hersteller werden noch zusätzlich Chatfunktionalität, Triagierung für den Telenotarzt oder Implementierung der Krankenhausvoranmeldung mit angeboten.

Zur besseren praktischen Implementierung in den Einsatzablauf wurden verschiedene Lösungen entwickelt. So wird das Smartphone u. a. in einer Art Brusthalfter fixiert, ähnlich einem System mit Bodycam, und kann während des Einsatzes, optional in Kombination mit einem externen Headset, ein konstantes Video-/Audiostreaming vom Einsatzort gewährleisten. Andere Lösungen, bei denen weniger wert auf eine konstante Videoübertragung gelegt wird, beschränken sich auf die Kombination eines Smartphones mit einem oder mehreren Headsets.

Zu den bereits genannten Funktionen bietet das Smartphone natürlich eine Redundanz sowie die optimale Grundlage für weitere zukünftige Entwicklungen. Denkbar wären u. a. die Anbindung der elektronischen Gesundheitskarte (eGK) oder die Einbindung von zukünftigen KI-Tools (KI = künstliche Intelligenz).

8.3.2 Headsets

Bei der Implementierung bzw. der Auswahl von Headsets wird man mit einer unüberschaubaren Menge an Geräte und Möglichkeiten konfrontiert. Je nach Anschlussart, Bauform, Art der Klangerzeugung oder auch der Anzahl der parallel zu nutzenden Geräte eröffnen sich viele Optionen.

Die Anbindung der Geräte erfolgt zumeist kabellos via Bluetooth, wenige Lösungen nutzen kabelgebundene Varianten. Sollen mehrere Personen (Transportführer, Fahrer, Praktikant, Notarzt, Patient…) gleichzeitig im Einsatz mit an der Kommunikation zur TNAZ teilhaben, so benötigt man meist noch zusätzliche Hardware zur Einbindung mehrerer Endgeräte. Zwar wurde diese Funktion („Auracast Broadcast Audio") in einer der letzten Bluetooth-Standards implementiert, jedoch gibt es aktuell keine passenden Geräte, die eine Anbindung mehrerer Endgeräte unterstützen. Bis zur Marktdurchdringung kann es je nach Nachfrage noch dauern.

Ein weiterer wichtiger Aspekt bei der Wahl der Kommunikationsgeräte ist die Bauform, die teilweise auch von der Klangerzeugung abhängig ist. Dabei kann man zwischen Stereo- oder Monohörern, klassischen Over- oder In-Ear-Headsets oder einer Variante via Knochenschall wählen. Jede dieser Optionen hat ihre Vor- und Nachteile.

Auch sollte man im speziellen Fall regionale Besonderheiten mit berücksichtigen. In Regionen mit hoher Windlast zahlt es sich aus, speziell darauf abgestimmte Geräte zu verwenden. Durch spezielle Noise-Cancelling-Techniken lassen sich sehr effektiv störende Nebengeräusche herausfiltern, die sonst im schlimmsten Falle eine Kommunikation unmöglich machen.

8.3.3 Vitaldatengeräte

Nahezu jedes aktuelle Vitaldatengerät kann heutzutage standardmäßig oder optional Daten in Echtzeit übertragen, entweder mittels eingebautem SIM-Modul via Mobilfunk oder lokal per WLAN (Wireless Local Area Network). Neben dem Vitaldatenstreaming in Echtzeit können je nach Gerät und Ausstattungsvariante auch aufgezeichnete 12-Kanal-EKGs (EKG = Elektrokardiogramm) oder über die eGK eingelesene Patientendaten übermittelt werden. Welche Variante in einem TNMS genutzt wird, hängt vor allem vom gewünschten Gesamtsystem ab (s. Abschn. 8.2).

8.3.4 Digitale Dokumentationsgeräte

Stehen im einem rettungsdienstlichen Bereich Geräte zur digitalen Dokumentation zur Verfügung, so kann man diese vielfältig in ein TNMS einbinden. So können sie das

„Herzstück" eines solchen Systems bilden, in dem alle relevanten Daten vor Ort gesammelt (Abschn. 8.2), in die Dokumentation integriert und gebündelt via Mobilfunk zur TNAZ geschickt werden. Sind Schnittstellen definiert und etabliert, kann auch eine Interaktion und Integration der verschiedenen Komponenten vor Ort lokal via WLAN erfolgen. So könnte das digitale Protokoll in ein TNMS übernommen bzw. durch dieses ergänzt werden, je nach Konzeption. Bei der Vielzahl der Möglichkeiten müssen jedoch die Konsistenz und der Ursprung der Dokumentation der verschiedenen im Einsatz Beteiligten wie Rettungswagen (RTW), Telenotarzt, Notarzteinsatzfahrzeug (NEF) etc. gewährleistet werden.

8.3.5 Drucker

Drucker können als Bestandteil eines TNMS genutzt werden, um die Dokumentation auf Papier auszudrucken und der Zielklinik oder Zielperson zu übergeben. Wenn digitale Lösungen zur Übertragung der Dokumentation in der Notaufnahme, ggf. sogar mit Anbindung an das Krankenhausinformationssystem etabliert sind, können dennoch Einsatzsituationen die Notwendigkeit eines Druckers begründen (z. B. Dokumentation bei Transportverweigerung, Dokumentation für den Hausarzt o. Ä.). Üblicherweise kommen kleine Bauelemente wie Thermodrucker zum Einsatz, um den Platzbedarf im Fahrzeug zu minimieren.

8.3.6 Optionale Geräte

Neben den zwingend notwendigen Komponenten eines TNMS wie Kommunikations- und/oder Vitaldatengeräten gibt es noch weitere mögliche Gerätschaften, die bei Bedarf mit eingebunden werden können. So gibt es eine zunehmende Anzahl an Beatmungsgeräten, die speziell für das präHospitale Setting entwickelt wurden und auch die Möglichkeit bieten, die aktuellen Daten und Einstellungen zu übertragen. Es besteht auch die Möglichkeit, die Diagnostik mit einem POCUS (Point-of-Care-Ultraschall) zu erweitern und diese in die TNMS zu übernehmen. Im Prinzip ist die Implementierung eines optionalen Geräts allein dadurch limitiert, dass zur Datenübertragung die passende Schnittstelle vorhanden sein muss. Sollte dem so sein, lässt sich das jeweilige System beliebig erweitern. Denkbar ist beispielsweise auch die Anbindung von Blutgasanalysegeräten, elektronischen Stethoskopen oder VR- oder AR-gestützten Geräten (VR = Virtual Reality, AR = Augmented Reality).

8.4 Datenübertragung

Eine zuverlässige und redundante Kommunikation ist in der prähospitalen Telenotfallmedizin essenziell. Zu den wichtigsten Technologien gehören folgende:

- **Mobilfunk (4G/5G):** Hohe Bandbreiten und geringe Latenzen ermöglichen eine stabile Verbindung für die Echtzeitübertragung von Sprach-, Video- und Patientendaten.
- **Satellitenkommunikation:** Als Backup-Lösung für abgelegene Regionen mit schlechter Mobilfunkabdeckung kann Satellitenkommunikation eine entscheidende Rolle spielen, insbesondere bei Naturkatastrophen oder in ländlichen Gebieten. Jedoch hat man je nach System mit höheren Latenzen zu rechnen.
- **Funklösungen (TETRA, BOS-Funk):** Hierbei handelt es sich um ergänzende Kommunikationswege für Notfälle, insbesondere für Sprachanrufe und Kurznachrichten zwischen Einsatzkräften.
- **Ende-zu-Ende-Verschlüsselung:** Zur Sicherstellung der Patientendatenintegrität und des Datenschutzes müssen alle Datenübertragungen verschlüsselt erfolgen. Moderne Protokolle wie TLS (Transport Layer Security) oder virtuelle private Netzwerke (VPN) kommen hier oft zum Einsatz.
- **Paketpriorisierung (Quality of Service [QoS]):** Damit relevante medizinische Daten, insbesondere Video- und Audiosignale, Vorrang vor weniger kritischen Daten erhalten, setzen viele Systeme auf QoS-Mechanismen.

Die Synchronisation und Echtzeitübermittlung von Vitalparametern erfordert eine hohe Netzstabilität. Systeme zur Zwischenspeicherung von Daten in Bereichen mit schlechter Verbindung helfen dabei, die Übertragung bei Wiederherstellung der Verbindung sicherzustellen.

▶ Bei der stetigen Zunahme an digitalen Geräten und Systemen in der Notallmedizin, die auf eine zuverlässige, ausfallsichere und schnelle Anbindung angewiesen sind, wäre es erstrebenswert, ein autarkes Funknetz für jegliche staatliche Gefahrenabwehr wie Rettungsdienst, Brandschutz, Polizei, Katastrophenschutz und Hilfsorganisationen ähnlich dem amerikanischen „FirstNet" zu etablieren. Idealerweise sollte dieses nicht nur auf Deutschland beschränkt sein, sondern grenzüberschreitend in ganz Europa funktionieren.

8.5 Fazit

Die technische Ausgestaltung von Telenotarztsystemen erfordert eine durchdachte Infrastruktur, sichere Kommunikation und eine nahtlose Integration medizintechnischer Geräte. Neben den aktuell gültigen technischen Standards und der Verfügbarkeit spielen auch regionale Aspekte bei der Implementierung eine wichtige Rolle. Eine kontinuierliche Weiterentwicklung wird deren Effizienz und Anwendungsbreite weiter optimieren.

Abkürzungen

RTW	Rettungswagen
TNAZ	Telenotarztzentrale
TNMS	Telenotfallmedizinsystem
QoS	Quality of service

Internetquellen

1. https://corpuls.world/loesungen/telenotarztsystem/, Zugegriffen: Nov 2025
2. https://pulsation-it.com/docyoutna/, Zugegriffen: Nov 2025
3. https://www.meddv.de/nidathek-nida-telenotarzt/, Zugegriffen: Nov 2025
4. https://www.telenotarzt.de/, Zugegriffen: Nov 2025

Hard- und Software

Kai Kottmann und Andreas Follmann

Inhaltsverzeichnis

9.1	Standort	90
9.2	Ausstattung	91
9.3	Optionale Komponenten	94
9.4	Support	95
9.5	Fazit	95
Literatur		95

Analog zum Telenotfallmedizinsystem (TNMS; Kap. 8) ist die Beschreibung eines Telenotarztarbeitsplatzes (TNAP) kein klar definiertes Konstrukt. Er lässt sich nach Bedarf, persönlichem Geschmack und regionalen Besonderheiten anpassen und unterliegt nicht zwingend einem festen Reglement. Dieses Kapitel setzt sich detailliert mit den Besonderheiten eines TNAP auseinander und wird auf spezielle Punkte eingehen, die bei der Etablierung und im Betrieb wichtig sein können.

K. Kottmann (✉)
Umlaut telehealthcare GmbH; Klinik für Anästhesiologie, Uniklinik RWTH Aachen und Rettungsdienst Stadt Aachen, Aachen, Deutschland
E-Mail: kai.kottmann@accenture.com

A. Follmann
Klinik für Anästhesiologie, Uniklinik RWTH Aachen, Aachen, Deutschland
E-Mail: afollmann@ukaachen.de

© Der/die Herausgeber bzw. der/die Autor(en), exklusiv lizenziert an Springer-Verlag GmbH, DE, ein Teil von Springer Nature 2026
S. Beckers und M. Felzen (Hrsg.), *Telenotfallmedizin*,
https://doi.org/10.1007/978-3-662-72121-6_9

9.1 Standort

Unabhängig vom verwendeten TNMS wurden bereits TNAP an verschiedenen Orten aufgebaut und sind schon länger im Betrieb. Dabei gibt es im direkten Vergleich deutliche Unterschiede zwischen den jeweiligen Standorten. Prinzipiell haben aber alle bisher in Deutschland aktiven TNAP eines gemeinsam: Sie werden alle aus einer Telenotarztzentrale (TNAZ) betrieben, d. h. das jeweilige telenotfallmedizinische Personal arbeitet an einem fest definierten TNAP in einer vorher festgelegten TNAZ.

Natürlich wäre auch ein dezentraler Ansatz möglich, bei dem das TNMS von wechselnden TNAP aus, die nicht lokal an eine TNAZ gebunden sind, versorgt wird – so wäre beispielsweise ein mobiles Arbeiten oder Homeoffice möglich. Diese TNAP müssten allerdings alle aktuellen datenschutz- und arbeitsrechtlichen Vorgaben erfüllen sowie eine gesicherte und ausfallsichere Anbindung gewährleisten. Die technischen Vorgaben sollten heutzutage keine größere Hürde mehr für einen TNAP darstellen. Aktuelle Publikationen und Empfehlungen der Fachgesellschaften favorisieren und empfehlen aktuell jedoch ausdrücklich einen zentralen Ansatz [1, 2]. Da aber im Bereich der Notallversorgung in den nächsten Jahren eine größere Restrukturierung ansteht, wäre die Option eines dezentralen TNAP mitzudenken, gerade im Hinblick auf mögliche Überlauf- oder Redundanzarbeitsplätze sowie Rezertifizierungs- oder Supervisionsmöglichkeiten.

Bei dem aktuell genutzten zentralen Ansatz sollte man immer im Auge haben, dass für einen kontinuierlichen Betrieb, idealerweise 24/7, eine große Anzahl an fachlich hoch qualifiziertem Personal erforderlich ist. Es würde sich anbieten, den Standort so zu wählen, dass dieser sich im Einzugsbereich universitärer oder vergleichbarer Krankenhausstrukturen befindet. Je nachdem wie die Personalgestellung geplant ist, lässt sich so schon längerfristig die Personalakquise sicherstellen. Natürlich ist das auch sehr stark von der jeweiligen Region abhängig. In eher ländlichen geprägten Gebieten wird dies naturgemäß schwerer umzusetzen sein.

Bei der Suche nach einem geeigneten Standort existieren auch verschiedene Ansätze, die berücksichtigen, welcher lokalen Struktur der TNAP bzw. die TNAZ angegliedert werden soll. Ein Ansatz favorisiert die direkte räumliche Verknüpfung mit einer – am besten überregionalen – Rettungsleitstelle.

▶ Entscheidender Vorteil bei der Angliederung an eine Feuerwehr- und Rettungsleitstelle ist die Einbindung in diese „kritische Infrastruktur", da dadurch bedingt umfassende technische Redundanzen vor allem hinsichtlich Internetanbindung und Strom zur Verfügung stehen.

Darüber hinaus erhofft man sich dadurch Synergien im Bereich der medizinischen Abklärung von Sekundärtransporten, die in einigen Bereichen mit in den Aufgabenbereich eines TNMS fallen kann oder auch medizinische Beratung bei unklaren Notrufabfragen. Denkbar wären auch Schnittstellen über die Rettungsleitstelle bezüglich der Einbindung des

Kassenärztlichen Notdienstes oder ähnlicher Systeme. Ein klarer Vorteil ist die direkte Verfügbarkeit der Ressource Telenotarzt (TNA) für die jeweilige Struktur.

Eine weitere bereits praktizierte Variante ist der Betrieb eines TNAP innerhalb der Krankenhausstruktur, die hier zumeist an die jeweilige Notaufnahme angegliedert ist. Vorteilhaft erscheint dabei, dass der TNA so neben seiner originären Aufgabe auch andere Aufgaben innerhalb des Krankenhauses erledigen kann, man also wertvolle Synergien schaffen könnte. Auch wäre bei Bedarf zusätzliche Expertise mittelbar greifbar, z. B. aus den Bereichen Kardiologie, Gynäkologie, Ophthalmologie oder anderen spezialisierten Fachrichtungen.

▶ Bei der Einrichtung eines TNAP innerhalb eines Krankenhauses muss man sich darüber im Klaren sein, dass die Reaktionszeit auf Konsultationen der Rettungsmittel deutlich verzögert sein kann, wenn der TNAP temporär nicht besetzt ist. Weiterhin könnte man dem TNA in Bezug auf Zuweisung und Lenkung von Patienten vorwerfen, nicht unparteiisch zu handeln.

Eine weitere bereits umgesetzte Variante ist der Betrieb der TNAZ bzw. des TNAP in einem separaten, eigenständigen Gebäude, losgelöst von lokalen Strukturen der Notfallversorgung. Hier bietet sich die Möglichkeit, je nach Bedarf zusätzliche Funktionsbereiche einzurichten. Gerade bei geplanten größeren TNAZ mit mehreren TNAP könnte man zum einen den Komfort erhöhen, aber auch Vorschriften wie der Arbeitsstättenverordnung (ArbStättV) entsprechen. Diese fordert u. a. ab einer gewissen Anzahl von Mitarbeitenden die Einrichtung separater Pausenräume oder eines getrennten Essensbereichs.

Die Standortbestimmung einer TNAZ hängt also von vielen verschiedenen Faktoren ab. Diese unterscheiden sich regional und funktional und sollten vor dem Aufbau eines TNMS von allen Beteiligten diskutiert werden.

9.2 Ausstattung

Der telenotfallmedizinische Arbeitsplatz ist zu einem großen Teil vom verwendeten TNMS und dessen verwendeten Komponenten abhängig. Dennoch orientieren sich die meisten an der Konzeption des Leitstellenarbeitsplatzes und setzen diese Modelle meist leicht abgewandelt als TNAP ein (Abb. 9.1).

Um diesen überhaupt funktionell nutzen zu können, muss man sich vorab Gedanken über die Datenanbindung des Platzes machen. Zudem muss definiert werden, wie hoch die Ausfallsicherheit des Platzes sein soll. Empfehlenswert wäre eine redundante Anbindung über zwei unterschiedliche Internetprovider mit automatischer Fallback-Umschaltung.

Bei der Wahl des Internetzugangs bezüglich Zugangsart und Bandbreite sollte man vorrangig die Server Response Time betrachten, da die tatsächlich benötigten Datenmengen pro Einsatz bei den meisten System überschaubar sind. Die im Einsatz tatsächlich

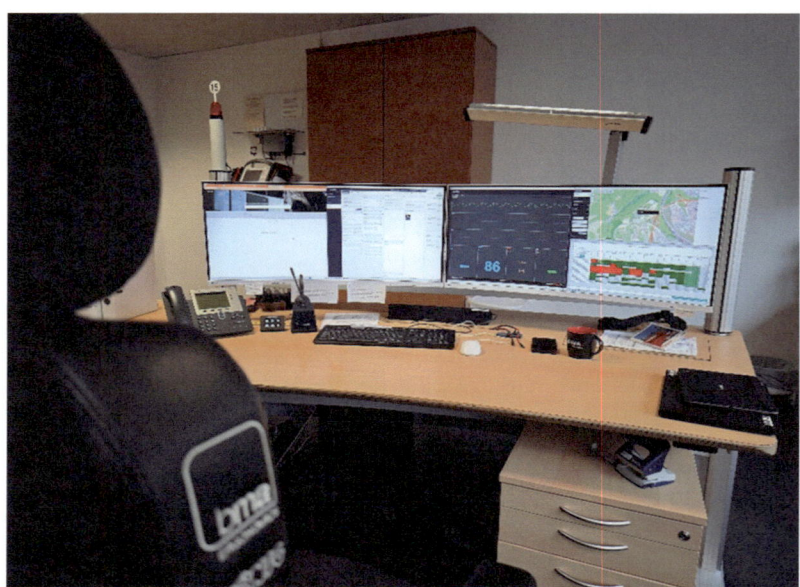

Abb. 9.1 Telenotarztarbeitsplatz (TNAP) Aachen

anfallende Datenmenge ist relativ gering. Selbst bei einem eher selten genutzten Videostreaming reduzieren moderne Komprimierungsalgorithmen die benötigte Bandbreite. Im Einsatz steht die prompte und annähernd verzögerungsfreie Kommunikation im Vordergrund, um effektiv und sinnvoll im Einsatz zu unterstützen.

Neben der Redundanz der Datenanbindung sollte man ebenfalls die Ausfallsicherheit der Spannungsversorgung sowie der verwendeten Hardware im Auge haben. Je nach Gebäude stehen getrennte Stromnetze oder Notstromanschlüsse zur Verfügung. Falls nicht, könnten Geräte zur unterbrechungsfreien Stromversorgung (USV) helfen.

Neben den bereits genannten Verbindungen bietet es sich noch an, eine vom TNMS unabhängige Telefonleitung zur Verfügung zu haben. Diese gewährleistet eine Unabhängigkeit und mögliche Erreichbarkeit bei einem Ausfall der Mobilfunknetze.

Bei der Auswahl des zu verwendenden Computersystems ist man hauptsächlich vom verwendeten TNMS abhängig. Zudem spielen in diesem Zusammenhang auch zusätzlich genutzte Programme wie Dokumentationssysteme, Schnittstellen zum Leitstellensystem oder andere lokal genutzte Software eine Rolle. Bisher setzen die meisten Systeme auf Windows 11 (Microsoft Inc., USA). Jedoch zeigt sich in den letzten Jahren der Trend zu Systemen, die online in einer geschützten Cloud-Umgebung laufen und daher annähernd betriebssystemunabhängig zugänglich sind. In diesem Fall ist es prinzipiell egal, welches Betriebssystem auf dem jeweiligen Rechner in der TNAZ installiert ist. Hier wäre zukünftig sogar der Weg in eine produktunabhängige und quelloffene Umgebung möglich.

Als Basis des verwendeten Arbeitsplatzrechners sollte eine durchschnittliche Workstation ohne besondere Zusätze vollkommen ausreichen. Bei der Auswahl der Komponenten sollte neben der Ausfallsicherheit auch die Lärmemission eine wichtige Rolle spielen. Optimierte Gehäuse und spezielle Lüftungssysteme können neben den sehr effizienten Stromsparmechanismen der jeweiligen Systeme außerdem die Lärmbelastung am Arbeitsplatz minimieren.

Bei der Auswahl der Arbeitsmonitore sollte man bei der Anschaffung darauf achten, reflexionsarme, kontrastreiche und ausreichend helle Modelle mit adäquater Form, Größe und passender Auflösung zu wählen. Je nach verwendeter Anzahl der anzusteuernden Monitore kann dabei noch eine Anpassung des Arbeitsplatzrechners notwendig sein.

Bei der Auswahl der jeweiligen Eingabe- und Kommunikationsgeräte ist der Markt riesig und bietet für jeden Geschmack eine Lösung. In Hinblick auf die Kommunikationsgeräte sollte man neben der vorrangigen Entscheidung für kabelgebundene versus -lose und Mono- versus Stereokopfhörern auch die Option der zusätzlichen Einbindung weiterer Hörer für Schulungen, Ausbildung und Supervision mit bedenken.

Checkliste für eine TNAZ
- **Standortbestimmung:**
  - Integration in bestehende Strukturen oder selbstständig
  - Personalgestellung
  - Einzugsgebiet
  - Zentrale Lage
  - Trägergemeinschaft
  - Redundanzzentrale
- **Lokale Verortung:**
  - Integration bzw. Anbindung an bestehende Strukturen
  - Alleinstehend
  - Benötigte Infrastrukturen vorhanden (Möglichkeit der Redundanzen)
  - Auflagen der ArbStättV?
- **Ausstattung:**
  - Einzelplatz
  - Schreibtischvariante
  - Rechner
  - Monitor(e)
  - Peripherie
  - USV
  - Zweitsystem

- Drucker
- Anbindung an Leitstellensysteme
- Zugang zu Fachdatenbanken und anderen Onlineressourcen
- Zugang zum Krankenhausinformationssystem (KIS)
- Zugang zu Funk

Um die Systematik der schon vorher mehrfach genannten Redundanz aller kritischen Komponenten weiterzuführen, wäre es sinnvoll, den gewählten Arbeitsplatzrechner in gleicher Konfiguration doppelt als Backup-Option vorzuhalten. Bei einem Defekt würde die gesamte Peripherie sowie die Datenanbindung automatisch auf das Reservesystem umgeschaltet und die Weiterarbeit annähernd verzögerungsfrei ermöglicht.

Optimalerweise findet die Einsatzbearbeitung online innerhalb einer Cloud-Lösung statt, sodass im Falle eines Fehlers oder technischen Defekts einfach der Arbeitsplatz gewechselt und der noch laufende Einsatz weiterbearbeitet werden kann. So wird eine hohe Datenkonsistenz mit hoher Ausfallsicherheit gewährleistet.

9.3 Optionale Komponenten

Neben der Grundausstattung können viele zusätzliche Elemente mit in das Arbeitsfeld einer TNAZ eingebracht werden.

Die Anbindung bzw. Integration in ein bestehendes Leitstellensystem ist eine sinnvolle und im Einsatz oft hilfreiche Option. Je nach TNMS besteht entweder eine direkte Integration in die jeweilige Dokumentationssoftware über eine definierte Schnittstelle oder eine Anbindung über einen zusätzlichen Zugang bzw. ein zusätzliches Programm. Der Austausch ist im Einsatz oft hilfreich und erleichtert in bestimmten Situationen wie Paralleleinsätzen oder Einsätzen in unbekannten Gebieten die Einsatzabarbeitung. Es können dabei Daten wie Standort der Rettungsmittel, Funkmeldestatus, Einsatznummern und -meldungen und für Nachforderungen von zusätzlichen Ressourcen wie Notarzteinsatzfahrzeugen (NEF) oder Tragehilfe vermittelt werden. Auch ist die TNAZ als Rettungsmittel für die jeweilige Leitstelle sichtbar.

Der Arbeitsplatz sollte darüber hinaus einen zentralen Zugang zu Fachdatenbanken und weiteren Onlineressourcen ermöglichen. Damit lassen sich ungewöhnliche oder speziellere Fragestellungen beantworten. Die Anzahl an kostenfreien sowie -pflichtigen Angeboten ist sehr groß. Zukünftig dürften auch in diesem Bereich die Möglichkeiten der künstlichen Intelligenz (KI) eine immer größere Rolle spielen, die heute nicht absehbar ist.

9.4 Support

Beim Betrieb eines TNAP sollte man den Service- bzw. Support nicht vernachlässigen. Die Verantwortlichkeiten zu den jeweiligen Bestandteilen des Platzes sollten geklärt und festgehalten werden, sodass im Falle eines technischen Defekts oder des Auftretens eines Fehlers in adäquater Zeit reagiert werden kann. Natürlich ist das Vorhalten eines 24/7-Supports ein Kostenfaktor; dieser reduziert jedoch die Ausfallwahrscheinlichkeit und erhöht dabei die Verfügbarkeit einer TNAZ.

Dazu gehören auch Monitoringsysteme, die zwar nicht lokal in einer TNAZ installiert sind, aber permanent die verschiedenen Bausteine und die Performance des TNMS überwachen. Im Falle eines Defekts oder einer Inkonsistenz alarmieren sie den zuständigen Support und können eine schnelle und zielgerichtete Fehlersuche ermöglichen.

9.5 Fazit

Bei der Etablierung einer TNAZ müssen zahlreiche Faktoren berücksichtigt werden. Dadurch besteht jedoch die Möglichkeit, alle Komponenten eines TNAP an die eigenen und regionalen Bedürfnisse anzupassen und damit die Effizienz zu steigern. Ausfallsicherheit und Datenkonsistenz werden durch zusätzliche Redundanzen und einen permanenten Support gesteigert.

Abkürzungen

ArbStättVO	Arbeitsstättenverordnung
TNAP	Telenotarztarbeitsplatz
TNAZ	Telenotarztzentrale
TNMS	Telenotfallmedizinsystem
USV	unterbrechungsfreie Stromversorgung

Literatur

1. Felzen M, Beckers SK, Kork F, Hirsch F, Bergrath S, Sommer A, Brokmann JC, Czaplik M, Rossaint R (2019) Utilization, safety, and technical performance of a telemedicine system for prehospital emergency care: observational study. J Med Internet Res; 21(10): e14907.
2. Felzen M, Brokmann JC, Beckers SK, Czaplik M, Hirsch F, Tamm M, Rossaint R, Bergrath S (2017) Improved technical performance of a multifunctional prehospital telemedicine system between the research phase and the routine use phase – an observational study. J Telemed Telecare; 23(3): 402–409.

Dokumentation

10

Andreas Follmann und Kai Kottmann

Inhaltsverzeichnis

10.1 Einsatz von Dokumentationssystemen 98
10.2 Funktion in der Telenotfallmedizin 99
10.3 Rechtliche Anforderungen 100
10.4 Inhalte und Strukturierung 101
10.5 Fazit 104
Literatur 105

Die Dokumentation ist ein zentraler Bestandteil jeder medizinischen Versorgung und gewinnt im Kontext der Telenotfallmedizin zunehmend an Bedeutung. Da die Telenotfallmedizin eine räumliche Distanz zwischen Patienten und Telenotfallmediziner überbrückt, ist die präzise und strukturierte Erfassung aller relevanten Informationen essenziell. Diese Dokumentation dient nicht nur als Grundlage für eine kontinuierliche Versorgung, sondern ist auch aus rechtlicher Sicht unabdingbar.

A. Follmann (✉)
Klinik für Anästhesiologie, Uniklinik RWTH Aachen, Aachen, Deutschland
E-Mail: afollmann@ukaachen.de

K. Kottmann
Umlaut telehealthcare GmbH, Aachen, Deutschland
E-Mail: kai.kottmann@accenture.com

© Der/die Herausgeber bzw. der/die Autor(en), exklusiv lizenziert an Springer-Verlag GmbH, DE, ein Teil von Springer Nature 2026
S. Beckers und M. Felzen (Hrsg.), *Telenotfallmedizin*,
https://doi.org/10.1007/978-3-662-72121-6_10

10.1 Einsatz von Dokumentationssystemen

Die Dokumentation in der Telenotfallmedizin erfolgt elektronisch, in aller Regel in der Software des Telenotarztsystems. Hierfür stehen strukturierte Eingabemasken zur Verfügung, die meist anderen elektronischen Dokumentationssystemen im Rettungsdienst ähneln. Je nach Einsatzablauf erfolgt in kurzer Zeit eine strukturierte Übergabe vieler Informationen vom Team des Rettungswagens an den Telenotarzt. Dabei ist es seine Aufgabe, diese Informationen zu erfassen, notwendige Rückfragen zu stellen, daraus Entscheidungen abzuleiten und gleichzeitig alle relevanten Informationen zu dokumentieren. Dies kann synchron zu einer Dokumentation im Rettungswagen erfolgen, wenn das Team vor Ort und der Telenotarzt ein gemeinsames Dokument vom Einsatz erstellen, oder asynchron, wenn die Dokumentation vor Ort sowie die des Telenotarztes getrennt voneinander erfolgen. Dies ist abhängig vom jeweiligen Telenotarztsystem und etwaigen Schnittstellen.

▶ Aufgrund der Kürze eines Telenotarzteinsatzes sowie der Fülle an Informationen ist eine zügige und dennoch vollständige Dokumentation erforderlich. Hierfür wird meist schon bei der Übergabe mit einer parallelen Dokumentation begonnen.

Einfache Tools in der Eingabemaske, eine intuitive Softwareoberfläche sowie eine automatische Datenübernahme der erhobenen Vitalparameter können dabei hilfreich sein. Anhand eines üblichen Einsatzablaufs (Abb. 10.1) lassen sich nur wenige Zeitfenster identifizieren, in denen eine Dokumentation vervollständigt werden kann: Nach Mitschrift der relevanten Informationen aus der Übergabe werden Maßnahmen während des Transports des Patienten vom Einsatzort in den Rettungswagen bzw. ins Krankenhaus dokumentiert. Vor Eintreffen am Zielort sollte die Dokumentation dann vollständig vorliegen, um ggf. einen Ausdruck oder eine digitale Übernahme in die Patientenakte zu gewährleisten.

Erste Versuche, auch die Anamnese vor Ort telemedizinisch zu begleiten, haben gezeigt, dass so zwar die Übergabe eingespart werden kann. Allerdings ist bei einem solchen Einsatzablauf die ärztliche Bindungszeit deutlich verlängert.

Eine effektive Nutzung des Dokumentationssystems erfordert, dass alle Anwender umfassend geschult sind. Die Benutzerfreundlichkeit des Dokumentationssystems ist dabei ein kritischer Faktor, insbesondere in hektischen Notfallsituationen. Eine intuitive und übersichtliche Benutzeroberfläche erleichtert eine schnelle und fehlerfreie Dokumentation. Dies kann durch standardisierte Layouts und eine klare Menüführung erreicht werden, die es den Anwendern erlaubt, benötigte Informationen zügig einzugeben.

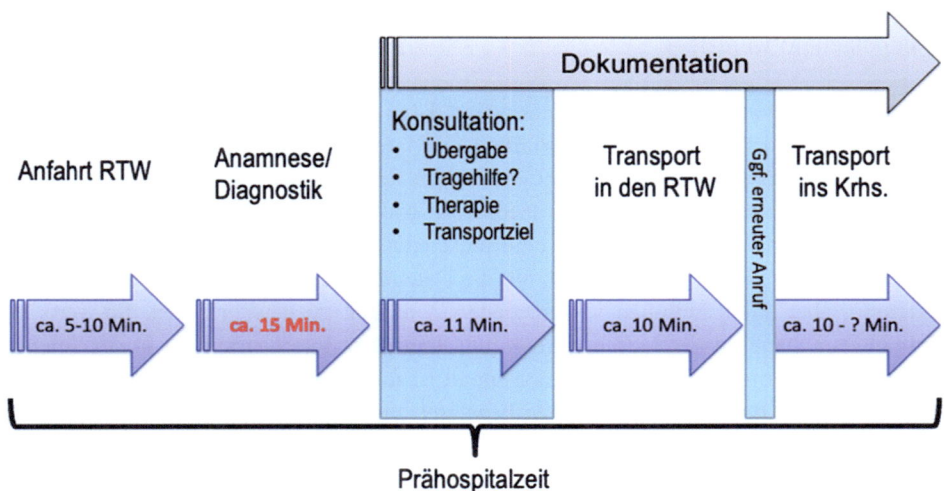

Abb. 10.1 Einsatzablauf im Zeitverlauf mit paralleler Dokumentation während der Konsultation sowie während des Transports in den Rettungswagen (*RTW*) sowie ins Krankenhaus (*Krhs.*)

10.2 Funktion in der Telenotfallmedizin

Folgende Schlüsselfunktionen werden in der Telenotfallmedizin – ähnlich wie in anderen medizinischen Bereichen auch – von einer guten Dokumentation erfüllt:

- **Sicherstellung der Versorgungsqualität:** Durch eine präzise Erfassung der durchgeführten Maßnahmen und Diagnosen wird eine nahtlose Patientenversorgung über verschiedene Behandlungsebenen hinweg gewährleistet. Die Dokumentation ermöglicht es, die getroffenen Entscheidungen transparent nachzuvollziehen und die Qualität der Versorgung zu sichern.
- **Kommunikationsmedium zwischen Fachkräften:** In der Telenotfallmedizin agieren Notfallsanitäter gemeinsam mit Notärzten, ohne am gleichen Ort zu sein, und übergeben anschließend den Patienten an die weiterbehandelnde Klinik oder Versorgungseinrichtung. Die Dokumentation fungiert dabei als zusätzliches Kommunikationsmittel, um alle Beteiligten auf demselben Informationsstand zu halten und potenzielle Fehler zu vermeiden.
- **Evidenzbasierte Entscheidungsfindung:** Eine umfassende Dokumentation bietet eine fundierte Basis für die retrospektive Analyse der Behandlungsverläufe. So können Entscheidungen, die in der Akutsituation getroffen wurden, im Nachgang überprüft und ggf. verbessert werden. Dies dient langfristig der Optimierung der Versorgungspraxis.
- **Rechtliche Absicherung:** Die Dokumentation ist im Falle rechtlicher Auseinandersetzungen von entscheidender Bedeutung. Sie dient als Beweismittel und kann

darlegen, dass die medizinischen Maßnahmen korrekt und nach anerkannten Standards durchgeführt wurden.

Die Anforderungen an die Dokumentation sind dabei in der jeweils gültigen „Leitlinie zur Telemedizin in der prähospitalen Notfallmedizin" definiert und wurden erstmals in den Strukturempfehlungen der Deutschen Gesellschaft für Anästhesiologie und Intensivmedizin (DGAI) formuliert [1]. Besonders technische Anforderungen und die Interoperabilität der Dokumentationssysteme spielen eine entscheidende Rolle. Es ist wichtig, dass die Systeme miteinander kompatibel sind, um die Datenübertragung zwischen den beteiligten Akteuren, aber auch zwischen verschiedenen Zentralen zu gewährleisten. So muss ein einheitlicher Standard geschaffen werden, um langfristig Interoperabilität in der Telenotfallmedizin zu ermöglichen. Ebenso bedeutend ist die Sicherstellung der Datenintegrität, um die Qualität der Dokumentation zu bewahren und sicherzustellen, dass keine Daten verloren gehen oder verfälscht werden.

10.3 Rechtliche Anforderungen

Die Dokumentation in der Telenotfallmedizin unterliegt verschiedenen rechtlichen Anforderungen, die im Wesentlichen folgende Bereiche betreffen:

- **Dokumentationspflicht:** Deutschland besteht eine gesetzliche Pflicht zur Dokumentation ärztlicher Maßnahmen. Diese gilt selbstverständlich auch in der Telenotfallmedizin und dient nicht nur der medizinischen Nachvollziehbarkeit, sondern auch der rechtlichen Absicherung. Die Dokumentation muss vollständig, verständlich und zeitnah erfolgen und sollte eine retrospektive Nachvollziehbarkeit der Behandlung ermöglichen. Dies ist insbesondere bei telemedizinischen Maßnahmen wichtig, bei denen Entscheidungen häufig unter Zeitdruck getroffen werden.
- **Datenschutz und -sicherheit:** Die Telenotfallmedizin erfordert den sicheren Umgang mit sensiblen Patientendaten, da diese elektronisch übermittelt und gespeichert werden. Die Einhaltung der Datenschutz-Grundverordnung (DS-GVO) und nationaler Datenschutzbestimmungen ist essenziell. Die Datenübermittlung und -speicherung müssen verschlüsselt erfolgen, und der Zugriff auf die Patientendaten muss auf autorisierte Personen beschränkt sein. Zudem ist eine revisionssichere Speicherung vorgeschrieben, die gewährleistet, dass die Dokumentation im Nachgang nicht verändert werden kann.
- **Beweislast und Aufbewahrungspflicht:** Im Falle eines juristischen Konflikts kann die Dokumentation als Beweismittel herangezogen werden. Daher ist es wichtig, dass die Dokumentation alle relevanten Schritte des telemedizinischen Einsatzes lückenlos und nachvollziehbar wiedergibt. Die Aufbewahrungsfrist für medizinische Dokumentationen beträgt in Deutschland mindestens 10 Jahre, wobei bei telemedizinischen Einsätzen

eine längere Aufbewahrung sinnvoll sein kann, um auch langfristig eine rechtssichere Nachverfolgbarkeit zu gewährleisten.
- **Einwilligung des Patienten:** Eine Behandlung im Rahmen der Telenotfallmedizin erfordert in der Regel die Einwilligung des Patienten, insbesondere wenn Daten über elektronische Medien ausgetauscht werden. Dies betrifft sowohl die Einwilligung zur telemedizinischen Behandlung als auch zur Datenübertragung. Eine entsprechende Einwilligungserklärung sollte vor Beginn der Behandlung eingeholt und dokumentiert werden.

10.4 Inhalte und Strukturierung

Jede Dokumentation umfasst mehrere essenzielle Komponenten, um eine vollständige und strukturierte Datenerfassung sicherzustellen. Dabei müssen verschiedene Aspekte berücksichtigt werden, die für die telemedizinische Anwendung besonders relevant sind:

- **Patientendaten:** Basisinformationen wie Name, Geburtsdatum und relevante Anamnesedaten sollten jederzeit verfügbar sein. Gerade in der Telenotfallmedizin, in der Zeit eine kritische Rolle spielt, erleichtert der rasche Zugriff auf relevante Patientendaten die Entscheidungsfindung.
- **Anamnesedaten und Ersteinschätzung:** Relevante Anamnesedaten wie die Auffindesituation, das Beschwerdebild, relevante Vorerkrankungen, Allergien und Vormedikationen sowie die Ersteinschätzung nach dem ABCDE-Schema werden meist vom Team vor Ort erfasst und bei der Übergabe an den Telemediziner weitergegeben. Diese Informationen sind zu dokumentieren und in die nachfolgenden Entscheidungen einzubeziehen. Dafür ist eine strukturierte Übergabe erforderlich, die sich dann meist auch an der Eingabemaske der Dokumentation orientiert.
- **Zeitstempel und Verfahrensdokumentation:** Intervention und Entscheidung muss mit einem präzisen Zeitstempel versehen sein. Dies umfasst etwa Zeitpunkt der Notfallmeldung, Zeitpunkt der telemedizinischen Konsultation und Beginn sowie Ende der jeweiligen Intervention.
- **Diagnostische Befunde und Vitalparameter:** Die Erfassung von Vitaldaten (Herzfrequenz, Blutdruck, Sauerstoffsättigung) und diagnostischen Befunden ist für die telemedizinische Notfallversorgung essenziell. Diese Daten müssen in Echtzeit dokumentiert und für das gesamte Behandlungsteam verfügbar gemacht werden. Wenn Schnittstellen zwischen dem Patientenmonitor bzw. anderen medizinische Geräten und der Dokumentationssoftware existieren, könnten die Vitaldaten automatisiert übernommen werden. Dabei muss beachtet werden, dass Fehlmessungen nicht in die Dokumentation einfließen sollen und ggf. manuell gelöscht werden müssen.
- **Therapeutische Maßnahmen und Verordnungen:** Die Dokumentation der ergriffenen therapeutischen Maßnahmen sowohl vor, als auch während der Konsultation,

einschließlich verordneter Medikamente, deren Dosierung und Applikationsweg, ist unverzichtbar. Dabei kann zusätzlich dokumentiert werden, wer die Verantwortung für die therapeutische Maßnahme trägt. Erfolgt diese beispielsweise im Rahmen der telenotärztlichen Delegation, trägt der Telenotarzt hier die medizinische Verantwortung, die Einsatzkraft vor Ort lediglich die Durchführungsverantwortung.
- **Kommunikation und Abstimmung:** In der Telenotfallmedizin ist auch die Dokumentation der Kommunikation zwischen den beteiligten Akteuren, wie etwa dem Rettungsdienstpersonal, Notärzten vor Ort bei einer Übergabe oder einer Übernahme und der telemedizinischen Zentrale entscheidend. Jegliche Absprachen und Weiterleitungen von Informationen müssen dokumentiert werden, um eine lückenlose Versorgung zu ermöglichen.
- **Entscheidungsgrundlagen und Begründungen:** Eine strukturierte Dokumentation umfasst auch die Dokumentation der Entscheidungsgrundlagen, insbesondere bei telemedizinisch unterstützten Notfalleinsätzen. Die Begründung für bestimmte therapeutische Schritte, z. B. aufgrund von Patientenpräferenzen oder Kontraindikationen, sollte ebenfalls enthalten sein. Hier können zusätzliche Softwareelemente wie hinterlegte Leitlinien oder standardisierte Verfahrensanweisungen helfen. Therapievorschläge können dabei in der Software ausgewählt und – sofern technisch vorgesehen – automatisiert in die Dokumentation übernommen werden.
- **Bilddokumente:** Bilddokumente, z. B. von Medikationsplänen oder alten Arztbriefen, können von der Einsatzstelle an den Telemediziner übertragen werden und ebenfalls Bestandteil der Dokumentation sein.

▶ Die Erfassung und Strukturierung der telemedizinischen Dokumentation sollten am Minimalen Notfalldatensatz (MIND) und den Vorgaben (Protokollen) der Deutschen Interdisziplinären Vereinigung für Intensiv- und Notfallmedizin (DIVI) ausgerichtet sein. Diese Standards bieten einheitliche Definitionen und Anforderungen für die Dokumentation von Notfalleinsätzen und intensivmedizinischen Behandlungen und sorgen für eine konsistente Datenerhebung im gesamten Gesundheitswesen.

Durch die Einhaltung dieser Standards wird eine einheitliche Dokumentation gewährleistet, die über verschiedene Einrichtungen hinweg vergleichbar ist. So wird die Zusammenarbeit zwischen Rettungsdiensten, Notaufnahmen und telemedizinischen Zentren erleichtert und die Qualität der Notfallversorgung verbessert. Die Verwendung standardisierter Datensätze ermöglicht außerdem eine problemlose Übertragung der telemedizinischen Dokumentation in andere elektronische Systeme wie die elektronische Gesundheitsakte (eGA), wenn die dafür erforderlichen Schnittstellen vorhanden sind.

Für eine schnelle und präzise Datenerfassung kommen unterschiedliche Feldtypen zum Einsatz. Die Kombination aus strukturierten Eingabefeldern und Freitextoptionen ist dabei besonders wichtig, um sowohl Standardinformationen als auch individuelle Details erfassen zu können. Die wichtigsten Feldtypen sind:

1. **Freitextfelder:** Diese Felder bieten Flexibilität und ermöglichen es dem Benutzer, detaillierte und spezifische Informationen zu dokumentieren, die nicht durch vordefinierte Optionen abgedeckt sind. In der Telenotfallmedizin sind Freitextfelder besonders hilfreich, um die individuelle Einschätzung eines Notfalls oder besondere Umstände zu beschreiben. Sie sind jedoch weniger strukturiert und erschweren die maschinelle Analyse von Daten. Daher sollten sie gezielt und ergänzend zu den strukturierten Feldern eingesetzt werden.
2. **Klickkästchen** (Checkboxen): ermöglichen es, vordefinierte Optionen schnell anzukreuzen. Dies eignet sich gut für die Dokumentation standardisierter Maßnahmen oder allgemeiner Informationen, wie etwa „Sauerstoff verabreicht" oder „EKG erstellt" (EKG = Elektrokardiogramm). Checkboxen fördern eine schnelle und konsistente Dokumentation und minimieren das Risiko fehlender Angaben, da sie Benutzer an häufige, standardisierte Schritte erinnern.
3. **Vorauswahlfelder (Dropdown-Menüs):** Vorauswahlfelder bieten eine Liste vordefinierter Optionen, aus der die Benutzer eine oder mehrere auswählen können. Diese Feldtypen sind besonders praktisch für häufig vorkommende Einträge wie Diagnosen, Behandlungsmaßnahmen oder Medikamentenlisten. Vorauswahlfelder reduzieren Eingabezeit und Fehlerquote und sorgen für eine einheitliche Terminologie, was die Nachvollziehbarkeit und spätere Auswertung erleichtert.
4. **Radiobuttons:** Radiobuttons sind ideal, wenn der Benutzer eine einzige Option aus einer kleinen Anzahl von vordefinierten Möglichkeiten auswählen soll, beispielsweise bei Fragen zur Symptomintensität („leicht", „moderat", „schwer") oder bei der Dokumentation von Entscheidungspfaden (z. B. „stationär aufnehmen" versus „ambulant weiterbehandeln"). Sie fördern eine schnelle Auswahl und eine klar strukturierte Datenbasis.
5. **Datenbankgestützte Autovervollständigungsfelder:** Diese Felder nutzen Datenbankverknüpfungen, um während der Eingabe Vorschläge zu generieren. Autovervollständigungsfelder sind besonders nützlich bei der Eingabe von Medikamentennamen oder Diagnosen, da sie eine schnelle Auswahl und gleichzeitig eine strukturierte Datenerfassung ermöglichen. Durch die Verknüpfung mit standardisierten Datenbanken kann eine konsistente Dokumentation gefördert und die Suchzeit minimiert werden.

Die Kombination dieser verschiedenen Feldtypen ermöglicht eine strukturierte, vollständige und effiziente Dokumentation, die sowohl die Anforderungen an die Geschwindigkeit in Notfällen, als auch die Notwendigkeit individueller Beschreibungsmöglichkeiten erfüllt. Durch diese Strukturierung wird die Nachvollziehbarkeit und Auswertbarkeit der Dokumentation verbessert, während gleichzeitig auf die spezifischen Anforderungen der telemedizinischen Umgebung eingegangen wird.

10.5 Fazit

Die Dokumentation in der Telenotfallmedizin ist unverzichtbar und stellt die Grundlage für eine qualitativ hochwertige und rechtlich abgesicherte Versorgung dar. Die elektronische Dokumentation muss strukturierte und umfassende Informationen enthalten, um eine lückenlose Nachvollziehbarkeit und Weitergabe der behandlungsrelevanten Daten zu ermöglichen. Dabei sind rechtliche Anforderungen wie die Dokumentationspflicht, der Datenschutz und die revisionssichere Speicherung besonders zu beachten. Eine durchdachte und vollständige Dokumentation ist somit nicht nur ein Instrument zur Qualitätssicherung, sondern auch ein wesentlicher Bestandteil der rechtlichen Absicherung in der Telenotfallmedizin.

Die Möglichkeit der Dokumentation an einem Schreibtischarbeitsplatz bietet dabei nicht nur Vorteile für den Dokumentierenden, sondern hat auch positive Auswirkungen auf die Dokumentationsqualität. Vollständigkeits- und Plausibilitätsprüfungen, die in die Dokumentationssoftware implementiert sind, können ebenfalls zu einer Qualitätssteigerung beitragen. In einer prospektiven, randomisiert-kontrollierten Nichtunterlegenheitsstudie, der TEMS-Studie (TEMS = Telemedical support for prehospital Emergency Medical Service), zeigte sich eine signifikant bessere Dokumentation (75,8 versus 84,5 %; $p < 0,01$) bei telenotärztlicher Behandlung im Vergleich zu einer ärztlichen Therapie vor Ort [2].

Qualitätsmanagement und die Validierung der Dokumentation sind essenziell, um die korrekte und vollständige Erfassung aller relevanten Daten sicherzustellen. Eine strukturierte Qualitätskontrolle, die entweder automatisch oder manuell durchgeführt wird, kann dazu beitragen, Dokumentationsfehler zu vermeiden. Regelmäßige Supervisionen oder Stichprobenüberprüfungen tragen zur Sicherung der Dokumentationsqualität bei und ermöglichen die Identifikation von Schwachstellen. Feedbackmechanismen für das Personal sind ebenfalls wertvoll: Sie bieten die Möglichkeit, auf Dokumentationsfehler aufmerksam zu machen und Verbesserungsvorschläge zu sammeln. So können die Qualität der Dokumentation und die Akzeptanz des Systems bei den Anwendern kontinuierlich gesteigert werden.

Wie bei jeder anderen rettungsdienstlichen Dokumentation ist es auch in der Telenotfallmedizin wichtig, den Therapieverlauf zu dokumentieren und Erst- sowie Letztbefund gegenüberzustellen. Auch unauffällige Befunde sollten dokumentiert werden, um die Befunderhebung nachzuweisen. Digitale Tools zur Vermessung eines 12-Kanal-EKGs können zur Befundung genutzt werden, vorab eine Befunddiskussion mit weiterbehandelnden Fachkliniken ermöglichen und die Dokumentationsqualität weiter steigern. Abschließend ist die Vollständigkeit des Protokolls zu prüfen, bevor ein Ausdruck veranlasst oder eine Übertragung digitaler Formate in Folgesysteme erfolgt.

Es bleibt abzuwarten, ob die Dokumentation zukünftig durch weitere Innovationen wie künstliche Intelligenz oder Schnittstellen automatisiert werden kann. Die digitale

Dokumentation in der Telenotfallmedizin bietet jedoch die Grundlage zu einer komplexen Datensammlung.

Abkürzungen

DIVI Deutsche Interdisziplinäre Vereinigung für Notfall- und Intensivmedizin
eGA elektronische Gesundheitsakte
EKG Elektrokardiogramm
MIND Minimaler Notfalldatensatz
TEMS Telemedical support for prehospital Emergency Medical Service

Literatur

1. DGAI. Telemedizin in der prähospitalen Notfallmedizin: Strukturempfehlung der DGAI. Anästh Intensivmed. 2016;57:160–166.
2. Kowark A, Felzen M, Ziemann S, Wied S, Czaplik M, Beckers SK, Brokmann JC, Hilgers RD, Rossaint R; TEMS-study group. Telemedical support for prehospital emergency medical service in severe emergencies: an open-label randomised non-inferiority clinical trial. Crit Care. 2023;27(1):256. https://doi.org/10.1186/s13054-023-04545-z.

Teil V
Implementierung

Implementierung aus Sicht der Ärztlichen Leitung Rettungsdienst

11

Tobias Steffen

Inhaltsverzeichnis

11.1	Vermeidung einer zukünftig nicht sinnhaften Beanspruchung des Notarztsystems	111
11.2	Vermeidung einer zukünftig nicht sinnhaften Beanspruchung eines Telenotarztsystems	112
11.3	Schaffung technischer Voraussetzungen zur Anbindung an das landesweit einheitliche telenotfallmedizinische Versorgungssystem	112
11.4	Einheitliche Fortbildung des rettungsdienstlichen Personals zur sicheren Anwendung telenotfallmedizinischer Unterstützung im Einsatz	113
11.5	Qualitätssicherung einer telenotfallmedizinischen Unterstützung im verantworteten Rettungsdienstbereich	114

Die Telenotfallmedizin ist ein neues „Tool" in der Notfallrettung, ein neuer Spieler auf dem Feld. Somit muss sie sich in den Gesamtkontext der prähospitalen Notfallversorgung neben den bereits etablierten Versorgungseinheiten wie Rettungswagen (RTW), Notarzteinsatzfahrzeug (NEF) etc. einfügen und kann nicht isoliert betrachtet werden. Sie hat hierdurch naturgemäß insbesondere Einfluss auf die rettungsmedizinische Einsatztaktik, Alarm- und Ausrückeordnung und Patientenversorgung bis hin zum Patienten-Outcome.

Der Ärztliche Leiter/die Ärztliche Leiterin Rettungsdienst, im Weiteren als „Ärztliche Leitung Rettungsdienst (ÄLRD)" bezeichnet, ist in den Leitungsstrukturen des Rettungsdienstes in nahezu allen Rettungsdienstgesetzen der Länder gesetzlich verankert. Sie

T. Steffen (✉)
Landreis Goslar, Fachbereich Brand-, Katastrophen- und Zivilschutz / Rettungswesen, Goslar, Deutschland
E-Mail: tobias.steffen@landkreis-goslar.de

ist inzwischen als eine wichtige Säule zur Sicherung der notfallmedizinischen Versorgungsqualität etabliert und hat sich bewährt. Hierbei legt sie insbesondere Strategien zur Einsatzplanung und -bewältigung, der Qualitätssicherung im Rettungsdienst und der Aus- und Fortbildung fest.

Notfallsanitäterinnen und Notfallsanitätern (NotSan) haben u. a. die Aufgabe, unter der Verantwortung der ÄLRD invasive und heilkundliche Maßnahmen bei der Patientenversorgung durchzuführen. Die ÄLRD legt die medizinischen Behandlungsrichtlinien für das nichtärztliche Personal im Rettungsdienst fest und gibt Richtlinien zur Anwendung der verantwortenden heilkundlichen Maßnahmen nach § 4 Abs. 2 Nr. 2c Notfallsanitätergesetz (NotSanG) vor. Darüber hinaus legt die ÄLRD medizinisch-organisatorische Versorgungsrichtlinien für arztbesetzte Rettungsmittel und Art und Umfang der medizinischen Ausrüstung und Ausstattung im Rettungsdienst fest und wirkt z. B. ebenfalls bei der Koordination der Aktivitäten der Leistungserbringer im Rettungsdienst sowie bei der Erstellung von neuen Konzepten zur Weiterentwicklung des Rettungsdienstes mit. Daneben machen notfallmedizinische Inhalte bei der Umsetzung einer strukturierten und standardisierten Notrufabfrage in der Rettungsleitstelle eine verantwortliche Beteiligung der ÄLRD notwendig.

> Somit lässt sich in Summe gut erkennen, dass die Telenotfallmedizin in einem Rettungsdienstbereich sowohl in der Vorbereitung, Einführung und Umsetzung, als auch in der Qualitätssicherung enge Berührungen mit der ÄLRD haben muss und diese vor besondere Herausforderungen stellt. Dies gilt sowohl für den Fall, dass der verantwortete Rettungsdienstbereich „nur" an telenotfallmedizinische Unterstützung angebunden werden soll oder den Telenotarzt nur als Unterstützung durch seine Rettungsmittel „nutzt", als auch für den Fall, dass die ÄLRD darüber hinaus für einen Telenotarztstandort verantwortlich ist.

Hierbei soll an dieser Stelle betont werden, dass strukturelle Veränderungen eines bestehenden Systems immer auch mit Veränderungen der davon betroffenen Kennzahlen einhergehen. Hierbei müssen Koinzidenz und direkte Kausalität von neuen Faktoren (hier Telenotfallmedizin) in der Interpretation klar getrennt herausgearbeitet werden, damit keine falschen Schlüsse gezogen werden.

Am Beispiel der Zahl und Verteilung der Notarztstandorte kann dies exemplarisch dargestellt werden. NEF-Standorte befinden sich in der Regel traditionell an Kliniken, da diese in der Vergangenheit die Ressource Notarzt stellten. Zahl und Ort waren somit relativ unabhängig vom damals gemessenen notärztlichen Bedarf entstanden und erklären auch die Heterogenität der einzelnen Rettungsdienstbereiche in diesem Punkt. Durch die Einführung des NotSan übernimmt dieser seit 2014 zunehmend Tätigkeiten, die davor nur von einem Notarzt am Patienten durchgeführt werden konnten. Dies führt im Verlauf der Jahre zu sinkenden Notarztquoten und an einigen NEF-Standorten, die bereits vorher nur geringe Einsatzzahlen aufweisen konnten, zu Überlegungen, das diese in der rettungsdienstlichen Bedarfsplanung im Weiteren nicht mehr erforderlich sind. Durch die Einführung der Telenotfallmedizin kann die Kompetenz des NotSan maximal ausgereizt werden, im Einzelfall kann fehlende ärztliche Delegationen in Minuten beim Patienten verfügbar sein. Dies verstärkt die zuvor genannte Veränderung der Notarztquoten.

Ob dieser Effekt sich positiv oder negativ auf die prähospitale Versorgung auswirkt, soll zum jetzigen Zeitpunkt hier nicht bewertet werden. Und im Rahmen des demografischen Wandels und dem damit naturgemäß verbundenen zukünftig verstärkten Fachkräftemangel kann diese Veränderung sogar wichtig sein.

In jedem Rettungsdienstbereich spielt der ÄLRD somit individuell bei der zukünftigen Bedarfsplanung der Rettungsmittel eine zentrale Rolle.

▶ Wird dem Einführungsprozess der Telenotfallmedizin hier nicht genug Aufmerksamkeit gewidmet, können sich im Rettungsdienst Ressentiments und sogar Ängste vor der anstehenden Veränderung entwickeln. Diese erst im Nachgang zu adressieren, ist dann nur noch deutlich erschwert möglich.

Schon vor der Einführung eines telenotfallmedizinischen Systems gibt es also einige „Hausaufgaben" zu erledigen. Werden diese sorgfältig durch die ÄLRD begleitet und geführt, etabliert sich der Telenotarzt als wertvolle neue Ressource.

Welche Ziele gilt es für eine ÄLRD zu verfolgen? Hier zeigen die bisherigen Einführungen der Telenotfallmedizin in den verschiedenen Bundesländern einen wesentlichen „kleinsten gemeinsamen Nenner".

11.1 Vermeidung einer zukünftig nicht sinnhaften Beanspruchung des Notarztsystems

Wenn bei Notwendigkeit einer notärztlichen Versorgung in einem Einsatz eine telenotärztliche Versorgung zur sicheren Patientenbehandlung ausreicht, ist der Einsatz eines NEF oder Rettungshubschraubers nicht sinnvoll. Daher muss auch die Notrufabfrage einer Rettungsleitstelle geeignet sein, diese Indikationen mit ausreichender Genauigkeit voneinander zu trennen. Und genauso muss die Alarm- und Ausrückeordnung eines Rettungsdienstbereichs bei Einführung einer telenotfallmedizinischen Unterstützung entsprechend angepasst werden. Nur durch die Einführung einer strukturierten und standardisierten Notrufabfrage in der Rettungsleitstelle lassen sich diese Fälle vom Disponenten genauer trennen und durch die Einführung einer Qualitätssicherung im Notrufdialog auch kontinuierlich verbessern.

▶ Wird ein NEF schon bereits primär zusammen mit dem RTW von der Rettungsleitstelle entsendet, so ergibt sich in einem solchen Einsatz nahezu niemals die Notwendigkeit einer telenotärztlichen Unterstützung. Somit sind Weisungen der ÄLRD zum ressourcenschonenden initialen Einsatz von NEF und Rettungshubschraubern auf der Grundlage einer strukturierten und standardisierten Notrufabfrage in der Rettungsleitstelle erforderlich.

Dies setzt notärztliche Ressource für solche Einsätze frei, in denen Notärzte (NÄ) auch zukünftig grundsätzlich im Einsatz erforderlich bleiben: als höchste Instanz und damit als fachlicher Garant der prähospitalen Notfallversorgung. Somit steigt in Zukunft ebenfalls das Anforderungsniveau an NÄ in Bezug auf ihre Kompetenz. Im Rahmen ihrer Aufgabenstellung obliegt es hier vor allem der ÄLRD, Anforderungsprofile von eingesetzten NÄ, Fort- und Weiterbildungskonzepte und Qualitätsprüfungen für die notärztliche Versorgung zu definieren und fortzuschreiben.

11.2 Vermeidung einer zukünftig nicht sinnhaften Beanspruchung eines Telenotarztsystems

Eine telenotfallmedizinische Unterstützung ist nicht sinnvoll, wenn in einem Einsatz eine regionale Handlungsanweisung für NotSan auf Basis der Algorithmen nach § 4 Abs. 2 Nr. 2c NotSanG zur sicheren Patientenversorgung ausreicht. Hierfür sollten bereits vor Anbindung an das landesweit einheitliche telenotfallmedizinische Versorgungssystem ausreichende regionale Vorgaben von Handlungsanweisungen der Ärztlichen Leitung Rettungsdienst für das rettungsdienstliche Einsatzpersonal auf Grundlage der jeweiligen landesweiten Versorgungsalgorithmen umgesetzt sein.

Die ÄLRD sollte am regelmäßigen landesweiten fachlichen Austausch mit den übrigen ÄLRD teilnehmen, um Handlungsabläufe anzugleichen, erforderliche Ausstattungsgrundsätze zu harmonisieren und das rettungsdienstliche Kompetenzniveau fortlaufend zu erhöhen.

11.3 Schaffung technischer Voraussetzungen zur Anbindung an das landesweit einheitliche telenotfallmedizinische Versorgungssystem

Einige Bundesländer haben die für die Einrichtung und den Betrieb des landeseinheitlichen telenotfallmedizinischen Versorgungssystems erforderliche technische Ausstattung definiert. Aufgrund ihrer Verantwortlichkeit für Ausstattungsstandards im Rettungsdienst kommen auf die ÄLRD auch Aufgaben wie die Begleitung und Vorbereitung eines möglichst landesweit einheitlichen Ausstattungsstands zur Anbindung an ein Telenotarztsystem in ihrem Rettungsdienstbereich zu. Bestimmte technische Ausstattungsmerkmale aufseiten der kommunalen Träger haben sich bereits als erforderlich dargestellt. Es erscheint sinnvoll, diese Ausstattungsmerkmale vor Anbindung im eigenen Rettungsdienstbereich zu prüfen, um auch bestimmte Kompatibilitäten (z. B. Anbindung an bestehende Dokumentationssysteme, Leitstellensysteme) herzustellen.

Die auf dem Markt befindlichen Telenotarztsysteme unterscheiden sich in bestimmten Eigenschaften wesentlich. Folgende Punkte sollten durch die ÄLRD regional jedoch bereits im Vorfeld betrachtet werden.

Durch die ÄLRD vorab zu prüfende Aspekte
- Übertragungsfähigkeit der Vitaldaten des vor Ort in RTW und NEF eingesetzten Monitorsystems (Elektrokardiogramm [EKG], Sauerstoffsättigung [S_pO_2], Blutdruck nach Riva Rocci [RR] etc.) in Echtzeit
- Überprüfung der Ausstattung von Rettungsmitteln auf bereits vorhandene technische Komponenten zur Audio-/Videokommunikation zwischen Rettungsmittel vor Ort und Telenotarzt (z. B. Smartphone, Tablet)
- Überprüfung der bereits angewendeten Einsatzdokumentation der Rettungsmittel auf z. B. digitale Auswertbarkeit, Aktualität des Minimalen Notfalldatensatzes (MIND)
- Überprüfung der Möglichkeit, eine klare Unterscheidung zwischen den Maßnahmen und Feststellungen, die durch das Rettungsmittel selbst getroffen wurden, und solchen, die durch den Telenotarzt getroffen wurden, für den Weiterbehandler sichtbar zu machen (Unterscheidung der Delegations- und Durchführungsverantwortung)

11.4 Einheitliche Fortbildung des rettungsdienstlichen Personals zur sicheren Anwendung telenotfallmedizinischer Unterstützung im Einsatz

Alle NotSan, Rettungsassistenten (RettAss), Rettungssanitäter (RettSan) und NÄ sollen zukünftig im Einsatz sicher und rasch eine telenotfallmedizinische Unterstützung anfordern und diese im Einsatzablauf effizient in die Patientenversorgung integrieren können. Hierzu ist kurz vor Anbindung an die landesweit einheitliche telenotfallmedizinische Versorgung eine einheitliche Weiter- und Fortbildung erforderlich. Grundlage ist ein umgesetztes Fortbildungskonzept für das rettungsdienstliche Personal, mit einem Nachweissystem über den erforderlichen Fortbildungsumfang und die -inhalte im Rettungsdienst. Dies dient der Erfassung und Überwachung der Befähigung des rettungsdienstlichen Personals in telenotfallmedizinischer Delegation auf ausreichendem Sicherheitsniveau.

▶ Es ist sinnvoll, hierzu technik- und themaaffine Multiplikatoren (NotSan/Notarzt, ideal Praxisanleiter) zu identifizieren und festzulegen, welche erweitert zu „Multiplikatoren Telenotfallmedizin" befähigt werden, um anschließend gezielt alle NotSan, RettAss, RettSan und NÄ im eigenen Rettungsdienstbereich in Telenotfallmedizin auszubilden (z. B. im Rahmen der jährlichen fachspezifischen Fortbildung im Rettungsdienst).

11.5 Qualitätssicherung einer telenotfallmedizinischen Unterstützung im verantworteten Rettungsdienstbereich

Den ÄLRD kommt in der Qualitätssicherung der prähospitalen Notfallversorgung als Fachaufsicht ihres Rettungsdienstträgers eine zentrale Bedeutung zu.

▶ Auch telenotfallmedizinische Unterstützung muss sich der Herausforderung stellen, auf Basis einheitlich festgelegter Kennzahlen kontinuierlich erfasst und bewertet zu werden. Nur so ist ein gezielter Verbesserungsprozess gerade bei solch einem relativ neuen Werkzeug möglich. Die Kennzahlen müssen definiert und weiterentwickelt werden, um eine gezielte Steuerung zu ermöglichen. Dabei sollten sie an die Empfehlungen des länderübergreifenden Konsensusprozesses des Ausschusses Rettungswesen der Bundesländer zur Festlegung von Qualitätsindikatoren für den Rettungsdienst angepasst werden, um Teil der Gesamtbetrachtung des Rettungsdienstes zu sein.

So sollte die ÄLRD in ihrem verantworteten Rettungsdienstbereich Grundlagen dafür schaffen, dass definierte Kennzahlen für die Telenotfallmedizin erfassbar sind sowie regelmäßig gesammelt und an eine zentrale Stelle weitergeleitet werden. Sie sollte insoweit am regelmäßigen Austausch zur landesweiten Qualitätssicherung im Rettungsdienst beteiligt sein, dass sie in der Lage ist, erstellte Qualitätsberichte eines Telenotarztsystems zu interpretieren, die Ergebnisse regional gegenüber ihrem Träger zu kommunizieren und auf dieser Grundlage regionale Verbesserungsprozesse zu veranlassen und zu begleiten.

Zusammenfassend kann festgestellt werden, dass den ÄLRD eine zentrale und verantwortliche Rolle in einer erfolgreichen landesweiten Einführung der Telenotfallmedizin zukommt. Alle als solche eingesetzten Personen sollten sich dieser Verantwortung bewusstwerden und sich diesem neuen Themenfeld in ausreichendem Maße stellen. Die sachgerechte Erfüllung der bestehenden und neuen Aufgaben ist daher nur mit einem angemessenen Stellenumfang zu realisieren, der durch die Zusammenarbeit mehrerer kommunaler Träger effektiver und wirtschaftlicher umzusetzen ist. Zur effektiven Durchführung der Aufgaben der ÄLRD sind eine längerfristige, kontinuierliche Tätigkeit für den Träger des Rettungsdienstes sinnvoll und eine Ausstattung mit den notwendigen Befugnissen erforderlich.

Abkürzungen

ÄLRD	Ärztliche Leitung Rettungsdienst
MIND	Minimaler Notfalldatensatz
NÄ	Notärzte
NotSan	Notfallsanitäter
RettAss	Rettungsassistent
RettSan	Rettungssanitäter
RR	Blutdruckmessung nach Riva Rocci
S_pO_2	Sauerstoffsättigung

Implementierung aus Sicht des Rettungsdienstträgers

12

Stefan Wenders und Nils Lapp

Inhaltsverzeichnis

12.1	Technische und organisatorische Voraussetzungen	118
12.2	Gesetzliche Vorgaben	119
12.3	Herausforderungen für die Implementierung	120
Literatur		120

Die Implementierung eines Telenotarztsystems stellt für die Rettungsdienstträger eine strategische Erweiterung der prähospitalen Notfallversorgung dar, die – wie in den anderen Kapiteln dargelegt – die medizinische Qualität beeinflusst, eine Möglichkeit der Ressourcenoptimierung bietet und strukturelle Anpassungen erforderlich macht. Aus der Perspektive des Rettungsdienstträgers gibt es folgende zentralen Aspekte.

S. Wenders (✉) · N. Lapp
Feuerwehr und Rettungsdienst Aachen, Aachen, Deutschland
E-Mail: Stefan.wenders@mail.aachen.de

N. Lapp
E-Mail: Nils.lapp@mail.aachen.de

12.1 Technische und organisatorische Voraussetzungen

12.1.1 Infrastruktur

Für die Etablierung eines Telenotarztsystems benötigen alle Rettungsmittel, die telemedizinisch angebunden werden sollen, eine entsprechende Ausstattung.

Hierzu gehören Echtzeit-Vitaldatenübertragung über die vorhandenen EKG-Defibrillator-Einheiten (EKG = Elektrokardiogramm), Audiokommunikation, ggf. Videokommunikation und ggf. weitere kompatible Medizintechnik. Im Hinblick auf die notwendige Datenübertragung ist die Netzabdeckung im Bereich Mobilfunk zu berücksichtigen.

Auf der Empfängerseite sind dann eine spezialisierte Software für die Telenotarztzentrale sowie redundante Serverumgebungen und Internetanbindungen erforderlich.

12.1.2 Personal

Bezüglich des Personals ist die organisatorische Einbindung der speziell qualifizierten Telenotärzte zu organisieren: Organisation über ein Betreibermodell, Gestellungsverträge mit Krankenhäusern oder direkte Beschäftigung beim Träger sind hier mögliche Modelle, die im Rahmen des Systemaufbaus zu berücksichtigen sind.

Auf der Seite des Rettungsfachpersonals ist in deren Aus- und Fortbildung frühzeitig die Berücksichtigung eines telenotfallmedizinischen Systems einzubinden. Neben den notwendigen Geräteeinweisungen sind regelmäßige Schulungen zur Systemnutzung im Rahmen der rettungsdienstlichen Fortbildungen einzuplanen.

12.1.3 Rechtlich-organisatorische Voraussetzungen

Der Rettungsdienstträger ist bei Einführung neuer kostenbildender Ressourcen an die trägerinterne sowie politische Zustimmung und an eine (meist im Landesrecht geregelte) Refinanzierungszusage der Kostenträger gebunden. Voraussetzung für eine derartige Einführung ist das Vorliegen belastbarer Zahlen, ausgewiesen als Qualitätsparameter, die eine Handlungsnotwendigkeit erkennen lassen.

Trägerseits relevante Qualitätsparameter des Rettungsdienstes
- Notarztquote (Anteil der Notarzteinsätze an der Gesamtzahl der Notfallrettung)
- Hilfsfristerreichungsgrad

- Notarztnachforderungsquote
- Anfahrtsdauer Notarzteinsatzfahrzeug (NEF)
- Inanspruchnahme von Nachbarschaftshilfe im notärztlichen Bereich
- Leitlinienadhärenz der prähospitalen Notfallversorgung

12.2 Gesetzliche Vorgaben

Neben den Qualitätsparametern erleichtert eine gesetzliche Vorgabe, d. h. für Deutschland eine landesrechtliche Vorgabe oder – falls nicht vorhanden – vergleichbare Vereinbarungen wie Erlasse oder abgestimmte Absichtserklärungen, eine Einführung. Auch das Vorliegen medizinischer Evidenz ist von Vorteil. Sofern diese Vorgaben (noch) nicht existieren, kann ein Projekt auch in Bezug auf die Schaffung von Evidenz ein erster Umsetzungsschritt sein. Dies erfordert jedoch eine entsprechende Förderung oder Genehmigung über eine Experimentierklausel des jeweiligen Landesrettungsdienstgesetzes. In diesem Rahmen sind dann entsprechende Evaluations- und Dokumentationspflichten festgelegt.

Die Bildung von Trägergemeinschaften ist aus Kostengründen unabdingbar, da die Ressource Telenotarzt ansonsten weder kostendeckend noch ausgelastet wäre. Eine Potenzialanalyse der Universität Maastricht hat gezeigt, dass eine Trägergemeinschaft in Bezug auf den Telenotarzt ca. eine Million Einwohner umfassen sollte (Römer 2019F. The upscaling of a tele-EMS physician system to Noth-Rhine Westphalia: A quantitative, scenario buildingapproach Maastrich: Faculty of Health- Maastricht University; 2019. Zitat aus Kapitel 1.). Zur Bildung einer derartigen Gemeinschaft ist die Unterzeichnung einer öffentlich-rechtlichen Vereinbarung erforderlich, die die Art und Weise der Zusammenarbeit regelt. Ein Träger wird hierbei zum Kernträger ernannt. Von ihm geht die Koordination der Trägergemeinschaft aus.

Der Telenotarzt muss auch in die Rettungsdienstbedarfsplanung aufgenommen werden, damit eine kostenträgerfinanzierte Einbindung in den Rettungsdienst möglich ist. Dafür ist eine möglichst präzise Kostenaufstellung unabdingbar.

Kostenaufstellung Telenotarzt
- Technik im Fahrzeug
- Personal, sowohl ärztliches, als auch nichtärztliches Personal (z. B. für den technischen Support)
- Räumlichkeiten der Telenotarztzentrale
- Hardware der Telenotarztzentrale
- Software der Telenotarztzentrale

12.3 Herausforderungen für die Implementierung

12.3.1 Akzeptanzmanagement

Die Anwendung telenotfallmedizinischer Systeme bedingt die Einbindung aller Beteiligten im Rettungsdienst (Leitstellen, Notärzte, Rettungsfachpersonal) durch Schulungen und eine klare Prozessdefinition. Insgesamt hat sich auch eine phasenweise Einführung bzw. ein schrittweiser Ausbau entsprechender Systeme als sinnvoll, akzeptanzfördernd und praktikabel herausgestellt.

Darüber hinaus ist natürlich auch eine Information bzw. „Aufklärung" der beteiligten Krankenhäuser und der niedergelassenen Ärzte sinnvoll, um eine generelle Systemakzeptanz zu erreichen.

12.3.2 Interoperabilität

Eine insgesamt große Herausforderung stellt die Integration in bestehende Leitstellen- und mobile Datenerfassungssysteme dar, auch wenn diese Aufgabe bei den entsprechenden Technikbetreibern liegt. Entsprechende Anforderungen sind im Rahmen der notwendigen technischen Ausschreibeverfahren in den Lastenverzeichnissen zu hinterlegen.

Abkürzungen

EKG Elektrokardiogramm
NEF Notarzteinsatzfahrzeug

Literatur

Römer F (2019) The upscaling of a tele-EMS physician system in North-Rhine Westphalia. A quantitative, scenario buildingapproach Maastrich. [Bachelor-Thesis]. Faculty of Health – Maastricht University.

Implementierung aus Sicht der Leitstelle

13

Marc Felzen, Bibiana Metelmann und Camilla Metelmann

Inhaltsverzeichnis

13.1	Notarztindikationskatalog	122
13.2	Nachforderung des Notarztes	123
13.3	Technische Anforderungen an das Einsatzleitsystem	124
13.4	Technische Anforderungen an das Telenotarztsystem	124
13.5	Disposition des Telenotarztes	125
Literatur		128

Die Leitstellen arbeiten heutzutage softwareunterstützt, da es den Disponenten nicht mehr möglich ist, sämtliche – ständigen Änderungsprozessen unterlegenen – Vorgaben aus den Bereichen Brandschutz, Hilfeleistung und Rettungsdienst, bei mehreren aufgeschalteten Rettungsdienstbereichen auch differierend, im Kopf zu haben. Aus diesem Grunde

---

M. Felzen (✉)
Ärztliche Leitung Rettungsdienst Stadt Aachen & Aachener Institut für Rettungsmedizin und zivile Sicherheit, Uniklinik RTWH Aachen und Stadt Aachen, Aachen, Deutschland
E-Mail: ars@ukaachen.de

B. Metelmann
Klinik für Anästhesie, Intensiv-, Notfall- und Schmerzmedizin, Universitätsmedizin Greifswald, Greifswald, Deutschland
E-Mail: Bibiana.Metelmann@med.uni-greifswald.de

C. Metelmann
Klinik für Anästhesiologie und Intensivmedizin Universitätsklinikum Ulm, Ulm, Deutschland
E-Mail: camilla.metelmann@uni-ulm.de

© Der/die Herausgeber bzw. der/die Autor(en), exklusiv lizenziert an Springer-Verlag GmbH, DE, ein Teil von Springer Nature 2026
S. Beckers und M. Felzen (Hrsg.), *Telenotfallmedizin*,
https://doi.org/10.1007/978-3-662-72121-6_13

hängt der Umfang der TNA-Konsultation (TNA = Telenotarzt), also die TNA-Quote entscheidend von den Einstellungen des Einsatzleitrechners ab.

> **Disposition des TNA mit Konsultationspflicht**
>
> **Vorteile**
> - Sicherstellung des Arztkontaktes
> - Kontrollinstanz für das Team vor Ort, inklusive Anamnese und Diagnostik (Stichwort Rettungswagen [RTW] als Blackbox)
> - Garantierte Einsatzzahlen
>
> **Nachteile**
> - Unnötige Einbindung bei Diskrepanz zwischen Meldung und Situation vor Ort und damit Generierung von Fehleinsätzen, die bei ausschließlicher Konsultation im Ermessen des Teams vor Ort nicht entstehen
> - Wartezeit während Anfahrt und „Anschluss der Gerätschaften" bzw. Anamnese
> - Gefühl der Kontrolle beim Team, das sich beobachtet fühlt (ggf. Complianceverlust)

Neben oben genannter Disposition des TNA mit Konsultationspflicht ist auch eine Disposition ohne Konsultationspflicht möglich, wie sie im Projekt Land|Rettung im Landkreis Vorpommern-Greifswald durchgeführt wurde (s. Abschn. 13.1) Wird der TNA gar nicht durch die Leitstelle disponiert und entscheidet nur das Rettungsteam über dessen Konsultation, fehlt bei häufiger Parallelalarmierung eines Notarzteinsatzfahrzeugs (NEF) oftmals die Gelegenheit.

13.1 Notarztindikationskatalog

Marc Felzen

▶ Die Anpassung und damit Ausdünnung des Notarztindikationskatalogs vor dem Hintergrund der jederzeitigen TNA-Konsultationsmöglichkeit sowie unter Berücksichtigung der Qualifikation des Personals und der Ausstattung der Rettungsmittel ist für eine adäquate Einbindung des TNA in einen Rettungsdienstbereich von entscheidender Bedeutung.

Bei der Festlegung von Notarztindikationen ist zu berücksichtigen, dass die meisten Leitstellendisponenten sowohl nicht mehr aktiv im Rettungsdienst tätig sind, als auch nicht unbedingt die Qualifikation eines Notfallsanitäters (NFS) haben. Aus diesem Grund ist es wichtig, in Fortbildungsveranstaltungen für Leitstellendisponenten detailliert auf die Kompetenzen, Möglichkeiten, Befugnisse und Grenzen des Rettungsdienstpersonals hinzuweisen. Ein Disponent darf nicht mehr aus seiner eigenen Perspektive alarmieren, sondern muss die Leistungsfähigkeit des betreffenden Rettungsdienstbereichs genau kennen, vor allem bei nicht vorhandener standardisierter Notrufabfrage.

Im Gegensatz zu früher geht heutzutage bei einer notwendigen Nachforderung eines Notarztes keine Zeit mehr verloren, da der NFS sämtliche lebensrettenden bzw. stabilisierenden Maßnahmen beherrscht und diese bereits vor Eintreffen des Notarztes ergreifen darf und dem Patienten somit kein Nachteil entsteht.

13.2 Nachforderung des Notarztes

Marc Felzen

Es ist durchaus möglich, dass RTW-Teams aus verschiedenen Gründen einen Notarzt nachfordern, ohne vorher den TNA zu konsultieren, obwohl eine Einsatzabarbeitung mit dem TNA ohne Notarzt vor Ort möglich ist. Mögliche Lösungen sind beispielsweise die zwingende Nachforderung eines Notarztes nur über den TNA oder das Verbinden mit dem TNA durch die Leitstelle bei Nachforderung eines Notarztes. Vorteile dieser Konsultationsverpflichtung sind das Wegfallen eines arztfreien Intervalls sowie die ärztliche Validierung der Erfordernis eines Notarztes vor Ort. Nachteil ist das Gefühl der Kontrolle für die RTW-Besatzungen, wobei an dieser Stelle ein nicht indikationsgerechter Einsatz des Notarztes verhindert wird.

Bei Entscheidung für dieses Vorgehen sollten jedoch Ausnahmen definiert werden, bei denen eine Konsultation keinen Sinn ergeben würde, z. B. bei einer Reanimation oder einer Intubationspflichtigkeit.

▶ Der konsequente Hinweis des Disponenten auf den TNA bei Nachforderung eines Notarztes ohne offensichtliche Indikation sorgt dafür, dass RTW-Teams zukünftig vor Nachforderung eines Notarztes an die Konsultationsmöglichkeit des TNA denken.

13.3 Technische Anforderungen an das Einsatzleitsystem

Marc Felzen

Technisch in Einsatzleitsystemen zur Verfügung stehen sollte

- der TNA als in mehreren Einsätzen gleichzeitig tätig werdendes Einsatzmittel, z. B. durch Untergruppierung (z. B. 1-TNA-1 unterteilt in 1-TNA-1.1, 1-TNA-1.2 usw.).
- eine sichtbare Unterscheidung von TNA-fähigen und nicht TNA-fähigen Einsatzmitteln (RTW, Krankentransportwagen [KTW], First Responder, Gemeinde-NFS usw.), z. B. durch eine Äskulapschlange, vor der Funkkennung, inklusive der Möglichkeit, dies in der Alarm- und Ausrückeordnung (AAO) zu hinterlegen. So sollte z. B. ein etwas weiter von der Einsatzstelle entfernt stehender RTW mit TNA einem näherstehenden RTW ohne TNA mit NEF vorgezogen werden. Auch kann bei Nachforderung eines KTW zur Schmerztherapie ein entsprechend ausgestatteter RTW anstatt eines NEF alarmiert werden.
- eine Anbindung an beteiligte Einsatzleitsysteme zur bidirektionalen Datenübertragung (z. B. über einen externen Flottenserver).
- eine automatische Einsatzeröffnung mit Übermittlung sämtlicher Einsatzdaten parallel zur Alarmierung durch die Leitstelle bei Disposition des TNA.
- eine automatische Übernahme des Einsatzmittels TNA in die Einsatzdokumentation der Leitstelle bei Konsultationsbeginn.

13.4 Technische Anforderungen an das Telenotarztsystem

Marc Felzen

Technisch in Telenotarztsystemen zur Verfügung stehen sollte

- eine Möglichkeit der Notarztnachforderung sowie Nachforderung weiterer Unterstützung via Knopfdruck, ohne die laufende Konsultation zu unterbrechen.
- eine Möglichkeit der gefilterten Anzeige der NEF, die zum Rettungsdienstbereich des konsultierenden RTW gehören inklusive FMS-Status (FMS = Funkmeldesystem) und Entfernung zur Einsatzstelle.
- Sichtbarkeit sämtlicher am TNA-Einsatz beteiligter Einsatzmittel, auch Brandschutz und Hilfeleistung.
- Sichtbarkeit sämtlicher durch die Leitstelle zum Einsatz eingetragener Rückmeldungen.
- Sicherungsmöglichkeit der Gesprächsaufzeichnung der Konsultation für mindestens 30 Tage, optimalerweise länger.

13.5 Disposition des Telenotarztes

Bibiana Metelmann und Camilla Metelmann

Neben der Möglichkeit, den TNA als Rettungsdienstteam direkt aus dem Einsatz heraus zu alarmieren, besteht in einigen TNA-Regionen auch das zusätzliche Konzept, den TNA durch die Leitstelle zu disponieren. Nachfolgend werden die Erfahrungen hierzu aus dem Projekt Land|Rettung im Landkreis Vorpommern-Greifswald beschrieben.

Bei der Einführung des TNA-Systems im Landkreis Vorpommern-Greifswald im Jahr 2017 wurde entschieden, den bestehenden Notarztindikationskatalog in der Integrierten Leitstelle Vorpommern-Greifswald zu überarbeiten. War vorher in Abhängigkeit der vermuteten Erkrankungsschwere entweder ein RTW allein oder ein RTW gemeinsam mit einem NEF alarmiert worden, bestand nun bei Einsätzen mit vermuteter „mittlerer Erkrankungsschwere" die Möglichkeit, einen RTW mit einem TNA zu alarmieren, wenn dieser RTW zu dem Zeitpunkt schon mit einer TNA-Technik ausgestattet war. Grundsätzlich beruht die Indikation zur Alarmierung eines Notarztes auf den Empfehlungen der Bundesärztekammer (2013). In diesen wird beispielsweise die Alarmierung eines Notarztes nur bei starken oder sehr starken Schmerzen empfohlen. Allerdings profitieren auch Patienten mit mittelstarken Schmerzen nicht nur aus ethischen Gründen von einer adäquaten Schmerztherapie zum schonenden Transport. Zum Zeitpunkt der Einführung des TNA-Systems war im Landkreis Vorpommern-Greifswald eine Opioidgabe durch die NFS noch nicht freigegeben. Vermutete der Leitstellendisponent bereits während der Abfrage die Notwendigkeit einer Analgesie, konnte er den TNA primär mitalarmieren (Kuntosch et al. 2020).

Die Entscheidung, ob primär ein TNA oder ein Notarzt zum Einsatz disponiert wurde, war vor allem von der vermuteten Beeinträchtigung der Vitalfunktionen des Patienten abhängig. Wurden nach der strukturierten Notrufabfrage fehlende oder deutlich beeinträchtigte Vitalfunktionen vermutet, wurde ein Notarzt disponiert. Hingegen wurde ein TNA disponiert, wenn keine unmittelbare vitale Bedrohung vorlag, jedoch davon auszugehen war, dass der Patient von einer prähospitalen ärztlichen Diagnostik oder Therapie profitierte (Kuntosch et al. 2020). In der AAO des Landkreises Vorpommern-Greifswald wurde bei 29 Meldebildern eine alleinige RTW-Disposition hinterlegt, bei 18 Meldebildern der Einsatzmittelvorschlag „RTW + TNA" zugeordnet und bei 43 Meldebildern die Alarmierung von „RTW + NEF" (Metelmann et al. 2020). Tab. 13.1 zeigt exemplarisch für abdominelle Beschwerden die Alarmierungsstrategie in Abhängigkeit der vermuteten Erkrankungsschwere.

Bei der gleichzeitigen Alarmierung des TNA wurde dies dem RTW-Team auf dem Melder angezeigt. Das RTW-Team führte, wie sonst auch bei TNA-Einsätzen, zunächst das initiale Assessment eigenständig durch und kontaktierte erst dann den TNA, wenn sich

Tab. 13.1 Einsatzstichwort und hinterlegte Rettungsmittel

Beispielhaftes Einsatzstichwort	Disponierte Rettungsmittel
Bauch leicht	RTW
Bauch TNA	RTW + TNA
Bauch NA	RTW + NA

das Team vor Ort einen Überblick über die Situation verschafft hatte. Auch in diesen Fällen war es explizit nicht gewünscht, dass der TNA schon beim Betreten der Einsatzstelle, dem Erheben der ersten Befunde und der Anamnese zugeschaltet wird.

Sobald der TNA kontaktiert wurde, gab es nun zwei Optionen:

Das Team hat eine konkrete Fragestellung und der TNA begleitet den Einsatz.

Das Team teilt dem TNA mit, dass es den Einsatz eigenständig und ohne TNA abarbeiten wird, und der Einsatz ist für den TNA beendet.

In letzteren Fällen wurde auch keine EKG-Befundung (EKG = Elektrokardiogramm) oder andere Tätigkeit durchgeführt. Voraussetzung für ein Gelingen dieses Vorgehens ist, dass der TNA dem Team vor Ort vertraut und nicht hinterfragt, warum in diesem konkreten Fall keine TNA-Beratung gewünscht wird. Zudem bestand in allen Einsätzen natürlich auch jederzeit die Möglichkeit, einen physischen Notarzt nachzualarmieren.

13.5.1 Vor- und Nachteile der Disposition

Das Konzept der Alarmierung des TNA durch die Leitstelle bietet eine Reihe an Vorteilen, aber auch einen potenziellen Nachteil. Durch die Einteilung in die drei Kategorien „leicht", „mittel" und „schwer" haben die Disponierenden nun die Möglichkeit, bei Einsätzen, in denen sie bei Unsicherheiten vorher tendenziell ein NEF mitalarmiert hätten, die Ressource Notarzt zu schonen und zunächst nur ein RTW-Team in TNA-Begleitung zu disponieren.

Dies scheint besonders vorteilhaft in Regionen zu sein, in denen der Anteil an Notarzteinsätzen verhältnismäßig hoch ist. Im Landkreis Vorpommern-Greifswald lag die Notarztquote vor Einführung des TNA-Systems bei 55,6 %. Nach der Einführung konnte auf den RTW mit TNA-Technik eine Reduktion der Notarztquote um 21 % erreicht werden (Kozlowski 2021). Dieses Vorgehen bietet sowohl eine (auch rechtliche) Entlastung für die Disponierenden, als auch einen adäquateren Einsatz der vorhandenen Ressourcen.

In einer Studie der Arbeitsgemeinschaft Telemedizin im Rettungsdienst Mittelhessen wurde eine modifizierte standardisierte Notrufabfrage zum Meldebild „Brustschmerz" evaluiert. Hierbei wurden Patienten nach Abfrage durch die Leitstelle in „stabil" oder „vital bedroht" eingeteilt. Es zeigte sich eine Sensitivität von 88 % und eine Spezifität von 18,7 %. Auch wenn durch diese modifizierte Alarmierung also die Ressource Notarzt potenziell geschont wird, da sie durch den TNA ersetzt wird, steht eine hohe Patientensicherheit im Vordergrund (Stadtbäumer 2024).

▶ Die Option der Disposition des TNA bietet, besonders in der Einführungsphase eines TNA-Systems, den Vorteil, das System niederschwellig kennenzulernen und im Einsatz „daran zu denken". Es ist zu vermuten, dass hierüber die Akzeptanz und auch die Nutzungswahrscheinlichkeit gesteigert werden kann.

Als das TNA-System 2017 im ländlichen Vorpommern eingeführt wurde, war das Berufsbild des NFS noch recht jung (Marung et al. 2020). Über die Disposition des TNA wurde den NFS die Möglichkeit gegeben, einen TNA zu kontaktieren, ohne dass vor Kollegen begründet werden musste, warum der Kontakt gesucht wurde. Hierüber bot sich für die NFS die Chance, unter Supervision ihre Kompetenzen zu vertiefen.

Als Nachteil muss bedacht werden, dass die Disposition bei dem RTW-Team unbewusst Druck ausüben könnte, den TNA auch dann zu kontaktieren, wenn es den Einsatz sonst eigenständig abgearbeitet hätte. Hier muss von Anfang an klar kommuniziert werden, dass das Hinzuziehen des TNA stets freiwillig ist. Auch den Telenotärzten muss vorher mitgeteilt werden, dass die Verantwortung für Einsätze, in denen sie abbestellt wurden, klar auf Seiten des RTW-Teams liegt. Nur wenn der TNA durch das RTW-Team in den Einsatz geholt wurde, trägt er auch Verantwortung.

Im Laufe der ersten Monate wurde die Dispositionsstrategie noch einmal angepasst. Initial wurde der TNA genauso wie das RTW-Team über einen Funkmeldeempfänger alarmiert. Dies hatte jedoch den Nachteil, dass der TNA dann erst die Zeit abwarten musste, in der sich das RTW-Team noch auf der Anfahrt befand und das initiale Assessment durchführte. Diese Zeit kann, besonders in ländlichen Regionen, als sehr lang empfunden werden und führte besonders in den Nachtstunden bei den TNA zu Unzufriedenheit. Daher wurde beschlossen, dass nur noch der RTW direkt durch die Leitstelle alarmiert wird und der TNA erst beim Anruf durch das RTW-Team von dem Einsatz erfährt.

Abkürzungen

AAO	Alarm- und Ausrückeordnung
KTW	Krankentransportwagen
NA	Notarzt
NEF	Notarzteinsatzfahrzeug
NFS	Notfallsanitäter
TNA	Telenotarzt

Literatur

Bundesärztekammer (2013): Indikationskatalog für den Notarzteinsatz. Handreichung für Telefondisponenten in Notdienstzentralen und Rettungsleitstellen. In: *Dtsch Arztebl International* 110 (11), S. 521. Online verfügbar unter: http://www.aerzteblatt.de/int/article.asp?id=135643.

Kozlowski, T. (2021): Die Einführung eines Telenotarztsystems: Einflussfaktoren auf die Disposition, sowie Entwicklung der Einsatzzahlen der bodengebundenen Einsatzmittel. Dissertation. Universitätsmedizin Greifswald, Greifswald, Germany. Klinik für Anästhesie, Intensiv-, Notfall- und Schmerzmedizin. Online verfügbar unter: https://nbn-resolving.org/urn:nbn:de:gbv:9-opus-58014.

Kuntosch, J.; Brinkrolf, P.; Metelmann, C.; Metelmann, B.; Fischer, L.; Hirsch, F. et al. et al. (2020): Etablierung einer Telenotarzt-Anwendung. In: Klaus Hahnenkamp, Steffen Fleßa, Joachim Hasebrook, Peter Brinkrolf, Bibiana Metelmann und Camilla Metelmann (Hrsg.): Notfallversorgung auf dem Land. Berlin, Heidelberg: Springer, S. 115–246.

Marung, H.; Lechleuthner, A.; König, M. K.; Luiz, T. (2020): Sechs Jahre nach Einführung der Notfallsanitäterausbildung. In: *Notfall Rettungsmed* 23 (5), S. 317–318. https://doi.org/10.1007/s10049-020-00711-w.

Metelmann, C.; Lang, V.; Brinkrolf, P. (2020): Rettung in ländlichen Gebieten: Telenotärztliche Versorgung im Landkreis Vorpommern-Greifswald. In: *BOS-Leitstelle aktuell* 10, S. 8–11.

Stadtbäumer, B. (2024): Evaluation der modifizierten strukturierten Notrufabfrage bei akutem Thoraxschmerz im Rahmen des Projekts „Telemedizin im Rettungsdienst in Mittelhessen".

14 Implementierung aus Sicht des nichtärztlichen Rettungsdienstfachpersonals

Gregor Rossaint

Inhaltsverzeichnis

14.1 Einleitung... 129
14.2 Personal 130
14.3 Zusammenwirken im Rettungsteam 131
14.4 Technischer Fokus des Telenotarztsystems aus Sicht eines Rettungsteams ... 131
14.5 Taktischer Fokus des Telenotarztsystems aus Sicht eines Rettungsteams 132
14.6 Weiterentwicklung der Fachkompetenzen von Anwendern 133
14.7 Weiterentwicklung des Telenotarztsystems 134
14.8 Störfaktor personelle Ausstattung 134
14.9 Störfaktor Technik 135
14.10 Störfaktor unterschiedlicher Wissensstand 135
14.11 Chancen 135

14.1 Einleitung

Mit der Einführung des Telenotarztsystems erhält das nichtärztliche Fachpersonal ein neues taktisch-fachliches Einsatzmittel zur Versorgung von Notfallpatienten - ein Instrument, das in Qualität, Technik und Einsatzmöglichkeiten bislang einzigartig ist. Wie die Implementierung des Telenotarztes in bestehende lokale Strukturen gelingen kann und welche Veränderungen dadurch im Einsatz für die Kollegen entstehen, wird in diesem Kapitel thematisiert.

G. Rossaint (✉)
Feuerwehr und Rettungsdienst Stadt Aachen, Aachen, Deutschland
E-Mail: Gregor.rossaint@mail.aachen.de

14.2 Personal

Notfallsanitäter

Die Ausbildung zum Notfallsanitäter ist in der Regel eine dreijährige Berufsausbildung im Gesundheitssystem. Ein Notfallsanitäter ist damit die am höchsten qualifizierte nichtärztliche Einsatzkraft auf Rettungswagen oder Notarzteinsatzfahrzeugen (NEF) in Deutschland.

Mit der Funktion als Transportführer ist der Notfallsanitäter bekannterweise Ansprechperson für den Patienten, die Teamkollegen vor Ort, die Leitstelle und neuerdings ebenfalls für den Telenotarzt. Diese Rolle bedarf in stressigen Einsatzsituationen neben der medizinischen Fachkompetenz ein hohes Maß an Kommunikationsfähigkeit und Führungskompetenz unter Abwägung der Zuständigkeiten.

Rettungssanitäter

Ein Rettungssanitäter arbeitet in der Notfallrettung regelhaft auf dem Rettungswagen als Fahrer und Teampartner des Notfallsanitäters und besetzt Krankentransportwagen in minderakuten Einsatzsituationen oder bei Verlegungsfahrten.

Als Teammitglied ist der Rettungssanitäter auch in die Zusammenarbeit mit dem Telenotarzt eingebunden. Zwar hat er bei primären Notfalleinsätzen nur in Ausnahmefällen die Aufgabe, mit einem Telenotarzt direkt zu kommunizieren, er ist aber dennoch partiell als Zuhörer in das Geschehen eingebunden. Nur durch das Zuhören kann er den Gedankenaustausch zwischen Notfallsanitäter und Telenotarzt häufig nachvollziehen und den weiteren Einsatzverlauf antizipieren.

Kommt es zu einem längeren Austausch zwischen dem Telenotarzt und dem Notfallsanitäter, kann der Rettungssanitäter durch eine situative Gesprächsführung mit dem Patienten die Wartezeit bis zum Fortführen der Maßnahmen überbrücken.

Auszubildende

Notfall- und Rettungssanitäter werden in ihrer Ausbildung als dritte Person auf Rettungswagen eingesetzt und sind somit ein Teil des Einsatzteams. Gerade die telenotärztliche Konsultation in einer realen Einsatzsituation mit Anamnesegespräch und Überlegungen zu Therapieoptionen hat für Auszubildende einen extrem hohen Lehr-Lern-Effekt. Diese Lernsituationen lassen sich in dieser hohen Qualität in keinem anderen Ausbildungsabschnitt vergleichbar reproduzieren.

In der Planung von Ausbildungsbereichen und Fahrzeugausstattungen ist daher darauf zu achten, dass jedem Teammitglied ein Headset zur aktiven und passiven Kommunikation mit dem Telenotarzt zur Verfügung gestellt wird. Hospitationsabschnitte der Auszubildenden in der Telenotarztzentrale sind unbedingt anzustreben und sind nach Ausbildungsvorgaben möglich.

14.3 Zusammenwirken im Rettungsteam

Um das beste Ergebnis für Patienten zu erreichen, müssen kritische und unkritische Einsatzsituationen als Teamleistung betrachtet werden. Das Rettungsteam besteht, wie soeben beschrieben, aus mindestens zwei bis drei Personen mit unterschiedlichen Ausbildungs- und Erfahrungsständen. Sie übernehmen mit ihren eingeteilten Funktionen als Transportführer, Fahrer oder Beobachter definierte Zuständigkeiten bei der Versorgung von Patienten. Sobald der Telenotarzt im Einsatz hinzugezogen wird, ergänzt sich das Team um eine weitere (digital verfügbare) Person.

Durch die Tatsache, dass der Telenotarzt als physische Person nicht im Einsatzgeschehen vorhanden ist, können angeordnete Maßnahmen aufgrund von Einsatzgegebenheiten irrtümlich verstanden oder fehlinterpretiert werden.

Dieses Risiko steigt, wenn weitere Akteure der Gefahrenabwehr, z. B. Polizei oder Feuerwehrkräfte, an der Rettung des Patienten teilnehmen. Sie haben keine akustische Verbindung mit dem Telenotarzt und daher keine Möglichkeit der Wahrnehmung von angeordneten Maßnahmen. Hier muss der Notfallsanitäter explizit daran denken, dass die Einsatzkräfte über die digitale Anwesenheit des Telenotarztes informiert werden und gerade invasive oder komplexe Entscheidungen mit dem Telenotarzt diskutiert wurden.

14.4 Technischer Fokus des Telenotarztsystems aus Sicht eines Rettungsteams

Bei der Einführung eines Telenotarztsystems wird ein Rettungswagen in seinem technischen Umfang beträchtlich ausgebaut und aufgewertet. Diese Technik ist komplex und nicht vergleichbar mit anderer Technik im Arbeitsalltag eines Rettungsteams. Dem bestehenden und dem zukünftigen Personal muss diese Technik daher in besonderer Weise erlernbar gemacht werden.

Der Notfallsanitäter braucht ein grundsätzliches Verständnis vom Zusammenspiel der verschiedenen Hardwarekomponenten, ihrer Schnittstellen und der Softwareapplikationen. Mit diesem technischen Wissen ist es im Arbeitsalltag leichter möglich, kleinere Störung bei der routinemäßigen Überprüfung oder in Einsatzsituationen zu erkennen und sie im besten Fall sogar eigenständig zu lösen. Der sichere Umgang führt weiterhin dazu, dass bei dem Rettungsteam die Akzeptanz für die Anwendung am Patienten steigt.

Notfallsanitäter mit einem erweiterten IT-Verständnis können hier eine wesentliche Rolle als Ausbilder oder Multiplikator für das System einnehmen. Gerade IT-Systeme mit Softwareapplikationen werden regelmäßig durch technische Neuerungen oder durch das Beheben von Sicherheitslücken weiterentwickelt. Dies geschieht häufig in einer höheren Geschwindigkeit als bei üblichen technischen Weiterentwicklungen. Auch hier muss das Personal durch Schulungen über aktuelle Updates im Soft- und Hardwarebereich auf dem aktuellen Wissensstand gehalten werden.

14.5 Taktischer Fokus des Telenotarztsystems aus Sicht eines Rettungsteams

Wird ein Telenotarztsystem in einer Gebietskörperschaft eingeführt, erhält ein Notfallsanitäter eine neue taktische Möglichkeit, um einen Notfalleinsatz adäquat abzuarbeiten. Diese Möglichkeit ist eine moderne Ergänzung zu bereits bestehenden individuellen oder standardisierten Arbeitsabläufen.

Die konkreten taktischen Vorteile können abhängig von der vorhandenen Einsatzsituation stark variieren und werden im Folgenden entsprechend der bekannten Einteilung von Patientenzuständen exemplarisch dargestellt.

Kritische Patientenzustände

In Einsatzsituationen mit kritischen Patientenzuständen, rechnet das Team mit einer Lebensgefahr für den Patient oder sie ist nicht auszuschließen. Gerade das Arbeiten in diesen stressigen und kritischen Einsatzsituationen fördert Unachtsamkeiten oder Fehler, die für den Patienten fatale Folgen haben können.

▶ Auch wenn bei kritischen Patientenzuständen in der Regel ein physischer Notarzt alarmiert wurde, kann der Telenotarzt bis zu dessen Eintreffen eine starke Unterstützung des bereits anwesenden Teams darstellen. Hilfestellungen bei der Diagnosefindung und die Anordnung von entsprechenden Therapien reduzieren den Stresslevel deutlich. Des Weiteren kann der Telenotarzt organisatorische Maßnahmen wie die Nachalarmierungen weiterer Einsatzkräfte oder klinische Anmeldungen übernehmen. Bei seltenen Krankheitsbildern hat der Telenotarzt die Möglichkeit, eine rückwärtige Recherche in Leitlinien oder Datenbanken durchzuführen. Diese ärztliche Begleitung erzeugt beim Notfallsanitäter die entsprechende Durchführungssicherheit in der verbalen Anleitung der Maßnahme und einhergehend die Rechtssicherheit durch die ärztliche Delegation.

Bei seltenen Krankheitsbildern hat der Telenotarzt die Möglichkeit, eine rückwärtige Recherche in Leitlinien oder Datenbanken durchzuführen. Diese ärztliche Begleitung erzeugt beim Notfallsanitäter sowohl die entsprechende Durchführungssicherheit in der verbalen Anleitung der Maßnahme als auch Rechtssicherheit durch die ärztliche Delegation.

Sollte der Patient oder die Situation so kritisch sein, dass keine Zeit für eine zielgerichtete Rücksprache mit dem Telenotarzt vorhanden ist, können bereits durch das Zuhören in der Einsatzsituation eigenständig weitere Maßnahmen durch den Telenotarzt ergriffen werden (z. B. eine Schockraumalarmierung).

Potenziell kritische Patientenzustände

Bei potenziell kritischen Patientenzuständen ist bei Eintreffen des Rettungsdienstpersonals die Situation nicht eindeutig abschätzbar. In diesen unklaren Situationen kann der Telenotarzt fachliche Diskussionen mit dem Notfallsanitäter über die erhobenen Befunde führen und Empfehlungen zum weiteren Einsatzverlauf aussprechen.

Gerade die Bekundung und Bewertung von übertragenen EKGs (EKG = Elektrokardiogramm) und Vitalparametern zeigen in der Praxis eine sehr gute Unterstützung.

Gerade diese fachliche Diskussion mit dem Telenotarzt in realen Fallbeispielen erzeugt nicht nur bei Auszubildenden einen Lehr-Lern-Effekt, sondern bei jedem Teammitglied – auch beim Telenotarzt. Dieser Austausch muss auf Augenhöhe und mit Respekt erfolgen, damit diese Situationen nicht verschenkt werden. Sie können in keinem Simulationszentrum besser reproduziert werden als in der Realität.

Nicht kritische Patientenzustände
Ähnlich wie bei physischen Notärzten sind bei nicht kritischen Patientenzuständen in der Regel keine Indikationen für medizinische Versorgungen durch einen Telenotarzteinsatz gegeben.

Erklärungen der Transportverweigerung durch den Patienten oder die Transportverzichtserklärung durch den Notfallsanitäter können mithilfe des Telenotarztes verifiziert werden. Dies erzeugt ein höheres Maß an Rechtssicherheit für das Rettungsteam und den Patienten.

Sozialbedingte Einsatzindikationen
Rettungsdienste werden regelmäßig bei Situationen der sozialen Unterversorgung hinzugezogen. Häufige Auslöser für solche Einsätze sind entweder die Unwissenheit der Patienten und Angehörigen in Situationen des Alterns oder das Versagen der öffentlichen und privaten Netze im psychosozialen Bereich, z. B. durch Suchtkrankheiten.

Hier bietet das Telenotarztsystem eine mögliche Schnittstelle zur besseren Anbindung an weitere Hilfsangebote wie spezialisierte ambulante Palliativversorgung (SAPV), Jugendamt, Ordnungsbehörden oder Sozialdiensten. So können ärztliche Empfehlungen und Einschätzungen erfasst und administrativ weiterverfolgt werden.

Zwar ist diese Versorgungsoption in der ursprünglichen Aufgabenzuständigkeiten von Rettungsdiensten nicht geplant, ihr kann jedoch mit einem Telenotarzteinsatz begegnet werden.

14.6 Weiterentwicklung der Fachkompetenzen von Anwendern

Nicht nur Auszubildende profitieren von dem fachlichen Austausch zwischen Telenotärzten und Notfallsanitätern. Mit jeder Konsultation entsteht ein immenser Lernfaktor bei dem gesamten Notfallteam – den Arzt eingeschlossen.

Vor Konsultation des Telenotarztes führt der Notfallsanitäter ein eigenes Anamnesegespräch mit dem Patienten und stellt eine Verdachtsdiagnose. Mit dieser Verdachtsdiagnose und einem Therapievorschlag gleicht er im Anschluss daran die Einschätzung mit einem Telenotarzt ab.

▶ Dieser Lernfaktor sollte den Betreibern von Telenotarztzentralen sehr bewusst sein und aktiv gefördert werden. So entstehen neue Formen der Supervision oder dem Training- on- the- Job.

14.7 Weiterentwicklung des Telenotarztsystems

Die Entwicklung der telemedizinischen Technik (Hard- und Software) resultiert häufig auf praktischen Erfahrungen aus ihrem Einsatz. Die Hersteller oder Betreiber sind daher gut beraten, Hinweise aufzunehmen, aktiv einzufordern oder sogar mit Prämien bei besonders guten Ideen zu fördern.

Erst die tatsächliche Anwendung zeigt, was in Einsatzsituationen gebraucht wird oder wo technische Ausstattungen ergänzt werden sollten. So entsteht ein wachsender Mehrwert für Patienten, Anwender und andere Institutionen der Gesundheitsversorgung.

14.8 Störfaktor personelle Ausstattung

Durch ein Telenotarztsystem reduzieren sich die Indikationsstellungen für primäre NEF-Einsätze. Rettungswagen werden vermehrt allein alarmiert. Durch die Abwesenheit des Notarztes sind die anfallenden Arbeiten am Einsatzort anders auf die Rettungswagenbesatzung zu verteilen.

Wenn sonst mindestens zwei zusätzliche Personen die anfallenden Maßnahmen, u. a. das Monitoring, die Anlage einer Venenverweilkanüle oder die Medikamentenvorbereitung, ergreifen konnten, sind bei Telenotarzteinsätzen oftmals nur zwei bis drei Personen anwesend und für die Durchführung derselben Maßnahmen zuständig. Diese können daher mehr Zeit in Anspruch nehmen und müssen gut abgestimmt werden.

NEF-Teams haben außerdem bei Tragehilfen oder anderen logistischen Herausforderungen das Team ergänzt. Durch eine Telenotarztkonsultationen fällt diese Option weg und muss durch andere Möglichkeiten kompensiert werden. Dieser Punkt darf selbstverständlich keine Rolle in der Entscheidungsfindung spielen, ob ein NEF seine Einsatzfahrt abbrechen kann oder eine NEF-Nachalarmierung stattfinden soll.

14.9 Störfaktor Technik

Das Tragen und die Bedienung von kabellosen Headsets führt in verschiedenen Situationen zu Komforteinbußen bei den Rettungskräften. Headsets können z. B. bei laufender Herzdruckmassage auf den Brustkorb (Thoraxkompressionen) oder bei schwitziger Haut des Notfallsanitäters schnell verrutschen oder herausfallen. Bekannt ist auch, dass die Ohrmuscheln und die Knorpelstrukturen von Träger zu Träger variieren. Daher wäre es wünschenswert, dass die Anwender bei der Auswahl möglicher Endgeräte mit eingebunden werden.

Aus hygienischer Sicht und aus Sicht des Tragekomforts sollte für jede Einsatzkraft ein persönliches Headset angeschafft werden. Moderne Headsets im privaten Leben zählen zu einem ständigen Begleiter und werden als Modeaccessoires verstanden. Dieses Ziel im dienstlichen Alltag zu erreichen, stellt ein zukünftiges Ziel in der Weiterentwicklung der Telenotarztsysteme dar.

14.10 Störfaktor unterschiedlicher Wissensstand

Zum 01.01.2014 wurde der Beruf des Notfallsanitäters in Deutschland gesetzlich eingeführt. Seitdem hat es stetige Anpassungen und Erweiterungen von medizinischen und therapeutischen Maßnahmen gegeben, die durch den Notfallsanitäter eigenständig durchgeführt werden dürfen.

Festgelegt sind diese Vorabdelegationen in den etablierten Standardarbeitsanweisungen auf Länderebene oder auch medizinischen Vorabdelegationen der ärztlichen Leitungen. Sie haben ihren Ursprung in aktuell gültigen Leitlinien auf nationalem oder internationalem Niveau. Diese wissenschaftlichen Vorgaben schränken zwar mögliche individuelle Therapieansätze einzelner Ärzte ein, stellen aber die beste Versorgungsoption für die Patienten dar.

Ein Telenotarzt muss sich an diese Vorgaben halten und darf nur in begründeten Ausnahmen davon abweichen, da sonst die etablierten Versorgungsstandards durch individuelle Therapieansätze aufgeweicht würden. Eine Erweiterung und Ergänzung der vorgegebenen Standardarbeitsanweisung in der Delegation des Arztes ist selbstverständlich möglich.

14.11 Chancen

Jede telemedizinische Konsultation führt zu einer direkten Steigerung der Handlungskompetenz beim gesamten Einsatzpersonal. Ein reines Empfangen von Befehlen bzw. ärztlichen Anordnungen würde der erlernten und geprüften Qualifikation von Notfallsanitätern nicht gerecht werden und den Berufsstand nachhaltig schwächen.

Das Telenotarztsystem muss als Werkzeug der Qualitätssteigerung von nichtärztlichem Personal verstanden werden. Nur so wird sichergestellt, dass in betrieblichen Ausfällen von Telenotarztsystemen oder anderen unvorhersehbaren Situationen die eingesetzten Notfallsanitäter eigenständig denkende Einsatzkräfte bleiben, um Patienten in einer noch höheren Qualität Hilfe leisten zu können als bisher. Daneben bietet es eine weitere Möglichkeit, die ärztliche Ressourcenknappheit im Gesundheitssystem zu kompensieren.

Als wichtigsten Grundstein für dieses Ziel ist das gegenseitige Vertrauen in beide Tätigkeitsbereiche anzusehen. Ein Notfallsanitäter darf keine Scheu haben, jede Frage stellen zu dürfen, die der Versorgung der Patienten dienlich ist, und gleichzeitig muss der Telenotarzt das Vertrauen in die Durchführung seiner Anweisungen haben. Dieser einfache Grundsatz aus dem Crew Resource Management (CRM) garantiert eine erfolgreiche Implementierung von Telenotarztsystemen in bestehende Rettungsdienstbereiche. Der gleiche gemeinsame Nenner beider Akteure muss und wird immer das Ziel haben, die beste Versorgung des Patienten zu erreichen.

Abkürzungen

CRM	Crew Resource Management
NEF	Notarzteinsatzfahrzeug
SAPV	spezialisierte ambulante Palliativversorgung

Implementierung aus Sicht der Krankenhäuser

15

Sebastian Bergrath und Jana Vienna Rödler

Inhaltsverzeichnis

15.1 Strukturen der stationären Notfallversorgung 137
15.2 Informationen in einer Telenotarztzentrale über die Krankenhäuser 138
15.3 Zusammenarbeit von Telenotarzt und Krankenhaus 140
15.4 Zusammenarbeit bei Sekundäreinsätzen 142
Literatur 143

15.1 Strukturen der stationären Notfallversorgung

Um auf die Bedürfnisse und Anforderungen der Krankenhäuser in Bezug auf das Telenotarztsystem eingehen zu können, bedarf es einer Übersicht über die Strukturen der stationären Notfallversorgung.

Seit April 2018 sind drei Versorgungsstufen von Krankenhäusern, die an der stationären Notfallversorgung teilnehmen, durch den Gemeinsamen Bundesausschuss (G-BA) gemäß § 136c Abs. 4 Sozialgesetzbuch (SGB) Fünftes Buch (V) definiert [1]. Ambulante

S. Bergrath (✉) · J. V. Rödler
Zentrum für klinische Akut- und Notfallmedizin Kliniken Maria Hilf GmbH, Mönchengladbach, Deutschland
E-Mail: Sebastian.Bergrath@mariahilf.de

J. V. Rödler
E-Mail: Janavienna.roedler@mariahilf.de

© Der/die Herausgeber bzw. der/die Autor(en), exklusiv lizenziert an Springer-Verlag GmbH, DE, ein Teil von Springer Nature 2026
S. Beckers und M. Felzen (Hrsg.), *Telenotfallmedizin*,
https://doi.org/10.1007/978-3-662-72121-6_15

Notfallversorgung gehört in den Zuständigkeitsbereich der Kassenärztlichen Vereinigungen, auch wenn der Anteil ambulanter Notfallpatienten in den Notaufnahmen der Krankenhäuser ein beträchtliches Ausmaß angenommen hat.

Neben den drei Notfallstufen ist auch die letztlich vierte Stufe zu nennen, nämlich Krankenhäuser, die nicht an der Notfallversorgung teilnehmen, da sie die Basisanforderungen der Stufe 1 nicht erfüllen. Dabei handelt es sich immerhin um fast ein Drittel aller Krankenhäuser in Deutschland. Für diese Krankenhäuser besteht unabhängig von der Nichtteilnahme an der stationären Notfallversorgung trotzdem eine Versorgungspflicht im Notfall, die in den Krankenhausgesetzen der Länder definiert ist.

> **Notfallstufen in der stationären Notfallversorgung**
> 1. Basisnotfallversorgung
> 2. Erweiterte Notfallversorgung
> 3. Umfassende Notfallversorgung

In allen drei Stufen muss eine 24/7-Computertomografie (CT) möglich sein, während eine 24/7-Magnetresonanztomografie (beim Wake-up-Stroke oder bei Schwangeren unerlässlich) nur in den Stufen 2 und 3 verfügbar sein muss [1].

Neben Struktur- und Personalvorgaben für die Zentralen Notaufnahmen (ZNA) sind auch Struktur- und Personalvorgaben sowie die erforderlichen Fachabteilungen in diesem GBA-Beschluss definiert. Auch wenn die Stufe 3 suggerieren könnte, dass hier alle Fachabteilungen verfügbar sein müssen, ist dies nicht zwingend der Fall: So kann es sein, dass zwar eine Gynäkologie und Geburtshilfe vorhanden sind, jedoch keine Neurochirurgie und umgekehrt.

Im G-BA-Beschluss ist in § 6 Abs. 2 definiert, dass die Notfallversorgung ganz überwiegend in der ZNA stattzufinden hat. Ausnahmen sind nur der ST-Hebungsinfarkt (STEMI), der Schlaganfall (der laut Beschluss direkt auf eine Stroke Unit aufgenommen werden dürfte, was aber sehr unüblich ist) und geburtshilfliche Notfälle, die direkt dem Kreißsaal zugeführt werden dürfen und sollen.

15.2 Informationen in einer Telenotarztzentrale über die Krankenhäuser

Für eine reibungslose und wirksame Telenotarztkonsultation bei Primäreinsätzen und der Organisation von Sekundäreinsätzen sollten diverse Merkmale und Ressourcen der Krankenhäuser dort aufgeführt sein und diese auch regelmäßig aktualisiert werden. Im Rahmen der neuen Krankenhausplanung im Krankenhausversorgungsverbesserungsgesetz

(KHVVG) sollten die vorhandenen Leistungsgruppen aufgelistet sein, da diese für die korrekte primäre Allokation und die Vermeidung von Sekundärverlegungen ebenfalls wichtig sein können [2].

Informationen in der Telenotarztzentrale über die Krankenhäuser
- Notfallstufe 1–3
- Anzahl der Schockräume bei Zuteilung mehrerer Patienten
- Traumazentrum (lokal/regional/überregional)
- Stroke Unit (lokal/regional)
- Möglichkeit zur Thrombektomie beim Schlaganfall (24/7 oder tageszeitabhängig)
- Zertifiziertes Cardiac Arrest Center mit/ohne Möglichkeit zum Extracorporeal Life Support (ECLS)
- Geburtshilfe/Perinatalzentrum Level II oder I
- Leistungsgruppe Hals-Nasen-Ohren-Heilkunde (HNO): Hier ist es wichtig, zu wissen, ob es sich um Kernabteilungen oder Belegabteilungen ohne nächtliche Arztpräsenz handelt. Im Notfall ist eine 24/7-Versorgung durch HNO-Ärzte entscheidend.
- Hubschrauberlandeplatz (24/7) oder Hubschrauberlandestelle (Public Interest Site [PIS])
- Rufnummern des Notfallkoordinators und ggf. anderer Anmeldesysteme, falls diese parallel zum ZNA-Notfallkoordinator vorgehalten werden, z. B. für STEMI, Polytrauma
- Rufnummern der Intensivstationen für Sekundärverlegungen bzw. Rufnummer des Intensivkoordinators, falls vorhanden
- Faxnummern der ZNA und Intensivstationen, um im Einzelfall auch schriftliche Informationen zukommen lassen zu können
- Anfahrtsinformationen zu ZNA und anderen Anfahrpunkten wie Kreißsaal für nicht-lokale Rettungsdienste, z. B. im Rahmen von Intensivverlegungen
- Kenntnis über Anbindung an Datenübertragungen aus dem Rettungsdienst (z. B. digitales 12-Kanal-EKG [EKG = Elektrokardiogramm], medDV NIDA, corpuls.web)
- Kenntnis und Zugriff auf lokale Schockraumprotokolle/-indikationen für Trauma und Non-Trauma
- Echtzeitinformationen über Auslastungsanzeigen in IVENA eHealth (Interdisziplinärer Versorgungsnachweis) oder IG NRW (Informationssystem Gefahrenabwehr Nordrhein-Westfalen) oder anderen lokalen Systemen

15.3 Zusammenarbeit von Telenotarzt und Krankenhaus

15.3.1 Voranmeldung und Zusammenarbeit bei Primäreinsätzen

Für die Notaufnahmen der Krankenhäuser ist in erster Linie die Ressourcenplanung wichtig, weniger die genaue Verdachtsdiagnose. Allerdings hilft es, wenn neben den korrekten aktivierten Ressourcen auch weitere Informationen zum Notfallbild vorliegen, damit eine spezifische Vorbereitung erfolgen kann.

Beispielsweise ist es beim Trauma-Alarm neben der Alarmierung des Polytrauma-Teams von zeitlichem Vorteil, zu wissen, ob mit der notfallmäßigen Anlage einer Thoraxdrainage im Schockraum gerechnet werden muss, denn die Vorbereitung des sterilen Tisches nimmt selbst bei eingespielten Teams immerhin 2–3 min in Anspruch. Umgekehrt müssen speziellere Materialien wie Thoraxdrainage oder Massivtransfusionssystem nicht bei jedem Trauma-Alarm vorbereit werden.

Daher ist für die Krankenhäuser folgendes Prozedere ideal.

Vorgehen bei Primäreinsätzen
1. Vorabinformation zur Ressourcenplanung mit grobem Notfallbild und geschätzter Eintreffzeit
2. Erneute Information bei genauerer Kenntnis des Notfallbildes und geschätztem Stabilitätszustand bei Eintreffen im Krankenhaus
3. Echtzeitübertragung der Vitalparameter, sodass Veränderungen im Zustand ohne zeitkonsumierende Anrufe erfasst werden können
4. GPS-basierte prognostizierte Eintreffzeit (GPS = Global Positioning System), sobald der Rettungswagen (RTW) bzw. -hubschrauber (RTH) auf dem Weg ins Krankenhaus sind

Da die lokalen räumlichen, gerätetechnischen und personellen Voraussetzungen in den Notaufnahmen deutlich heterogener sind als im Rettungsdienst, obliegt es dem ZNA-Notfallkoordinator (in Notfallstufe 1 zumeist der Notfallpflege, in Stufe 2/3 zumeist dem ZNA-Oberarzt), auf Basis der oben genannten Informationen eine Ressourcenplanung und -zuteilung vorzunehmen. So kann es sein, dass der Telenotarzt zwar keine Schockraumindikation genannt hat, das lokale Protokoll des Krankenhauses aber eine Schockraumindikation sieht.

Dies kann an folgendem Beispiel gezeigt werden: Der Telenotarzt meldet einen wachen Patienten mit einer globalen Aphasie und einer linksseitigen hochgradigen Hemiparese seit 75 min an. Sauerstoffsättigung (S_pO_2) und Herzfrequenz sind normwertig, der Blutdruck auf 180/95 mmHg erhöht. Da ein solcher Transport in vielen Rettungsdienstbereichen oft ohne Notarztbegleitung vom RTW durchgeführt wird, wird das Stichwort

„Schockraum" bei der Anmeldung häufig auch nicht erwähnt. Im beschriebenen Fall handelt sich aber um einen schwer betroffenen Patienten mit entweder einem hochwahrscheinlichen Verschluss der Arteria cerebri media bzw. Carotis-T-Verschluss oder einer intrazerebralen Blutung. Für die erforderlichen Maßnahmen wie ein weiterer intravenöser Zugang und Blutentnahme, CT-Begleitung und -Vorbereitung/Beginn der Thrombolyse im CT, Thrombektomievorbereitung mit Dauerkatheter, endotrachaele Intubation und arterieller Zugang ist ein Mehr-Personen-Team klar von Vorteil. Daher wird trotz stabiler Vitalfunktionen auf dem RTW-Transport hier von vielen Krankenhäusern eine Schockraumindikation gesehen.

Neurologische Notfallsituationen stellen neben Sepsis, kardiogenem Schock und exazerbierter chronisch obstruktiver Lungenerkrankung (COPD) eine sehr häufige Indikation zur Non-Trauma-Schockraumversorgung dar.

15.3.2 Indikationen zur Schockraumversorgung aus Sicht der Krankenhäuser

Neben der S3-Leitlinie zur Schwerverletztenversorgung für Traumapatienten gibt es Empfehlungen der Deutschen Gesellschaft für interdisziplinäre Notfallmedizin (DGINA) zu Schockraumindikationen bei nichttraumatischen Notfällen im Weißbuch Schockraumversorgung [3, 4]. Wenn man alle Szenarien und Parameter auflistet, die zu einer Schockraumaktivierung führen sollen, entsteht aus diesen beiden Empfehlungen/Leitlinien eine sehr große Anzahl an Einzelpunkten, die nicht sehr übersichtlich ist.

Hier könnte ein klarer Vorteil eines Telenotarztsystems liegen, mit dessen Hilfe bei Erfassung der Patientenmerkmale und Daten der medizinischen Geräte (Monitoring, Beatmung …) automatisch (EDV-basiert) mögliche Schockraumindikationen erkannt werden.

▶ Beispielsweise sollte die Kombination aus S_pO_2 und Sauerstoffflussrate das Ausmaß einer Oxygenierungsstörung EDV-basiert anzeigen.

Besonders ungünstig ist die nicht erkannte Schockraumindikation, die es unbedingt zu vermeiden gilt. Umgekehrt ist eine regelmäßige Übertriage auch nicht zielführend oder auf Dauer sogar gefährlich, da dann zum einen Ressourcen bereitgestellt werden, die vermutlich an anderer Stelle fehlen und dort die Versorgung (vital stabiler) Patienten verzögern, und zum anderen ein Schockraumalarm vom Krankenhauspersonal irgendwann nicht mehr ernst genommen werden könnte.

Um die Problematik der sehr langen Auflistung an diversen Triggern für eine Schockraumversorgung zu begegnen, gibt es für die Non-Trauma-Situation mit den ViSiON-Kriterien ein vereinfachts Schema, was in der Uniklinik Münster erstellt und erfolgreich evaluiert wurde.

▶ Die Verantwortlichkeit für die Schockraumaktivierung liegt letztlich beim Notfallkoordinator des Krankenhauses, der Telenotarzt kann hier nur mit möglichst guter Voranmeldung den richtigen Weg bahnen.

15.4 Zusammenarbeit bei Sekundäreinsätzen

Bei Sekundäreinsätzen weiß das aufnehmende Krankenhaus bereits, dass es einen Patienten erwartet, da das verlegende Krankenhaus mit diesem in Kontakt getreten ist, um eine Verlegung zu initiieren. Der Telenotarzt wird in der Regel damit betraut, beim abgebenden Krankenhaus in einem Arzt-Arzt-Gespräch zu prüfen, welche Ressourcen personell und materiell für den Transport benötigt werden und wie die Dringlichkeitsstufe ausfällt.

An dieser Stelle sei erwähnt, dass bei sog. Aufwärtsverlegungen dem abgebenden Krankenhaus bei für dieses Krankenhaus selteneren Situationen nicht immer der Dringlichkeitsgrad bewusst ist. Dieser kann sowohl über- als auch unterschätzt werden. Daher ist hier eine Moderation und Bahnung der richtigen Dringlichkeitsstufe eine wichtige Funktion für den Telenotarzt.

Das aufnehmende Krankenhaus sollte vom Telenotarzt über die Verlegung und die geschätzte Eintreffzeit informiert werden. In diesem Gespräch muss das aufnehmende Krankenhaus die Aufnahmebereitschaft gegenüber dem Telenotarzt bestätigen und Ansprechpartner sowie Übergabepunkt (Intensivstation, Stroke Unit, ZNA …) nennen. Besondere Merkmale der Patienten wie Isolationsgründe, extrakorporale Devices, massive Adipositas o. Ä. dürfen an dieser Stelle zur optimalen Ressourcenplanung nicht unerwähnt bleiben.

Abkürzungen

COPD	chronisch obstruktiver Lungenerkrankung („chronic obstructive pulmonary desease")
CT	Computertomografie
DGINA	Deutsche Gesellschaft für interdisziplinäre Notfall- und Akutmedizin
ECLS	Extracorporeal Life Support
EDV	Elektronische Datenverarbeitung
GBA	Gemeinsamer Bundesausschuss
GPS	Global Positioning System
HNO	Hals-Nasen-Ohrenheilkunde
IG NRW	Informationssystem Gefahrenabwehr Nordrhein-Westfalen
IVENA eHealth	Interdisziplinärer Versorgungsnachweis
KHVVG	Krankenhausversorgungsverbesserungsgesetz
MANE	Massenanfall von Erkrankten

MANV	Massenanfall von Verletzten
NIDA	Notfall-, Informations- und Dokumentationsassistent
PIS	Public Interest Site, Hubschrauberlandestellen
RTH	Rettungshubschrauber
STEMI	ST-Hebungsinfarkt („ST-segment elevation myocardial infarction")
ZNA	Zentrale Notaufnahme

Literatur

1. Regelungen zu einem gestuften System von Notfallstrukturen in Krankenhäusern – Gemeinsamer Bundesausschuss. https://www.g-ba.de/richtlinien/103/. Zugegriffen: 22. September 2023
2. Krankenhausversorgungsverbesserungsgesetz (KHVVG). https://www.bundesgesundheitsministerium.de/service/gesetze-und-verordnungen/detail/krankenhausversorgungsverbesserungsgesetz-khvvg.html. Zugegriffen: 04. Februar 2025
3. Notfallmedizin – Kurzversion: Versorgung kritisch kranker, nicht-traumatologischer Patienten im Schockraum. https://www.springermedizin.de/notfallmedizin/kurzversion-versorgung-kritisch-kranker-nicht-traumatologischer-/20263442. Zugegriffen: 04. Februar 2025
4. AWMF Leitlinienregister. https://register.awmf.org/de/leitlinien/detail/187-023. Zugegriffen: 04. Februar 2025

Implementierung – Erfahrungsbericht aus Sicht einer obersten Landesbehörde

16

Tobias Spinger

Inhaltsverzeichnis

16.1	Einleitung	145
16.2	Potenzial für die Regelversorgung	146
16.3	Entscheidungsgrundlagen für die Regelversorgung	149
16.4	Der Weg in die Regelversorgung	150
16.5	Hürden auf dem Weg zur Regelversorgung	152
16.6	Grundsätze für die Regelversorgung	153
16.7	Reflexion und Ausblick	155
Literatur		156

16.1 Einleitung

Telemedizinische Anwendungen haben die medizinische Versorgung an vielen Stellen des Gesundheitswesens grundlegend verändert. Der Rettungsdienst war lange kein Bestandteil dieses Paradigmenwechsels. Mit dem Telenotarztsystem hat sich jedoch ein Wandel vollzogen. Denn spätestens seit den vielversprechenden Ergebnissen des Modellprojekts aus der Aachener Region ist das telenotärztliche System bei den fachlichen Diskursen zum Rettungsdienst in aller Munde.

T. Spinger (✉)
Sachgebietsleiter Rettungsdienst, Feuerwehr Essen, Essen, Deutschland
E-Mail: Tobias.Spinger@feuerwehr.essen.de

© Der/die Herausgeber bzw. der/die Autor(en), exklusiv lizenziert an Springer-Verlag GmbH, DE, ein Teil von Springer Nature 2026
S. Beckers und M. Felzen (Hrsg.), *Telenotfallmedizin*,
https://doi.org/10.1007/978-3-662-72121-6_16

Inzwischen haben diese Diskurse sogar die überregionale politische Ebene erreicht. Zunehmend mehr Entscheidungsträger fördern und fordern die Umsetzung in die Regelversorgung. Gegenstimmen sind nahezu verstummt, und die Umsetzung erscheint – insbesondere vor dem Hintergrund des Beitrags zur Digitalisierung im Gesundheitswesen – als „gemachte Sache".

Doch wie gestaltet sich der Weg von einem modellhaften Projekt hin zur Gesetzgebung? Das Land Nordrhein-Westfalen hat als erstes Bundesland diesen Weg beschritten. Dieses Kapitel gibt einen zusammenfassenden Einblick in diese Entwicklungsprozesse aus Perspektive einer obersten Landesbehörde. Die Relevanz des Systems für den Rettungsdienst wird beleuchtet. Die wesentlichen Entscheidungsgrundlagen, zentrale Herausforderungen sowie ein möglicher Lösungsweg werden aufgezeigt. Abschließend werden die essenziellen Grundsätze auf Basis der Erfahrungen aufgeführt.

16.2 Potenzial für die Regelversorgung

Am Anfang einer Innovation steht zumeist entweder ein Problem, das einer Lösung bedarf, oder eine Idee, die ein Optimierungspotenzial aufzeigt (oder beides). Doch welche optimierenden oder problemlösenden Aspekte liegen im vorliegenden Fall zugrunde, wenn man dem Telenotarztsystem zunächst einmal unterstellt, ein innovativer Faktor zu sein?

Hierfür sollte zuallererst ein Blick auf die allgemeine Ausgangslage des Rettungsdienstes geworfen werden. Denn der Rettungsdienst sieht sich nicht nur in Nordrhein-Westfalen, sondern bundesweit im Kern insbesondere mit zwei Herausforderungen[1] konfrontiert:

1. Wie auch in anderen, ggf. sogar intensiver betroffenen Branchen zählen ebenfalls die Berufe des Rettungsdienstes zu den Engpassberufen. Personal- bzw. Fachkräftemangel ist vielerorts an der Tagesordnung und macht auch vor der notärztlichen Personalressource keinen Halt. Diese Entwicklung ist zwar mit Blick auf die Berufe im Gesundheitswesen längst keine Überraschung mehr, sie wird allerdings sogar noch durch den nachstehenden zweiten Punkt verstärkt.
2. Die Notfallrettung als wichtiges Segment des Rettungsdienstes verzeichnet seit Jahren einen konstanten Anstieg der Einsätze. Die Ursachen hierfür mögen verschiedentlich ausfallen, kombiniert ergeben die beiden Herausforderungen

---

[1] Die hier erfolgte Problemdarstellung im Rettungsdienst ist bewusst auf zwei grundlegende Punkte reduziert und somit nicht abschließend. An dieser Stelle soll keine umfassende Abhandlung über die Probleme und Herausforderungen im Rettungsdienst erfolgen, sondern lediglich auf grundsätzliche Probleme aufmerksam gemacht werden, die in Bezug auf das Telenotarztsystem wichtig sind.

> jedoch einen derzeit kaum aufzuhaltenden Kaskadeneffekt: Durch steigende Einsatzzahlen wird – bedingt durch den Nachsteuerungsbedarf weiterer Rettungsmittel – zunehmend mehr Personal benötigt, das durch den Engpass nicht ausreichend zur Verfügung steht. Diese Kaskade erzeugt gleichzeitig weitere, ungewollte Nebeneffekte wie die stetige Ausgabensteigerung der Sozialversicherungsträger für Fahrkosten des Rettungsdienstes oder auch den Innovationsstau im System.[2]

Doch warum sind diese Herausforderungen in Bezug auf das Telenotarztsystem relevant? Es vermag ja schließlich nicht, diese von heute auf morgen aus der Welt zu schaffen. Dennoch birgt das System – neben anderen positiven Effekten – ein unvergleichliches Potenzial der Optimierung.[3]

Vorrangig sei hier die Erhöhung der Ressourceneffizienz, insbesondere im Hinblick auf ärztliche Personalressourcen, genannt. Denn die Übernahme eines erheblichen Anteils an Einsätzen, die sonst ergänzend zum Rettungswagen mit einem Notarzteinsatzfahrzeug bedient würden, die hiermit verbundene Senkung der Einsatzquote des Notarzteinsatzfahrzeugs sowie der Bindungszeit ärztlicher Ressourcen je Einsatz resultieren nicht nur in einem gezielteren Einsatz, sondern insgesamt in dem Potenzial der Einsparung zusätzlicher Notarztstandorte. Somit löst das Telenotarztsystem mitnichten den Fachkräfteengpass, kann jedoch maßgeblich die Effizienz des bestehenden Personaleinsatzes positiv beeinflussen, indem es zumindest dem aktuell nahezu unaufhaltsamen Aufwuchs an notwendigen personellen Ressourcen entgegenwirkt.

Zudem wird auch die notfallmedizinische Versorgung des Einzelnen weiter verbessert. Nicht nur können arztfreie Intervalle überbrückt werden, sondern es wird auch die Leitlinienadhärenz erhöht. Dies ist ein wesentlicher Faktor für die Patientensicherheit. Patientensicherheit ist auch ein wichtiges Stichwort in Bezug auf strukturschwache oder sehr stark ländlich geprägte Regionen, in denen die notärztliche Versorgung schon allein aufgrund längerer Anfahrtszeiten nicht so verfügbar ist, wie in urbanen Regionen. Hier bietet der Telenotarzt die Chance, die Zeit bis zur ärztlichen Versorgung entweder zu überbrücken oder sogar vollständig zu ersetzen.

Neben dem Potenzial für die Behandlung kann sich durch die Delegation von Maßnahmen eine erhöhte Handlungs- und Rechtssicherheit für das Rettungsfachpersonal ergeben. In den Diskursen der Fachöffentlichkeit und innerhalb des Berufsstands der

---

[2] Selbstverständlich sei hier zu ergänzen, dass der angesprochene Effekt nicht allein und abschließend für die Ausgabensteigerungen verantwortlich ist. Auch die positiv zu bewertenden Entwicklungen des Rettungsdienstes wie der Qualitätszuwachs u. a. durch die 2013 neu geschaffene Notfallsanitäterausbildung spielen hier eine wesentliche Rolle.

[3] Die nachstehenden Vorteile bzw. Potenziale des Systems werden hier nur lakonisch wiedergegeben, da diese bereits in anderen Kapiteln ausführlicher dargelegt werden. Die hier erfolgte Nennung versteht sich insofern eher als kompakte Übersicht zur Verdeutlichung der grundlegenden Aspekte.

Notfallsanitäter ist die eigenverantwortliche Entscheidung über und Anwendung von heilkundlichen Maßnahmen ein viel diskutiertes Thema. Viele Notfallsanitäter fordern mehr Rechtssicherheit für ihr Handeln.

Auch hier kann der Telenotarztdienst eine wichtige Säule der Unterstützung sein. Denn in vielen Einsatzfällen ist nicht das händische oder „handwerkliche" Tätigwerden am Patienten der Grund für den Einsatz eines Notarztes, sondern vielmehr dessen Fachwissen, Erfahrung und Entscheidungsbefugnis. Der Telenotarzt ist am Einsatzort für die Einsatzkräfte auf Knopfdruck verfügbar und kann aus der Ferne Maßnahmen delegieren, die dann durch das Rettungsfachpersonal durchgeführt werden. Das vor Ort eingesetzte Personal kann sich insofern in seinem Handeln einfach und schnell absichern.

Gleichzeitig geht die Entscheidungskompetenz des Rettungsfachpersonals nicht verloren, da letztlich das Team vor Ort entscheidet, wann und ob ein Telenotarzt benötigt wird. Es ist somit auch die Möglichkeit gegeben, den Telenotarzt bei Transportverweigerungen bzw. -verzichten zur rechtlichen Absicherung in die Entscheidung einzubinden. Diese Form der Zusammenarbeit trägt gleichzeitig der fachlich-inhaltlich im Vergleich zur Rettungsassistentenausbildung nochmals deutlich weitergehenden Qualifizierung der Notfallsanitäter Rechnung.

Neben einem initial hohen Umsetzungsaufwand sowie den Kosten, die solch einer Implementierung immanent sind, scheint das Telenotarztsystem jedoch keine Nachteile mit sich zu bringen. Insofern zeigt sich deutlich, warum das Telenotarztsystem nicht nur ein wertvoller Beitrag zur Digitalisierung, sondern vielmehr ein Einstieg in die digitale Transformation des Rettungsdienstes ist.

▶ Der Telenotarztdienst ist mehr als die reine digitale Verfügbarmachung des mobilen Notarztdienstes. Vielmehr werden Strukturen neu gedacht, Prozesse verschlankt, Synergien nutzbar gemacht, Ressourcen eingespart und somit die Effizienz gesteigert. Aktuell ist es wohl das aussichtsreichste und am weitesten ausgereifte digitale System zur Ergänzung der regelhaften Patientenversorgung im Rettungsdienst.

Der Telenotarztdienst kann de facto als Katalysator des Fortschritts im Rettungsdienst betrachtet werden, auch wenn das Telenotarztsystem selbstverständlich kein universell einsetzbares Instrument zur Bewältigung sämtlicher rettungsdienstlicher Herausforderungen darstellt.

16.3 Entscheidungsgrundlagen für die Regelversorgung

Für eine landesweite Implementierung stellte sich die Frage nach der Machbarkeit sowie den Kriterien und strukturell-organisatorischen Rahmenbedingungen, nach denen eine Umsetzung erfolgen könnte. Hierfür galt es, entsprechende Entscheidungsgrundlagen zu schaffen, die den Weg bereiten sollten.

Vordergründig waren hier im Wesentlichen zwei Aspekte zu klären: einerseits die rechtliche, andererseits die bedarfsgerechte (wirtschaftliche) Machbarkeit. Zur Beurteilung der rechtlichen Machbarkeit wurde ein Rechtsgutachten erstellt. Dieses hat im Kern Fragestellungen zu vier Themenbereichen juristisch eingeordnet: Medizinrecht, Haftungsrecht, Medizinprodukterecht und Datenschutzrecht (Katzenmeier und Slavu 2021). Das Gutachten kam kurzum zu dem Ergebnis, dass eine Umsetzung mit den rechtlichen Gegebenheiten und aktuellen gesetzlichen Rahmenbedingungen vereinbar sein kann, obgleich es einige Aspekte auf dem Weg der Umsetzung zu berücksichtigen gilt.[4]

Gleichermaßen war die Betrachtung der tatsächlichen Umsetzbarkeit und deren Kriterien ein wichtiger Faktor – nicht nur für die Akzeptanz, sondern vor allem auch für die versorgungsangemessene und damit auch wirtschaftliche Funktionalität und somit insgesamt für den Erfolg der Implementierung.

Für die bedarfsgerechte Umsetzung wurde daher im Rahmen einer wissenschaftlichen Ausarbeitung die Frage behandelt, wie viele Telenotarztzentralen für Nordrhein-Westfalen notwendig sind, um eine adäquate telenotärztliche Versorgung sicherstellen zu können. Neben allgemeinen Struktur-, Einwohner- und Einsatzdaten wurden hierzu insbesondere die Daten des Telenotarztsystems aus der Aachener Region betrachtet. Die Hochrechnung dieser Daten mündete im Kern in zwei Empfehlungen, die als Kriterien der Standortfestlegung angewendet werden konnten (Römer 2019):

- Ein Zuständigkeitsbereich von circa 1 Mio. bis 1,5 Mio. Einwohner je 24/7-betriebenem Telenotarztstandort erscheint sinnvoll.
- Der sukzessive Aufbau von zunächst 10 bis 14 vernetzten 24/7-betriebenen Telenotarztstandorten wird empfohlen.

Erwähnenswert ist bei der erstgenannten Empfehlung, dass diese zunächst keine Unterscheidung zwischen urbanen und ruralen Regionen vornimmt. Mit dem Kriterium der Einwohnergröße ist der kritische Schwellenwert durch städtisch geprägte Regionen zwar aufgrund der höheren Einwohnerdichte häufig schneller erreicht, gleichzeitig rückt aber die Eigenwirkung ländlicher Regionen nochmals besonders in den Fokus. Bei der zweitgenannten Empfehlung liegt die Betonung auf dem schrittweisen Aufbau der Standorte, da die landesweite Implementierung als – im Prozess der Entstehung – lernendes System verstanden werden sollte. Einfacher gesagt: Bevor auf Basis einer Hochrechnung

---

[4] Die rechtliche Umsetzbarkeit kann in Katzenmeier und Slavu (2021) nachgelesen werden und wird daher an dieser Stelle nicht wiederholt.

zu viele Standorte geschaffen werden, sollten diese zunächst nach und nach aufgebaut werden, um in der laufenden Umsetzung von den Erfahrungen zu profitieren und ggf. entsprechend (gegen-)steuern zu können. Zudem konnten einheitliche Standortkriterien identifiziert werden.

Die Empfehlungen boten somit den ersten Anhaltspunkt für klare Kriterien, nach denen eine landesweite Implementierung des Telenotarztsystems erfolgen konnte. Die Ergebnisse des Rechtsgutachtens und die Empfehlungen der wissenschaftlichen Ausarbeitung bildeten folglich die zwei Säulen, auf denen das Telenotarztsystem in Nordrhein-Westfalen aufgebaut werden konnte.

16.4 Der Weg in die Regelversorgung

Das Telenotarztsystem konnte nicht von heute auf morgen als „Glocke" über den Rettungsdienst gestülpt werden. Um die schrittweise Einbettung in der Fläche erfolgreich realisieren zu können, war ein Einbezug aller wesentlichen Akteure im Rettungsdienst notwendig und sinnvoll. Hierfür musste jedoch eine einheitliche Sprache gesprochen werden. So wurde symbolisch am europäischen Tag des Notrufs zwischen dem Landesgesundheitsministerium, den Landesverbänden der Krankenkassen, den Landesärztekammern und den kommunalen Spitzenverbänden als Vertretern der Träger des Rettungsdienstes eine gemeinsame Absichtserklärung unterzeichnet. Diese enthielt neben der Formulierung von Zielen insbesondere Bestimmungen zur Organisation, Finanzierung und Zusammenarbeit.

> Mit der Unterzeichnung der Absichtserklärung war ein wichtiger Meilenstein für die landesweite Umsetzung erreicht, die noch einen weiteren wichtigen Zweck erfüllte: Durch diese gemeinsame und vor allem freiwillige Selbstverpflichtung konnte, ohne gesetzliche Festlegung eine Bindung aller wesentlichen Verbände für die Umsetzung erfolgen.

Diese Verbindlichkeit war Grundlage für das weitere Wirken und ersparte im folgenden Verlauf grundsätzliche Infragestellungen und Diskussionen zum Vorgehen, da es nun einheitliche Parameter gab, nach denen gehandelt wurde.

In Bezug auf die Organisation fanden sich aus Effizienz- und Wirtschaftlichkeitsgründen mit Blick auf die definierten Schwellenwerte die Träger des Rettungsdienstes in sog. Trägergemeinschaften zusammen, um die Kriterien der Standortfestlegung erfüllen zu können. Hinsichtlich einer nachhaltigen Finanzierung galt es zu beachten, dass der Rettungsdienst in Nordrhein-Westfalen nahezu ausschließlich in Form kommunaler Gebührensatzungen über Kosten des Rettungsdienstes als Fahrkosten im Sinne des § 60 Fünftes Sozialgesetzbuch durch die Sozialversicherungsträger refinanziert wird. Es stellte sich schnell heraus, dass eine reine Übernahme der für die Implementierung des

Systems entstehenden Investitionskosten nicht möglich sein wird. Die rechtlichen Vorgaben des Fünften Sozialgesetzbuches verhinderten eine unmittelbare Anschubfinanzierung des Systems durch die Sozialversicherungsträger. Die Finanzierung konnte also nur mittels Refinanzierung über die – durch die Träger des Rettungsdienstes auf Basis des Rettungsdienstbedarfsplans und der Gebührensatzung – zu erhebenden Gebühren sichergestellt werden. Dementsprechend wurde festgehalten, dass die Sozialversicherungsträger die Kosten des Telenotarztdienstes als kostenbildendes Qualitätsmerkmal im Rahmen der Bedarfsplanung und somit als Kosten des Rettungsdienstes anerkennen. Bei der Vereinbarung von Zielen der Zusammenarbeit sah die Erklärung mittelfristig die Etablierung von zunächst fünf Standorten für Nordrhein-Westfalen vor, u. a. mit einer zusätzlichen, vorrangig ländlich geprägten Musterregion. Zudem sollte sich eine Steuerungsgruppe auf Landesebene konstituieren. Diese setzte sich aus Vertreterinnen und Vertretern der unterzeichnenden Verbände zusammen.

> Ziel der Steuerungsgruppe war insbesondere die Koordinierung und Lenkung der landesweiten Implementierung entlang der Bestimmungen der Absichtserklärung, um eine Zerfaserung bei der Bildung von Trägergemeinschaften zu vermeiden, aber die Individualität und Flexibilität der Träger in der gemeinsamen Zusammenfindung zu erhalten. Dies hat die Steuerungsgruppe vorrangig durch die Wahrnehmung zweier Aufgaben erfüllt:
>
> 1. **Erarbeitung und Erweiterung einheitlicher und fachlicher Empfehlungen:** Hierbei wurden die Erfahrungen aus der Pilotregion Aachen und aus der ländlichen Musterregion in der Steuerungsgruppe diskutiert, an die landesweiten Bedarfe angepasst und in Handreichungen mit empfehlendem Charakter überführt.
> 2. **Entscheidung über Anträge der Trägergemeinschaften auf Etablierung eines gemeinsamen Telenotarztstandortes:** Da seitens des Landes keine Festlegung erfolgte, welche Träger sich zu einer Trägergemeinschaft zusammenfinden sollten, erfolgte dies weitestgehend freiwillig nach Entscheidung der Träger. Dies bot den Trägern die Chance, bestehende Synergien in der Zusammenarbeit nutzbar zu machen, da vielerorts bereits überregionale Kooperationen in der nichtpolizeilichen Gefahrenabwehr bestanden. Da es im Interesse der Steuerungsgruppe lag, dass jeder Träger des Rettungsdienstes sich einem Telenotarztsystem anschloss, wurde per se keine Ablehnung eines Antrags ausgesprochen. Sofern ein Antrag – aufgrund der Nichterfüllung der Kriterien – nicht unmittelbar angenommen wurde, so wurde immer eine Empfehlung kommuniziert, wie weiter verfahren werden konnte. In der Regel wurde entweder die Aufschaltung auf ein

> bereits bestehendes System bzw. eine bestehende Trägergemeinschaft empfohlen oder es wurde die Suche nach weiteren Trägern zur Erfüllung der Kriterien vorgeschlagen. Auf diesem Weg konnten für Nordrhein-Westfalen zunächst elf Trägergemeinschaften und somit elf Telenotarztstandorte identifiziert werden. Das Wirken der Steuerungsgruppe war somit maßgebend für ein faires und einheitliches Erreichen des flächendeckenden Ausbaus.

16.5 Hürden auf dem Weg zur Regelversorgung

Mit Blick auf Feststellung der Eignung für die Regelversorgung stellt sich die Frage, warum das Telenotarztsystem nicht unmittelbar als Regelungsbestandteil in das Rettungsgesetz aufgenommen wurde, um so für klare Verhältnisse zu sorgen. Zum einen sollte an dieser Stelle klar sein, dass die Umsetzung des Systems kein Sprint sein kann, sondern eher einem Ausdauerlauf ähnelt. Eine reine Übernahme des Telenotarztsystems ins Gesetz hätte an den hierfür notwendigen Umsetzungsprozessen letztlich nichts verkürzt, sondern diese im Gegenteil sogar durch die notwendigen gesetzgeberischen Prozesse verlängert. Dies gilt vor allem auch vor dem Hintergrund, dass einerseits das Telenotarztsystem zwar Teil der Lösung der Herausforderungen im Gesamtsystem des Rettungsdienstes und der Notfallversorgung ist, jedoch nicht das Allheilmittel, andererseits eine Gesetzesnovellierung auch weitere Reformüberlegungen aufgreifen sollte.

Zum anderen mag eine gesetzliche Regelung zwar den Vorteil der Verbindlichkeit bieten, dies ist aber mitnichten ein Garant oder Automatismus für eine bessere Implementierung und deren Akzeptanz durch diejenigen, denen die Umsetzungsverantwortung obliegt. Außerdem war und ist es seit jeher eine besondere Stärke im Zusammenwirken der Landesregierung mit den am Rettungsdienst Beteiligten in Nordrhein-Westfalen, zeitnahe innovative Lösungen durch zielgerichtetes Handeln und freiwillige Zusammenarbeit aller wichtigen Verbände zu realisieren, ohne hierfür zuvor oder unmittelbar Gesetze ändern zu müssen. Zusätzlich ist nicht zu vernachlässigen, dass es sich beim Telenotarztsystem nach wie vor um ein junges und anfangs rein lokales Projekt handelt. Es war dementsprechend auch wichtig, dem System und den handelnden Akteuren die Möglichkeit zu geben, beispielsweise durch eine Musterregion weitere Erfahrungen für eine landesweite Realisierung zu sammeln. Ziel war es ferner, dass das Telenotarztsystem als ausgereifte Ergänzung mit weiterem evaluativem Erfahrungshintergrund ins Gesetz übernommen werden kann.

Ein Selbstläufer war das Agieren auf freiwilliger Basis jedoch auch nicht. Denn in Nordrhein-Westfalen sind die 54 Kreise und kreisfreien Städte Träger des Rettungsdienstes. Ihnen obliegt die Sicherstellung der flächendeckenden Versorgung der Bevölkerung mit rettungsdienstlichen Leistungen. Heterogene Strukturen und Organisationsformen des Rettungsdienstes sowie teilweise divergierende Interessenslagen waren somit zu erwarten. Es galt also, die Vielzahl der Träger und rettungsdienstlichen Verbände nicht nur vom

Telenotarzt zu überzeugen, sondern sie vor allem auch in die Prozesse und das geplante Vorgehen eng einzubeziehen. Über Gremienarbeit und ergänzende Informationsveranstaltungen erhielten sowohl die Fach- als auch die Verbandsebene die Möglichkeit, sich von den Vorteilen des Telenotarztsystems zu überzeugen, sich über das geplante Vorgehen zu informieren und gleichermaßen Fragestellungen oder Erwartungshaltungen einzubringen.

Bei der Einbindung der Ärzteschaft ergab sich in Bezug auf die Verwirklichung des Telenotarztsystems das Erfordernis der sprachlich-inhaltlichen Abgrenzung bzw. Differenzierung: Es sollte stets klargestellt werden, dass der mobile Notarztdienst nicht durch den Telenotarztdienst ersetzt, sondern ergänzt wird.

Vor dem Hintergrund der aktuellen Entwicklungen in der gesamten gesundheitlichen Notfall- und Akutversorgung stellt sich jedoch die Frage, ob der gesamtsystemische Ansatz noch sachgerecht ist. Denn selbstverständlich führt die Etablierung des Telenotarztes unmittelbar auch zur Einsparung mobiler Notarztressourcen. Dies muss vor dem Hintergrund des ressourcenschonenden Personaleinsatzes und der Aufrechterhaltung der Leistungsfähigkeit auch dessen wesentliches Ziel sein und bleiben.

Gleichzeitig hat die Notfallsanitäterausbildung zu einer deutlichen Wissens- und Kompetenzerweiterung des Rettungsfachpersonals beigetragen. Ob insofern durch den Telenotarztdienst einerseits und die Erweiterung der Kompetenzen des Rettungsfachpersonals andererseits zukünftig der Transformationsprozess mobiler notärztlicher Versorgungsleistungen beschleunigt wird, kann letztlich noch nicht abgesehen werden. Ob dies nicht sogar ein notwendiger und sinnvoller Schritt zur Effizienzsteigerung der Strukturen sein könnte, soll zwar an dieser Stelle nicht abschließend bewertet werden, dennoch als Gedankenanstoß nicht unerwähnt bleiben.

16.6 Grundsätze für die Regelversorgung

Ein starkes wissenschaftliches Fundament und die Akzeptanz der Fachöffentlichkeit auf allen Ebenen sind entscheidende Faktoren für den Erfolg von neuen Systemen. Von Vorteil ist hierbei das derzeitig starke kollektive Bewusstsein für die Systemprobleme im Rettungsdienst mit hohem Handlungsdruck für alle Entscheidungsträger. Dies sorgt für eine chancenreiches Interesse an Innovationen. Umsetzungsverantwortliche sollten sich dieses Interesse zunutze machen und die fachöffentliche Gemeinschaft aktiv in den Implementierungsprozess einbeziehen. Eine transparente und klare Kommunikation über die Vorteile, Herausforderungen und Ziele sowie das Aufgreifen eventueller Vorbehalte sind entscheidend, um Vertrauen aufzubauen und sicherzustellen, dass Telenotarztsysteme auf breiter Ebene akzeptiert werden. Auch Missverständnisse wie „Der Telenotarzt ist doch auch nur ein Notarzt mit Mobiltelefon" können so vermieden werden.

Für die Gesetzgebung kann die Integration eines Telenotarztdienstes eine regulatorische Herausforderung sein, insbesondere wenn sie der operativen Implementierung nachfolgt. Die Gewährleistung der rechtlichen Komptabilität mit der bis dahin tatsächlich erfolgten

Umsetzung, die Berücksichtigung der entsprechenden Vorgaben für den Datenschutz und die Datenverarbeitung sowie die Vereinbarkeit mit der Struktur des Rettungsdienstes und der Rettungsdienstgesetze sind nur einzelne zentrale Anliegen, die es zu beachten gilt. Hierbei kann sich der Umfang der regulatorischen Aufnahme in die Rettungsgesetze bundesweit stark unterscheiden und sich auf einer Skala von Minimal- bis Maximallösung bewegen.

> Im Grunde sind jedoch insbesondere die nachstehenden, inhaltlichen Aspekte bei der Gesetzgebung zu bedenken[5]:
>
> - Begriffs- und Aufgabendefinition
> - Finanzierung, Sicherstellungsauftrag und Organisationsstruktur
> - Personaleinsatz
> - Redundanz und Interoperabilität der Systeme
> - Datenschutz und Qualitätsmanagement
> - Übergangs- und Ermächtigungsgrundlagen

Die vorgenannten Aspekte bilden nicht unbedingt den Umfang ab, in dem sich auch Regelungen in einem Gesetz wiederfinden müssen. Sie sollten jedoch als erste Anhaltspunkte im Gesetzgebungsprozess bedacht werden.

> **Übersicht über die Grundsätze für die Regelversorgung**
> - **Begriffs- und Aufgabendefinition:**
>   - Was wird unter Telenotarztdienst bzw. Telenotarztsystem verstanden?
>   - Wie grenzt sich der Aufgabenbereich zum Notarztdienst ab?
>   - Wie fügt der Telenotarztdienst sich in die Struktur des Rettungsdienstes ein?
>   - Welche Aufgaben soll der Telenotarztdienst übernehmen oder ggf. auch explizit nicht übernehmen?
>   - Müssen zur Erfüllung der Aufgaben weitergehende Befugnisse geregelt werden?
>   - Wann und durch wen wird der Telenotarzt alarmiert?
> - **Finanzierung, Sicherstellungsauftrag und Organisationsstruktur:**
>   - Wie wird das System (re-)finanziert?
>   - Wer erhält den Sicherstellungsauftrag und was umfasst dieser?

---

[5] Die nachfolgende Auflistung ist ohne Gewähr und mitnichten abschließend. Mit der Wirksamkeit der Rechtssetzung im Bereich des Telenotarztdienstes gibt es noch keine Erfahrung.

- Welche Voraussetzungen müssen erfüllt sein, um den Sicherstellungsauftrag wahrnehmen zu können?
- Sind ergänzende Regelungen der Zusammenarbeit notwendig?
- Müssen Ergänzungen für die Rettungsdienstbedarfsplanung aufgenommen werden?
- **Personaleinsatz:**
  - Welche Qualifikationsvoraussetzungen werden an das eingesetzte ärztliche und nichtärztliche Personal gestellt?
- **Redundanz und Interoperabilität:**
  - Werden Regelungen zur Interoperabilität sowie zur Redundanz der Systeme untereinander benötigt und müssen hierfür Schnittstellen definiert werden?
- **Datenschutz und Qualitätsmanagement:**
  - Welche datenschutzrechtlichen Regelungen müssen beachtet und ggf. festgelegt werden?
  - Müssen Dokumentationserfordernisse angepasst werden?
  - Wie fügt sich der Telenotarztdienst in das Qualitätsmanagement ein?
- **Übergangs- und Ermächtigungsbestimmungen:**
  - Ab wann ist der Telenotarztdienst in welchem Umfang sicherzustellen? Werden hierfür Übergangsfristen gebraucht?
  - Wird eine Klausel zur Evaluation benötigt?
  - Wird eine Erlass- oder Verordnungsermächtigung benötigt, um Näheres zur praktischen Umsetzung regeln zu können?

16.7 Reflexion und Ausblick

Das Telenotarztsystem ist am Einsatzort unmittelbar verfügbar, entlastet den mobilen Notarztdienst und unterstützt die Leitstellen bei der Abklärung und den Rettungsdienst bei der Begleitung von Sekundärtransporten. Telenotfallmedizinische Systeme sorgen für einen optimierten Ressourceneinsatz und stärken das Rettungsfachpersonal in der Ausübung notfallmedizinischer Maßnahmen und Kompetenzen. Auch in Bezug auf lange Anfahrtszeiten in ruralen Regionen, personelle Engpässe im Notarztdienst sowie Qualitätsverluste infolge mangelnder Erfahrung erweist sich der Telenotarztdienst als wirksame Lösung. Der Erfolg eines Telenotarztsystems hängt aber nicht nur von technologischen Aspekten ab, sondern auch von der interprofessionellen Zusammenarbeit der Akteure, reibungsloser Kommunikation sowie der Akzeptanz und Schaffung angemessener Handlungsempfehlungen und Rechtsgrundlagen.

Der Weg in die Regelversorgung mag zwar mit einer Einstiegsanstrengung verbunden sein, er lohnt sich in Anbetracht der Vorteile allerdings sehr. Insbesondere wenn man bedenkt, welche perspektivischen Synergiepotenziale sich für die gesamte Notfallversorgung ergeben, sofern sich der ambulante und rettungsdienstliche Sektor zukünftig beispielsweise in Form von Gesundheitsleitstellen[6] gemeinsam aufstellen wollen.

Schon jetzt ergeben sich in Bezug auf den Rettungsdienst positive Nebeneffekte, die zunächst gar nicht erwartet wurden, wie bspw. die Stärkung der interkommunalen – also trägerübergreifenden – Zusammenarbeit bei strukturellen und versorgungsrelevanten Fragen.

Mit Blick auf die sektorenübergreifenden Reformüberlegungen, die Integration und Vernetzung der Sektoren in der Telematikinfrastruktur oder auch andere telemedizinische Versorgungsleistungen hat das Telenotarztsystem weiteres Entwicklungspotenzial. Strukturell und organisatorisch ist es gleichzeitig bezogen auf den Rettungsdienst und die Trägergemeinschaften vielleicht nur der erste Schritt hin zu noch viel weitergehenden Kooperations- oder Vernetzungsinitiativen.

Zukünftige Schritte für Nordrhein-Westfalen werden parallel zur landesweiten Umsetzung noch die Integration des Telenotarztdienstes in ein landesweites Qualitätssicherungssystem, die Evaluation der (Standort-)Kriterien sowie der Aufbau eines landesweit vollständig zueinander redundanten Netzwerkes sein.

Literatur

Land NRW. Absichtserklärung zum „Telenotarzt-System in Nordrhein-Westfalen". 2020.

Römer F. The upscaling of a tele-EMS physician system in North-Rhine Westphalia: a quantitative, scenario building approach. Maastricht University; 2019.

Katzenmeier C, Slavu S. Rechtsfragen des Einsatzes des Telenotarzt-Systems im Rettungsdienst des Landes NRW. 2021.

---

[6] Der Begriff soll an dieser Stelle für eine einheitliche, telefonisch erreichbare Anlaufstelle als Gatekeeper für die Patientensteuerung der gesamten Notfallversorgung stehen. Vergleiche hierzu beispielsweise Systeme wie in Niederösterreich oder Dänemark.

Teil VI
Anwendungsfelder

Notfallrettung

17

Hanna Schröder

Inhaltsverzeichnis

17.1	Einsatzspektrum für den Telenotarzt	160
17.2	Veränderung des Einsatzspektrums durch Einführung des Notfallsanitäters	161
17.3	Anpassung des Notarztindikationskatalogs	162
17.4	Vorabdelegation gemäß § 4 Abs. 2 Nr. 2c NotSanG (2c-Maßnahmen) trotz Telenotarztsystem?	164
17.5	Identifikation von Krankheitsbildern und Medikamentengaben durch Notfallsanitäter	165
17.6	Vielfalt der Einsatzmöglichkeiten	165
Literatur		167

Der Telenotarzt wurde für den Einsatzbereich der primären Rettungseinsätze konzipiert und steht hier auf Knopfdruck für das Rettungsteam vor Ort für unterschiedliche Anliegen zur Verfügung. Eine Vielzahl von Einsatzbereichen außerhalb der Notfallrettung (u. a. Verlegeabklärungen, Beratung der Leitstelle) wird an anderer Stelle beschrieben. Das Rettungsteam kann auf eigenen Wunsch bei jeder Art von Meldebild und Bedarf Unterstützung durch den Telenotarzt erhalten. Dieser wird durch die Konsultation Teil des Behandlungsteams für den Einsatz. Der Telenotarzt kann mit dem Rettungswagen (RTW) allein, aber auch überbrückend bis zu dem Eintreffen eines physischen Notarztes vor Ort tätig sein.

H. Schröder (✉)
Aachener Institut für Rettungsmedizin, zivile Sicherheit, Uniklinik RWTH Aachen, Stadt Aachen, Aachen, Deutschland
E-Mail: ars@ukaachen.de

▶ Insbesondere bei langen Transportzeiten im ländlichen Raum ist auch eine Einsatzübernahme durch den Telenotarzt zur Transportbegleitung möglich.

Das Aufgabenspektrum umfasst das Zusammenführen der vorhandenen Informationen aus Anamnese und Befunden (einschließlich der EKG-Diagnostik; EKG = Elektrokardiogramm), das Stellen von Verdachtsdiagnosen, Initiierung und Begleitung von Therapiemaßnahmen wie Medikamentengaben sowie die Auswahl des geeigneten Transportziels. Dabei kann, je nach lokal definiertem Vorgehen, auch die Voranmeldung im bzw. bei starker Auslastung auch die Unterstützung bei der Auswahl des aufnehmenden oder auch nur erstversorgenden Krankenhauses erfolgen.

17.1 Einsatzspektrum für den Telenotarzt

In der Historie und Etablierungsphase wurden die Indikationen des Telenotarztes in der S1-Strukturempfehlung „Telemedizin in der prähospitalen Notfallmedizin" der Deutschen Gesellschaft für Anästhesiologie und Intensivmedizin (DGAI) definiert [1].

Anfängliche Indikationen für den Telenotarzt nach S1-Strukturempfehlung der DGAI (Stand: 2016)
- Hypertensive Entgleisung
- Schmerztherapie bei nicht lebensbedrohlichen Erkrankungen/Verletzungen
- Schlaganfall (ohne Bewusstlosigkeit)
- Hypoglykämie
- Hilfestellung bei unklaren Notfällen
- Hilfestellung bei der EKG-Interpretation
- Transportverweigerung (rechtliche Abklärung für den Rettungsassistenten)
- Sekundärverlegungen Überbrückung bis zum Eintreffen des Notarztes

Dabei stellten die Schmerztherapie (traumatologischer und nichttraumatologischer Schmerzen), der Schlaganfall sowie das akute Koronarsyndrom häufige Konsultationsbilder da. In Einsätzen, bei denen die manuellen Fertigkeiten eines Notarztes nicht vonnöten waren, konnte so die vollständige Diagnostik, Medikamentengabe, Transportentscheidung oder das richtige Zielkrankenhaus mit der medizinisch-rechtlichen Absicherung eines Notarztes getroffen werden, ohne dass dieser physisch präsent war.

17.1.1 S2e-Leitlinie

Mit der Aktualisierung der S1-Strukturempfehlung zu einer S2e-Leitlinie „Telemedizin in der prähospitalen Notfallmedizin" gibt es mittlerweile evidenzbasierte Empfehlungen zu den Rahmenbedingungen und Einsatzfeldern eines Telenotarztsystems [2]. Insbesondere wird herausgestellt, dass das Einsatzspektrum des Telenotarztes stark abhängig von der lokalen Umsetzung des Notarztindikationskataloges ist und der telemedizinische Unterstützungsbedarf durch das Rettungsfachpersonal vor Ort festgestellt werden sollte. Unter diesem Gesichtspunkt definiert die Leitlinie bewusst keinen Indikationskatalog für den Telenotarzt. Die S2e-Leitlinie beschreibt in 3 Kapiteln (Technik, Systemstruktur und Versorgungsfelder) insgesamt 21 evidenzbasierte Empfehlungen und 9 Good Clinical Practice Points (GPP). Sie definiert die technische Voraussetzungen, beschreibt den Telenotarzt als feste Ergänzung im Rettungsdienst und betont die Chancen zur Verbesserung von Versorgungsqualität und Ressourcennutzung.

▶ Da der Telenotarzt in den bestehenden Systemen nicht fest disponiert, sondern nach Bedarf des Rettungsteams konsultiert wird, wird von der Begrifflichkeit „Indikation" in Zusammenhang mit dem Telenotarzt Abstand genommen und und im Folgenden der Begriff „Einsatzspektrum" verwendet.

17.2 Veränderung des Einsatzspektrums durch Einführung des Notfallsanitäters

Die konsequente Umsetzung der Einführung des Notfallsanitäters auf Basis des Notfallsanitätergesetz (NotSanG) hat zur Folge, dass der Telenotarzt nicht mehr zur rechtlichen Absicherung der Therapie, sondern vielmehr bei Unsicherheiten und auf Wunsch des Rettungsteams als Rückfallebene konsultiert wird.

Dafür müssen durch die Ärztliche Leitung Rettungsdienst (ÄLRD) folgende Voraussetzungen erfüllt sein:

▶ **Voraussetzungen für den Einsatz des Telenotarztes**
　Angepasster Notarztindikationskatalog
- Bestückung der Rettungsmittel
- Vorabdelegationen gemäß § 4 Abs. 2 Nr. 2c NotSanG

So kann das Team selbstständig und algorithmenbasiert Notfälle unter Anwendung von 2c-Maßnahmen abarbeiten und als Rückfallebene den Telenotarzt konsultieren.

Unter diesen bestehenden Rahmenbedingungen gibt es insbesondere folgende Konsultationsgründe.

> **Gründe für die Konsultation des Telenotarztes**
> - Rückversicherung zu Medikamentendosierungen vor Durchführung (häufig im Rahmen von Schmerztherapie oder Blutdrucksenkung)
> - Medikamentendosierung über die in den Standardarbeitsanweisungen (SAA) freigegebene Dosisschwelle hinaus
> - Anwendung nicht freigegebener Medikamente
> - 12-Kanal-EKG-Beurteilung und Krankenhausauswahl beim akuten Koronarsyndrom
> - Absicherung von Transportverzicht oder -verweigerung
> - Fehlende oder nicht zutreffende SAA für vorliegendes Notfallbild (oder Unsicherheit darüber, welche SAA anzuwenden ist)

Maßgeblich für den Handlungsumfang der Notfallsanitäter sind sowohl die Ausstattung der Rettungsmittel als auch das Training des Rettungsfachpersonals.

17.3 Anpassung des Notarztindikationskatalogs

Damit der Telenotarzt in den Einsatz kommt, ist eine sinnhafte Anpassung des Notarztindikationskatalogs erforderlich, bei der festgelegte Meldebilder nur durch einen RTW bedient werden. Dadurch steigt die Wahrscheinlichkeit einer durch das Team als erforderlich angesehenen Telekonsultation. Auch wenn Verfahrensanweisungen die Erfordernis einer Konsultation definieren können, bleibt es den Teams mitüberlassen, diese Verfahrensweise umzusetzen. Außerdem kommt es bei dieser bedarfsorientierten Telekonsultation zu keinen „Fehlalarmen" des Telenotarztes, wie es bei festgelegter Disposition der Fall wäre.

Die Notarztindikationen müssen an die Leistungsfähigkeit des Rettungsdienstes im Rahmen der Etablierung eines Telenotarztsystems angepasst werden, da sonst Notärzte auch zu Einsätzen ohne Indikation disponiert werden. Diese notwendigen Anpassungen werden durch die ÄLRD festgelegt. Auch wenn der Notarztindikationskatalog der Bundesärztekammer 2023 überarbeitet wurde, belässt er weiterhin großen Spielraum in der Festlegung der zu entsendenden Ressource, was in einem heterogenen Bild innerhalb der Länder und auch bundesweit resultiert [3].

Die nachfolgende Übersicht (Tab. 17.1) zeigt Meldebilder, für die (entsprechend des Notarztindikationskatalogs, Stand: 2023) vielerorts noch Notärzte disponiert werden, jedoch bei Berücksichtigung der heutigen Leistungsfähigkeit des Rettungsdienstes eine alleinige Alarmierung eines RTW ausreichend zu sein scheint, da sie nicht grundsätzlich

Tab 17.1 Übersicht von Meldebildern, die ohne Notarzt (und bei Bedarf mit Telenotarzt) abgearbeitet werden können. (Aus: Einsatzspektrum Telenotarzt NRW, Steuerungsgruppe Telenotarzt des Ministeriums für Arbeit und Gesundheit [MAGS] in NRW [4])

Kategorien	Beispielhafte, nicht abschließende Meldebilder
B – Atemstörungen	• Allergische Reaktion ohne Atemnot • Asthma bronchiale – chronische Beschwerden • COPD – chronische Beschwerden • Dekompensierte Herzinsuffizienz • Leichte Atembeschwerden • Lungenarterienembolie ohne Zyanose
C – Kreislaufstörungen	• Akutes Koronarsyndrom/Brustschmerz nicht kaltschweißig • Herzrhythmusstörung, Brady-/Tachykardie ohne Instabilitätskriterien • Hypertensiver Notfall/Krise/hypertone Selbstmessung • Hypotonie ansprechbar • ICD-Auslösung, ansprechbar • Kollaps, Kreislaufbeschwerden • Synkope, wieder ansprechbar • Vorhofflimmern, neu, stabil
D – Neurologische Notfälle	• Schlaganfall/TIA/Sprachstörungen ohne Bewusstlosigkeit • Fokaler Krampfanfall, Zustand nach Krampfanfall
D – Schmerzzustände	Internistisch: • Akutes Abdomen • Gallenkolik • Nierenkolik • Palliativpatient • Sonstige Schmerzzustände • Unklares Abdomen (einschließlich Übelkeit und Erbrechen) Chirurgisch: • Isoliertes Extremitätentrauma, offen und geschlossen • Extremitätenfraktur (z. B. Oberschenkelhalsfraktur, Sprunggelenkfraktur, Oberarmfraktur, Schlüsselbeinfraktur, Unterarmfraktur, Unterschenkelfraktur) • Luxation • Lumbago/Rückenschmerzen/Bandscheibenvorfall
D – Psychische Störungen	• Akuter Erregungszustand

(Fortsetzung)

Tab 17.1 (Fortsetzung)

Kategorien	Beispielhafte, nicht abschließende Meldebilder
Sonstige	• Amputation Finger/Zeh • Stich-/Schnittverletzung an einer Extremität • Sturz <3 m/Sturz, leicht verletzt • Intoxikation/Medikamentenintoxikation, nicht bewusstlos • Rauchgasinhalation ohne Bewusstseinsstörung • Sonnenstich • Unstillbares Nasenbluten • AZ-Verschlechterung bei Ca-Patienten • Gastrointestinale Blutung, ansprechbar, nicht kaltschweißig • Hypoglykämie • Ileus, ansprechbar • Unklarer Infekt/Sepsis ohne Instabilitätskriterien
E – Organisation/Recht	• Transportverzicht • Transportverweigerung

AZ allgemeiner Zustand, *Ca* Carcinoma, *COPD* chronisch obstruktive Lungenerkrankung, *ICD* implantierbarer Kardioverter-Defibrillator, *TIA* transitorische ischämische Attacke

eine potenzielle vitale Bedrohung mit Notarztindikation beinhalten. Auch in Rettungsdienstbereichen, in denen der Telenotarzt (noch) nicht verfügbar ist, ist eine derartige Meldebildaufschlüsselung sinnvoll.

17.4 Vorabdelegation gemäß § 4 Abs. 2 Nr. 2c NotSanG (2c-Maßnahmen) trotz Telenotarztsystem?

Der anfänglichen Kritik gegenüber, dass der Telenotarzt den Notfallsanitätern die Kompetenzen des eigenständigen Arbeitens nehmen würde, steht die umfängliche Vorabdelegation von 2c-Maßnahmen in Rettungsdiensten mit in Betrieb befindlichem Telenotarztsystem.

Dennoch befürworten folgende Punkte die juristisch begründbare Freigabe von 2c-Maßnahmen durch die ÄLRD, auch wenn der RTW telemedizinfähig ist.

▶ **Freigabe von 2c-Maßnahmen durch die ÄLRD**
  Routine und Trainingseffekt des Personals
  • Funklöcher/Verbindungsabbrüche
  • Regionen, in denen nur einzelne Fahrzeuge Telemedizinausrüstung enthalten
  • technische Ausfälle oder nicht telemedizinfähige Reservefahrzeuge

So kann trotz umfänglicher Freigabe z. B. bei der erstmaligen alleinigen Durchführung einer Maßnahme die Hilfestellung (oder Supervision im Sinne eines „Mitguckens") des Telenotarztes in Anspruch genommen werden und nach gemeinsamer Durchführung die Maßnahme in zukünftigen Fällen sicher selbstständig erfolgen. Nur wenn Maßnahmen regelmäßig durch die Notfallsanitäter durchgeführt werden, können diese auch sicher beherrscht werden. Zudem erfolgt mithilfe Rezertifizierung der Notfallsanitäter eine regelmäßige Überprüfung der Kenntnisse durch die ÄLRD.

17.5 Identifikation von Krankheitsbildern und Medikamentengaben durch Notfallsanitäter

Darüber hinaus setzt die Anwendung von 2c-Maßnahmen die Identifikation des vorliegenden Krankheitsbildes im Rahmen einer Verdachtsdiagnose voraus. Ein gutes Beispiel stellt hier das Symptom Dyspnoe dar, das je nach Auftreten weiterer Symptome für unterschiedliche Verdachtsdiagnosen sprechen kann, bei denen unterschiedliche Behandlungspfade oder Medikamentengaben vorgesehen sind. Nicht jeder Einsatz kann vorab in Form einer Verfahrensanweisung definiert werden.

Des Weiteren reagiert nicht jeder Patient identisch auf ein Medikament. Sowohl die Variation der Wirkung von Medikamenten als auch das Auftreten von Nebenwirkungen oder Komplikationen können im Einsatz zu Herausforderungen führen, bei denen der Telenotarzt unterstützen kann. Hier bleibt ohne Telemedizin nur die Nachforderung eines Notarztes als Rückfallebene.

17.6 Vielfalt der Einsatzmöglichkeiten

Im nachfolgenden werden Beispiele aus dem Segment der Notfallrettung berichtet, die nicht die klassische Telekonsultation durch eine RTW-Besatzung darstellen.

17.6.1 Telenotarzt als notärztliche Zweitmeinung

Der Telenotarzt steht auch als Rückfallebene für den Notarzt vor Ort im Rahmen einer Zweitmeinung zur Verfügung. Die Einsatzverantwortung verbleibt dabei bei dem vor Ort befindlichen Notarzt, unabhängig von der Erfahrung oder dem hierarchischen Verhältnis zwischen Notarzt und Telenotarzt.

Der Fallbericht „Wenn Notarzt und Telenotarzt gemeinsam Leben retten: Eine Fallbeschreibung für die Anwendung der prähospitalen Telemedizin bei einer kreislaufinstabilen ventrikulären Tachykardie" beschreibt einen solchen Rettungseinsatz [5]. Die anwesende, noch unerfahrene Notärztin behandelte einen kreislaufinstabilen Patienten mit einer

Breitkomplextachykardie, bei dem im Verlauf der intravenöse Zugang akzidentiell herausgerutscht ist und die medikamentöse Therapie erfolglos blieb. In Rücksprache mit dem Rettungsteam wurde eine Telekonsultation begonnen und gemeinsam der dringliche Bedarf eines Zugangs (in Zweifel auch intraossär) sowie die Notwendigkeit zur elektrischen Kardioversion besprochen und telemedizinisch begleitet. Nach erfolgreicher Kardioversion demaskierte sich ein Hebungsinfarkt im EKG, und als Transportziel wurde ein Krankenhaus mit Herzkatheter festgelegt.

Auch wenn erfahrene Kollegen jetzt vielleicht denken, hierfür sicherlich keinen Telenotarzt zu benötigen, so bleibt das Erleben von Herausforderungen und Überforderung im Einsatz multifaktoriell und individuell. In besagtem Einsatz scheinen die Leitsätze des Crew Resource Management (CRM) gelebt worden zu sein, indem Selbstunsicherheit eingestanden und verfügbare Hilfe ersucht wurde (s. auch Kap. 25 und 26).

17.6.2 Telenotarzt für besondere Gebiete – die Halligen

Im Rahmen eines zweijährigen Forschungsprojekts des Instituts für Rettungs- und Notfallmedizin der Universitätsklinik Kiel wurden die Halligen Langeneß, Oland und Hooge an das Telenotarztsystem angeschlossen. Seit Abschluss des Projekts werden die Halligen auf die Aachener Telenotarztzentrale aufgeschaltet. Vor Ort befindet sich, anders als im Regelrettungsdienst, kein Rettungsteam im Einsatz, sondern ein sog. Halligpfleger (Gemeindepfleger), der neben einer Ausbildung in Krankenpflege auch eine rettungsdienstliche Ausbildung (von Rettungs- bis Notfallsanitäter) hat. Daher stand neben dem damaligen Projektziel, eine hochwertige Notfallversorgung der Halligbewohner sicherzustellen, auch eine rechtliche Absicherung bei erweiterten Maßnahmen durch den Halligpfleger im Fokus.

Die Telekonsultationen, die sowohl mobil als auch aus der Sanitätsstation (San Stube) des Halligpflegers initiiert werden können, umfassen nach erster Diagnostik und Therapie vor allem die Entscheidung der Transportdringlichkeit. Kann beispielsweise der Patient mit Angina pectoris noch bis zum kommenden Morgen auf der Hallig bleiben oder ist ein Notfalltransport indiziert?

▶ In den meisten Fällen erfolgt der Transport luftgebunden. Wenn dies nicht möglich ist, bietet ein Seenotkreuzer eine alternative Transportmöglichkeit, die jedoch stark von den Gezeiten (Tiden) abhängt und möglicherweise länger auf sich warten lässt. Die Fähren zwischen den Halligen und dem Festland nehmen in der Regel keine akuten Notfallpatienten auf.

Die Konsultationsgründe umfassen insbesondere in der Sommerzeit, die ein hohes Touristenaufkommen mit sich bringt, gelegentlich auch hausärztliche Fragestellungen. Könnte der Hautausschlag auch eine akute allergische Reaktion sein? Oder wie dringlich ist eine vorliegende Infektion zu behandeln? So muss beispielsweise auch die Menge an verfügbarem Sauerstoff im Rahmen einer CPAP-Behandlung (CPAP = Continuous Positive Airway Pressure) vielleicht einmal ausgerechnet werden, da keine 10-Liter-Flasche des Rettungswagens verfügbar ist. Zu beachten ist ebenfalls, dass der Halligpfleger in der Regel allein arbeitet. Bei Bedarf (z. B. bei einer Reanimation) können Ersthelfer über Handy oder Melder, ähnlich einer Freiwilligen Feuerwehr, alarmiert werden.

17.6.3 Der Telenotarzt als Joker

Bei dem Wissen um die Verfügbarkeit des Telenotarztes wird dieser gelegentlich auch aus ungewöhnlichen Situationen heraus kontaktiert. So wurden beispielsweise auf einem Linienflug etwa 2 h vor der Ankunft in Thailand bei einer Patientin Kribbelparästhesien festgestellt, wodurch die Frage der Notwendigkeit einer Notlandung an Bord des Flugzeuges aufkam. Der anwesende Rettungssanitäter (und ehemaliger Techniker für das Telenotarztsystem) verfügte über die Durchwahl zum Telenotarzt.

Es stellte sich heraus, dass die Patientin bei vorbestehender chronischer Erkrankung eine einliegende intrathekale Pumpe mit Katheter zur Applikation von Morphin hatte. Nach Anamnese und orientierend neurologischer Untersuchung wurde sich über das Pausieren der Pumpe sowie eine engmaschige Beobachtung über den Rückgang oder Fortschritt der Symptome verständigt.

Auch wenn diese Anekdote von einer Konsultation über Satellitentelefon sicherlich einen Einzelfall darstellt, zeigt sie, dass der Telenotarzt bei Verbreitung des Systems als „Joker" für die außergewöhnlichsten Fälle dienen kann.

Abkürzungen	
AZ	Allgemeinzustand
Ca	Carcinoma
ICD	implantierbarer Kardioverter-Defibrillator
NotSanG	Notfallsanitätergesetz
SAA	Standardarbeitsanweisungen
TIA	transitorische ischämische Attacke

Literatur

1. Telemedizin in der prähospitalen Notfallmedizin: Strukturempfehlung der DGAI. Anästh Intensivmed 2016;57:160–116
2. Deutsche Gesellschaft für Anästhesiologie und Intensivmedizin e.V. (DGAI): S2e-Leitlinie Telemedizin in der prähospitalen Notfallmedizin (AWMF Registernummer 001-037), Version 2.0 (04.07.2025), verfügbar unter https://register.awmf.org/de/leitlinien/detail/001-037

3. Empfehlungen für einen Indikationskatalog für den Notarzteinsatz. Handreichung für Disponenten in Rettungsleitstellen und Notdienstzentralen (NAIK). Bundesärztekammer 2023
4. Einsatzspektrum Telenotarzt NRW, Steuerungsgruppe Telenotarzt des Ministeriums für Arbeit und Gesundheit [MAGS] in NRW
5. Follmann, A., Schröder, H., Neff, G. et al. Wenn Notarzt und Telenotarzt gemeinsam Leben retten. Anaesthesist 70, 34–39 (2021). https://doi.org/10.1007/s00101-020-00872-w

Sekundärtransporte

Marc Felzen

18

Inhaltsverzeichnis

18.1	Notfallverlegungen: Sofort- und dringliche Verlegungen	171
18.2	Disponible Verlegungen, Kapazitätsverlegungen und Patiententausch	172
18.3	Luftgebundener Sekundärtransport	173
18.4	Rettungsmittelvorgaben indikations- und zustandsbezogen	173
18.5	Besondere medizinische Betreuung	175
18.6	Transport von präfinalen bzw. sterbenden Patienten	175
18.7	Medizinische Diskrepanzen zwischen Telenotarzt und Krankenhausarzt	176
Literatur		177

Die Abklärung von angeforderten Sekundärtransporten im unmittelbaren Arzt-Arzt-Gespräch gehört nicht zu den ureigenen Aufgaben des Telenotarztes. Dennoch bietet sie sich aufgrund der 24/7-Verfügbarkeit an.

In vielen Rettungsdienstbereichen ist es auch heute noch üblich, dass die Leitstelle Rettungsmittel nach Typ und Dringlichkeit wie angefordert entsendet. Häufig erfolgt die Anforderung dabei durch einen im Rettungsdienst nicht erfahrenen Arzt, sehr oft mit Notarzt. Dies ist einerseits Ressourcenverschwendung, andererseits steht dem der Sicherstellungsauftrag für die Notfallrettung entgegen.

Verständlich ist, dass die Krankenhäuser in der heutigen Zeit zunehmend an ihre Kapazitätsgrenzen stoßen. Dennoch darf nicht außer Acht gelassen werden, dass dies im

M. Felzen (✉)
Ärztliche Leitung Rettungsdienst Stadt Aachen &Aachener Institut für Rettungsmedizin und zivile Sicherheit, Uniklinik RTWH Aachen und Stadt Aachen, Aachen, Deutschland
E-Mail: ars@ukaachen.de

© Der/die Herausgeber bzw. der/die Autor(en), exklusiv lizenziert an Springer-Verlag GmbH, DE, ein Teil von Springer Nature 2026
S. Beckers und M. Felzen (Hrsg.), *Telenotfallmedizin*,
https://doi.org/10.1007/978-3-662-72121-6_18

Rettungsdienst genauso ist. Auch hier sind die Ressourcen bei steigendem Einsatzaufkommen knapp, und Rettungsmittel können intermittierend nicht besetzt werden. Aufgrund dessen müssen auch die Krankenhäuser Verständnis dafür haben, dass Sekundärtransportanforderungen priorisiert werden müssen und nicht immer ad hoc bedient werden können, weil Rettungsmittel für die Notfallrettung zurückgehalten werden müssen, da Notfälle nicht planbar sind.

Zu den Sekundärtransporten zählen Notfallverlegungen, disponible Verlegungen sowie Kapazitätsverlegungen. Der Begriff „Kapazitätsverlegungen" bezieht sich ausschließlich auf ausgelastete Intensivkapazitäten. Sofort- oder dringliche Verlegungen aufgrund fehlender Operations- (OP-) oder interventioneller Kapazitäten gelten als Notfallverlegung in Abhängigkeit ihrer Dringlichkeit.

Transportkategorien von Sekundärtransporten hinsichtlich Dringlichkeit gemäß Luftrettungserlass NRW 2022
- Kategorie A (sofort): Transportbeginn innerhalb von 30 min nach Anforderung
- Kategorie B (dringlich): Transportbeginn innerhalb von 2 h nach Anforderung
- Kategorie C (disponibel im Tagesverlauf): Transportbeginn innerhalb von 2 bis 24 h nach Einsatzanforderung
- Kategorie D (disponibel an Folgetagen): Transportbeginn später als 24 h nach Anforderung

Einige Bundesländer haben zentrale Koordinierungsstellen für die Abklärung von Sekundärtransporten (z. B. Baden-Württemberg, Bayern, Hessen, Niedersachsen, Rheinland-Pfalz, Mecklenburg-Vorpommern). Unabhängig von zentralen Koordinierungsstellen sollte durch ein adäquates Qualitätsmanagement in allen Bundesländern kontinuierlich überprüft werden, ob ein indikationsgerechter Ressourceneinsatz erfolgt.

▶ Leider sind immer noch viele Leitstellendisponenten der Meinung, Ärzte allgemein seien ihnen weisungsbefugt. Dies stimmt nicht, einzig die Ärztliche Leitung Rettungsdienst legt die Vorgaben fest.

Widerspricht sich eine ärztliche Anforderung also eindeutig mit den Vorgaben, sind die Vorgaben bindend. Bei Unsicherheit ist eine nachvollziehbare Erklärung für eine explizite Ressourcenanforderung einzufordern. Ist diese für den Disponenten nicht plausibel, gelten seine Vorgaben. Einzig bei nachvollziehbarer Begründung einer expliziten Ressourcenanforderung sollte von den Vorgaben abgewichen werden, falls dies dann überhaupt noch erforderlich ist.

Die unmittelbare Abklärung durch den Telenotarzt führt zu einem indikationsgerechteren Einsatz der Rettungsmittel einerseits, andererseits ist es leider häufig mit weniger Diskussionen verbunden, wenn der anfordernde Arzt mit einem Arzt „bekämpft" wird. Es ist also grundsätzlich möglich, dass die Abklärung auch z. B. durch einen speziell eingewiesenen Leitstellendisponenten erfolgt. Dies setzt allerdings strikte und eindeutige Vorgaben sowie eine ständig verfügbare Rücksprachemöglichkeit voraus, da Diskussionspotenzial auch außerhalb der Sachebene vorprogrammiert ist, sofern der anfordernde Arzt nicht das bekommt, was er gerne hätte. Leider nimmt fehlendes (intensiv-)medizinisches Detailwissen dem Disponenten an dieser Stelle häufig die adäquate Argumentationsgrundlage. Die Abklärung sollte anhand einer standardisierten Checkliste gemäß ABCDE-Schema erfolgen und schriftlich dokumentiert werden.

Gemäß den Angaben auf der häufig verpflichtend schriftlichen Anforderung (Fax, E-Mail, digital …) legt der Telenotarzt den Typ sowie die Dringlichkeit der Alarmierung des erforderlichen Rettungsmittels fest (z. B. Krankentransport- [KTW], Rettungs- [RTW], Intensivtransportwagen [ITW], Intensivtransporthubschrauber [ITH], Notarzteinsatzfahrzeug [NEF] …), bei lebensbedrohlichen Notfällen auch als Sofortverlegung vor einem Telefonat. Die Disposition und damit Fahrzeugauswahl erfolgt durch den Disponenten.

Da es sich beim Telenotarzt zum einen um einen im Rettungsdienst erfahrenen Arzt mit Ressourcenkenntnis und zum anderen um einen vom Träger des Rettungsdienstes beauftragten Arzt handelt, entscheidet und verantwortet dieser und nicht der Krankenhausarzt. Indikationsabgrenzungen finden sich u. a. in § 4 ff. der Richtlinie Krankentransport des Gemeinsamen Bundesausschusses (G-BA) aus dem Jahre 2024.

Von obiger Abklärung ausgenommen sind Sekundärtransporte, die bereits aufgrund der Anforderung und/oder als Ergebnis eines standardisierten Abfrageprotokolls mit einem KTW durchgeführt werden können. Diese können direkt durch das Leitstellenpersonal bearbeitet werden.

▶ Im Bereich der Primärrettung kann der Telenotarzt lediglich die Ressource Notarzt schonen, durch die Abklärung von Sekundärtransporten und eine damit verbundene zunehmende Herunterstufung von RTW auf KTW kann auch die Ressource RTW geschont werden.

18.1 Notfallverlegungen: Sofort- und dringliche Verlegungen

Während bei Sofortverlegungen keine Rücksicht auf Unterdeckung genommen werden kann, erfolgt die Disposition von dringlichen Verlegungen < 2 h möglichst unter Aufrechterhaltung der Gebietsabdeckung. Soforttransporte erfolgen im Sinne der Patienten sowohl bei Primär- als auch bei Sekundäreinsätzen grundsätzlich nur ins nächstgelegene geeignete Krankenhaus, unabhängig von Kooperationsverträgen zwischen Krankenhäusern, sofern die Verzögerung einer Notfallbehandlung potenziell einen Schaden für den Patienten bedeuten würde. Selbst bei Auslastung ist die nächstgelegene geeignete Diagnose- und

Behandlungseinrichtung verpflichtet, eine Erstversorgung durchzuführen (z. B. Bohrlochtrepanation, Lumbalpunktion oder auch eine Aortendissektion vom Typ Stanford A bei aufnahmebereiter Klinik in 500 km Entfernung etc.). Dies gilt auch für in einer anderen Behandlungseinrichtung fachfremd erstversorgte Patienten. Sofern ein Krankenhaus mit verfügbaren Kapazitäten nicht wesentlich weiter entfernt ist bzw. der längere Transport keinen Nachteil für den Patienten hat, kann eine längere Transportstrecke in Kauf genommen werden.

Die Verantwortung und damit auch Entscheidung über die Transportfähigkeit von Patienten trifft nicht der Telenotarzt, sondern der Notarzt vor Ort. Der Transport von therapierefraktär instabilen Patienten kann im begründeten Ausnahmefall als Ultima-Ratio-Entscheidung dann erfolgen, wenn der Patient ausschließlich im Zielkrankenhaus eine Überlebenschance hat. In diesem Fall ist auch ein Spezialtransport ohne Begleitung eines Spezialisten möglich. Ist der Notarzt diesbezüglich unsicher, kann er sich mit dem Telenotarzt hinsichtlich einer Güterabwägung abstimmen.

▶ Der Transport eines intensivpflichtigen Patienten von einem nicht für Intensivpatienten ausgelegten Notaufnahmeplatz zu einer externen Intensivstation bei fehlender interner Intensivkapazität stellt keine disponible, sondern eine dringliche Verlegung dar. Davon abzugrenzen ist jedoch eine zeitkritische Sofortverlegung.

18.2 Disponible Verlegungen, Kapazitätsverlegungen und Patiententausch

Bei disponiblen Verlegungen handelt es sich z. B. um Transporte in Rehabilitationseinrichtungen oder heimatnahe Rückverlegungen nach Intervention. Aufgrund des Sicherstellungsauftrags für die Notfallrettung (s. z. B. Rettungsgesetz Nordrhein-Westfalen [RettG NRW]) ist der Einsatz von Primärrettungsmitteln für Nichtsofortverlegungen zu vermeiden. Dies hat auch die Bundesvereinigung der Arbeitsgemeinschaften der Notärzte Deutschlands (BAND) in ihrer Empfehlung zum arztbegleiteten Interhospitaltransport herausgegeben [1]. Hierfür sollten zusätzliche Rettungsmittel bereitgestellt werden.

Weiterhin sind die Träger des Rettungsdienstes angehalten, Spezialfahrzeuge für intensivmedizinische Transporte (hier sind vor allem ITW gemeint) unter Berücksichtigung der Wirtschaftlichkeit ggf. in Trägergemeinschaften vorzuhalten (s. RettG NRW § 3 Abs. 4). Sind vorgenannte Rettungsmittel ausgelastet, mit Vorlaufzeit versehen oder nicht 24/7 verfügbar, entstehen Wartezeiten.

Sofern die Ressource Notarzt bei notwendiger Arztbegleitung nicht zur Verfügung steht oder aber vertragliche Regelungen bestehen, kann oder muss das Krankenhaus sogar einen Begleitarzt stellen. Dieser muss dem Träger als Notarzt gemeldet und in sämtliche Medizinprodukte des Rettungsmittels eingewiesen sein.

Darüber hinaus verlangen Krankenhäuser höherer Versorgungsstufen häufig einen Patiententausch, sofern sie einen Notfallpatienten aus einem peripheren Krankenhaus zur OP oder Intervention übernehmen müssen. Das heißt, dass das periphere Haus einen Intensivpatienten vom Krankenhaus mit höherer Versorgungsstufe übernimmt, damit dessen Bett mit dem Notfall aus dem peripheren Haus belegt werden kann. Leider wird dieses Vorhaben häufig nicht offen kommuniziert, sodass unter Umständen zwei RTW und zwei Notärzte gleichzeitig gebunden werden. Im optimalen und ressourcenschonendsten Fall wird vorher abgeklärt, dass das den Notfalltransport durchführende Rettungsteam den Austauschpatienten im Anschluss an den Notfalltransport ins periphere Haus transportiert. Hierbei zu bedenken sind eine kurzzeitige Doppelbelegung im Krankenhaus der höheren Versorgungsstufe, eine Infektiosität des Notfallpatienten sowie die Abgabe des Transports an den anderen Rettungsdienstbereich. Optimalerweise sollte der Austauschpatient der Patient im besten Zustand und nicht ein frisch operierter oder intervenierter Patient sein.

18.3 Luftgebundener Sekundärtransport

Ebenso werden Rettungshubschrauber bei Sofortverlegungen (Kategorie A) und dringlichen Verlegungen < 2 h (Kategorie B) sowie ITH bei disponiblen Verlegungen (Kategorien C und D) berücksichtigt (Runderlass des Ministeriums für Arbeit, Gesundheit und Soziales [MAGS] [2] zum Einsatz von Luftfahrzeugen im Rettungsdienst vom 07.12.2022). Neben der Arztbesetzung kann hierbei auch der Zeitvorteil eine Rolle spielen.

Gemäß Luftrettungserlass NRW 2022, Anlage 4, ist es Krankenhäusern möglich, ohne Umwege direkt bei der zuständigen ITH-führenden Leitstelle (Köln oder Steinfurt) einen Hubschrauber anzufordern.

18.4 Rettungsmittelvorgaben indikations- und zustandsbezogen

▶ Für die Auswahl des geeigneten Rettungsmittels ist die Kenntnis über dessen Ausstattung sowie der Befugnisse des darauf eingesetzten Personals essenziell. Dies gilt insbesondere für den Bereich des Krankentransports, da dieser die wenigsten Berührungspunkte mit Notärzten hat.

Die Erarbeitung von Rettungsmittelvorgaben bietet sich sowohl indikationsbezogen als auch zustandsbezogen an.

▶ Da Krankheitsbilder in unterschiedlichsten Schweregraden bzw. Ausprägungen vorliegen können, ist die alleinige Festlegung aufgrund von Indikationen nicht sinnvoll. Insbesondere in Bezug auf den Zustand ist die Erstellung von Instabilitätskriterien ratsam.

Zur Erleichterung zukünftiger Abklärungen ist die Ergänzung der Vorgaben nach Abklärung von speziellen und seltenen Transporten sinnvoll.

Objektive Vorgaben bieten eine gute Argumentationsgrundlage gegenüber anfordernden Ärzten, die subjektiv auf der Begleitung durch einen Notarzt bestehen. Fragestellungen in Bezug auf das Transportmittel (hinsichtlich Ausstattung und Befugnissen) folgender Patienten treten häufig auf und sollten vorab geklärt werden:

- Kürzlich bzw. langzeittracheotomierte Patienten mit und ohne Absaugpflicht
- Heimbeatmung (s. auch Stellungnahme des Landesverbands Nordrhein-Westfalen der Ärztlichen Leiter Rettungsdienst [ÄLRD LV NRW])
- Medikamentöse Therapie über Spritzenpumpe
- Assistierte Beatmung (Continuous Positive Airway Pressure [CPAP], nichtinvasive Ventilation [NIV], High-Flow-Sauerstofftherapie)
- Fixierung/Zwang bei psychiatrischen Patienten
- Kapazitätsausgleich außerhalb von Kernarbeitszeiten
- Kapazitätsausgleich mit ungeborenen Kindern (Wehentätigkeit vor der 23./29./35. Schwangerschaftswoche [SSW] entsprechend Perinatalzentrum Level I, II oder III, Blasensprung …)
- Monitorüberwachung/invasive Blutdruckmessung
- Einbau/Transport von Unterstützungssystemen (extrakorporale Membranoxygenierung [ECMO], Impella, linksventrikuläres Herzunterstützungssystem [LVAD], Total Artificial Heart [TAH] …)

Gerade der Transport von heimbeatmeten Patienten ist ein viel diskutiertes Thema. Der Transport mit einem KTW ist unter folgenden Voraussetzungen möglich:

- Patient oder Begleitperson kann das Gerät bedienen
- Befestigungseinrichtung für Heimbeatmungsgerät vorhanden
- Backup für Akku des des Geräts (12-V-/230-V-Steckdose oder Ersatzgerät) vorhanden

Folgende Punkte sollten dennoch schriftlich festgelegt werden:

- Transportmodus ohne Begleitperson
- Handhabung gemäß Medizinprodukte-Betreiberverordnung

- Rückfallebene bei Ausfall des Geräts (Beatmungsbeutel)

18.5 Besondere medizinische Betreuung

Zur Vermeidung eines Übernahmeverschuldens durch den Notarzt sowie aufgrund der Sorgfaltspflicht der abgebenden Behandlungseinrichtung werden Transporte, die die für die Zusatzbezeichnung Notfallmedizin vorausgesetzten Kenntnisse übersteigen und durch das betreffende notärztliche Personal nicht beherrscht werden, ausschließlich mit einem für die Behandlung des Patientenzustands geschulten Arzt bzw. Spezialisten zusätzlich zum Notarzt durchgeführt.

Beispiele hierfür sind

- intensivpflichtige Neugeborene/Säuglinge/Kleinkinder,
- extrakorporale Unterstützungssysteme (z. B. Impella, Berlin Heart, intraaortale Ballonpumpe [IABP]),
- eine während des Transports wahrscheinliche (Früh-)Geburt.

18.6 Transport von präfinalen bzw. sterbenden Patienten

Es kommt immer wieder vor, dass sterbende Patienten aus Krankenhäusern höherer Versorgungsstufen heimatnah bzw. ins initial abgebende Krankenhaus zurückverlegt werden sollen, da keine Therapieoption besteht, sämtliche Kapazitäten ausgelastet sind und weitere Notfallpatienten ansonsten nicht ohne Weiteres übernommen werden könnten. Sofern diese Patienten nicht invasiv beatmet sind, kann hier ein KTW erwogen werden.

Voraussetzung für einen Transport ist, dass sich abgebendes und aufnehmendes Krankenhaus vorher bereiterklärt haben, den Patienten auf- bzw. zurückzunehmen, sofern dieser während des Transports versterben sollte.

Darüber hinaus ist es von enormer Wichtigkeit, dass man den Patienten inklusive des Vorgehens bei Versterben vorher mit der KTW-Besatzung bespricht, sodass diese keine Angst davor haben muss, in Schwierigkeiten zu geraten, falls der Patient während des Transports verstirbt.

Ein derartiger Transport sollte selbstverständlich nur durchgeführt werden, wenn rettungsdienstliche Kapazitäten zur Verfügung stehen.

18.7 Medizinische Diskrepanzen zwischen Telenotarzt und Krankenhausarzt

Sofern es während des Arzt-Arzt-Gesprächs zwischen Krankenhaus- und Telenotarzt zu Diskrepanzen hinsichtlich der medizinischen Therapie kommt, welche mit einem potenziellen Schaden für den Patienten verbunden sein könnten, muss der Telenotarzt den beteiligten Facharzt im Krankenhaus darauf hinweisen.

Als Beispiele seien die Verlegung eines Patienten mit NSTEMI-Labor (NSTEMI = Nicht-ST-Hebungsinfarkt) aus einem Krankenhaus mit Herzkatheter in ein Krankenhaus ohne Herzkatheter ohne durchgeführte Herzkatheteruntersuchung oder die Verlegung eines Patienten in eine psychiatrische Einrichtung ohne Entfernung zuvor geschluckter Knopfzellen genannt.

Letzens Endes übernimmt der Krankenhausfacharzt die volle Verantwortung, da er im Gegensatz zum Telenotarzt sowohl Fachexperte der zuständigen Fachabteilung ist als auch den Patienten persönlich untersucht hat.

Kommt es zu keiner medizinisch für beide Parteien vertretbaren Lösung, muss auch der Patient oder sein gesetzlicher Vertreter gemäß Patientenrechtegesetz hierüber in Kenntnis gesetzt werden. Besteht der Patient aufgrund dessen auf Weiterbehandlung oder Transport in ein drittes Krankenhaus, so ist dies zu ermöglichen.

Eine ausführliche Dokumentation ist im Fall von Diskrepanzen unabdingbar.

Abkürzungen

ÄLRD LV NRW	Landesverband Nordrhein-Westfalen der Ärztlichen Leiter Rettungsdienst
BAND	Bundesvereinigung der Arbeitsgemeinschaften der Notärzte Deutschlands
CPAP	Continuous Positive Airway Pressure
ECMO	extrakorporale Membranoxygenierung
G-BA	Gemeinsamer Bundesausschuss
ITW	Intensivtransportwagen
ITH	Intensivtransporthubschrauber
IABP	intraaortale Ballonpumpe
KTW	Krankentransportwagen
LVAD	linksventrikuläres Herzunterstützungssystem („left ventricular assist device")
MAGS	Ministerium für Arbeit, Gesundheit und Soziales
NEF	Notarzteinsatzfahrzeug
NIV	nichtinvasive Ventilation
NRW	Nordrhein-Westfalen
NSTEMI	Nicht-ST-Hebungsinfarkt
OP	Operation

RTW	Rettungswagen
RettG	Rettungsdienstgesetz
SSW	Schwangerschaftswoche
TAH	Total Artificial Heart

Literatur

1. Schlechtriemen T, Ruppert M, Anding K.-H., Hennes H.-J., D., Stratmann D.; Empfehlung der BAND zum arztbegleiteten Interhospitaltransport; NOTARZT 2003; 19(6): 215–219
2. https://recht.nrw.de/lmi/owa/br_bes_text?anw_nr=1&bes_id=50292&aufgehoben=N

Zusammenarbeit mit der Leitstelle

19

Marc Felzen

Inhaltsverzeichnis

19.1 Die Disposition betreffende Konflikte mit Fachpersonal 180
19.2 Einbindung des ärztlichen Bereitschaftsdienstes 181
19.3 Der Telenotarzt als Möglichkeit der telefonischen Ersteinschätzung 182

Die Aufgabenverteilung zwischen Telenotarzt und Leitstelle sollte klar geregelt sein, damit es nicht zu Konkurrenzsituationen kommt. Auch wenn der Telenotarzt eine **medizinisch-taktische** Unterstützung für die Leitstelle darstellt, wird dies gerade in der Anfangszeit nach der Etablierung anders aufgefasst. Der situationsabhängige persönliche Austausch mit der Leitstelle, an die der Telenotarzt angegliedert ist, ist genauso sinnvoll wie eine Rückzugsmöglichkeit für Primärkonsultationen.

> **Mögliche direkte Einbindung des Telenotarztes durch die Leitstelle zur medizinischen und organisatorischen Unterstützung der Kräfte vor Ort**
>
> - Einholung von Auskünften bei der Giftnotrufzentrale
> - Einholung von Auskünften beim Kinder- und Jugendpsychiater

---

M. Felzen (✉)
Ärztliche Leitung Rettungsdienst Stadt Aachen & Aachener Institut für Rettungsmedizin und zivile Sicherheit, Uniklinik RTWH Aachen und Stadt Aachen, Aachen, Deutschland
E-Mail: ars@ukaachen.de

© Der/die Herausgeber bzw. der/die Autor(en), exklusiv lizenziert an Springer-Verlag GmbH, DE, ein Teil von Springer Nature 2026
S. Beckers und M. Felzen (Hrsg.), *Telenotfallmedizin*,
https://doi.org/10.1007/978-3-662-72121-6_19

- Abklärung bzw. Zuweisung von Intensivkapazitäten
- Bei Ablehnung durch Krankenhäuser Unterstützung bei der Zuweisung
- Einholung von Auskünften im Krankenhaus oder beim Hausarzt (vorheriges Elektrokardiogramm [EKG], Vorerkrankungen …)
- Abklärung der Notwendigkeit einer sofortigen Unterbringung
- Abklärung von Todesfeststellung und Leichenschau bei Patienten mit sicheren Todeszeichen (z. B. bei Einsätzen mit Türöffnung durch die Feuerwehr)
- Klärung von medizinischen Fragen, die die Disposition betreffen, z. B. Herzunterstützungssysteme (links- [LVAD] oder biventrikuläres Herzunterstützungssystem [BVAD], Total Artificial Heart [TAH], Berlin-Heart), LifeVest Defibrillatorweste, Hirnschrittmacher)
- „Ambulante" Medikamentengabe im Polizeigewahrsam

19.1 Die Disposition betreffende Konflikte mit Fachpersonal

Haus- oder Facharztpraxen bzw. ärztlich geführte psychiatrische Einrichtungen, die auf einer Notarztalarmierung ohne Indikation bestehen, können zum einen auf die Kompetenzen des nichtärztlichen Personals sowie die jederzeitige Möglichkeit der Telenotarztkonsultation hingewiesen werden, zum anderen können diese auch direkt mit dem Telenotarzt als erfahrenem Notarzt mit Systemkenntnis verbunden werden. Ähnlich wie bei nicht mehr aktiv im Rettungsdienst tätigen Disponenten gilt auch für sämtliche Ärzte, die nicht aktiv im betreffenden Rettungsdienstbereich tätig sind, dass die Leistungsfähigkeit des Rettungsdienstes nicht eingeschätzt werden kann. Es kommt hierbei eigentlich nie zu Konflikten bezüglich der Hochstufung eines Notfalls durch den Disponenten bei durch den Anrufer nachvollziehbar beschriebener Indikation, sondern diese entstehen eher bezüglich der Herunterstufung bei für den Disponenten nicht bestehender Indikation.

▶ Die Dispositionshoheit liegt beim Disponenten! Dennoch hängt die im Mittelpunkt stehende medizinisch beste Versorgung eines Patienten nicht allzu selten von gewissen einsatztaktischen Entscheidungen ab. Daher ist der Disponent gut beraten, kollegial mit dem Telenotarzt zusammenzuarbeiten. Auch das medizinische Hintergrundwissen führt oft dazu, dass sowohl die Dringlichkeit als auch der Rettungsmitteltyp heruntergestuft werden können.

Ein Leitstellendisponent muss die Ausstattung sämtlicher von ihm disponierter Einsatzmittel kennen, um den unterschiedlichen Anforderungen mit dem adäquaten Einsatzmittel gerecht werden zu können. Gerade bezüglich komplexer medizinischer Einsätze, z. B. bei heimbeatmeten Patienten, fixierten Patienten oder Patienten mit extrakorporalen Unterstützungssystemen, stößt ein Disponent schnell an seine Grenzen und profitiert auf diese Weise von der Verfügbarkeit eines Telenotarztes.

Grundsatzentscheidungen in Bezug auf das Alarmierungsverhalten liegen beim Träger des Rettungsdienstes, der durch die Ärztliche Leitung Rettungsdienst unterstützt wird.

19.2 Einbindung des ärztlichen Bereitschaftsdienstes

Heutzutage müssen die Disponenten zunehmend häufiger medizinische Hilfeersuche von den in ihrer Kompetenz liegenden medizinischen Notfällen unterscheiden. Dies muss aufgrund eines hohen Anruferaufkommens anhand von wenigen Fragen am Telefon ohne visuelle Eindrücke geschehen. Aufgrund dessen besteht die Gefahr, dass bestimmte Signalwörter des Anrufers vom Disponenten mit einem ihm bekannten Notfallbild verknüpft werden und dementsprechend alarmiert wird. Hinzu kommt die häufig fehlende Vorhaltung unterschiedlicher Einsatzmitteltypen, sodass praktisch nur der Rettungswagen (RTW) bleibt.

Zur Differenzierung helfen standardisierte Fragen, die in einer vorher festgelegten Reihenfolge zu beantworten sind. Vorteil hierbei ist, dass die Fragen im Gegensatz zum Disponenten keinen subjektiven Interpretationsspielraum zulassen. Neben den eigenen Einsatzmitteln sollten auch externe Ressourcen wie Hausärzte oder der ärztliche Bereitschaftsdienst berücksichtigt werden.

Auch wenn der ärztliche Bereitschaftsdienst mit der als Medizinprodukt zertifizierten Software „Strukturierte medizinische Ersteinschätzung in Deutschland" (SmED) standardisiert abfragt, so gibt die Software zwar für den Disponenten rechtssicher eine Vorgehensweise vor, dennoch ist diese häufig verglichen mit der Einschätzung eines Notarztes zustandsdramatisierend und somit nicht in Gänze ressourcenschonend.

Hinzu kommt, dass der Fahrdienst des ärztlichen Bereitschaftsdienstes nur außerhalb der Praxiszeiten verfügbar ist und die Ärzte an keinerlei Weisungen gebunden sind. Sie können den Patienten lediglich telefonisch kontaktieren und z. B. an den Rettungsdienst verweisen, ohne ihn persönlich beurteilt und untersucht zu haben. Auch deren Ausstattung ist arztabhängig und nicht standardisiert. So führen z. B. nur wenige Bereitschaftsärzte Opiate mit und der Großteil ist damit nicht in der Lage, z. B. eine schmerzbedingte Symptomkontrolle bei Palliativpatienten durchzuführen. Hinzu kommt, dass Fachärzte jeglicher Fachrichtung verpflichtet sind, am Bereitschaftsdienst teilzunehmen, ohne auf dem Gebiet der Notfallmedizin sicher zu sein. Dies führt zu einer unsicherheitsbedingt erhöhten Krankenhauseinweisung dieser Patienten. Da der Bereitschaftsdienst ja gerade aufgrund einer Mobilitätseinschränkung verständigt wurde, ist eine Inanspruchnahme des Rettungsdienstes für derartige Transporte nicht selten.

Vorteilhaft wäre an dieser Stelle die Vorhaltung eines nichtärztlichen Besuchsdienstes, der bei nicht zeitnaher Verfügbarkeit oder für einen Bereitschaftsarzt nicht gesehener Indikation für einen Hausbesuch alarmiert werden und jederzeit einen Telenotarzt konsultieren kann. Hierzu existieren bereits unterschiedliche Projekte (z. B. Gemeindenotfallsanitäter, Akutgesundheitsdienst, Acute Community Nurse).

19.3 Der Telenotarzt als Möglichkeit der telefonischen Ersteinschätzung

Auch die direkte Weiterleitung eines Patienten an den Telenotarzt, der vom Bereitschaftsdienst ungesehen an den Rettungsdienst verwiesen wurde, ist denkbar. Auf diese Weise kann nicht nur auf die dann häufig alternativlose Alarmierung eines RTW zur Einschätzung vor Ort verzichtet werden, sondern von einem erfahrenen Notfallmediziner eingeschätzt werden, ob ein Hilfeersuchen oder ein medizinischer Notfall vorliegt.

Weiterhin kann auf diese Weise eine unter Umständen ausreichende, telefonische Beratung über das weitere Vorgehen erfolgen. Auch die Weiterleitung an den bzw. die (ggf. erneute) Verständigung des ärztlichen Bereitschaftsdienstes durch den Telenotarzt ist möglich.

Unterschied ist die jetzt ärztliche Anforderung, bei der die (erneute) Ablehnung eines Hausbesuchs schwieriger zu argumentieren sein dürfte. Falls dem Telenotarzt ein Transport sinnvoll erscheint, wird dafür in den meisten Fällen ein Krankentransport ggf. sogar mit einem Taxi ausreichend sein.

Abkürzungen

BVAD   biventrikuläres Herzunterstützungssystem („biventricular assist device")
LVAD   linksventrikuläres Herzunterstützungssystem („left ventricular assist device")
TAH   Total Artificial Heart
SmED   Strukturierte medizinische Ersteinschätzung in Deutschland

Anwendungsbeispiele

20

Carsten Kirchhoff, Carsten Obermann, Christina Borgs und Andreas Follmann

Inhaltsverzeichnis

20.1 Fragen zum täglichen Ablauf in einer Telenotarztzentrale 184
20.2 Anwendungsbeispiele für Primäreinsätze 192
20.3 Anwendungsbeispiele für die Zusammenarbeit von Telenotarzt und Notarzt 198
20.4 Anwendungsbeispiele für Sekundäreinsatze 203
20.5 Anwendungsbeispiele für die Abklärung von Sekundäreinsätzen 206

Zur Veranschaulichung der Arbeit eines Telenotarztes (TNA) enthält dieses Kapitel Einsatzbeispiele, die die Möglichkeiten der Anwendung in einem laufenden Betrieb illustrieren. Bewusst wurden Beispiele ausgewählt, die das Potenzial des Systems aufzeigen.

Die Beispiele beruhen auf realen Einsätzen. Sämtliche Namen und Daten sind fiktiv und jegliche Ähnlichkeit mit lebenden Personen Zufall.

C. Kirchhoff · C. Obermann
Ärztliche Leitung Rettungsdienst Ärztliche Leitung Telenotarzt OWL, Bielefeld, Deutschland
E-Mail: Carsten.Kirchhoff@bielefeld.de

C. Obermann
E-Mail: Carsten.Obermann@bielefeld.de

C. Borgs (✉)
Klinik für Anästhesiologie, Uniklinik RWTH Aachen, Aachen, Deutschland
E-Mail: ars@ukaachen.de

A. Follmann
Klinik für Anästhesiologie, Uniklinik RWTH Aachen, Aachen, Deutschland
E-Mail: afollmann@ukaachen.de

© Der/die Herausgeber bzw. der/die Autor(en), exklusiv lizenziert an Springer-Verlag GmbH, DE, ein Teil von Springer Nature 2026
S. Beckers und M. Felzen (Hrsg.), *Telenotfallmedizin*,
https://doi.org/10.1007/978-3-662-72121-6_20

20.1 Fragen zum täglichen Ablauf in einer Telenotarztzentrale

Carsten Kirchhoff und Carsten Obermann

20.1.1 Welche Dienstmodelle gibt es in einer TNA-Zentrale?

Ein TNA-Dienst kann durchaus ruhiger, aber auch extrem anspruchsvoll sein. Die Anzahl der Konsultationen hat oft eine hohe Schwankungsbreite. Zum Beispiel liegt im Bereich des TNA-Systems Ostwestfalen-Lippe (TNA-Zentrale Bielefeld) die Anzahl der Konsultationen aktuell bei 12–26 in 24 h. Es gibt hier genauso wie im Rettungsdienst „auf der Straße" keine Regel, wie oft und zu welcher Tageszeit der TNA konsultiert wird. Häufig ist nachts allerdings die Hemmschwelle des Rettungsfachpersonals etwas höher, einen Notarzt oder eine Notärztin nachzufordern, sodass der TNA hinzugezogen wird.

Während zur Einführung bzw. dem Start eines aufwachsenden TNA-Systems ein 24-h-Dienst durchaus vertretbar erscheint, ist im Vollbetrieb mit hoher Auslastung ein Zweischichtmodell empfehlenswert. Hier sind Schichten von zwei Mal 12 h oder auch 8 h Tag- plus 16 h Nachtdienst gängige Modelle.

Eine Übergabe von 30 min sollte bei jedem Schichtwechsel eingeplant sein, um ggf. laufende Einsätze oder anstehende Sekundärverlegungen zu besprechen bzw. zu übergeben. Gerade die Abklärung von Sekundärverlegungen nimmt im Rahmen der Veränderung der Krankenhauslandschaft einen zunehmenden zeitlichen Rahmen ein und ist in der Regel mit mehreren Telefonaten verbunden.

20.1.2 Was machen die Notärztinnen und Notärzte lieber – NEF- oder TNA-Dienst?

Ob eine Ärztin oder ein Arzt lieber als Notarzt oder TNA tätig ist, hängt stark von der individuellen Persönlichkeit, den Interessensschwerpunkten und den Lebensumständen ab. Beide Rollen haben ihre Vor- und Nachteile: Als Notärztin/Notarzt im Notarzteinsatzfahrzeug (NEF) hat man direkten Patientenkontakt und ist manuell tätig. Oft herrscht im Einsatzgeschehen vor Ort etwas mehr „Adrenalin, Abwechslung und Action". Das Erleben ist von dem direkten Kontakt zu den Patienten und der unmittelbaren Zusammenarbeit mit dem Einsatzpersonal vor Ort geprägt. Vor allem viele jüngere Notärztinnen und -ärzte schätzen genau dies zu Beginn ihrer notfallmedizinischen Tätigkeit sehr. Nachteile sind, dass diese Schichten nicht selten physisch und psychisch belastend sind, durchaus über das Dienstende hinausgehen und mit einem gewissen Gefahrenpotenzial (z. B. bei Verkehrsunfällen mit technischer Hilfeleistung oder gewalttätigen Patienten) verbunden sein können.

Die Attraktivität des TNA-Arbeitsplatzes liegt im „sicheren", oft klimatisierten Arbeitsplatz, den zeitlich gut planbaren Schichten mit festem Dienstbeginn und -ende.

20 Anwendungsbeispiele

Dies ist durchaus als familienfreundlich zu bezeichnen. Im TNA-Dienst gibt es keine vergleichbare körperliche Belastung und keine Gefahren der Einsatzstelle. Der Umgang mit moderner Technologie und der Fokus auf Kommunikation und Unterstützung der Einsatzteams bei einer höheren Einsatzfrequenz als „auf der Straße" machen die Aufgabe aber auf einer ganz anderen Ebene interessant. Nachteilig kann sich der fehlende direkte Patientenkontakt und die Abhängigkeit von komplexer Technik mit möglichen Ausfällen oder Problemen darstellen. Und manchen Notärztinnen und Notärzten fehlt doch die „Action" an der Einsatzstelle. Wie in vielen medizinischen Bereichen und Fachgebieten gilt daher auch im TNA-Dienst: Die Mischung macht's!

Sollten ausschließlich Dienste in der TNA-Zentrale abgeleistet werden, kann dies letztlich zur Entfernung vom Einsatzgeschehen „auf der Straße" und somit zu einer reduzierten Wirksamkeit und Akzeptanz des Systems führen. Durch die telemetrische und audiovisuelle Verbindung ist es wichtig, auch weiterhin praktisch im Einsatzgeschehen tätig zu sein, um durch selbst erlebte Einsätze und Behandlungen die Situation vor Ort nachvollziehen zu können.

> Junge Notärzte tendieren eher zum klassischen Notarztdienst „auf der Straße", was zu Beginn dieser Tätigkeit durchaus sinnvoll ist, um tiefergehende Kenntnisse und Fertigkeiten zu erwerben. Mit zunehmender Erfahrung oder auch im Zuge der Vereinbarkeit von Familie und Beruf oder wenn die körperliche Belastung schwieriger wird, sind Dienste in der TNA-Zentrale für Notärztinnen und Notärzte eine attraktive Alternative, Abwechslung und/oder Ergänzung, um weiterhin die eigene Expertise in das Feld der Notfallmedizin einbringen zu können.

20.1.3 Was sind Vorteile des TNA-Dienstes (z. B. für Kolleginnen und Kollegen mit aktuellen gesundheitlichen Einschränkungen oder für Schwangere)?

TNA sollten wie beschrieben weiterhin im Notarztdienst auf dem NEF oder Rettungshubschrauber (RTH) vor Ort am Patienten arbeiten. Ein TNA-System bietet aber zusätzlich sowohl für schwangere Notärztinnen, als auch für Notärzte, die vorübergehend körperlich gehandicapt sind und nicht physisch am Notarztdienst teilnehmen können, Einsatzmöglichkeiten.

Vor allem bei einem ausschließlichen oder überwiegenden Einsatz in der Notfallmedizin kann hier die Berufsausübung weiterhin erfolgen, da die körperliche Belastung deutlich reduziert ist. Hier bestehen keine Gefahren der Einsatzstelle wie Unfälle oder Infektionsrisiken, keine physischen Anstrengungen durch schweres Heben und Tragen und keine oder reduzierte Arbeit in der Nacht oder an Wochenenden. Es herrschen sichere

Arbeitsbedingungen aus einem geschützten Raum (TNA-Zentrale) oder der Leitstelle heraus.

Weiterhin ist eine medizinische Tätigkeit möglich und kann eigenes Wissen eingebracht werden, um Notfallsanitäter anzuleiten, ohne die Schwangerschaft zu gefährden oder die eigene Gesundheit zu riskieren.

Da die Tätigkeit als TNA oft in Schichten organisiert ist, kann die Arbeit an die gesundheitlichen Bedürfnisse angepasst werden, z. B. in dem nur Tagschichten absolviert werden. Letztlich kann dadurch eine Karriereunterbrechung vermieden werden, denn durch den Einsatz im TNA-Dienst ist die Aktivität und Präsenz in der Notfallmedizin weiterhin möglich, ohne längere Auszeiten nehmen zu müssen.

20.1.4 Kann ich mich als TNA nach telefonischer Übergabe gut in die Lage vor Ort hineinversetzen?

Eine der großen Herausforderungen als TNA ist es, sich in extrem kurzer Zeit in den Einsatz und die Lage vor Ort hineinzuversetzen. Im regulären Notarztdienst gibt die Anfahrt zum Einsatzort häufig die Gelegenheit, sich auf den Einsatz, den Patienten und die mögliche Situation vorzubereiten. Im TNA-Dienst erfolgt der Einstieg in das Einsatzgeschehen innerhalb weniger Augenblicke.

Voraussetzung dafür sind einige wichtige Punkte.

Voraussetzungen für den erfolgreichen Einstieg in das Einsatzgeschehen

1. **Strukturierte Übergaben** nach festem Schema (z. B. ABCDE, SINNHAFT, ISOBAR): Eine klar gegliederte und strukturierte Übergabe hilft, relevante Informationen bezüglich des Patientenzustands, bereits getroffener Maßnahmen, des Umfelds, der Dynamik des Geschehens, des Einsatzteams etc. schnell zu erfassen.
2. **Technische Unterstützung:** Audioverbindung, Live-Vitaldaten, Fotos und/oder Videoübertragung schaffen ein realistisches Bild der Gesamtsituation.
3. **Erfahrung und Kommunikation:** Dank umfangreicher eigener Einsatzerfahrung als Notarzt/-ärztin und gezielter (Tele-)Kommunikation mit dem Team vor Ort kann in der Regel ein sehr gutes Bild des Patienten oder der Situation entstehen. Besonders ein gut geschultes Team vor Ort ermöglicht ein schnelles und vollständiges Erfassen der Situation.
4. **Teamkompetenz am Einsatzort:** Wenn das professionelle Handeln der Notfallsanitäter und -sanitäterinnen am Einsatzort gut beschrieben und gezielt kommuniziert wird, kann man sich fast wie vor Ort fühlen. Die getroffen

Anordnungen greifen deutlich besser und tragen zur Akzeptanz im Team, zur Patientensicherheit und zum Erfolg bei.

Natürlich ersetzen die technischen und kommunikativen Möglichkeiten nicht vollständig das „Selber-Sehen-Szenario". Mit moderner Technik, strukturierter Übergabe, klarer Kommunikation und klinischem Blick ist die telenotfallmedizinische Behandlung sehr effektiv.

20.1.5 Kann ein TNA „nebenbei" klinisch tätig sein, d. h. kann die TNA-Zentrale im Krankenhaus sein?

Grundsätzlich kann ein TNA neben der Hauptaufgabe andere Tätigkeiten ausüben. Dafür gelten einige Bedingungen: Während der aktiven Schicht als TNA muss die vollständige Aufmerksamkeit für eine telenotfallmedizinische Betreuung unmittelbar verfügbar sein. Das heißt, dass während der aktiven Einsatzzeit keine parallelen Tätigkeiten, die den TNA ablenken oder seinen unmittelbaren Einsatz oder das sofortige Eingreifen verhindern, erfolgen dürfen.

Administrative Tätigkeiten, deren sofortige Unterbrechung jederzeit möglich ist, wie Vortragsvorbereitungen, statistische Auswertungen, E-Mail-Verkehr und Vergleichbares sind daher aber durchaus möglich.

Der entscheidende Faktor ist und bleibt die Möglichkeit der sofortigen Einsatzannahme und vollen Konzentration auf das Einsatzgeschehen.

20.1.6 Kann ein TNA zwischendurch als Notarzt zur Abdeckung des Spitzenbedarfs eingesetzt werden?

Kurz und klar: Nein! Ein TNA darf während seiner aktiven Schicht nicht gleichzeitig als regulärer Notarzt eingesetzt werden. Der Grund ist einfach, dass ein TNA ständig verfügbar sein muss, um unmittelbar auf Anfragen der Einsatzteams eines in der Regel deutlich größeren Einsatzbereichs, der über den eines NEF hinausgeht, reagieren zu können.

Während eines regulären Notarzteinsatzes wäre diese Verfügbarkeit nicht gegeben und stellt damit ein Risiko für die Patienten dar. Dies gilt für die klassische Primärkonsultation, aber auch für die zunehmende Aufgabe der Sekundärtransportabklärung. Hier ist es extrem wichtig, dass die Sekundärtransporte der Kategorien A und B (also *sofort!* und *innerhalb der nächsten 2 h*) nach Deutscher Interdisziplinärer Vereinigung für Intensiv- und Notfallmedizin (DIVI) sehr zeitnah abgeklärt werden.

Daher sehen praktisch alle bisher bestehenden TNA-Systeme und die allgemeinen organisatorischen Rahmenbedingungen vor, dass der TNA während des Dienstes an seinem Arbeitsplatz verbleibt (in der Regel der TNA-Zentrale) und ausschließlich telenotfallmedizinisch arbeitet, um unmittelbar erreichbar und einsatzbereit zu sein. Erst nach Ende des Dienstes wäre ein Einsatz als regulärer Notarzt möglich, sofern dies mit dem Arbeitszeitgesetz vereinbar ist.

20.1.7 Ist eine Übergabe zwischen den TNA-Diensthabenden erforderlich (bei laufenden Einsätzen, Verlegungen …)? Wie läuft so eine Übergabe normalerweise ab?

Zwischen zwei Schichten in der TNA-Zentrale ist eine Übergabe wie in allen medizinischen Bereichen sinnvoll und notwendig, damit der nachfolgende TNA den Überblick über laufende Einsätze oder besondere Vorkommnisse hat (z. B. Begleitung eines längeren Einsatzes, technische Störungen, besondere Patientenfälle, anstehende Sekundärverlegungen) und so die durchgehende Einsatzfähigkeit und die Betreuung von Patienten sichergestellt ist. Unter Umständen sind noch abschließende Dokumentationen offen, die in dieser Zeit erledigt werden können.

Es sollte ein Überblick über aktuelle oder noch nicht abgeschlossene TNA-Einsätze gegeben werden, aber auch Informationen über neue und aktuelle technische Besonderheiten oder Systemprobleme (z. B. Ausfall von Verbindungen), allgemeine Hinweise, z. B. besondere Vereinbarungen mit Rettungsdiensten in der Region, Überlastungen von Notaufnahmen, müssen ausgetauscht werden.

Standardisierte Übergabeprotokolle oder Checklisten, ähnlich den bei der Übergabe auf einer Intensivstation oder in der Notaufnahme verwendeten, können diesen Prozess unterstützen.

20.1.8 Wie ist die Pausenregelung? Darf ich den Arbeitsplatz verlassen?

Einsätze im TNA-Dienst sind genauso wenig planbar wie im übrigen Rettungsdienst. Eine feste Pausenregelung wäre wünschenswert, ist aber nur dann umsetzbar, wenn eine Redundanz vorhanden ist, die in diesem Zeitraum zur Verfügung steht.

Eine TNA-Zentrale muss jederzeit erreichbar und einsatzbereit sein, um bei medizinischen Behandlungen oder einer Entscheidungsunterstützung keine Verzögerung entstehen zu lassen. Eine Möglichkeit ist, organisatorisch eine feste Ablösung zur Pause einzuplanen, z. B. einen zweiten Standort, der in diesem Zeitraum zur Verfügung steht, oder aber auch Redundanzzentralen, die eingehende Einsätze bearbeiten. Letzteres ist auch dann besonders wertvoll, wenn zu viele Einsätze gleichzeitig auflaufen, die durch einen TNA nicht parallel bearbeitet werden können.

20.1.9 Wo ruhe ich mich aus, und wie hart ist es, direkt nach dem Wecken eine strukturierte Übergabe mental aufzunehmen?

Es sollte ein Ruhe- oder Schlafbereich zur Verfügung stehen, der einerseits weit genug abseits der Technik eine Möglichkeit zur Ruhe bietet, von dem aus andererseits der Arbeitsplatz rasch erreicht werden kann, um Einsätze anzunehmen.

Eine Herausforderung stellt dabei die unmittelbare Einbindung in das Einsatzgeschehen dar. Während im regulären Notarztdienst noch während der Anfahrt Zeit zum Sammeln und Vorbereiten besteht, wird der TNA nach Übernahme des Einsatzes sofort mit dem Audiokontakt, ggf. Videoverbindung, allen Vitalwerten, dem Live-EKG (EKG = Elektrokardiogramm) und der Anfrage des Teams konfrontiert. Von Beginn an sollte die vollständige Konzentration auf der Übergabe liegen, ggf. sollten kurze digitale Notizen erfolgen und durch Nachfragen ergänzt werden, wenn noch Befunde oder Fragen offen sind.

Das Team vor Ort hat oft bereits eine feste Vorstellung zur Anamnese, der Dauermedikation der Patienten und einen möglichen Plan für die anstehende Behandlung vor Augen. Das konzentrierte Verfolgen der Übergabe und deuten der Befunde aus einer neuen Perspektive kann zu einer anderen Diagnose führen oder andere Therapievorschläge generieren.

▶ Kurz selbst sammeln vor Einsatzannahme, durchatmen, dann volle Konzentration – wichtige Informationen kommen oft direkt beim Start!

20.1.10 Fühlt man sich in der TNA-Zentrale einsam und abgeschottet?

TNA-Zentralen sind häufig Einzelarbeitsplätze, und der Kontakt zu Patienten oder anderem Rettungsfachpersonal fehlt. Die Kontakte erfolgen in der Regel über Audio- und Videoverbindungen am PC-Arbeitsplatz oder per Funk und Telefon. Das kann manchmal einsam oder isoliert wirken, besonders im Vergleich zur Arbeit „auf der Straße", wo ständig direkte Kontakte vorhanden sind und Teamarbeit gelebt wird.

Wer die Teamatmosphäre oder den direkten Patientenkontakt bevorzugt, kann dies gelegentlich vermissen. Bei laufenden Einsätzen oder in stressigen Situationen verschwindet das Gefühl allerdings zumeist rasch, da eine umfangreiche Kommunikation und Interaktion mit den Einsatzteams erfolgt. Die konzentrierte Arbeitsweise und die Möglichkeit der Fokussierung ohne Hektik oder Störungen auf die medizinische Entscheidungsfindung wird auch oft sehr geschätzt.

Die notwendige enge Anbindung an die Leitstellen fördert auch hier den Kontakt und die Zusammenarbeit mit den Mitarbeitenden der Leitstellen. Im Kontrast dazu steht bei neu etablierten Zentralen nicht selten der teilweise rege Publikumsverkehr durch interessierte Rettungsdienstmitarbeitende oder externe Besucher.

20.1.11 Wie ist die Zusammenarbeit mit der Leitstelle?

Zum Start einer TNA-Zentrale können deutliche Bedenken seitens der Mitarbeitenden in den Leitstellen vorhanden sein. Es herrschen Befürchtungen, dass der TNA sich zu stark in die Arbeit und die Disposition der Mitarbeitenden einmischen könnte.

Diese Sorgen können häufig schnell ausgeräumt werden, da die Vorteile des raschen Kontakts zur TNA-Zentrale, z. B. bei Sekundärverlegungen, Fragen zu Anrufenden oder Unterstützung im Kontakt zu anderen Ärzten, überwiegen. Hierdurch können regelmäßig zeitraubende Arbeitsschritte bei den Disponierenden reduziert und Ressourcen zielgerichteter eingesetzt werden, z. B. durch eine Anpassung der Auswahl der Rettungsmittel im Rahmen von Sekundärverlegungen. Die Zusammenarbeit zwischen der TNA-Zentrale und der Leitstelle erfolgt während des Einsatzes sehr eng und koordiniert.

Die Leitstelle bleibt weiterhin die zentrale Stelle, die alle Notrufe entgegennimmt, Rettungsmittel disponiert und entscheidet, ob ein regulärer Notarzt nach vorhandenem Indikationskatalog alarmiert wird. In manchen TNA-Systemen ist der Arbeitsplatz direkt *in* der Leitstelle angesiedelt.

Eine Alarmierung des TNA sollte weder direkt durch die Leitstelle noch durch die Patienten erfolgen, sondern er sollte ausschließlich vom Rettungsteam vor Ort angefordert werden, wenn dies für den Einsatz erforderlich ist. Das kann z. B. der Fall sein, wenn sich Erkrankungen oder Verletzungen als schwieriger als zunächst angenommen herausstellen oder das genaue Gegenteil eintritt, also die Behandlung der Patienten direkt vor Ort abgeschlossen werden kann, sodass ein Transport weder notwendig noch sinnvoll ist oder dieser vom Patienten abgelehnt wird. Dadurch wird dem Rettungsfachpersonal im Einsatz eine zusätzliche rechtliche Sicherheit gegeben.

> ▶ Sobald eine Anforderung des TNA erfolgt, sollte auch die Leitstelle möglichst umgehend darüber informiert werden. Dies kann durch automatisierte technische Lösungen umgesetzt werden.

Grundsätzlich gilt, dass der TNA keinen direkten Dispositionsauftrag hat, also nicht selbstständig Rettungsmittel disponiert oder sich aktiv zu Einsätzen hinzuschaltet. Die Disposition der Einsatzmittel obliegt der Leitstelle.

20.1.12 Wie viele Einsätze kann ich parallel bearbeiten?

Ein TNA kann mehrere Einsätze parallel betreuen. In der Praxis hängt die Zahl stark von der Komplexität der einzelnen Einsätze sowie der technischen Struktur des TNA-Systems ab.

Häufig sind zwei bis drei Einsätze parallel relativ gut abzuarbeiten, wenn keine kritischen Situationen auftreten (z. B. laufendes Monitoring während der Transportphase oder Medikamentendelegation). Nicht selten besteht z. B. bei Sekundärverlegungen der Einsatz in der Transportbegleitung und Überwachung der Vitalwerte über ein Dashboard, ohne dass ein durchgehendes aktives Handeln notwendig wäre.

Bei kritischen Einsätzen (z. B. Unterstützung einer Reanimation bis zum Eintreffen des NEF, einer Traumaversorgung, kreislaufrelevanten Herzrhythmusstörungen) ist die Konzentration auf den einzelnen Fall notwendig, sodass keine weiteren neuen Einsätze angenommen werden sollten.

Dies kann je nach System technisch geregelt sein, sodass z. B. nur eine bestimmte Zahl von Einsätzen gleichzeitig durchgeführt werden können (z. B. maximal zwei oder drei). Teilweise können die Kontakte zum TNA vom Rettungsmittel nach einem Ampelschema klassifiziert werden (grün = „nicht dringend", gelb = „dringend", rot = „sehr dringend"). Bei einer gestuften Dringlichkeit ist es wichtig, anfordernde Rettungsmittel darüber zu informieren, dass sich die Annahme verzögern kann.

Die Erfahrung der Diensthabenden spielt eine große Rolle: So können erfahrenere TNA mehrere „einfachere" Notfälle gut parallel koordinieren. Einsteigende der Telenotfallmedizin handeln meist etwas konservativer, sodass ein Fall die volle Aufmerksamkeit erfordern kann. Dabei spielt auch der mit Zeit und der Erfahrung wachsende sicherere Umgang mit der Technik des TNA-Systems eine große Rolle.

Besonders wichtig ist, dass die Qualität der Versorgung immer vorgeht. Wenn ein Einsatz komplexer oder kritischer wird, sollte aktiv entschieden werden, keine neuen Einsätze mehr anzunehmen, bis die komplexe oder kritische Situation abgeschlossen ist.

20.1.13 Gibt es einen Hintergrunddienst, wenn ich Fragen habe?

In großen TNA-Systemen mit mehreren parallelen Arbeitsplätzen sollte ein offizieller Hintergrunddienst oder eine Bereitschaftslösung für den TNA-Betrieb vorhanden sein.

Der Dienst hat dabei folgende Aufgaben:

1. Einspringen bei plötzlichem und unerwartetem Personalausfall (z. B. wegen Krankheit kurz vor oder auch während der aktuellen Schicht)
2. Unterstützung bei unerwarteten Technik- bzw. Softwareproblemen
3. Abfangen von Einsatzspitzen, wenn z. B. parallele Einsätze durch einen TNA allein nicht bewältigt werden können

Dieser Dienst kann als Rufbereitschaft oder Bereitschaftsdienst organisiert sein, sodass zügig Fragestellungen geklärt werden oder nach einer kurzen zeitlichen Latenz die Einsatzbereitschaft hergestellt werden kann.

Wie im Klinikalltag ist eine zügige Erreichbarkeit des Diensthabenden (typischerweise per Mobiltelefon) wichtig. Die Diensthabenden sollten alle technischen Systeme sicher handhaben können (Audio-/Video-/Patientendatenübertragung) und die gleichen Qualifikationen aufweisen, die für aktive TNA gelten (z. B. Facharztstatus, umfangreiche notfallmedizinische Erfahrung, spezielle telenotfallmedizinische Qualifikation).

In kleineren TNA-Systemen ist häufiger kein Hintergrunddienst etabliert. Dort muss auf eine niedrige Einsatzbelastung und die Robustheit der Technik gesetzt werden, so lange die parallelen Einsätze von der Anzahl überschaubar bleiben. Hier können perspektivisch Redundanzzentralen eine Sicherheit gewährleisten.

20.1.14 Gibt es eine Redundanz, falls ich ausgelastet bin?

Redundanz ist ein wichtiger Bestandteil der TNA-Systeme. Wenn ein TNA ausgelastet ist, z. B. weil er in einen oder mehrere laufende telenotfallmedizinischen Einsätzen eingebunden ist, können verschiedene Redundanzen greifen:

- Parallele Besetzung mehrerer TNA-Arbeitsplätze (z. B. Aachen und Ostwestfalen-Lippe): Sollte ein Arbeitsplatz ausgelastet sein, kann der nächste sofort übernehmen.
- Hintergrunddienst/Rufbereitschaft mit technischer Redundanz an weiteren Arbeitsplätzen
- Backup über die Ärztlichen Leitungen der Zentralen
- Fallback auf regulären Notarzt (z. B. bei Systemausfall oder maximaler Überlastung), Disposition von regulärem NEF durch die Leitstelle

▶ Für die Patientensicherheit und vor allem auch für die Akzeptanz eines TNA-Systems ist die durchgehende Verfügbarkeit extrem wichtig.

20.2 Anwendungsbeispiele für Primäreinsätze

20 Anwendungsbeispiele

Christina Borgs und Andreas Follmann

Die nachfolgend beschriebenen Einsatzbeispiele beginnen mit der Übergabe durch ein an der Einsatzstelle befindliches Rettungsmittel und sollen zum Mitdenken anregen. Lesen Sie sich die Übergabe aufmerksam durch und überlegen Sie gerne einmal, wie telemedizinische Unterstützungsmöglichkeiten aussehen könnten.

20.2.1 Sturz im Pflegeheim

> **Beispiel**
> „Guten Morgen, hier ist Simon vom 2-RTW–1. Wir sind beim 95-jährigen Herrn Heinrich in der Itertalklinik. Herr Heinrich ist gerade beim Aufstehen vom Frühstückstisch auf die rechte Seite gefallen und war kurzzeitig nicht ansprechbar. Im Sitzen ist hier jetzt wieder alles in Ordnung. Kann der Patient zu Hause bleiben? Aktuelle Vitalparameter: Sauerstoffsättigung (S_pO_2): 95 % unter Raumluft, Blutdruck nach Riva-Rocci (RR): 105/66 mmHg, Herzfrequenz (HF): 74/min, Atemfrequenz (AF): 14/min, Temperatur: 37,3 C, Blutzucker (BZ): 213 mg/dl."

Hier gilt es zunächst die Ursache des Sturzes herauszufinden. Der Patient gibt Schwindel beim Aufstehen an. Ein Sturz auf den Kopf sowie eine Bewusstlosigkeit werden durch die beobachtende Pflegekraft verneint. Die körperliche Untersuchung zeigt keinerlei Prellmarken, keine Verletzungsfolgen, die Pupillen sind eng, isokor und lichtreagibel beidseits. Auf Nachfragen des TNA fällt auf, dass der Patient eingenässt hat, fraglich wird ein „Zucken" beschrieben. Es besteht kein Hinweis auf einen Zungenbiss. Es gibt keinen Anhaltspunkt für eine Exsikkose oder Infektion, das 12-Kanal-EKG ist ohne pathologischen Befund.

Im Überleitungsbogen sind folgende Vorerkrankungen notiert: arterielle Hypertonie, nicht insulinpflichtiger Diabetes mellitus, leichtgradige Aortenklappenstenose (letzte sonografische Kontrolle vor 2 Monaten), Osteoporose, koronare Herzkrankheit (KHK; Myokardinfarkt vor 3 Jahren), benigne Prostatahyperplasie, beginnende Demenz, Z. n. Hüft-Totalendoprothese (Hüft-TEP) bds., Z. n. Sigmadivertikulitis, Presbyakusis. Eine Epilepsie ist nicht bekannt.

Die Hausmedikation wird durchgegeben: Ramipril, Amlodipin, Metoprolol, Sitagliptin, Alendronat, Cholecalciferol, Simvastatin, Azetylsalizylsäure (ASS), Tamsulosin, Gingko. Hierbei fällt auf, dass in der letzten Woche bei wiederholten hypertensiven Entgleisungen zusätzliches Amlodipin eingesetzt wurde.

Da nun am ehesten als Ursache eine konvulsive Synkope bei zu starker Blutdrucksenkung infrage kommt, wird der Patient zum Ausschluss eines erstmaligen Krampfanfalls und dann ggf. zur weiteren Blutdruckeinstellung in ein Krankenhaus mitgenommen und nicht im Pflegeheim belassen.

20.2.2 Symptomkontrolle bei einem Palliativpatienten

> **Beispiel**
>
> „Guten Abend, hier ist der Hannes vom 1-RTW-3. Wir sind hier bei Frau Esser, 87 Jahre alt, die seit 10 Jahren hier im Michaels-Heim lebt. Sie hat eine lange Liste an Vorerkrankungen inklusive eines kürzlich diagnostizierten metastasierten Ovarialkarzinoms mit Metastasierung in Lunge, Leber, Knochen und Niere. Seit einer Woche ist die Dame palliativ angebunden. Die regulären Medikamente wurden bereits alle abgesetzt. Sie hat ein Fentanyl-Pflaster mit 100 µg kleben, das heute morgen gewechselt wurde. Sie liegt hier mit einer langsamen rasselnden Atmung mit 6 Atemzügen/min. Die Raumluftsättigung beträgt 83 % und sie hat einen kaum tastbaren, langsamen Puls. Manuell gemessen liegt der Blutdruck systolisch bei 64 mmHg und die GCS (Glasgow Coma Scale) bei maximal 4. Temperatur ist bei 35,4 °C und der BZ liegt bei 80 mg/dl. Der Sohn ist bereits informiert und auf dem Weg hierher, er bittet als Vorsorgebevollmächtigter explizit um die Linderung der Beschwerden und lehnt sonst jede Therapie inklusive eines Transports ins Krankenhaus ab. Wir haben bereits Morphin und Buscopan aufgezogen und würden das jetzt gerne in Rücksprache mit dir verabreichen."

Gemeinsam wird die (Verdachts-)Diagnose eines ablaufenden Sterbeprozesses gestellt. Es werden nach Überprüfung etwaiger Allergien 10 mg Morphin subkutan (s. c.) verabreicht sowie 30 mg Buscopan s. c. Der TNA fragt ebenfalls noch nach eventuell bestehender Übelkeit – hier wäre 1 mg Haloperidol s. c. das Mittel der Wahl.

Die Patientin befindet sich im unmittelbaren Sterbeprozess. Der Vorsorgebevollmächtigte hat verständlicherweise einen Transport abgelehnt – diesem Willen ist zu entsprechen. Auch nach telefonischer Rücksprache mit dem Sohn durch den TNA wird dies bekräftigt.

Die Patientin verbleibt nach Symptomlinderung vor Ort. Bei erneuter Verschlechterung bzw. Behandlungswunsch ist sowohl der Kontakt zum Hausarzt/Kassenärztlichen Notdienst (Cave: Opiatmitführung arztabhängig, kein Standard) als auch die Alarmierung des Rettungsdienstes über einen erneuten Notruf möglich.

20.2.3 Status epilepticus

20 Anwendungsbeispiele

> **Beispiel**
> „Hallo, hier ist die Sophie vom 2-RTW-1. Ich konsultiere Dich für eine rote Patientin mit anhaltendem Krampfanfall. Ich bin hier bei der 1982 geborenen Frau Müller vor dem Supermarkt. Sie krampft bereits seit ca. 20 min tonisch-klonisch generalisiert. Laut Lebensgefährten ist bei der Patientin eine Epilepsie bekannt. Der letzte Krampfanfall war vor 8 Wochen. Durchschnittlich krampft Frau Müller fünf Mal im Jahr. Die Patientin hat ihre Medikation regelrecht eingenommen. Aktuell bestehen weder Stress noch ein Infekt oder Schlafmangel. Alkohol- bzw. Drogenkonsum werden verneint. Die Patientin hat eingenässt, einen Zungenbiss kann ich nicht sehen. Die Pupillen sind weit sowie links dezent größer als rechts. Wir haben bereits insgesamt 10 mg Midazolam über MAD (Mucosal Atomization Device) verabreicht. Leider bisher ohne Erfolg. Die Vitaldaten müsstest du sehen: S_pO_2: 82 %, HF: 122/min, RR: 145/82 mmHg. BZ ist 88 mg/dl und Temperatur liegt bei 36,4 °C. Die Patientin hat eine Allergie gegen Pipamperon. An Medikation nimmt sie Levetiracetam 1000 mg sowie Tavor 1 mg bei Bedarf ein. Einen Zugang konnten wir mit Mühe und Not etablieren, 22 G (Gauge) Ellenbeuge links. Wir würden gerne Lorazepam i. v. geben, sofern du einverstanden bist. Wie viel sollen wir da nehmen?"

Durch den TNA werden durch Nachfragen noch weiterführende Informationen eingeholt: Es gab keinen Auslöser und auch die Medikation wurde nicht umgestellt. Üblicherweise krampft die Patientin nicht länger als 10 min.

Da die Patientin bereits 10 mg Midazolam erhalten hat, sind nun 4 mg Lorazepam intravenös (i. v.) eine gute Alternative. Auch eine Repetition von 5 mg Midazolam i. v. wäre gerechtfertigt gewesen. Des Weiteren soll das Team vor Ort während der zweiten Benzodiazepin-Gabe eine Kurzinfusion mit 1000 mg Levetiracetam (sofern auf dem RTW vorhanden) in 100 ml NaCl (Natriumchlorid) vorbereiten.

Falls kein i. v. Zugang möglich sein sollte, wäre eine intramuskuläre (i. m.) Gabe von Midazolam ebenfalls wirksam.

Es dürfen keine Narkosemedikamente verabreicht werden, von denen man sich nicht sicher ist, dass auch das Team vor Ort sämtliche Komplikationen, vor allem die Atemdepression, beherrschen kann. Allerdings können für einen nachalarmierten Notarzt sämtliches Equipment bereitgelegt und Medikamente vorbereitet werden.

20.2.4 Nichtinvasive Ventilation bei Stauungspneumonie

> **Beispiel**
> „Guten Abend, hier ist die Marie vom 3-RTW-1. Wir sind im St. Johannes-Heim im betreuten Wohnen. AZ-Verschlechterung war gemeldet, aber das ist eher was

> anderes. Es handelt sich um den 68 Jahre jungen Herrn Schneider. Der seit gestern aus dem Urlaub mit der Familie zurück. Die waren wohl ein paar Tage am Meer, heute fühlte er sich dann zunehmend schlapper und deswegen hat die Pflege hier angerufen. Der Patient ist stark luftnötig, initial lag die Sättigung bei 82 % und er war schon ziemlich blau. Herr Schneider hat jetzt erstmal 15 l/min Sauerstoff über Maske, darunter wird es nicht wirklich besser. Der hustet auch ordentlich und hat erhöhte Temperatur bei 38,6 °C. Ansonsten ist er tachykard, hypertensiv. Wir wissen noch recht wenig über ihn, er hat wohl Bluthochdruck und nimmt Diuretika und einige Blutdrucksenker. Schwerhörig ist er auch, das macht das hier ziemlich unentspannt, denn wirklich kooperativ ist er auch nicht. Hast du noch eine Idee?"

Vitalparameter: S_pO_2: 92 % unter 15 l O_2/min über Maske, RR: 162/94 mmHg, HF: 98/min, AF: 34/min, Temperatur: 38,6 °C, BZ: 112 mg/dl.

Auskultatorisch sind laute grobblasige Rasselgeräusche zu hören. Die Unterschenkel sind ödematös gestaut, nicht schmerzhaft.

Auf dem durch die Pflege gebrachten Überleitungsbogen finden sich die Diagnosen arterielle Hypertonie und Prostatahyperplasie. Die Hausmedikation besteht in Candesartan, Torasemid, Spironolacton und Prostagutt.

Im durch den TNA angeforderten 12-Kanal-EKG finden sich keine weiteren Besonderheiten.

Bei weiter bestehender Dyspnoe wird eine periphere Venenverweilkanüle (PVK) gelegt. Nach Applikation von Furosemid 40 mg wird Morphin mit 4 mg (bei geschätzten 100kg Körpergewicht) gegeben und die NIV-Therapie (NIV = nichtinvasive Ventilation) vorbereitet und dem Patienten erklärt. Gegen eine potenzielle Übelkeit werden ebenfalls 4 mg Ondansetron verabreicht. Gestartet wird mit einer inspiratorischen Sauerstoffkonzentration (F_iO_2) von 1,0, einem nach Gewöhnung gesteigerten PEEP auf mindestens 6 mbar und einer Druckunterstützung von 2 mbar, erhöht je nach Tidalvolumen. Der Trigger wird auf 2 l/min gestellt.

Durch das Morphin wird der Patient kooperativer und die Maske des Beatmungsgeräts kann nach anfänglichem Vorhalten befestigt werden. Die Sättigung steigt auf 96 %. Nach Beruhigung der Situation kann sich das RTW-Team nun um den Transport des Patienten in den RTW kümmern. Dieser erfolgt mit Transportstuhl bis zur Trage und ist bei einer Besatzung auf dem RTW mit Notfallsanitäter-Schüler, also 3 Personen und guten räumlichen Gegebenheiten vor Ort auch ohne Tragehilfe möglich. Der TNA kümmert sich in dieser Zeit um die Voranmeldung in einem passenden Krankenhaus mit offener Intensivkapazität und das Arzt-Arzt-Gespräch bei laufender NIV-Therapie. Danach begleitet er den Transport bis ins Krankenhaus.

20.2.5 ST-Hebungsinfarkt

> **Beispiel**
> „Hallo, der Thorsten vom 3-RTW-2. Du, ich bräuchte mal eben deine Einschätzung zu meinem Patienten, dem 51-jährigen Herrn Otto. Wir wurden gerufen, weil er seit heute morgen immer schlechter Luft bekommt. Bekannt ist ein leichtes Asthma, das ist eigentlich gut eingestellt. Er hat sein Spray schon genommen, das hat wohl etwas geholfen. Auch hat er nach wie vor das Gefühl, dass er nicht richtig Luft bekommt und meint, er habe das Gefühl, als würde sich der Brustkorb zusammenschnüren. Das kennt er bisher nicht. Herr Schmitt ist ansonsten gesund, sportlich, hat keine Allergien, nimmt bis auf sein Asthmaspray keine weiteren Medikamente. Er hat keine Schmerzen, insbesondere keine typischen Brustschmerzen. Auskultatorisch ist er blande. Jetzt würde er gern wissen, ob er damit wirklich ins Krankenhaus muss oder ob er bis Montag warten kann. Vitaldaten siehst du ja, ich habe das 12-Kanal-EKG geschickt, schau da doch bitte mal mit drauf."

Vitalparameter: S_pO_2: 99 %, RR: 144/77 mmHg, HF: 92/min, AF: 14/min.

Im EKG (Abb. 20.1 und 20.2) sieht man einen normofrequenten Sinusrhythmus, die QRS-Komplexe sind schmal, ST-Streckenhebungen in II, III, aVF, spiegelbildliche ST-Streckensenkungen in aVL, V1, V2 und V6.

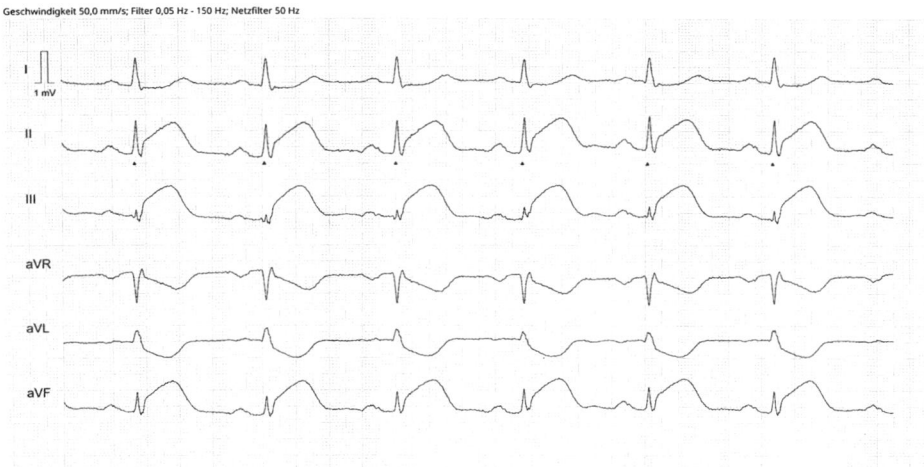

Abb. 20.1 12-Kanal-EKG, Extremitätenableitungen nach Einthoven (I–III) und Goldberger (aVF, aVL, aVR). *aVF* augmented Voltage Foot, *aVL* augmented Voltage Left, *aVR* augmented Voltage Right

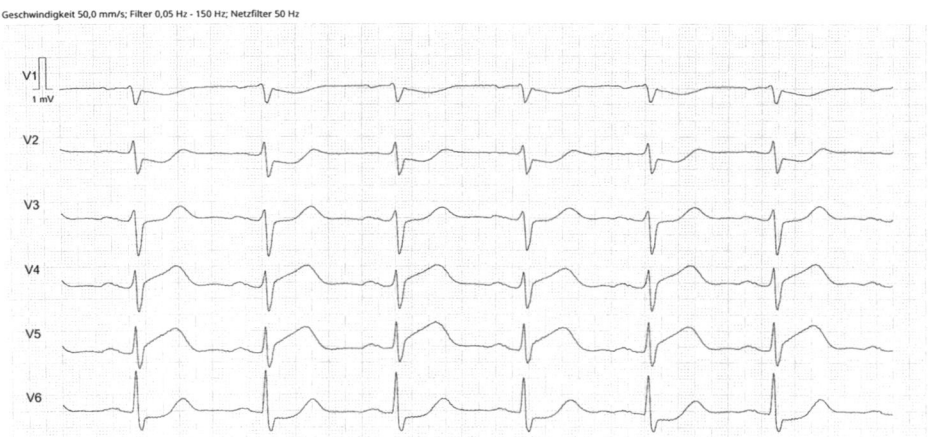

Abb. 20.2 12-Kanal-EKG, Brustwandableitungen nach Wilson (V1–V6)

Nach EKG-Befundung und Einordnung als ST-Hebungsinfarkt (STEMI) wird dem Patienten mitgeteilt, dass er am ehesten einen Herzinfarkt habe und nicht zu Hause bleiben könne und sollte. Hierzu kann der Patient berichten, dass sein Vater mit Anfang 50 an einem Herzinfarkt verstorben sei.

Mit seinem Einverständnis erfolgt die Anlage eines i. v. Zugangs und die leitliniengerechte Therapie mit ASS 250 mg sowie 5000 IE Heparin i. v. Bei weiter bestehendem Druckgefühl werden noch 5 mg Morphin i. v. verabreicht.

Der TNA alarmiert ein NEF nach, dass sich auf dem Weg zum Krankenhaus mit dem RTW im Rendezvous-System trifft, und übernimmt die Voranmeldung im Herzkatheterlabor des Krankenhauses.

20.3 Anwendungsbeispiele für die Zusammenarbeit von Telenotarzt und Notarzt

Christina Borgs und Andreas Follmann

20.3.1 Abklärung einer extrakorporalen kardiopulmonalen Reanimation

Beispiel
Der sich bei einer Reanimation vor Ort befindliche Notarzt kontaktiert den TNA im Einsatzverlauf. Das Team befindet sich bei einer 55jährigen Patientin, die zuerst

> bei akuter Atemnot versorgt wurde. Beim Eintreffen des Rettungsdienstes saß die Patientin kaltschweißig und blass auf dem Sofa. Die Sauerstoffsättigung betrug 75 %. Während der Anlage des Monitorings und der Anlage eines periphervenösen Zugangs sackte die Patientin in sich zusammen und wurde reanimationspflichtig.

Es wurde sofort mit der leitliniengerechten kardiopulmonalen Reanimation (CPR) begonnen. Der Zugang wurde in der linken Ellenbeuge etabliert. Eine Intubation durch den Notarzt ist ebenfalls erfolgt. Die Kapnografie ist angeschlossen und zeigt Werte um die 15 mmHg, während die Reanimation fortgeführt wird. Im EKG zeigt sich eine pulslose elektrische Aktivität.

Der Nachalarm eines Löschfahrzeugs zur Reanimationsunterstützung und Tragehilfe bei Einsatzstelle in der 1. Etage eines Altbaus ist bereits erfolgt. Der BZ liegt bei 87 mg/dl, die Temperatur beträgt 36,1 °C. Die Pupillen sind beidseits sehr eng und ohne Lichtreaktion. Die Patientin hat keine Allergien.

An Vorerkrankungen bestehen eine arterielle Hypertonie und ein Nikotinabusus (30 Packungsjahre [py]). Vor einer Woche wurde die Patientin am Knie operiert. Der nächste Maximalversorger ist 15 min entfernt und verfügt über ein ECMO-Team.

Nach erfolgter Übergabe geht der TNA mit dem Notarzt vor Ort die lokale Checkliste zur Anlage einer extrakorporalen kardiopulmonalen Reanimation (eCPR) durch. Da die Patientin alle Kriterien erfüllt, kümmert sich das Team vor Ort inklusive Notarzt nur noch um den zügigen Transport der Patientin unter suffizienter Reanimation ins Krankenhaus. Um die Voranmeldung und Alarmierung des eCPR-Teams kümmert sich der TNA.

20.3.2 Ventrikuläre Tachykardie

> **Beispiel**
> Im Frühjahr wurden abends der Rettungswagen und das Notarzteinsatzfahrzeug einer ländlichen Region von der Rettungsleitstelle zu einem „unklaren Notfall" alarmiert. Anamnese: Patient männlich, 54 Jahre alt, keine relevanten Vorerkrankungen, keine medikamentöse Dauertherapie, keine Allergien, Risikofaktoren: Adipositas, familiäre Prädisposition für kardiovaskuläre Ischämien, Nikotinabusus. Der Patient klagte über plötzlich aufgetretenen und weiter anhaltenden starken Schwindel mit Übelkeit. Nach einer initialen Erstversorgung vor Ort konsultierte die Notärztin den TNA. Dabei wurde der Patient als wach, ansprechbar (GCS 15) und kaltschweißig beschrieben. Eine medikamentöse Therapie war bereits mit 5 mg Metoprolol i. v. bei bestehender Tachykardie zur Frequenzlimitierung begonnen worden, zeigte aber keinerlei Wirkung. Der periphervenöse Zugang war aufgrund der bestehenden Kaltschweißigkeit akzidentiell verloren gegangen. Die Notärztin

hatte den Patienten bereits in einer kardiologischen Fachklinik angemeldet, sich dann aber aufgrund der langen Fahrtzeit von ca. 40 min entschieden, zusätzlich den TNA zur Einsatzunterstützung zu konsultieren.

Zu Beginn der Telekonsultation zeigte sich im übertragenen Echtzeit-EKG eine Tachykardie mit breiten Kammerkomplexen und einer Herzfrequenz von über 200/min. Periphere Pulse waren nicht tastbar. Dennoch konnte in der Pulsoxymetrie eine periphere Sauerstoffsättigung von 92 % gemessen werden. Weiterhin war kein zusätzliches A-, B-, D- oder E-Problem festgestellt worden, sodass der Fokus zunächst auf das kardiologische Problem gelegt wurde.

Zusammenfassend zeigte sich für den TNA ein kreislaufinstabiler, aber wach und ansprechbarer Patient mit einer anhaltenden ventrikulären Tachykardie (VT).

▶ Der TNA konnte dem Team vor Ort verdeutlichen, dass es sich bei dem vorliegenden Fall um einen lebensbedrohlichen Zustand handelte und ein zügiger Transport in eine kardiologische Fachklinik ohne weitere Therapie vor Ort keine ausreichende Option darstellte.

Bei schlechter peripherer Füllung und mäßigem Venenstatus war es nicht möglich, innerhalb eines adäquaten Zeitintervalls eine neue PVK zu etablieren. Daher wurde die Notärztin vor Ort durch den TNA erfolgreich angeleitet, einen intraossären (i. o.) Zugang an der proximalen Tibia zu etablieren. Bei zu diesem Zeitpunkt fortschreitender Instabilität und nur noch bedingter Ansprechbarkeit wurde auf eine lokale Betäubung verzichtet. Der TNA wies währenddessen die Besatzung des Rettungswagens an, eine Kurzinfusion (5%ige Glukoselösung) mit 300 mg Amiodaron vorzubereiten, um alle möglichen Therapiemaßnahmen im Falle eines Misslingens der Kardioversion auszuschöpfen.

Bei weiter anhaltender VT war der Patient nur noch auf Schmerzreiz erweckbar. Es wurden zügig eine elektrische Kardioversion vorbereitet und die Klebeelektroden des Defibrillators am Patienten angebracht. Die Notärztin entschied sich in Absprache mit dem TNA für eine Kurznarkose mit Midazolam und Fentanyl. Unter telemedizinischer Anleitung gelang es der Notärztin, den Patienten mit einer synchronisierten elektrischen Kardioversion (biphasisch mit 150 J) zu therapieren: Im Anschluss zeigte sich ein Sinusrhythmus mit normfrequenter Überleitung und suffizientem Auswurf bei wieder tastbarem Puls. Der Blutdruck wurde nichtinvasiv mit 115/78 mmHg gemessen.

Auf dem Monitor des TNA war bereits in der Ableitung III eine Hebung der ST-Strecke im EKG zu sehen. Daher forderte er die Kollegin vor Ort auf, ein 12-Kanal-EKG anzufertigen. Dieses wurde telemedizinisch übertragen. Hier zeigte sich das Bild eines STEMI der Hinterwand. Die leitliniengerechte Therapie des Hinterwandinfarkts wurde gemeinsam besprochen und anschließend von der Notärztin vor Ort durchgeführt. Der TNA kontaktierte den diensthabenden Kardiologen in der zuvor bereits erwähnten Fachklinik und konnte ihm das EKG per Fax vorab zusenden. Der Patientenzustand sowie die prähospitale Diagnostik und Therapie wurden mit dem ärztlichen Kollegen im aufnehmenden Krankenhaus ausführlich besprochen und ein zügiger Transport in die Zielklinik angestrebt. Dieser erforderte knapp 40 min. Zusätzlich zum Monitoring im Rettungswagen unter Aufsicht der anwesenden Notärztin erfolgte auch eine telemedizinische Transportbegleitung.

Während des Transports war der Zustand des Patienten stabil. Bei fortbestehendem Sinusrhythmus zeigte sich eine stabile Hämodynamik mit nichtinvasiv gemessenen Blutdruckwerten von durchgehend ca. 120/80 mmHg als Zeichen des suffizienten kardialen Auswurfs. Die Sauerstoffsättigung blieb unter Sauerstoffinsufflation über die Atemmaske mit Reservoir stabil.

Das Herzkatheter-Team wurde von der Zielklinik vorab alarmiert, sodass umgehend bei Eintreffen des Patienten eine Akutintervention erfolgen konnte.

In der invasiven Diagnostik zeigten sich eine ausgeprägte dilatative Koronaropathie sowie ein älterer Verschluss der rechten Koronararterie (RCA). Ein Rekanalisierungsversuch blieb frustran. Der Patient konnte am selben Tag kreislaufstabil und beschwerdefrei auf die kardiologische Intensivstation übernommen werden.

Im Verlauf kam es jedoch erneut zu einer anhaltenden VT, die bei Kreislaufstillstand eine Reanimation mit Defibrillation erforderte. Nach nahezu unmittelbarem ROSC („return of spontaneous circulation") kam es zu einer rezidivierenden VT und erneuter Kardioversion. Unter Amiodaron- und Lidocainaufsättigung wurden vorerst keine weiteren VT verzeichnet, jedoch traten diese nach Absetzen der Medikation erneut auf. Für den Patienten wurde schließlich die Implantation eines automatischen implantierbaren Kardioverter-Defibrillators (AICD) geplant.

20.3.3 Mischintoxikation mit erforderlicher Atemwegssicherung

> RTW und NEF wurden zu einer bewusstlosen Person (männlich, 27 Jahre) alarmiert. Diese wurde von einem Mitbewohner morgens im Bett liegend vorgefunden und war nicht ansprechbar, zeigte aber eine normale Atmung. Vor Ort zeigte sich dann der Verdacht auf eine Mischintoxikation. Neben diversen Spirituosenflaschen konnten unterschiedliche Tablettenblister im Mülleimer gefunden werden, die auf eine Mischintoxikation mit Benzodiazepinen sowie Antidepressiva schließen ließen. Bei einer GCS von 3 wurde die Indikation zur Atemwegssicherung gestellt, die vor Ort eine hohe Personalbindung erforderte. Zur schnellen Übergabe wurde der TNA durch die RTW-Besatzung kontaktiert. Neben der Übergabe von Namen, Geburtsdatum und Gewicht des Patienten wurden die gefundenen Blister genannt und gezählt. Anschließend konzentrierte sich das Team vor Ort auf die Atemwegssicherung, während der TNA den Giftnotruf kontaktierte.

Durch die telefonische Abklärung im Hintergrund durch den TNA konnten die Personalressourcen vor Ort sinnvoll genutzt werden, ohne verzögert Erkenntnisse über mögliche therapeutische Konsequenzen aufgrund der Mischintoxikation zu erhalten. Der TNA konnte nach einer Wartezeit in der Telefonschleife schließlich den Fall mit dem zuständigen Mitarbeiter des Giftnotrufs besprechen und die langfristigen Therapieerfordernisse festlegen. Er konnte die entsprechende Intensivkapazität in der nächstmöglichen Klinik einsehen, anmelden und bereits eine erste Übergabe des Patienten inklusive der Erkenntnisse des Giftnotrufs mit dem Klinikpersonal besprechen.

Nach erfolgter Atemwegssicherung vor Ort wurde das Team über alle Maßnahmen durch den TNA im Hintergrund informiert und konnte nach Stabilisierung den intubierten und beatmeten Patienten in die vorangemeldete Zielklinik transportieren.

Das Beispiel zeigt die großen Potenziale eine rückwärtigen Einsatzunterstützung, inklusive des Erkenntnisgewinns und der parallelen Arbeitsweise bei lebensrettenden Maßnahmen an der Einsatzstelle.

▶ Es ist grundsätzlich zu überlegen, ob Informationen der Giftnotrufzentrale eine Konsequenz für das prähospitale Vorgehen haben. Oftmals ruft der Rettungsdienst die Giftnotrufzentrale an, ohne dass sich dadurch die ohnehin nur begrenzten prähospitalen Therapieoptionen ändern würden. Falls also die Aufnahme auf einer Intensivstation absehbar ist, können Informationen auch von dort aus eingeholt werden.

20.3.4 Ein besonderer Fall: Skorpionstich

> **Beispiel**
> Im Spätsommer ging in der Leitstelle ein Notruf ein: Ein Kind war von einem Skorpion gestochen worden. Da unklar war, welche Konsequenzen der Stich haben könnte, alarmierte die Leitstelle sowohl einen RTW als auch ein NEF. Zusätzlich wurde der TNA zur Unterstützung hinzugezogen. Die Leitstelle übermittelte die entscheidende Information, dass die Familie zuvor in Südfrankreich im Urlaub gewesen war. Beim Einsteigen in einen Schuh, der aus dem Urlaub mitgebracht wurde, erlitt das Kind dann den Stich am Fuß. Das Kind war wach, ansprechbar und ABC-stabil.

Während die Einsatzkräfte unterwegs waren, führte der TNA eine erste Einschätzung durch und recherchierte zur möglichen Giftwirkung südfranzösischer Skorpione. Parallel nahm der TNA Kontakt mit der Notärztin auf dem NEF auf und führte eine Google-Bildersuche zu Skorpionarten in Südfrankreich durch. Er bat die Notärztin, beim Eintreffen ein Foto des Skorpions anzufertigen und digital über das System zu übermitteln.

Nach Analyse der Aufnahme konnte der Skorpion als „(Gelber) gemeiner Feldskorpion" identifiziert werden, eine Art mit nur geringer Giftwirkung. Der Stich wird als vergleichbar mit dem einer Biene eingestuft. Er ist allerdings wesentlich ernster zu nehmen, da es zu unerwarteten Komplikationen kommen kann. Es gibt keine bekannten Todesfälle durch Feldskorpione der europäischen Populationen. Der Skorpion war durch den Tritt des Kindes bereits verendet, was die Situation zusätzlich entschärfte.

Dank der schnellen digitalen Unterstützung durch den TNA konnte eine unnötige Besorgnis vermieden und eine gezielte, symptomatische Behandlung eingeleitet werden. Nach der Erstversorgung wurde das Kind ambulant einem Kinderarzt vorgestellt. Auch wenn die Notärztin vor Ort die Bildersuche mit ihrem Smartphone selbst hätte durchführen können, war die Einbeziehung des TNA von Vorteil: An seinem Schreibtischarbeitsplatz konnte er die vollen Möglichkeiten zur rückwärtigen Einsatzunterstützung nutzen und die Notärztin in ihrer primären Aufgabe der Patientenversorgung gezielt entlasten.

20.4 Anwendungsbeispiele für Sekundäreinsatze

Christina Borgs und Andreas Follmann

20.4.1 Verlegung mit Katecholaminperfusor

> **Beispiel**
> Nach Verlegeabklärung eines Patienten mit Urosepsis zum Kapazitätsausgleich bei Intensivbettenmangel meldet sich der RTW nach Übernahme des Patienten aus dem abgebenden Krankenhaus beim TNA. Der 55-jährige Patient hat einen freien Atemweg und atmet spontan mit 2 l O_2 über Nasenbrille bei einer Sättigung von 96 %. Die Herzfrequenz beträgt 79/min und der Blutdruck unter laufendem Noradrenalin-Perfusor (100 µg/ml mit einer Laufrate von 1,2 ml/h) 102/66 mmHg. Er ist ansprechbar, wenn auch leicht desorientiert, und öffnet auf Ansprache die Augen (GCS 13). Die Temperatur beträgt aktuell 38 °C und der BZ 111 mg/dl. Bestückt ist er mit einer arteriellen Kanüle zur Blutdruckmessung, einem 4-Lumen-ZVK (ZVK = zentraler Venenkatheter) sowie einem orangen peripheren Venenzugang. Es bestehen an Vorerkrankungen ein arterieller Hypertonus sowie eine Neigung zu Harnleitersteinen. Die Hausmedikation mit Ramipril wird aktuell nicht verabreicht. Des Weiteren besteht eine Novalgin-Allergie. Aktuell erfolgt eine Antibiotikatherapie i. v., die letzte Gabe ist gerade erfolgt. Der Verlegebrief, sowie Medikamentenliste, Röntgenbilder und Transportschein liegen vor. Er ist nicht isolationspflichtig. Das aufnehmende Krankenhaus wird über den Beginn des Transports informiert. Es wird abgesprochen, dass der RTW sich bei Bedarf beim TNA meldet.

Im Laufe des Transports kommt es zu einem Blutdruckabfall des Patienten auf 85/40 mmHg. Der TNA wird kontaktiert und leitet das RTW-Team mit Blick auf die Vitalparameter, insbesondere die arterielle Blutdruckkurve, an, die Laufrate des Noradrenalins schrittweise zu erhöhen.

Bei einer Laufrate von 2,5 ml/h inklusive eines Volumenbolus über die PVK durch Anhängen von 500 ml einer balancierten Elektrolytlösung stabilisiert sich der Blutdruck des Patienten wieder bei Werten um die 110/60 mmHg mit einem Mitteldruck um die 65 mmHg. Der weitere Transport gestaltet sich unauffällig.

20.4.2 Verlegung mit Blutdruckgrenzen

Beispiel
Eine 57-jährige Patientin mit nachgewiesener akuter spontaner intrazerebraler Blutung im CT soll aus einem Krankenhaus mit Stroke Unit in den Maximalversorger mit Neurochirurgie zur weiteren Behandlung verlegt werden. Hierbei soll der systolische Blutdruck möglichst innerhalb von 2 h nach Beginn der Blutung auf Werte unter oder gleich 140 mmHg systolisch, jedoch nicht unter 110 mmHg gesenkt werden. Auch die maximale systolische Blutdrucksenkung sollte nicht unter 90 mmHg systolisch erfolgen. Daher müssen auch auf dem angestrebten Transport mit einer Transportzeit von 35 min die festgelegten Blutdruckgrenzen eingehalten werden. Bei Übernahme durch den RTW ist die Patientin spontanatmend mit unauffälligem Atemmuster, einer Atemfrequenz von 12/min sowie einer Raumluftsättigung von 97 %. Der invasive Blutdruck beträgt bei Übernahme 130 mmHg systolisch. Es liegen zwei periphervenöse Zugänge (18 G), einer ist mit einem Mandrin verschlossen. Über den anderen tropft langsam eine balancierte Vollelektrolytlösung zum Offenhalten. Die Herzfrequenz beträgt 86/min. Die Patientin hat eine armbetonte Hemiparese links, die GCS beträgt 14 und sie wirkt auf das RTW-Personal ängstlich. Bei Übernahme kann sie verbal gut beruhigt werden. Das aufnehmende Krankenhaus wird über den Beginn des Transports informiert. Die Papiere der Patientin liegen vollständig vor.

Im Laufe des Transports wirkt die Patientin zunehmend gestresst und der systolische Blutdruck steigt über die 140 mmHg auf 160 mmHg an. Das RTW-Personal kontaktiert den TNA, und gemeinsam wird der Blutdruck mit Urapidil (2 × 5 mg) titriert unter 140 mmHg auf 133 mmHg gesenkt. Darüber hinaus erfolgt eine Abschirmung mittels 3 mg Morphin i. v.

Im weiteren Verlauf des Transports kommt es noch zu drei weiteren solcher Episoden. Der Blutdruck kann jedes Mal in den angestrebten Zielbereich gesenkt werden.

20.4.3 Probleme mit einer Trachealkanüle bei Verlegung in die Rehabilitationsklinik

Beispiel
Der Verlege-RTW transportiert einen Patienten vom Maximalversorger in eine Rehabilitationsklinik mit Weaning-Abteilung. Der Patient ist 67 Jahre alt, Z. n. biologischem Aortenklappenersatz mit kompliziertem Verlauf mit Pneumonie sowie dilatativer Tracheotomie vor 2 Wochen und befindet sich aktuell im Weaning. Er ist tagsüber zwei Mal für ca. 3 h an der feuchten Nase spontanatmend und ansonsten im PSV-Modus (PSV = Pressure Support Ventilation) beatmet mit 5 cm H_2O PEEP („positive endexpiratory pressure") und einer Druckunterstützung von 5 mmHg. Ein Entlassbrief mit Diagnosen, Verlauf sowie Entlassmedikation wurde durch das abgebende Krankenhaus mitgegeben. Es sind keine Allergien bekannt. Bei erhöhtem Stress durch die Ankündigung der Verlegung wurde in Rücksprache mit dem Patienten entschieden, den Transport nicht an der feuchten Nase, sondern beatmet durchzuführen. Das Verlege-RTW-Team ist in der NIV-Therapie geschult und übernimmt dies gerne, bei Bedarf kann auf den TNA zurückgegriffen werden. Nach Abfahrt von der Autobahn in der Nähe des Zielortes folgt eine Strecke über eine relativ unebene Landstraße. Es kommt auf dem Transport zu einer Alarmierung durch das Beatmungsgerät, eine Sättigung ist schwierig abzuleiten. An der Nasenwand sind Sättigungswerte um die 70 % messbar. Der Patient ist sehr blass, fast gräulich. Die Herzfrequenz ist bei 160/min und der Blutdruck bei 180/100 mmHg.

Das RTW konsultiert den TNA, und dieser schaltet zusätzlich zur Audioverbindung und der Vitaldatenübertragung die Kamera im RTW zu. Es stellt sich eindeutig dar, dass die Atmung des Patienten mit Gerät nicht suffizient ist. Das Beatmungsgerät wird in Rücksprache dekonnektiert und der Versuch gestartet, eine assistierte Beatmung mittels Beatmungsbeutel durchzuführen. Auch dies ist nicht suffizient möglich.

Die elektrische Absaugpumpe wird zum Absaugen der Trachealkanüle gestartet. Hierbei lässt sich der dicke Absaugkatheter nur schwerlich vorschieben. Der Patient hustet und mobilisiert dabei sehr zähflüssiges Sekret, dass nun mit dem Absaugkatheter angesaugt und herausgezogen werden kann. Hiernach atmet der Patient schon bedeutend ruhiger. Ein weiterer Absaugversuch ist jetzt einfach umsetzbar und auch die assistierte Beutelbeatmung gelingt. Das Beatmungsgerät kann wieder angeschlossen werden. Sättigung, Blutdruck und Herzfrequenz normalisieren sich. Der Patient hat wieder eine rosige Hautfarbe.

Eskalierend hätte noch ein Trachealkanülenwechsel bei ausreichender Liegedauer angeleitet werden können. Alternativ wäre auch die Platzierung eines dünnen Tubus oder die Maskenbeutelbeatmung über Mund und Nase bei zugehaltenem Stoma eine kurzfristige Lösung möglich gewesen.

▶ Bei selten auftretenden Komplikationen während eines Sekundärtransports ohne Notarztbegleitung sollte stets die Krankenhausinfrastruktur sowie auch die Entfernung des nächstgelegenen NEF im Blick gehalten werden, sodass eine schnellstmögliche ärztliche Intervention angestrebt werden kann.

20.5 Anwendungsbeispiele für die Abklärung von Sekundäreinsätzen

Christina Borgs, Andreas Follmann

Die Abklärung von Transporten durch den Rettungsdienst ist in jedem Bundesland anders geregelt. In einigen gibt es zentrale Koordinationsstellen, in anderen ist z. B. die betreffende Leitstelle für die Organisation zuständig. Sollte dies der Fall sein, kann der TNA diese Funktion als Arzt in der Leitstelle bzw. leitstellennaher Arzt zusätzlich ausführen.

20.5.1 Transport mit Heimbeatmungsgerät nach Hause

Anforderung: Transport nach Hause für einen Patienten mit ALS am Folgetag

Ein langjähriger ALS Patient, 45 Jahre alt, war bei Pneumonie 14 Tage in stationärer Behandlung im Krankenhaus. Diese erfolgte bei schon lange liegendem operativen Tracheostoma auf der Intensivstation. Nun ist der Patient erfolgreich therapiert und benötigt auch keine Antibiose mehr. Er atmet bereits wieder über sein eigenes Heimbeatmungsgerät und auch die Einstellungen von vor dem Krankenhausaufenthalt ergeben einen suffizienten Gasaustausch. Der Patient ist nicht isolationspflichtig.

Wichtig ist nun zu klären, ob der Pflegedienst schon informiert ist, dass der Patient am Folgetag entlassen werden soll und ob Personal vor Ort den Patienten übernehmen kann. Es lohnt sich auch eine Uhrzeit abzusprechen. Des Weiteren gilt es herauszufinden, ob eine auf das eigene Gerät eingewiesene Person den Transport begleiten kann – Mitarbeiter des weiter betreuenden Pflegedienstes oder Angehörige. Denn dann benötigt man für den Transport evtl. nur noch einen KTW (bei Akkuproblemen des Heimbeatmungsgeräts mit 230V-Steckdose), der eine elektrische Absaugung sowie zur Überbrückung im Notfall einen Handbeatmungsbeutel vorhält. Sollte dies nicht der Fall sein, ist es wichtig zu wissen, ob das RTW-Personal eines Verlege-RTW einen Patienten mit ausreichend lange liegendem Tracheostoma allein transportieren darf oder ob man für den Transport einen Notarzt benötigt. Dieser kann entweder ein Verlege-Notarzt oder ein ITW-Arzt sein.

20.5.2 Infauste Hirnblutung – Rückverlegung

Anforderung nachts um 2:30 Uhr: sofortiger Notfalltransport, Patientin mit Subarachnoidalblutung Grad V in heimatnahes Krankenhaus. Im Telefonat ergibt sich das Bild einer 72-jährigen präfinalen, nicht intubierten oder beatmeten Patientin mit einer Atemfrequenz von 8/min. Der Blutdruck liegt bei 95/46 mmHg, die Herzfrequenz bei 62/min. Der Maximalversorger hat kein Intensivbett frei. Die Patientin war mit der Fragestellung einer Therapieoption notfallmäßig in den Maximalversorger verlegt worden. Bei infauster Prognose und Druck durch wartende Angehörige im heimatnahen Krankenhaus soll die Patientin nun schnellstmöglich wieder rückverlegt werden.

Zuerst muss man sich die Frage stellen, ob diese Patientin wirklich ein Intensivbett braucht oder ob nicht auch eine palliative Therapie auf einer Normalstation ausreichend wäre, denn dieses sollte immer in einem Maximalversorger möglich sein. Ebenso ist es möglich, dass die Angehörigen sich auf den Weg machen, statt eine versterbende Patientin zu transportieren.

Ist ein Transport unausweichlich, dann wäre ein KTW ausreichend. Allerdings muss mit der Besatzung zwingend ausführlich über das Vorgehen im Falle des Versterbens der Patientin gesprochen werden. Wichtig ist die Fixierung einer DNR-/DNI-Anordnung (Do-not-resuscitate-/Do-not-intubate-Anordnung). Auch die Aufnahme im Zielkrankenhaus selbst bei Versterben auf dem Weg muss gewährleistet und vorher abgesprochen sein. Sollten hierbei irgendwelche Zweifel oder Unklarheiten bestehen, dann sollte der Transport nicht durchgeführt werden.

20.5.3 Transport in die Frührehabilitation zum Weaning

Anforderung: Transport einer Patientin mit Z. n. koronarer Bypass-OP und kompliziertem Verlauf bei Weaning-Failure in die Frührehabilitation Anfang der nächsten Woche. Informationen aus dem Telefonat: 66-jährige Patientin, 120 kg, mit dilatativ angelegtem Tracheostoma von vor 14 Tagen. Der erste Trachealkanülenwechsel ist bereits erfolgt, aktuell CPAP (Continuous Positive Airway Pressure) mit assistierter Spontanatmung (ASB), PEEP 5 mbar, ASB 10 mbar, zwei Mal 3 h feuchte Nase pro Tag, bestückt mit arterieller Blutdruckmessung und ZVK. Außerdem läuft ein Heparin-Perfusor mit therapeutischer Dosierung bei Vorhofflimmern und es besteht Isolationspflicht bei nachgewiesenem 3MRGN (resistent gegen 3 der 4 Antibiotikagruppen) im Trachealsekret. Epimyokardiale Schrittmacherdrähte, die intraoperativ eingebracht wurden, sind bereits entfernt, und auch ein Perikarderguss wurde sonografisch ausgeschlossen.

In Rücksprache mit der Rehabilitationsklinik bestätigt diese den Aufnahmetermin und bittet um ein Eintreffen nach 11:00 Uhr sowie einen Anruf bei Abfahrt im abgebenden Krankenhaus. Die Isolationspflicht bei 3MRGN im Trachealsekret ist bekannt.

Auswahl des Transportmittels: Sollte die Transportzeit (von Krankenhausbett zu Krankenhausbett) maximal der Hälfte der Zeit, in der eine feuchten Nase getragen wird, ohne Beatmung entsprechen, kann über einen Transport nur mit RTW nachgedacht werde. Allerdings ist zu beachten, dass Weaning-Patienten unter Stress dekompensieren können. Elegant ist ein Verlege-RTW mit auf NIV-geschultem Personal bei ausreichender Liegedauer und damit sicherer Lage der Trachealkanüle. Sollte dies nicht der Fall sein, wird ein zusätzlicher Verlegenotarzt bzw. ein ITW benötigt.

20.5.4 Schlaganfall

Anforderung: sofortiger Notfalltransport mit Notarzt bei einem Patienten mit Schlaganfall in ein Krankenhaus mit Neurologie. Im Telefonat wird über einen 76-jährigen Patienten berichtet. Dieser war gerade bei Verdacht auf eine Verschlechterung des Allgemeinzustands, gestellt durch den Hausarzt, mittels KTW in einen Regionalversorger eingewiesen worden. In der ersten Untersuchung zeigt sich das Bild einer Aphasie und Hemiparese rechts, sodass die direkte Weiterverlegung ins nächstgelegene Krankenhaus mit Neurologie erfolgen soll. Das aufnehmende Krankenhaus weiß Bescheid. Der KTW, mit dem der Patient ABC-stabil gebracht wurde, ist noch vor Ort. Der Patient zeigt keinen Hinweis auf eine weitere Verschlechterung.

In diesem Fall ist ein Weitertransport auch durch den KTW mit Sonderrechten möglich, da dieser den wenigsten Zeitverzug bietet.

Wäre der KTW nicht mehr vor Ort, wäre das nächste schnellstmögliche Transportmittel – auch ein RTW aus der Regelrettung – eine Option. Ein Notarzt ist bei einem derartigen Patienten nicht nötig, kann aber bei Verschlechterung des Patienten jederzeit nachgefordert werden.

Abkürzungen

AF	Atemfrequenz
AICD	Automatischer implantierbarer Cardioverter/Defibrillator
ASS	Azetylsalizylsäure
aVF	augmented Voltage Foot
aVL	augmented Voltage Left
aVR	augmented Voltage Right
BZ	Blutzucker
CPR	kardiopulmonale Reanimation
DIVI	Deutsche Interdisziplinäre Vereinigung für Intensiv- und Notfallmedizin
EKG	Elektrokardiogramm
eCPR	extrakorporale kardiopulmonale Reanimation
F_iO_2	inspiratorische Sauerstoffkonzentration
GCS	Glasgow Coma Scale

HF	Herzfrequenz
i. v.	intravenös
i. m.	intramuskulär
IE	internationale Einheiten
i. o.	intraossär
KHK	Koronare Herzkrankheit
MAD	Mucosal Atomization Device (nasale Applikation)
mmHg	Millimeter Quecksilbersäure
NIV	nichtinvasive Ventilation
NEF	Notarzteinsatzfahrzeug
NaCl	Natriumchlorid (Kochsalzlösung)
PVK	periphere Venenverweilkanüle
PEEP	„positive endexpiratory pressure"
py	Packungsjahre („pack years"; 1 Schachtel Zigaretten über x Jahre)
RCA	„right coronary arteria"
ROSC	„return of spontaneous circulation"
S_pO_2	Sauerstoffsättigung
s. c.	subkutan
TNA	Telenotarzt
TEP	Totalendoprothese
VT	ventrikuläre Tachykardie
ZVK	zentraler Venenkatheter

Teil VII
Qualitäts- und Fehlermanagement

Qualitätsindikatoren und -ziele

21

Fabian Wolf und Anja Sommer

Inhaltsverzeichnis

21.1 Allgemeine Qualitätsindikatoren 214
21.2 Qualitätsindikatoren im Rettungsdienst 217
21.3 Kenngrößen in der Telenotfallmedizin 221
Literatur 225

Die Telenotfallmedizin stellt einen wichtigen Baustein der modernen prähospitalen Versorgung dar und bietet durch den Einsatz digitaler Technologien Potenziale zur Verbesserung der Behandlungsqualität. Um diese Potenziale vollständig auszuschöpfen, sind klare und messbare Qualitätsindikatoren erforderlich. Dieses Kapitel widmet sich den allgemeinen Qualitätsindikatoren, die eine Grundlage für die Bewertung und Optimierung der Telenotfallmedizin darstellen. Es werden zentrale Dimensionen wie Zugänglichkeit, Effektivität, Patientensicherheit, Effizienz und Gerechtigkeit beleuchtet, wobei die Relevanz dieser Aspekte für die digitale Gesundheitsversorgung detailliert diskutiert wird. Darüber hinaus werden Ansätze zur Messung und Operationalisierung dieser Indikatoren vorgestellt, um eine nachhaltige Verbesserung der Versorgung sicherzustellen.

F. Wolf · A. Sommer (✉)
Aachener Institut für Rettungsmedizin & zivile Sicherheit, Uniklinik RWTH Aachen & Stadt Aachen, Feuerwehr und Rettungsdienst Aachen, Aachen, Deutschland
E-Mail: ars@ukaachen.de

© Der/die Herausgeber bzw. der/die Autor(en), exklusiv lizenziert an Springer-Verlag GmbH, DE, ein Teil von Springer Nature 2026
S. Beckers und M. Felzen (Hrsg.), *Telenotfallmedizin*,
https://doi.org/10.1007/978-3-662-72121-6_21

21.1 Allgemeine Qualitätsindikatoren

Qualität im Gesundheitswesen ist ein komplexes Konzept, das durch verschiedene Dimensionen und Indikatoren erfasst werden kann. Insbesondere in der Telenotfallmedizin, einer Schnittstelle zwischen digitaler Technologie und medizinischer Versorgung, gewinnen klare Qualitätsindikatoren an Bedeutung, um die Effektivität, Sicherheit und Zugänglichkeit zu gewährleisten. Die Identifikation und Standardisierung solcher Indikatoren ist nicht nur für die Optimierung der Versorgungsqualität essenziell, sondern auch für die Akzeptanz und den nachhaltigen Erfolg telemedizinischer Systeme. Im Folgenden werden mögliche Qualitätsindikatoren vorgestellt, die auf die Telenotfallmedizin übertragen werden können.

Zugänglichkeit („accessibility")
Die Zugänglichkeit beschreibt die Verfügbarkeit von Gesundheitsdiensten für alle Patienten, unabhängig von geografischem Standort, Tageszeit oder sozialen Faktoren. Studien zeigen, dass Telemedizin geografische Barrieren signifikant reduzieren kann. Kruse et al. (2017) betonen, dass speziell in ländlichen Regionen telemedizinische Anwendungen einen entscheidenden Beitrag zur besseren medizinischen Versorgung leisten können. Gleichzeitig unterstreichen Müller und Neumann (2022), dass die Implementierung von digitalen Versorgungsmodellen nicht nur die Verfügbarkeit, sondern auch die Akzeptanz der Patienten sicherstellen muss. Besonders in strukturschwachen Regionen mit eingeschränktem Zugang zu medizinischer Infrastruktur trägt die Telemedizin zur Sicherstellung der Versorgung bei.

Die Zugänglichkeit wird jedoch nicht allein durch technische Bereitstellung gewährleistet. Zusätzliche Faktoren wie die Verfügbarkeit von gut geschultem Personal und die Bereitstellung technischer Supportstrukturen spielen eine entscheidende Rolle. Wie Köhler und Reichert (2023) feststellen, sind flexible, anpassbare Systeme nötig, um auf die unterschiedlichen Bedürfnisse der Patienten in urbanen und ländlichen Regionen eingehen zu können.

Effektivität („effectiveness")
Die Effektivität beschreibt, inwieweit die Versorgung die gewünschten gesundheitlichen Ergebnisse erzielt. Laut Scholz und Bremer (2021) ist die Standardisierung von Prozessen und Protokollen in der Telenotfallmedizin von zentraler Bedeutung, um eine hohe Behandlungsqualität sicherzustellen.

> ▶ Neuere Studien zeigen, dass telemedizinische Diagnosen bei korrekter Anwendung in bis zu 95 % der Fälle mit denen herkömmlicher Methoden übereinstimmen.

Ein zentraler Aspekt der Effektivität ist die Qualität der Ferndiagnostik. Eine Metaanalyse von Ekeland et al. (2010) zeigt, dass telemedizinische Systeme bei korrekter Anwendung in bis zu 90 % der Fälle eine ähnliche diagnostische Genauigkeit wie präsenzbasierte Ansätze bieten. Diese Ergebnisse werden durch weitere Studien wie die von Bashshur et al. (2016) gestützt, die die Effektivität telemedizinischer Anwendungen in verschiedenen klinischen Szenarien untersucht haben. Zusätzlich können Outcome-Metriken wie die Verweildauer in Krankenhäusern, die Sterblichkeitsrate und der Anteil erfolgreich abgeschlossener Interventionen verwendet werden, um die Effektivität der Versorgung zu bewerten. Ein weiterer wichtiger Aspekt der Effektivität ist die kontinuierliche Verbesserung durch Feedbacksysteme. Vogel und Schmidt (2023) betonen, dass der Einsatz von künstlicher Intelligenz (KI) zur Analyse großer Datenmengen gezielte Optimierungen ermöglichen kann. So lassen sich Behandlungsmuster identifizieren, die zu besseren Ergebnissen führen, und mögliche Fehlerquellen minimieren.

Patientensicherheit („patient safety")
Die Patientensicherheit umfasst die Vermeidung von Schäden durch medizinische Versorgung. In der Telenotfallmedizin spielen robuste IT-Infrastrukturen und regelmäßige Sicherheitsüberprüfungen eine wesentliche Rolle. Laut Klein et al. (2023) minimieren standardisierte Zugriffsprotokolle das Risiko von Datenverlusten oder unbefugtem Zugriff.

Ein weiterer relevanter Bereich ist die Schulung des medizinischen Personals. Köhler und Reichert (2023) heben hervor, dass regelmäßige speziell auf telemedizinische Systeme ausgerichtete Fortbildungen entscheidend sind, um die Sicherheit der Patienten zu gewährleisten. Die Kombination aus technischer Sicherheit und fachlicher Kompetenz schafft eine solide Grundlage für die zuverlässige Anwendung telemedizinischer Systeme.

Patientenzufriedenheit („patient satisfaction")
Die Patientenzufriedenheit ist nicht nur ein Maß für die Akzeptanz, sondern auch ein wichtiger Qualitätsindikator für den Erfolg digitaler Versorgungsmodelle. Sie erfasst die Wahrnehmung und Erfahrung der Patienten in der Telenotfallmedizin. Neben allgemeinen Zufriedenheitsbefragungen spielen dabei konkrete Aspekte wie die Benutzerfreundlichkeit von Plattformen, die Qualität der Beratung und das Vertrauen in die ärztliche Expertise eine zentrale Rolle.

Lorenz und Hartmann (2023) heben hervor, dass einfache und intuitive Bedienoberflächen sowie klare und verständliche Kommunikationswege entscheidend für eine hohe Zufriedenheit sind. Studien zeigen zudem, dass Patienten die Möglichkeit schätzen, durch digitale Anwendungen flexiblen und schnellen Zugang zu medizinischen Dienstleistungen zu erhalten. Besonders ältere Patienten profitieren von unterstützenden Funktionen wie Videoanleitungen oder personalisiertem Support.

Eine gezielte Erhebung der Patientenzufriedenheit ermöglicht es, Optimierungspotenziale zu identifizieren. Laut Müller und Neumann (2022) führt die regelmäßige Integration von Feedback in die Weiterentwicklung telemedizinischer Systeme zu einer verbesserten Nutzerfreundlichkeit und einer höheren Akzeptanz der Technologie.

Effizienz („efficiency")
Effizienz beschreibt die Fähigkeit eines Systems, mit minimalem Ressourceneinsatz maximale Ergebnisse zu erzielen. In der Telenotfallmedizin bedeutet dies nicht nur die Vermeidung unnötiger Krankenhausaufenthalte, sondern auch eine Optimierung der Versorgungsabläufe.

Laut Schneider und Vogel (2022) ermöglicht die Integration von KI-gestützten Systemen eine signifikante Zeit- und Kostenersparnis. Algorithmen können Priorisierungen für Notfälle vornehmen, diagnostische Empfehlungen geben und somit die Effizienz des gesamten Prozesses steigern. Ein weiterer Vorteil der Telemedizin ist die frühzeitige Identifikation von Gesundheitsrisiken. Dies reduziert langfristig die Belastung für das Gesundheitssystem, indem präventive Maßnahmen früher eingeleitet werden können.

Zudem können telemedizinische Anwendungen dazu beitragen, Ressourcen wie medizinisches Personal gezielter einzusetzen. Studien von Fischer und Becker (2023) zeigen, dass die flexible Einbindung von Telenotärzten zu einer Entlastung von Rettungsdiensten führen kann, ohne die Versorgungsqualität zu beeinträchtigen.

Kontinuität („continuity")
Die Kontinuität der Versorgung stellt sicher, dass Patienten durchgängig und konsistent betreut werden. Dies ist insbesondere in der Telenotfallmedizin von Bedeutung, da sie die Schnittstelle zwischen prähospitaler und klinischer Versorgung darstellt.

Eine zentrale Rolle spielen dabei elektronische Patientenakten, die eine nahtlose Übertragung relevanter Informationen zwischen verschiedenen Akteuren ermöglichen. Bauer et al. (2023) betonen, dass die Interoperabilität dieser Systeme essenziell ist, um eine durchgängige Dokumentation und Nachverfolgung von Behandlungsverläufen zu gewährleisten.

Ein weiterer Aspekt der Kontinuität ist die Überwachung chronischer Erkrankungen durch Telemedizin. Langzeitdaten, die über Wearables oder andere telemedizinische Geräte erhoben werden, ermöglichen eine frühzeitige Identifikation von Verschlechterungen und tragen dazu bei, die Versorgung langfristig zu verbessern.

Stein und Bauer (2022) heben hervor, dass eine enge interdisziplinäre Kommunikation zwischen prähospitalen und klinischen Teams entscheidend ist, um die Patientenversorgung reibungslos zu gestalten. Hierbei kommen zunehmend digitale Plattformen zum Einsatz, die die Übergabe von Informationen standardisieren und optimieren.

Gerechtigkeit („equity")
Gerechtigkeit im Gesundheitssystem bedeutet, dass alle Patienten unabhängig von ihrem sozialen oder wirtschaftlichen Status Zugang zu qualitativ hochwertigen Gesundheitsdiensten haben. In der Telenotfallmedizin ist dies besonders relevant, da digitale Technologien neue Chancen, aber auch potenzielle Barrieren schaffen können.

Weber und Schmidt (2023) betonen, dass der Zugang zu Telemedizin durch Investitionen in die digitale Infrastruktur, insbesondere in ländlichen und strukturschwachen Regionen, verbessert werden muss. Digitale Versorgungslücken entstehen häufig durch mangelnde technische Ausstattung oder fehlende digitale Kompetenzen, insbesondere bei älteren oder sozial benachteiligten Bevölkerungsgruppen.

Neben infrastrukturellen Maßnahmen ist auch die kulturelle Anpassung von telemedizinischen Anwendungen entscheidend. Lorenz und Hartmann (2023) zeigen, dass mehrsprachige Benutzeroberflächen und barrierefreie Anwendungen die Gerechtigkeit im Zugang signifikant verbessern können. Darüber hinaus sind gezielte Bildungsprogramme erforderlich, um Patienten und medizinisches Personal gleichermaßen im Umgang mit Telemedizin zu schulen.

Ein Ansatz zur Förderung der Gerechtigkeit ist die Subventionierung digitaler Endgeräte und Internetzugänge für sozial benachteiligte Gruppen. Diese Maßnahmen tragen dazu bei, eine digitale Spaltung zu vermeiden und eine gleichberechtigte Versorgung zu gewährleisten.

Innovationsbereitschaft („innovation readiness")
Die Innovationsbereitschaft beschreibt die Fähigkeit eines Systems, neue Technologien effektiv zu integrieren und anzuwenden. In der Telenotfallmedizin ist dies besonders relevant, da ständig neue digitale Lösungen entwickelt werden, die bestehende Prozesse verbessern können.

Fischer und Becker (2023) betonen, dass Pilotprojekte ein wesentlicher Bestandteil der Innovationsentwicklung sind. Durch die frühzeitige Einbindung von Anwendern wie medizinischem Personal und Patienten können neue Technologien gezielt getestet und an die tatsächlichen Bedürfnisse angepasst werden.

Ein weiterer Aspekt der Innovationsbereitschaft ist die kontinuierliche Weiterbildung. Köhler und Reichert (2023) zeigen, dass speziell konzipierte Fortbildungsprogramme, die auf die Nutzung telemedizinischer Systeme ausgerichtet sind, die Akzeptanz und das Vertrauen in neue Technologien signifikant steigern können.

Die Forschung zu telemedizinischen Anwendungen wird durch die zunehmende Verfügbarkeit von Big Data und KI-gestützten Analysetools vorangetrieben. Laut Bauer et al. (2023) können diese Technologien nicht nur zur Optimierung bestehender Prozesse beitragen, sondern auch völlig neue Versorgungsmodelle ermöglichen.

21.2 Qualitätsindikatoren im Rettungsdienst

Der Rettungsdienst ist der zentrale Bestandteil der prähospitalen Versorgung und spielt eine entscheidende Rolle bei der Behandlung akuter Notfälle. Qualitätskriterien im Rettungsdienst stellen sowohl die Effizienz, als auch die Effektivität der Versorgung sicher. Sie helfen, die Einhaltung medizinischer Standards zu bewerten, und schaffen die Grundlage für eine evidenzbasierte Weiterentwicklung der Notfallmedizin. Weiterhin sind sie essenziell, um die Leistung und Effektivität der Rettungsdienste zu messen und diese kontinuierlich zu verbessern. Ein weiteres wichtiges Element ist die Integration neuer

Technologien wie telemedizinischer Systeme, die eine Echtzeitunterstützung bei kritischen Entscheidungen ermöglichen. Diese Entwicklungen werden zunehmend als potenzielle Hebel zur Qualitätssteigerung betrachtet, da sie nicht nur die Versorgungsqualität verbessern, sondern auch die Patientensicherheit erhöhen.

Aufgrund des Föderalismusprinzips ist der Rettungsdienst in der Zuständigkeit der einzelnen Bundesländer verankert. Jedes Bundesland regelt den Rettungsdienst durch eigene Landesgesetze, was zu unterschiedlichen Ansätzen in der Qualitätssicherung führt. Baden-Württemberg nimmt hier eine besondere Rolle ein, da die „Stelle zur trägerübergreifenden Qualitätssicherung im Rettungsdienst Baden-Württemberg" (SQR-BW, 2025) ein systematisches Modell etabliert hat, das durch umfassende Datenerhebung und -analyse eine einheitliche Bewertung der rettungsdienstlichen Versorgung ermöglicht. Die SQR-BW wird in diesem Kontext exemplarisch betrachtet, da sie als Vorbild für eine strukturierte und datenbasierte Qualitätssicherung im Rettungsdienst dient und durch die kontinuierliche Verbesserung von Indikatoren einen wichtigen Beitrag zur Weiterentwicklung der Notfallversorgung leistet.

Die SQR-BW verfolgt einen umfassenden Ansatz, der sowohl zeitliche und strukturelle, als auch ergebnisorientierte Indikatoren abdeckt. Mit dem Ziel einer kontinuierlichen Verbesserung der Notfallversorgung werden alle relevanten Daten standardisiert erfasst, ausgewertet und in konkrete Empfehlungen für Rettungsdienste und politische Entscheidungsträger übersetzt.

Zu den Kernaufgaben der SQR-BW gehört die Überprüfung, inwieweit die vorgegebenen Qualitätsstandards eingehalten werden. Dazu zählen die Einhaltung der Hilfsfrist, die leitliniengerechte Durchführung medizinischer Maßnahmen sowie eine vollständige Einsatzdokumentation. Der Fokus auf trägerübergreifende Auswertungen ermöglicht es, überregionale Trends zu identifizieren und gezielte Verbesserungen umzusetzen. Ein Alleinstellungsmerkmal der SQR-BW ist die Verwendung einheitlicher Dokumentationssysteme, die sowohl eine qualitative als auch quantitative Analyse ermöglichen. Diese Daten fließen in Jahresberichte ein, die einen umfassenden Überblick über die Qualität der rettungsdienstlichen Versorgung in Baden-Württemberg bieten.

21.2.1 Struktur der Indikatoren und Messmethoden

Die in der SQR-BW genutzten Qualitätsindikatoren basieren auf einem mehrdimensionalen Ansatz, der sowohl strukturelle, als auch prozessuale und ergebnisorientierte Perspektiven einbezieht. Dabei ist die enge Verzahnung zwischen Messmethoden und Analyseverfahren von großer Bedeutung, um eine ganzheitliche Bewertung der rettungsdienstlichen Versorgung zu ermöglichen.

Strukturelle Indikatoren

21 Qualitätsindikatoren und -ziele

Diese Indikatoren bewerten die Rahmenbedingungen der Notfallversorgung. Dazu gehören folgende:

Technische Ausstattung: Hierzu gehören die Verfügbarkeit und Qualität rettungsdienstlicher Geräte wie Defibrillatoren, Beatmungs- oder EKG-Geräte. Die SQR-BW überprüft regelmäßig, ob die technische Ausstattung den neuesten Standards entspricht und flächendeckend verfügbar ist.

Personalqualifikation: Die SQR-BW analysiert die Einhaltung der Qualifikationsstandards für Notfallsanitäter, Rettungsassistenten und Notärzte, Fort- und Weiterbildungsmaßnahmen sowie regelmäßige Schulungen werden dabei als wesentliche Faktoren betrachtet.

Standortplanung: Die Dichte der Rettungswachen wird in Abhängigkeit von geografischen und demografischen Gegebenheiten bewertet, um eine flächendeckende Versorgung sicherzustellen.

Prozessindikatoren

Hierbei werden die Abläufe innerhalb des Rettungsdienstsystems betrachtet, einschließlich folgender Indikatoren:

Zeitmanagement: Dies beinhaltet die Erfassung und Analyse kritischer Zeitintervalle wie Hilfsfristen, Alarmierungs- und Transportzeiten. Die SQR-BW verwendet diese Daten, um Schwachstellen zu identifizieren und die Ressourcennutzung zu optimieren.

Adhärenz zu Leitlinien: Die Einhaltung standardisierter Einsatzprotokolle und medizinischer Leitlinien, z. B. bei der Reanimation oder Medikamentengabe, wird systematisch überwacht und ausgewertet.

Kommunikation: Qualität und Effizienz der Kommunikation zwischen Einsatzkräften und zentralen Leitstellen oder Telenotärzten werden ebenfalls analysiert, um reibungslose Abläufe sicherzustellen.

Ergebnisorientierte Indikatoren

Diese Indikatoren konzentrieren sich auf die Auswirkungen der erbrachten Maßnahmen und umfassen Folgendes:

Überlebensraten: Evaluation der Überlebensraten nach prähospitalen Interventionen, insbesondere nach kardiopulmonaler Reanimation.

Komplikationsrate: Erfassung von prähospitalen Komplikationen, um die Qualität der Versorgung zu bewerten und gezielte Schulungsmaßnahmen abzuleiten.

Langzeitprognosen: Analyse der langfristigen Gesundheitszustände von Patienten, beispielsweise neurologische Outcomes nach Herz-Kreislauf-Stillständen.

21.2.2 Wichtige Qualitätsindikatoren im Rettungsdienst

Die von der SQR-BW erfassten Indikatoren lassen sich in mehrere Kategorien unterteilen, die jeweils unterschiedliche Aspekte der Versorgung abdecken:

Zeitliche Indikatoren: Zeit ist ein entscheidender Faktor in der Notfallmedizin. Hilfsfristen, Alarmierungszeiten und Transportzeiten sind zentrale Größen, die die Qualität der Versorgung beeinflussen. In der SQR-BW werden diese Parameter dokumentiert und analysiert, um Schwachstellen im System zu identifizieren und gezielte Optimierungen, etwa bessere Standortplanungen, vorzuschlagen.
Leitlinienkonformität: Die Einhaltung evidenzbasierter Leitlinien wird regelmäßig überprüft. Dies betrifft sowohl die Erstversorgung durch Notfallsanitäter, als auch die Entscheidungen von Notärzten vor Ort. Die SQR-BW bewertet u. a. die korrekte Durchführung von Reanimationsmaßnahmen sowie die Verabreichung von Medikamenten, um eine bestmögliche Versorgung sicherzustellen.
Dokumentationsqualität: Eine umfassende und präzise Einsatzdokumentation ist nicht nur aus rechtlichen Gründen notwendig, sondern bildet auch die Grundlage für die Qualitätssicherung. In der SQR-BW hat man hierfür standardisierte Vorgaben entwickelt, die eine einheitliche Erfassung und Analyse ermöglichen.
Patientenbezogene Ergebnisse: Die Überlebensraten nach Reanimationen oder auch die Reduktion von Komplikationen bei bestimmten Krankheitsbildern sind zentrale Indikatoren für den Erfolg des Rettungsdienstes. In der SQR-BW nutzt man diese Daten, um die Wirksamkeit bestimmter Maßnahmen zu bewerten und die Versorgung zu verbessern.
Patientenzufriedenheit: Subjektive Faktoren wie die Zufriedenheit der Patienten mit der erbrachten Leistung spielen ebenfalls eine wichtige Rolle. Befragungen durch Mitarbeitende der SQR-BW bieten wertvolle Einblicke in die Wahrnehmung und Akzeptanz der rettungsdienstlichen Versorgung.
Innovationen und Technologieintegration: Die Einführung telemedizinischer Lösungen wird zunehmend als Qualitätsaspekt betrachtet. Die SQR-BW begleitet Projekte, die beispielsweise den Einsatz von Echtzeitdatenübertragung oder KI-gestützten Systemen bewerten, um deren Potenziale und Herausforderungen zu identifizieren.

21.2.3 Herausforderungen und Perspektiven

Trotz der Fortschritte bleibt die Qualitätssicherung im Rettungsdienst eine Herausforderung. Die Harmonisierung von Daten aus unterschiedlichen Quellen, die Sicherstellung des Datenschutzes und die kontinuierliche Anpassung an neue Technologien erfordern erhebliche Anstrengungen.

Die SQR-BW hat jedoch gezeigt, dass eine systematische und datengetriebene Herangehensweise die Grundlage für eine erfolgreiche Qualitätssicherung bildet. Die enge Zusammenarbeit mit anderen Akteuren, darunter Krankenhäuser und Technologieanbieter, wird in Zukunft noch wichtiger werden.

21.3 Kenngrößen in der Telenotfallmedizin

Nach der Einführung von Qualitätsindikatoren im Rettungsdienst, z. B. durch die SQR-BW oder die Testung eines Datensatzes gemäß § 7a Rettungsgesetz (RettG) in NRW, ist eine einheitliche Festlegung von spezifischen Kenngrößen und Qualitätsindikatoren für die Telenotfallmedizin dringend empfohlen.

Das Ministerium für Arbeit, Gesundheit und Soziales (MAGS) NRW hat das Aachener Institut für Rettungsmedizin und zivile Sicherheit (ARS) im Rahmen der Einführung von Telenotarztsystemen in NRW damit beauftragt, landeseinheitliche Kenngrößen und ggf. Qualitätsindikatoren für diesen Bereich zusammenzustellen. Diese sollen den bereits in den Jahren 2018/2019 vom Landesverband Ärztlicher Leitungen Rettungsdienst (ÄLRD) definierten Katalog im Sinne der Arbeitsgruppe „Qualitätssicherung Rettungsdienst" ergänzen und zur Erfüllung der Anforderungen des § 7a RettG NRW beitragen. Inzwischen sind die Ergebnisse in einen Katalog eingeflossen, den eine Arbeitsgruppe (AG) des Ausschusses Rettungswesen im Jahr 2024 zusammengetragen hat.

Bei den vorliegenden Kenngrößen wurde eine erfahrungsbasierte Zusammenstellung als Grundlage verwendet und mit telenotfallmedizinischen Experten erörtert, bevor alle Einzel-Items in einem Online-Delphi-Verfahren mit 13 Telenotfallmedizinanwendern und -experten aus der gesamten Bundesrepublik bewertet wurden.

Die Beurteilung der einzelnen Kenngrößen fand unter Zuhilfenahme der sog. AROMA-Kriterien (Tab. 21.1) statt, d. h. in analoger Arbeitsweise und auf Grundlage derselben methodischen Grundlage wie in der Arbeitsgruppe des Landesverbandes NRW der ÄLRD zum § 7a RettG.

Die folgenden Kategorien wurden hierbei berücksichtigt:

1. Telemedizinisch unterstützte Primäreinsätze:
   a. Einsatzdatenübersicht, Einsatzkategorien, Art der Telenotarztkonsultation, Einsatzzeiten, Erstdiagnosen
   b. Sicherheit: Medikamentengabe, Delegation von Maßnahmen und Applikation
2. Telemedizinisch unterstützte Sekundäreinsätze:
   a. Einsatzdaten, Einsatzzeiten, Einsatzspektrum
3. Versorgungsqualität:
   a. Prozessqualität: korrektes Transportziel und Standardmonitoring
   b. Prozessqualität Schlaganfall: leitliniengerechte Versorgung
   c. Prozessqualität akutes Koronarsyndrom (ACS): leitliniengerechte Versorgung

Tab. 21.1 Übersicht zur Anwendung der AROMA-Systematik

AROMA	Beschreibung
A – aussagekräftig	Ein gesetztes Ziel *oder eben eine Kennzahl* sollte so spezifisch und konkret wie möglich sein. Damit alle beteiligten Personen die gleiche Vorstellung davon haben, bedarf es einer sehr präzise ausformulierten Leitlinie (Richtlinie, Leitfaden).
R – realistisch	Allem berechtigten Ehrgeiz zum Trotz müssen Projektziele *oder eben Kennzahlen* auch realistisch erreichbar sein (mit den zur Verfügung stehenden Ressourcen in der vorgegebenen Zeit). Ist dies nicht der Fall, entsteht eine permanente Überforderung. Interessant ist in diesem Zusammenhang allerdings die Abwägung, welches Ziel noch realistisch ist und welches nicht. Blickt man in die Vergangenheit, so wurden wirkliche Durchbrüche allesamt im Vorfeld für völlig unrealistisch gehalten.
O – objektiv	Überall dort wo subjektive Einschätzungen in die Erhebung der Messparameter zur Kennzahlberechnung eingehen, wird es eine große Streubreite und somit geringere Aussagefähigkeit für die Steuerung davon abhängiger Prozesse geben. Je objektiver also die Erhebung der Grundgesamtheit gestaltet werden kann, umso besser ist eine Kennzahl.
M – messbar	Die Messbarkeit von Zielen *oder eben Kennzahlen* ist wichtig, damit die Erreichung oder auch nur Teilerreichung festgestellt werden kann. Messbarkeit kann in diesem Zusammenhang auch bedeuten, dass etwas digital gemessen werden kann. In vielen Bereichen ist eine direkte Messbarkeit nicht gegeben. Dann ist es wichtig, zu definieren, anhand welcher Ersatzgröße die Messung erfolgen soll.
A – annehmbar	Gerade Ziele *oder eben Kennzahlen* müssen von allen Interessengruppen (Stakeholdern) mitgetragen werden. Sollte das Projektteam die Maßgaben als unakzeptabel ansehen, lassen sie sich nur noch in seltenen Fällen realisieren.

    d. Prozessqualität Schmerztherapie: leitliniengerechte Versorgung (National Rating Scale [NRS] ≥ 5)
    e. Prozessqualität hypertensiver Notfall & Krampfanfall: leitliniengerechte Versorgung
    f. Prozessqualität Sepsis: leitliniengerechte Versorgung
    g. Prozessqualität chronisch obstruktive Lungenerkrankung (COPD): leitliniengerechte Versorgung

Im Nachgang wurden auch auf Grundlage der schon existierenden rettungsdienstlichen Qualitätsparameter verschiedene Kategorien und Parameter definiert. Hierbei galt es zu beachten, dass Parameter, die bereits durch die allgemeinen Indikatoren erhoben werden, nicht doppelt erhoben werden müssen. Folgende Kategorien wurden festgelegt.

Kategorien rettungsdienstlicher Qualitätsparameter

1. Systemische Kenngrößen und Parameter:
   a. Telemedizinisch unterstützte Primäreinsätze
   b. Telemedizinisch unterstützte Sekundäreinsätze
   c. Technische Qualitätsparameter
2. Patientenbezogene Kenngrößen und Auswertungen:
   a. Allgemeine medizinische Auswertungen
   b. Notfallbild-/erkrankungsspezifische Auswertungen (Tracerdiagnosen)
3. Ergänzende Qualitätsindikatoren in der Telenotfallmedizin

Es ergibt sich, dass im Rahmen der allgemeinen Qualitätsindikatoren bereits sehr umfassend Parameter erhoben werden, für die Auswertung der telemedizinisch begleiteten Einsätze müssen diese oftmals nur um den Aspekt der telemedizinischen Versorgung im Sinne einer Stratifizierung (Mit/ohne Notarzt/Telenotarzt beteiligt) erweitert werden. Als ergänzende Kenngrößen für Telenotfallmedizin sind dann noch die in Tab. 21.2 aufgelisteten zu nennen.

Zu jedem Parameter gibt es eine detaillierte Beschreibung, die Erklärungen zu den folgenden Aspekten enthält: (übergeordnetes) Qualitätsziel, Rationale, Qualitätsdimension, Segment, Referenzwert, Literatur, Definitionen, Datenquellen, Stärken, Schwächen/Verzerrungen. Es obliegt nun den einzelnen Trägern Rettungsdienst ihre Kenngrößen bzw. Qualitätsindikatoren zu überprüfen und um die Kenngrößen der Telenotfallmedizin zu ergänzen.

Tab. 21.2 Kenngrößen in der Telenotfallmedizin (Beispielhaft)

Nr.	Parameter	Einheit bezogen auf definierten Zeitraum	Datenquelle
Kenngrößen für allgemeine Prozesse			
1	Telenotarztquote: Beteiligung Telenotarzt an Notfallrettung gesamt: Bezugsgröße Notfallrettung gesamt = 100 % (Stratifizierung)	x,x %	– Leitstelle – TNA-Doku
2	Notarzt-Nachalarm während der Telekonsultation mit Rettungsdienst-Team	x,x %	– Leitstelle – TNA-Doku
3	Gesprächsdauer Telenotarzt (Mittelwert Gesprächsdauer)	$x \pm x$	– Leitstelle – TNA-Doku
4	Prähospitalzeit RTW mit TNA bei Tracerdiagnosen (Mittelwert Notrufannahme bis Status 8) (Stratifizierung)	$x \pm x$	– Leitstelle – Analog QSR-NW
Kenngrößen für allgemeine medizinische Prozesse			
5	Allgemeine Monitoringqualität (Rhythmus-EKG, NIBD, S_pO_2 und Atemfrequenz bei Einsatzbeginn und Einsatzende für Einsätze M-NACA-Score III bis V.), ggf. Ergänzung des vorhandenen Qualitätsindikators um Aspekte TNA (Stratifizierung)	x,x %	– TNA-Doku – Analog QSR-NW
6	Effektive Schmerzlinderung/Analgesiequalität; Ergänzung des vorhandenen Qualitätsindikators um Aspekte TNA (Stratifizierung)	x,x %	– TNA-Doku – Analog QSR-NW
Kenngrößen für Tracerdiagnosen und Prozeduren (Beispiel)			
7	Übertragung 12-Kanal-EKG bei ACS/STEMI (Stratifizierung)	x,x %	– TNA-Doku

ACS akutes Koronarsyndrom, *EKG* Elektrokardiogramm, *M-NACA-Score* Munich National Advisory Committee for Aeronautics Score, *NIBD* nichtinvasive Blutdruckmessung, *QSR-NW* Qualitätssicherung im Rettungsdienst in Nordrhein-Westfalen, *RTW* Rettungswagen, S_pO_2 Sauerstoffsättigung, *STEMI* ST-Hebungsinfarkt, *TNA* Telenotarzt, *TNA-Doku* Telenotarztdokumentation

Abkürzungen

KI	künstliche Intelligenz
M-NACA	Munich National Advisory Committee for Aeronautics
NIBD	nichtinvasive Blutdruckmessung
NRS	National Rating Scale
SQR-BW	Stelle zur trägerübergreifenden Qualitätssicherung im Rettungsdienst Baden-Württemberg

Literatur

Bashshur, R. L., Shannon, G. W., Smith, B. R., & Alverson, D. C. (2016). The empirical evidence for telemedicine interventions in mental disorders. Telemedicine and e-Health, 22(2), 87–113. https://doi.org/10.1089/tmj.2015.0206

Bauer, G., Meier, S., & Schmidt, T. (2023). Interoperabilität in der Telemedizin: Chancen und Herausforderungen. Digital Health Review, 15(3), 112–125.

Ekeland, A. G., Bowes, A., & Flottorp, S. (2010). Effectiveness of telemedicine: a systematic review of reviews. International Journal of Medical Informatics, 79(11), 736–771. https://doi.org/10.1016/j.ijmedinf.2010.08.006

Fischer, P., & Becker, L. (2023). Pilotprojekte und Forschung in der Telenotfallmedizin. Journal of Digital Health, 10(3), 44–53.

Klein, T., Meier, C., & Schmitt, A. (2023). Datenschutzrichtlinien in der Telemedizin: Eine Analyse. Health IT Journal, 18(1), 12–19.

Köhler, T., & Reichert, M. (2023). Fortbildungen in der Telemedizin: Best Practices. Medical Education Quarterly, 7(2), 56–68.

Kruse, C. S., Krowski, N., Rodriguez, B., Tran, L., Vela, J., & Brooks, M. (2017). Telehealth and patient satisfaction: A systematic review and narrative analysis. BMJ Open, 7(8), e016242. https://doi.org/10.1136/bmjopen-2017-016242

Lorenz, F., & Hartmann, S. (2023). Patientenzufriedenheit in der digitalen Notfallversorgung. Medizin 4.0, 12(4), 231–238.

Müller, R., & Neumann, J. (2022). Zugänglichkeit in der Telemedizin: Barrieren und Lösungsansätze. Journal of eHealth, 8(2), 101–110.

Schneider, K., & Vogel, L. (2022). Effizienzsteigerung durch KI in der Telemedizin. AI in Healthcare, 20(3), 77–89.

Scholz, H., & Bremer, J. (2021). Standardisierung in der Telenotfallmedizin: Chancen und Herausforderungen. International Journal of Telemedicine, 15(2), 45–53.

Stein, G., & Bauer, K. (2022). Interdisziplinäre Kommunikation in der Notfallmedizin: Herausforderungen und Lösungen. Journal of Emergency Medicine, 36(5), 54–61.

SQR-BW (System zur Qualitätssicherung im Rettungsdienst Baden-Württemberg). (2025). Wir über uns. https://www.sqrbw.de/sqr-bw/wir-ueber-uns. Zugegriffen: 16. Januar 2025

Vogel, M., & Schmidt, T. (2023). Qualitätssicherung durch Big Data in der Telenotfallmedizin. Journal of Medical Systems, 49(1), 98–107. https://doi.org/10.1007/s10916-023-01078-4

Weber, L., & Schmidt, T. (2023). Digitale Versorgungslücken und ihre sozialen Determinanten. Health Equity Reports, 5(1), 87–96.

Fehlermanagement

22

Alexander Reineke und Lukas Barker

Inhaltsverzeichnis

22.1	Fall 1: Wenn das Herz höher schlägt	228
22.2	Fall 2: Ein fader Beat	229
22.3	Fall 3: Herzschmerz und Tiefschlaf	231
22.4	Fall 4: Ein entspannter Nachmittag	232
22.5	Fall 5: Plötzliche Dunkelheit	234
22.6	Fall 6: Ein typischer Montagmorgen	235
22.7	Fall 7: Klein, aber oho	236

Fehler sind ein allgegenwertiger Bestandteil des medizinischen Berufsalltags. Das Identifizieren und objektive Reflektieren von Fehlern sowie ein sich anschließender Lern- und Vermeidungsprozess bilden hierbei die Grundlagen des Fehlermanagements. Klares Ziel: die Optimierung der Patientensicherheit bleibt oberstes Gebot. Aber auch die Personal- und eigene Mitarbeiterzufriedenheit und die damit verbundene Akzeptanz des Systems spielen eine entscheidende Rolle.

Am Arbeitsplatz eines Telenotarztes (TNA) warten besondere Fehlerquellen, die uns als sonst „vor Ort" tätige Ärzte in dieser Form unbekannt vorkommen und somit auch ein

---

A. Reineke (✉)
Klinik für Anästhesiologie, Uniklinik RWTH Aachen, Aachen, Deutschland
E-Mail: ars@ukaachen.de

L. Barker
Klinik für Anästhesie und Operative Intensivmedizin, St.-Antonius-Hospital Eschweiler, Eschweiler, Deutschland
E-Mail: lukas.barker@sah-eschweiler.de

besonderes Risiko bergen. Der Verlust von Sinneseindrücken durch das Arbeiten aus der Ferne stellt hierbei eine der zentralen Ursachen für drohende Komplikationen dar, jedoch spielen auch kommunikative und fachliche Aspekte eine entscheidende Rolle. Welche Aufgaben delegiere ich an einen Notfallsanitäter aus einem entfernten Einsatzgebiet, den ich noch nie gesehen habe? Stimmt die Vorstellung eines Patienten in meinem Kopf mit dem wahren Gewicht und Aussehen des Patienten überein? Bemerkt mein Team vor Ort die gleichen klinischen Warnzeichen wie ich sie bemerkt hätte? Ist die Anwendung eines Medikaments sicher, auch wenn am Einsatzort weit von mir entfernt Wechselwirkungen auftreten können?

Das folgende Kapitel enthält eine Reihe von Fallbeispielen aus dem alltäglichen Arbeitsleben eines TNA, anhand derer erlebte und erkannte Fehlerquellen dieses besonderen ärztlichen Arbeitsplatzes herausgestellt werden.

22.1 Fall 1: Wenn das Herz höher schlägt

Beispiel

Die Besatzung eines Rettungswagens (RTW) konsultiert Sie am späten Abend gegen 23 Uhr und berichtet von einer weiblichen Patientin, 27 Jahre, mit einer Schmalkomplextachykardie mit Herzfrequenzen zwischen 170–180/min. In der Monitordatenübertragung auf dem Bildschirm ist die beschriebene Tachykardie klar erkenntlich, P-Wellen sind nicht abgrenzbar, die Anlage eines 12-Kanal-EKGs (EKG = Elektrokardiogramm) sei nicht möglich. Zudem erkennen Sie einen Blutdruck von 167/82 mmHg, eine Sauerstoffsättigung von 99 %, und das Team hat darüber hinaus eine Atemfrequenz von etwa 30/min ausgezählt. Der Transportführer des RTW bittet Sie um Freigabe von 2,5 mg Lorazepam oral, da es sich eindeutig um eine Panikattacke handle, ein Notarzteinsatzfahrzeug (NEF) sei durch ihn bereits nachgefordert worden. ◄

Die Besatzung eines Rettungsmittels kontaktiert die TNA-Zentrale im Regelfall nach durchgeführter xABCDE-Basisuntersuchung und, sofern es der Patientenzustand zulässt, nach Durchführung einer standardisierten Anamnese. Ergänzend zur Übergabe können Fahrzeugstandort, aktuelle Vitalparameter sowie durchgeführte EKG-Untersuchungen und (abhängig vom genutzten TNA-System) Live-Videosequenzen vom Einsatzort durch den TNA eingesehen werden. Es entsteht ein erster Eindruck, der schließlich das weitere ärztliche Handeln maßgeblich bestimmt.

Dieser Ersteindruck ist verschiedenen potenziellen Fehlerquellen unterlegen. Bezüglich der Übergabe seitens des Rettungsdienstfachpersonals gilt das Vertrauensprinzip; der

TNA muss hierbei sicherstellen, dass möglichst umfassend alle relevanten Informationen der Notfalluntersuchung und Anamnese erfasst werden. Hierbei gilt es zu beachten, dass vom TNA-Arbeitsplatz gegenüber dem regulären Notarzteinsatz die vor Ort intuitiv wahrnehmbaren Sinneseindrücke so gut wie vollständig fehlen.

Hierzu zählt nicht nur das Sehen – beispielsweise einer stark beschleunigten Thoraxhebung, von aktiven Blutungen oder dem Hautkolorit – sondern auch das Wahrnehmen von Emotionen, Gerüchen und schließlich auch (Neben-)Geräuschen, die durch die Rauschfilterfunktion der eingesetzten Headsets unterdrückt werden. Durch gezielte Fragen, beispielsweise „Wie wirkt der Patient auf euch?" oder „Gibt es noch Auffälligkeiten in der Patientenumgebung?", kann das Fehlen dieser subjektiven Einschätzung ergänzt werden.

Im vorliegenden Fall hat das Rettungsdienstfachpersonal bereits eine mögliche Diagnose sowie eine klare Erwartung geäußert. Der TNA hat nun die Aufgabe, die vorliegenden Informationen zu objektivieren und durch gezielte Nachfrage zu ergänzen. Gemeinsam mit dem Team wird die Verdachtsdiagnose erörtert und mögliche Differenzialdiagnosen wertschätzend diskutiert. Bei diesem Fall könnte u. a. eine Panikattacke zu einer Hyperventilation mit begleitender Sinustachykardie geführt haben, ebenso wäre aber auch denkbar, dass die Patientin bei starken Palpitationen im Rahmen einer Reentrytachykardie plötzlich starke Ängste entwickelt hat, die mit einer Hyperventilation einhergehen. Das Therapieregime würde sich in diesem Fall maßgeblich unterscheiden. Eine Anordnung von Maßnahmen und Medikamenten sollte daher zwar schnellstmöglich, jedoch nur nach ausreichender Diagnosesicherung erfolgen.

Im interprofessionellen Diskurs wird die Diagnose einer Panikattacke erhärtet und aufgrund mangelnden Effekts konservativer Maßnahmen (beruhigender Zuspruch, Einsatz einer Hyperventilationsmaske) die Akutgabe von Lorazepam oral durch den TNA angeordnet. Vorab erfragt der TNA noch Gewicht und Größe der Patientin – die Dosis des Medikaments wird entsprechend dem Körpergewicht von rund 40 kg und der Körpergröße von 1,60 m angepasst.

22.2 Fall 2: Ein fader Beat

Beispiel

Das Rettungsdienstpersonal eines RTW konsultiert Sie aus einem örtlichen Supermarkt, da aktuell zeitnah kein NEF zur Verfügung stünde. Sie seien bei einer ca. 60-jährigen Patientin, die kurz zuvor als Verkäuferin hinter der Fleischtheke über plötzliches Unwohlsein geklagt und dann zusammengebrochen sei. Aktuell sei die Patientin nicht kontaktfähig, Glasgow Coma Scale (GCS) 3, und habe einen nur noch fadenförmigen, sehr langsamen tastbaren Radialispuls. Es laufen 15 Liter Sauerstoff pro Minute über eine Sauerstoffmaske mit Reservoir, die Atmung sei regelmäßig, aber beschleunigt, bei etwa 20 Atemzügen pro Minute. Noch während der Übergabe bringt der Rettungssanitäter ein 4-Pol-EKG an, Sie sehen regelmäßige P-Wellen und vereinzelte asynchrone QRS-Komplexe über Ihren Bildschirm laufen.◄

Auch bei lebensbedrohlichen Notfällen kann es, insbesondere wenn kein Notarzt vor Ort verfügbar ist, zur überbrückenden Konsultation eines TNA kommen. Hierbei hat das Team vor Ort in aller Regel entweder bereits alle an ihrem Standort zulässigen Maßnahmen ausgeschöpft oder benötigt aufgrund eines noch geringen Erfahrungsgrades Unterstützung bei der Durchführung oder Indikationsstellung von Notfalleingriffen und Medikamentengaben. Ein wertschätzendes Miteinander in dieser Situation, völlig unabhängig vom aktuellen Einsatzgeschehen, ist hierbei oberste Maßgabe für eine erfolgreiche Telekonsultation.

In der oben geschilderten kritischen Einsatzsituation ist hierbei eine Diskrepanz der gegenseitigen Erwartungen des Notfallteams vor Ort und des TNA in der Zentrale zu antizipieren. Das Team vor Ort wünscht sich in dieser kritischen Situation eine unmittelbare Handlungsempfehlung, wohingegen der TNA zunächst eine strukturierte Übergabe und möglicherweise Nachfragen benötigt, um die Situation vor Ort hinreichend erfassen und Maßnahmen anordnen zu können.

Hierbei ist eine gezielte Kondensation der für diese Akutsituation notwendigsten Informationen von ebenso entscheidender Bedeutung wie die zügige Umsetzung lebensrettender Sofortmaßnahmen. Die Priorisierung der Maßnahmen nach dem xABCDE-Schema (als „gemeinsame Sprache" im Rettungsdienst) ist hier nun von entscheidender Bedeutung. Gemeinsam mit dem Team bestätigen Sie aufgrund im vorliegenden EKG-Ableitung ein führendes C-Problem bei atrioventrikulärem Block (AV-Block) III. Es ergeben sich für Sie in dieser Situation zwei mögliche Notfalltherapiemaßnahmen: die Verabreichung einer Bolusgabe Adrenalin oder der Beginn einer transkutanen Schrittmachertherapie.

Im vorliegenden Fall bestehen keine absoluten Kontraindikationen gegen die intravenöse (i. v.) Gabe von Adrenalin und eine periphere Venenverweilkanüle ist bereits etabliert. Sie schlagen dem Team vor Ort daher vor, mit dieser Maßnahme die weiterführende Therapie zu beginnen, Ihre Gesprächspartner sind einverstanden. Sie bitten daher darum, – abweichend von der am ehesten gewohnten Dosierung zur Reanimation – nun 1 mg Adrenalin mit 99 ml Natriumchlorid (NaCl) 0,9 % zu verdünnen, sodass sie eine Dosierung von 10 µg/ml erhalten. Bei einem geschätzten Körpergewicht von etwa 70 kg und einer Körpergröße von etwa 165 cm ordnen Sie hiernach die fraktionierte Adrenalingabe in 10-µg-Schritten, zunächst 1 ml aus der hergestellten Lösung, an. Hierunter steigen Blutdruck und Herzfrequenz zügig an, der Radialispuls ist nun kräftig und mit einer Frequenz von etwa 60/min tastbar.

Bei der Entscheidung für oder gegen eine Maßnahme in einer zeitkritischen Einsatzsituation ist die Kompetenz des Personals allgemein, jedoch auch die Häufigkeit der Durchführung einzelner Maßnahmen zu berücksichtigen. Während das Aufziehen und

22 Fehlermanagement

Verabreichen von Medikamenten über einen i. v. Zugang zum Tagesgeschäft gehören, ist das Anbringen und Starten eines transkutanen Schrittmachers möglicherweise bislang nur sehr selten durchgeführt worden. Die Anordnung zur Schrittmachertherapie könnte einerseits also einen Zeitverzug bedeuten, andererseits ist sie bei komplexem Venenstatus und einer noch nicht vorbereiteten intraossären Punktion möglicherweise auch die zielführendste Anordnung. Eine kurze Rücksprache mit dem Team erleichtert hier in aller Regel die Entscheidungsfindung.

22.3 Fall 3: Herzschmerz und Tiefschlaf

Beispiel

Eine RTW-Besatzung kontaktiert Sie aus der Wohnung eines Mehrfamilienhauses. Der männliche Bewohner ist 75 Jahre alt, ca. 85kg schwer, und gibt starke Brustschmerzen sowie Schmerzen im linken Arm an, die seit etwa 3 h bestünden. Sie seien bei der Gartenarbeit aufgetreten und nicht wieder verschwunden. Der Patient sei laut Transportführer kaltschweißig, blass und sehe „gar nicht gut" aus, zudem habe das Team eine leicht beschleunigte Atmung bemerkt. Es zeigen sich bis auf eine milde Sinustachykardie im Überwachungs-EKG unauffällige Vitalparameter, der Blutdruck liegt seitengleich bei 105/64 mmHg. Das bereits abgeleitete EKG bestätigt Ihre Verdachtsdiagnose eines Myokardinfarkts, es bestehen ST-Hebungen in den Ableitungen I, aVL sowie V1–3. Ein NEF ist im Einsatzgebiet aktuell nicht verfügbar.◄

Bei der Versorgung myokardialer Ischämien kann eine ganze Reihe von Komplikationen auftreten, hierunter plötzliche höhergradige Herzrhythmusstörungen bis hin zum Herz-Kreislauf-Stillstand. Bei der Diagnose eines ST-Hebungsinfarkts (STEMI) wird daher in den meisten Rettungsdienstgebieten auch ein NEF zur Einsatzstelle entsandt, um gemeinsam mit dem Team des RTW auf mögliche Komplikationen unmittelbar reagieren zu können. Insbesondere im ländlichen Raum sind arztbesetzte Rettungsmittel jedoch nicht immer zeitgerecht verfügbar, sodass auf telemedizinischem Weg eine Versorgungslücke geschlossen werden kann. Sollte kein Notarzt abkömmlich sein oder die Anfahrtszeit eines NEF die Transportzeit des Patienten zum nächstgelegenen kardiologischen Versorgungsschwerpunkt übersteigen, kann und sollte ein Transport mit TNA-Begleitung erfolgen, um wichtige innerklinische Maßnahmen nicht unnötig zu verzögern. Die Gabe von überlebenswichtigen Medikamenten kann darüber hinaus unmittelbar zu Beginn der Telekonsultation erfolgen.

Im vorliegenden Fall vervollständigen Sie kurz die xABCDE-Untersuchung und führen gemeinsam mit dem RTW-Personal eine Notfallanamnese durch, parallel erfolgt die

Anlage eines i. v. Zugangs. Sie bitten den Transportführer des RTW die folgenden Medikamente nach Standard vorzubereiten: Acetylsalicylsäure (ASS), Heparin, Ondansetron, Morphin, Metoprolol. Anschließend lassen Sie bei unveränderten Vitalparametern die vorgenannte Medikation gemäß lokaler Verfahrensanweisung verabreichen.

Wenige Minuten später bemerkt das Team, dass der Patient deutlich eintrübt und kaum mehr ansprechbar ist. Zuvor waren die Herzfrequenz adäquat in den Normbereich gesunken und die Beschwerden subjektiv deutlich rückläufig gewesen. Beim Blick auf die unbeschrifteten Spritzen mit den verabreichten Medikamenten fällt dem Transportführer des RTW auf, dass anscheinend nur 1 ml Ondansetron (2 mg) verabreicht worden sei, da sich noch 1 ml in der Spritze befände. Beim Blick in das Ampullarium stellt er fest, dass beide Ampullen Ondansetron noch ungeöffnet vorhanden sind, jedoch eine Ampulle Midazolam 15 mg/3 ml fehlt. Sie haben den hochgradigen Verdacht auf eine Medikamentenfehlgabe.

Medikamentensicherheit ist ein zentrales Thema der medizinischen Versorgung, insbesondere in Notfall- und Stresssituationen kommt es immer wieder zu Verwechslungen von Medikamenten und Fehlapplikationen. Als TNA erfolgt die Versorgung aus einer entfernten Perspektive, das Aufziehen und die Applikation der Medikamente kann nicht oder nur eingeschränkt beobachtet werden. Ebenso muss das reale Gewicht und die reale Größe des Patienten vor der Gabe erfragt werden.

Bekannte Konzepte aus dem Themenfeld der Patientensicherheit wie u. a. das Vier-Augen-Prinzip können auch in der Telekonsultation zum Einsatz kommen. Das Personal kann das Vier-Augen-Prinzip untereinander und mit dem TNA über eine Kamerazuschaltung durchführen, wobei von den Teammitgliedern gegenseitig per Sichtprüfung Ampulle, Ampulleninhalt, -größe bzw. -dosierung und Ablaufdatum des Medikaments überprüft werden.

Nach dem Aufziehen können im Sinne einer geschlossenen bzw. Closed-Loop-Kommunikation Medikamente in Milligramm und Milliliter angeordnet sowie verabreicht und die Gabe anschließend vom Team bestätigt werden. Standardisierte Dokumentationstools mit Zeitstempel helfen, den Überblick über die verabreichten Medikamente zu wahren.

22.4 Fall 4: Ein entspannter Nachmittag

Beispiel

Sie werden als TNA aus einem Einfamilienhaus am Stadtrand konsultiert. Das RTW-Team vor Ort bittet Sie um eine Mitbeurteilung eines bereits angefertigten 12-Kanal-EKGs eines 62-jährigen Mannes mit diffusem Brustschmerz nach Heben eines schweren Blumenkübels bei der Gartenarbeit. Sie bestätigen den Befund des Transportführers: normofrequenter Sinusrhythmus, Linkstyp, regelrechte AV-Überleitung, QRS schmal, kein Hinweis auf Erregungsrückbildungsstörungen. Das Team bedankt sich und wünscht keine weitere telemedizinische Unterstützung. Wenige Minuten später sehen Sie, wie der Status des RTW von 4 (am Einsatzort) zu 1 (einsatzbereit im Einsatzgebiet) wechselt.◄

Die Kommunikation zwischen TNA und Team vor Ort ist zentraler Baustein einer erfolgreichen telemedizinischen Versorgung. Hierbei ist ein wertschätzendes und vertrauensvolles Miteinander – auch in der meist rein auditiven Interaktion – von essenzieller Bedeutung.

Im vorgenannten Szenario wendet sich das Personal des Rettungswagens mit der konkreten Bitte an Sie, bei der Befundung des EKG zu unterstützen. Dem TNA steht es dabei frei, die in der Regel automatisiert angezeigten Vitalparameter des Patienten zu betrachten und möglicherweise Rückfragen zu stellen, eine alleinige Befundung des EKGs ist jedoch ebenso möglich. Im letzteren Fall bleibt die Verantwortung für die weitere medizinische Versorgung grundsätzlich beim Notfallsanitäter vor Ort.

Nach Ausschluss von Akutpathologien hat sich das Personal des RTW dazu entschieden, den Patienten nicht in ein Krankenhaus zu transportieren. Hierbei gibt es grundsätzlich zwei Optionen: Beim Transportverzicht stellt das Personal auf Basis der vorliegenden Informationen fest, dass zum Zeitpunkt des Einsatzes keine Indikation für einen Transport in ein Krankenhaus vorliegt. Das Team vor Ort und, falls dieser involviert wurde, auch der TNA tragen hierbei die Verantwortung für den gesundheitlichen Zustand des Patienten. Bei der Transportverweigerung verweigert der Patient den Transport in ein Krankenhaus (und möglicherweise auch gänzlich die Behandlung oder Telekonsultation). Sofern eine ausführliche Sicherheits- und Risikoaufklärung erfolgt ist oder diese abgelehnt wird, bleibt in diesem Fall die rechtliche Verantwortung für die Ablehnung einer weiterführenden medizinischen Versorgung beim Patienten. Eine rechtssichere Dokumentation ist in beiden Fällen obligat.

Im vorliegenden Fall ist der Patient im Sinne eines Transportverzichts im häuslichen Umfeld verblieben. Hierüber gab es während der Konsultation zwischen TNA und RTW-Besatzung keinen direkten Austausch, da der TNA lediglich zur EKG-Befundung herangezogen wurde. Es bleibt an dieser Stelle fraglich, ob sich auch der TNA für einen Transportverzicht entschieden hätte, da ihm hierzu entscheidende Informationen zu Zustand und Patientenanamnese fehlten. Um differierende Zielsetzungen grundsätzlich zu vermeiden, besteht die Möglichkeit, sich im Einsatzverlauf (beispielsweise nach der Übergabe zu Beginn der Konsultation) nach dem Grund des Anrufs und der aktuellen Einsatzplanung des vor Ort tätigen Personals zu erkundigen. Hierdurch wird es dem TNA zudem ermöglicht, wertschätzend auf den konkreten Unterstützungsbedarf des Personals einzugehen und eine möglichst eigenständige Einsatzdurchführung seitens des Teams vor Ort zu ermöglichen.

22.5 Fall 5: Plötzliche Dunkelheit

> **Beispiel**
>
> Die Besatzung eines RTW konsultiert Sie aus einem kleinen lokalen Café. Eine Dame mit einem implantierten Herzschrittmacher habe den Notruf bei einem ausgeprägten Gefühl von Unwohlsein und Schwindel gewählt. Das EKG sei für das Team vor Ort „merkwürdig", die Patientin bradykard und ein Radialispuls schwach tastbar. Dort wo eigentlich in der TNA-Zentrale die Live-Übertragung des Überwachungsmonitors sein sollte, wird nur ein schwarzer Bildschirm angezeigt. Sie müssen Blutdruck, Herzfrequenz und Sauerstoffsättigung mehrfach während des Einsatzes erfragen und manuell erfassen, das EKG können Sie nicht beurteilen. ◄

Verschiedenste technische Einrichtungen unterstützen im TNA-Dienst die tägliche Arbeit. Herstellerbezogen können hierbei u. a. eine Übertragung von Vitalparametern und Dynamikkurven des eingesetzten Monitorings, eine Tonübertragung via Headset oder auch eine Live-Übertragung von Kameradaten aus stationären oder mobilen Kameras genutzt werden. Im Rahmen von Weiterentwicklungen der eingesetzten Systeme sowie aufgrund höherer Bandbreite durch Neuerungen im Mobilfunksystem (5G bzw. 6G-Netzausbau) kommen darüber hinaus immer mehr zusätzliche Funktionen hinzu. Hierzu zählen beispielsweise der Einsatz von POCUS (Point-of-Care-Ultraschall), einschließlich einer Supervisionsmöglichkeit über Smartglasses, die konsiliarische Anbindung von Fach- bzw. Spezialabteilungen oder auch die Übertragung von Beatmungsparametern.

Um bei Störungen der immer komplexer werdenden technischen Einrichtungen den Überblick zu bewahren, helfen standardisierte Arbeitsanweisungen („trouble shooting"), die es dem TNA als erstem Ansprechpartner ermöglichen, mit wenigen Schritten idealerweise noch während des Einsatzes eine Störung zu beseitigen.

In diesem Fall konnte der TNA durch Abarbeiten einer entsprechenden Standardarbeitsanweisung durch Neustart der Telemetriefunktion im Überwachungsmonitor die Vitaldatenübertragung zügig wiederherstellen und auf Basis einer EKG-Befundung die weiteren medizinischen Maßnahmen einleiten.

Für komplexere und anhaltende Störungen sollte ergänzend eine Supportstruktur der telemedizinischen Betreibersoftware 24 Stunden an allen Tagen der Woche erreichbar und eine Backup-Struktur eingerichtet sein, um die ununterbrochene Versorgungssicherheit der telenotärztlichen Versorgung sicherstellen zu können. Eine Abdeckung der TNA-Zentrale mit einer zusätzlichen Mobilfunk- und Festnetzleitung einschließlich automatisierter Rufweiterleitung ist hierbei ein grundlegender Baustein.

22.6 Fall 6: Ein typischer Montagmorgen

> **Beispiel**
>
> Das Personal eines Rettungswagens berichtet Ihnen gerade über eine 77-jährige Patientin mit seit etwa 2 h anhaltenden retrosternalen Schmerzen, als sie parallel ein zweiter Anruf eines Rettungswagens erreicht. Sie bitten den ersten RTW die Anamnese zu vervollständigen und einen i. v. Zugang zu legen, und versprechen, das bereits angefertigte EKG zu befunden und sich zeitnah zurückzumelden. Das zweite Fahrzeug konsultiert Sie überbrückend bis zum Eintreffen eines NEF, Sie sehen bereits beim ersten Blick auf die Vitaldatenübertragung eine regelmäßige und schnelle Breitkomplextachykardie > 220/min, der Transportführer wirkt aufgeregt und gibt an, dass die Patientin nur noch auf stärksten Schmerzreiz mit ungezielter Abwehr reagiere. In diesem Moment tritt ein Beamter der Leitstelle durch die Tür der TNA-Zentrale und bittet Sie um Rücksprache bezüglich einer geplanten Verlegung. Ein drittes Fahrzeug ruft als Notfall in Ihrer Zentrale an. Sie sind der einzige TNA im Dienst.◄

Paralleleinsätze mit mehreren Patienten stellen als TNA im Kontrast zum regulären Notarztdienst keine Seltenheit dar. Hierbei gilt es nicht nur den Überblick zu bewahren, sondern auch das Verwechseln einzelner Einsatzbestandteile zu vermeiden. Verschiedene technische Einrichtungen in der TNA-Software können hierbei unterstützen. Hierzu zählt beispielsweise die automatische Anpassung der Bildschirminhalte (Vitalparameterübertragung, Dokumentationsmaske, Voranmeldeübersicht, u. a.) an den jeweiligen Anruf bzw. das entsprechende Fahrzeug, den Ort des Patienten und den Patienten selbst.

Mehrere gleichzeitig auflaufende Konsultationen bedürfen zudem einer entsprechenden Priorisierung. Diese kann bereits a priori durch die RTW-Besatzungen erfolgen, indem beispielsweise ein Triagesystem-basiertes Anmeldetool verwendet und der Patient in die Kategorien Grün (leichte Verletzung/Erkrankung, verzögerte Behandlung), Gelb (mittelschwere Verletzung/Erkrankung, zeitnahe Behandlung) oder Rot (schwere Verletzung/Störung, sofortige Behandlung) eingruppiert wird. Sollte kein Anmeldetool vorliegen, kann auch per direkter Kommunikation eine Behandlungspriorität beim Team abgefragt und im Zweifel ein Rückruf vereinbart werden.

Ergänzend können Fragen nach der akuten Verdachtsdiagnose sowie der aktuellen Einsatzplanung des Teams vor Ort helfen, Maßnahmen oder Medikamente zielgerichtet anzuordnen. Sollten noch nicht ausreichend viele Informationen vorliegen, können beispielsweise die Anlage einer Verweilkanüle sowie das Vorbereiten eines Medikaments angeordnet werden, verbunden mit der Bitte um Rückruf vor der Gabe des Medikaments, um beispielsweise die Medikamenten- und Allergieanamnese des Patienten noch gemeinsam zu vervollständigen. In der Zwischenzeit können andere Konsultationen bearbeitet werden. Eine je nach Einsatzort angepasste Übersicht über vorgehaltene Medikamente und vorgehaltenes Material erleichtert dem TNA hierbei den Wechsel zwischen den Konsultationen.

Insbesondere bei erhöhtem Einsatzaufkommen sollte zwingend darauf geachtet werden, verschiedene Rahmenbedingungen des Einsatzes, des Patienten und der Patientenumgebung nicht außer Acht zu lassen. Hierzu zählen Alter, Größe und Gewicht des Patienten, jedoch auch die Situation und Lokalisation der Person, die möglicherweise eine Tragehilfe oder andere anzufordernde Unterstützung notwendig machen können. Konkrete ärztliche Maßnahmen wie ein Aufklärungsgespräch vor einer konkreten Notfallmaßnahme können bei entsprechender Kompetenz an das Rettungsdienstpersonal delegiert werden.

22.7 Fall 7: Klein, aber oho

Beispiel

In der TNA-Zentrale schrillt das Telefon. Am Apparat ist ein Leitstellendisponent eines Ihnen zugeordneten Einsatzgebiets, er habe einen Kinderarzt bezüglich einer geplanten Verlegung für den Folgetag in der Leitung und würde sich über Ihre Einschätzung der Situation freuen. Es gehe um die Verlegung eines eine Woche alten Säuglings (Frühgeborenes aus 30 + 1 Schwangerschaftswochen) mit ausgeprägtem Rechtsherzversagen bei angeborenem Herzfehler, der nun in die nächstgelegene 200 km entfernte kinderherzchirurgische Fachklinik verlegt werden soll. Das Kind sei nasotracheal intubiert, kontrolliert mit Unterstützung von Stickstoffmonoxid beatmet, moderat katecholaminpflichtig, dual sediert mit einer resultierenden GCS von 3. Zentraler Venenkatheter (ZVK) und arterielle Kanüle seien in situ und insgesamt vier Perfusoren in Verwendung. Darüber hinaus bestünden keine Auffälligkeiten.◄

Die Abklärung von Verlegungen erfolgt in der Regel je nach Einsatzort direkt über die Leitstelle, über einen der Leitstelle zugeordneten Arzt oder auch über den TNA-Arbeitsplatz. Der TNA steht hierbei in der Regel der Leitstelle in beratender Funktion in Bezug auf Rettungsmittel und Transportpriorität zur Verfügung, wohingegen die Leitstelle für die Disposition der entsprechenden Ressourcen zuständig ist. Auch eine Transportbegleitung seitens eines TNA ist ein mögliches Einsatzszenario.

Grundlegend steht bei der Abklärung die Frage im Vordergrund, welche rettungsdienstliche Ressource für den Transport mindestens erforderlich ist. Hierfür ist u. a. eine gute Kenntnis der lokalen Ressourcen und Strukturen einschließlich der Ausbildung des rettungsdienstlichen Personals erforderlich. Auch die Frage nach möglicherweise auf dem Transport notwendigen manuellen Fertigkeiten, die einen Notfallsanitäter, Not- oder Facharzt erfordern, sollte gestellt werden.

Im vorgenannten Fallbeispiel ist eine Fernstrecke mit einem kardiorespiratorisch eingeschränkten Frühgeborenen zu planen. Neben einem schonenden (idealerweise luftgebundenen) Transport und Intensivgerätschaften muss auch die Mitnahme der mit Stickstoffmonoxid augmentierten Beatmung beachtet werden. Die ärztliche Begleitung muss über die entsprechende Expertise im Umgang mit herzkranken Säuglingen verfügen.

Darüber hinaus gibt es eine Vielzahl weitere Faktoren, die eine Ressourcenzuteilung und Durchführung von Verlegungsfahrten beeinflussen können. Hierzu zählen insbesondere die Mitnahme von Spezialgeräten wie einer extrakorporalen Membranoxygenierung (ECMO), der Transport adipöser, kindlicher oder moribunder Patienten sowie von Patienten nach kürzlich erfolgten Eingriffen (beispielsweise unmittelbar nach Dilatationstracheotomie).

Abkürzungen

ECMO	extrakorporale Membranoxygenierung (Herz- bzw. Herz-Lungen-Ersatzverfahren)
EKG	Elektrokardiogramm
POCUS	Point-of-Care-Ultraschall
TNA	Telenotarzt

Versorgungsforschung – Auswertungsbeispiele

Hanna Schröder und Marc Felzen

Inhaltsverzeichnis

23.1 Auswertung medizinischer Daten 240
23.2 Auswertung struktureller Daten 241
Literatur 242

Die Versorgungsforschung nimmt den medizinischen Alltag, die Organisation und Steuerung sowie Finanzierungsfragen der Kranken- und Gesundheitsversorgung in den Blick. Für die Versorgungsforschung ist es von großer Bedeutung, den Versorgungsalltag genau zu kennen.

Vorteil der Telenotfallmedizin ist die standardmäßige digitale Dokumentation, die im Rettungsdienst bisher nicht flächendeckend eingeführt ist. Diese ermöglicht es, Qualitätsparameter messbar zu machen. Aufgrund der Tatsache, dass der Telenotarzt keine manuellen Aufgaben vor Ort hat, kann er sich ganz auf die Dokumentation konzentrieren, was diese deutlich vollständiger macht. Allerdings ist der Telenotarzt immer als Teil des Gesamtrettungsdienstes zu sehen, daher sollten auch Einsätze ohne Telenotarztbeteiligung

---

H. Schröder · M. Felzen (✉)
Ärztliche Leitung Rettungsdienst Stadt Aachen & Aachener Institut für Rettungsmedizin und zivile Sicherheit, Uniklinik RTWH Aachen und Stadt Aachen, Feuerwehr und Rettungsdienst Aachen, Aachen, Deutschland
E-Mail: ars@ukaachen.de

H. Schröder
E-Mail: ars@ukaachen.de

zum Vergleich ausgewertet werden. Dies gestaltet sich häufig aufgrund fehlender digital vorliegender Daten schwierig.

23.1 Auswertung medizinischer Daten

Hinsichtlich der **Anamnese- und Diagnosequalität** können folgende Parameter ausgewertet werden:

- Allgemeines Monitoring (Blutdruck, Pulsoxymetrie, Atemfrequenz)
- 12-Kanal-EKG (EKG = Elektrokardiogramm)
- ABCDE-Schema
- SAMPLER-Schema
- BZ-Messung (BZ = Blutzucker)
- Temperatur
- Schmerzreduktion durch Analgesie

Beispiel: Die Atemfrequenz wird in 51,1 % und die Temperatur in 50,6 % (n = 4293) aller Einsätze gemessen (Schröder et al. 2021).

Die **Behandlungsqualität** kann anhand der folgenden Parameter messbar gemacht werden:

- Leitlinienadhärenz bei Tracerdiagnosen
- Medikamentengabe
- Adäquate Analgesie

Beispiel: Bei 95,5 % (n = 728) aller Einsätze kann mithilfe des Telenotarztes eine adäquate Analgesie mit Reduktion der National Rating Scale (NRS) um mindestens 4 Punkte durchgeführt werden (Gnirke et al. 2019).

Weiterhin ist es von Bedeutung, auch mit der Einführung des Telenotarztes verbundene, negative Effekte in Bezug auf die Prozessqualität zu messen und zu beheben. Potenzielle negative Effekte auf die Behandlungsqualität mit Einführung des Telenotarztes können folgende sein:

- Verlängerte Versorgungszeit an der Einsatzstelle, korrelierend mit der Prähospitalzeit:
  - Falsche Patienteneinschätzung aus der Ferne
  - Falsche Verdachtsdiagnose
  - Falsches Transportziel
- Ausgebliebener (Tele-)Notarztkontakt trotz Notarztindikation:
  - Transport von unvollständig versorgten Patienten
  - Verlagerung notwendiger (Notfall-)Maßnahmen auf (überlastete) Notaufnahmen

- Nichtinvasive Beatmung
- Elektrische Kardioversion
- Reposition fehlgestellter Extremitätenfrakturen mit DMS-Einschränkung (DMS = Durchblutung, Motorik, Sensorik)

Beispiel: Der Telenotarzt stellte bei Patienten mit Krampfanfall in 88,9 % (n = 32) der Fälle die Verdachtsdiagnose Schlaganfall, der Notarzt signifikant seltener in nur 60 % (n = 9) der Fälle (p < 0,001; Quadflieg et al. 2020).

23.2 Auswertung struktureller Daten

Neben der Auswertung medizinischer Daten spielen jedoch gerade in der Zeit um die Einführung eines Telenotarztsystems auch Kennzahlen hinsichtlich systemischer Veränderungen eine Rolle. Dafür sind neben der medizinischen Dokumentation auch Daten des Einsatzleitsystems sowie Weiterversorgungsdaten der Krankenhäuser erforderlich. Gerade bei Letzteren gibt es aufgrund unterschiedlicher Interpretation der Gesetzeslage häufig Probleme.

Folgende Kennzahlen der Strukturqualität korrelieren mit der Notarztquote (Anteil der Notarzteinsätze an allen Rettungsdiensteinsätzen) und geben Aufschluss über den **Grad der Einbindung des Telenotarztes** (= Telenotarztquote):

- Notarztindikationskatalog und Abfragekatalog der Leitstelle
- Bestückung der Rettungsmittel, insbesondere hinsichtlich der Medikamente
- Vorabdelegationen gemäß § 4 Abs. 2 Nr. 2c Notfallsanitätergesetz (NotSanG)
- Selbstständigkeitslevel der Notfallsanitäter (Fortbildung, Training, Motivation)
- Vorgaben bezüglich verpflichtender Telenotarztkonsultation (z. B. zur EKG-Interpretation)

Beispiel: Die Telenotarztquote ist zwischen 2015 und 2021 von 8,6 auf 12,9 % gestiegen, die Notarztquote von 26,1 auf 19,7 % gesunken. RTW-Einsätze (RTW = Rettungswagen) ohne Arztbeteiligung sind von 67,0 auf 71,1 % angestiegen (n = 229.384; Schröder et al. 2024).

Abkürzungen

EKG	Elektrokardiogramm
DMS	Durchblutung, Motorik, Sensorik
NRS	National Rating Scale
BZ	Blutzucker

Literatur

Gnirke A, Beckers SK, Gort S, et al (2019) [Analgesia in the emergency medical service: comparison between tele-emergency physician and call back procedure with respect to application safety, effectiveness and tolerance]. Anaesthesist 68:665–675. https://doi.org/10.1007/s00101-019-00661-0

Quadflieg LTM, Beckers SK, Bergrath S, et al (2020) Comparing the diagnostic concordance of tele-EMS and on-site-EMS physicians in emergency medical services: a retrospective cohort study. Scientific Reports 10:17982. https://doi.org/10.1038/s41598-020-75149-8

Schröder H, Beckers SK, Borgs C, et al (2024) Long-term effects of a prehospital telemedicine system on structural and process quality indicators of an emergency medical service. Sci Rep 14:310. https://doi.org/10.1038/s41598-023-50924-5

Schröder H, Beckers SK, Ogrodzki K, et al (2021) Tele-EMS physicians improve life-threatening conditions during prehospital emergency missions. Sci Rep 11:14366. https://doi.org/10.1038/s41598-021-93287-5

Akzeptanz des TNA-Systems und Zufriedenheit mit diesem

24

Camilla Metelmann und Bibiana Metelmann

Inhaltsverzeichnis

24.1	Akzeptanz von Telenotarztsystemen	244
24.2	Zufriedenheit der Telenotärzte	246
24.3	Zufriedenheit der Rettungsdienstmitarbeitenden	247
24.4	Zufriedenheit der Patienten	248
Literatur		249

Der Telenotarzt ist Teil des großen Netzwerkes der Notfallmedizin und hat dementsprechend auch verschiedene Schnittstellen. Im nachfolgenden Abschnitt sollen die Akzeptanz des Telenotarztsystems aus verschiedenen Blickwinkeln betrachtet und Wege aufgezeigt werden, wie die Zufriedenheit der beteiligten Akteure gesteigert werden kann.

C. Metelmann (✉)
Klinik für Anästhesiologie und Intensivmedizin, Universitätsklinikum Ulm, Ulm, Deutschland
E-Mail: camilla.metelmann@uni-ulm.de

B. Metelmann
Klinik für Anästhesie, Intensiv-, Notfall- und Schmerzmedizin, Universitätsmedizin Greifswald, Greifswald, Deutschland
E-Mail: Bibiana.Metelmann@med.uni-greifswald.de

© Der/die Herausgeber bzw. der/die Autor(en), exklusiv lizenziert an Springer-Verlag GmbH, DE, ein Teil von Springer Nature 2026
S. Beckers und M. Felzen (Hrsg.), *Telenotfallmedizin*,
https://doi.org/10.1007/978-3-662-72121-6_24

24.1 Akzeptanz von Telenotarztsystemen

Damit ein telemedizinisches Projekt dauerhaft erfolgreich ist, sind eine hohe Zufriedenheit der Mitarbeitenden und eine hohe empfundene Nützlichkeit essenziell (Kissi et al. 2019; Rho et al. 2014; Wade et al. 2014; Davis 1989; O'Sullivan et al. 2024). In einer deutschlandweiten Onlinebefragung von Rettungsdienstmitarbeitenden gaben 90 % an, dass sie einen Nutzen in der Verwendung von Informationstechnik im Notfalleinsatz sehen (Möllenhoff et al. 2022).

Erwartungshaltung
Bevor ein Telenotarztsystem in einer neuen Region eingeführt wird, sollten die verschiedenen Akteure und Entscheider gefragt werden, was sie sich von dem System erhoffen. So kann ein Telenotarztsystem zahlreiche der aktuellen Herausforderungen in der Notfallmedizin abmildern, aber nicht vollständig lösen. Es sollten folglich realistische Ziele erarbeitet werden, um die Vorstellungen nicht zu enttäuschen und das System an die entsprechenden Bedürfnisse der Region anzupassen.

Daher wurde im Landkreis Vorpommern-Greifswald im Jahr 2017 vor der Einführung des Telenotarztsystems eine anonyme, papierbasierte Befragung der Mitarbeitenden der geplanten Rettungswachen, der zugehörigen Notarztstandorte, der Integrierten Leitstelle und der Notaufnahmen im Einzugsgebiet durchgeführt (Metelmann et al. 2018). Die Studie zeigte, dass knapp zwei Drittel der Befragten eine schnellere Diagnosefindung und knapp drei Viertel einen zügigeren Therapiebeginn durch das Telenotarztsystem erwarteten. Zudem erhoffte sich die Mehrheit eine Steigerung der Qualität der Patientenversorgung (Bartels 2019).

In der Befragung wurde auch erhoben, bei welchen Tätigkeiten sich das nichtärztliche Rettungsdienstpersonal Unterstützung durch einen erfahrenen Kollegen wünscht. Laut der Angaben wünschen sich 69 % Hilfe bei der Diagnosefindung und Therapie, 43 % bei organisatorischen Tätigkeiten und 34 % bei manuellen Tätigkeiten (Metelmann et al. 2018).

▶ Während ein Telenotarzt sowohl bei der Diagnosefindung und Therapie, als auch bei organisatorischen Tätigkeiten beraten kann, ist eine telemedizinische Supervision und Unterstützung bei manuellen Tätigkeiten nur begrenzt möglich.

In einer deutschlandweiten Befragung von Rettungsdienstmitarbeitenden berichteten 26 %, dass sie im Vormonat mindestens einen Einsatz hatten, bei dem ein Patient nur deshalb ins Krankenhaus transportiert wurde, weil das Elektrokardiogramm (EKG) durch das Team vor Ort nicht sicher interpretiert werden konnte (Möllenhoff et al. 2022). Eine EKG-Interpretation kann sicher durch einen Telenotarzt durchgeführt werden und ist ein häufiger Einsatzgrund (Schröder et al. 2024a). Diese Erwartungshaltung lässt sich also durch ein Telenotarztsystem erfüllen.

24 Akzeptanz des TNA-Systems und Zufriedenheit mit diesem

Vor der Einführung des Telenotarztsystems im ländlichen Vorpommern gab die Mehrheit aller Berufsgruppen in der prähospitalen und innerklinischen Notfallmedizin an, dass sie das Konzept des Telenotarztes für sinnvoll halten (Metelmann et al. 2018). Die Zustimmung bei den Disponierenden war dabei am größten. In einer deutschlandweiten Befragung von Leitstellendisponierenden gaben 91 % an, dass sie das Konzept für (eher) sinnvoll halten. Sie sahen allerdings mehrheitlich keine Reduktion der Arbeitsbelastung für ihre Berufsgruppe (Kuntosch et al. 2020b).

2022 wurden im ländlichen Burgenland in Österreich 99 Rettungsdienstmitarbeitende zu ihrer Erwartungshaltung zu einem Telenotfallmedizinsystem befragt (Klager et al. 2024). Von diesen hatten 75 % bereits telemedizinische Vorerfahrungen und 88 % gaben an, dass sie ein Telenotfallmedizinsystem nutzen würden. Zudem gaben 71 % an, dass sie sich schon einmal in einer Situation befunden hätten, in der sie ein Telenotfallmedizinsystem als hilfreich empfunden haben. Als größte Befürchtungen wurden technische Komplexität und Zeitverzögerungen vermutet. Dahingegen wird als große Stärke erwartet, dass der Telenotarzt bei der Entscheidung, ob der Patient ins Krankenhaus transportiert werden muss, unterstützen kann.

▶ Die Einsatzerfahrungen aus der Region Vorpommern bestätigen, dass etwa ein Viertel der Patienten nach einer telemedizinisch supervidierten Diagnostik und Therapie vor Ort belassen werden und auf einen Transport in ein Krankenhaus verzichtet werden kann (Brinkrolf et al. 2022).

Die Teilnehmenden der Befragung aus dem Burgenland berichteten außerdem, dass Voraussetzungen für das Gelingen eines Telenotfallmedizinsystems ein gemeinsames Mindset ist, bei dem sowohl auf organisatorischer als auch auf individueller Ebene eine Kultur des Hilfeholens geschaffen wird (Klager et al. 2024).

▶ Je früher alle Beteiligten in die Einführung eingebunden sind, desto höher wird die spätere Akzeptanz sein.

Während der Einführungsphase im Main-Taunus-Gebiet im Frühjahr 2023 wurde eine Onlineumfrage unter dem nichtärztlichen und ärztlichen Rettungsdienstpersonal durchgeführt (O'Sullivan et al. 2024). Während 47 % angaben, kein oder wenig Wissen zum Telenotarztsystem zu haben, schätzten 24 % ihr Wissen als hoch ein. Die Mehrheit stimmte (eher) zu, dass der Telenotarzt die Funktion eines unterstützenden Beraters übernimmt (89 %) und dass ein Telenotarztsystem sinnvoll ist (79 %). Das Telenotarztsystem wurde dabei nicht als Störung der etablierten Struktur des Rettungsdienstes gesehen.

24.2 Zufriedenheit der Telenotärzte

Aus Sicht der Telenotärzte ist eine gute Bedienbarkeit der Hard- und Software essenziell. Zudem sollte die Einsatzdokumentation so konzipiert sein, dass sie dem üblichen Einsatzablauf folgt. Es hat sich gezeigt, dass eine Übergabe nach einem etablierten Schema (z. B. SBAR oder ABCDE und SAMPLER) dazu führt, dass alle notwendigen Informationen zügig und vollständig übergeben werden. So fällt es den Telenotärzten leichter, sich ein Bild von der Lage vor Ort zu machen. Im Pilotprojekt „Telenotarzt Bayern" sagten 75 % der Telenotärzte, dass es für sie keinen Unterschied in der Diagnosefindung mache, ob sie am Einsatzort oder am Telenotarztarbeitsplatz arbeiteten (Schmerbeck 2023). Zudem stimmte keiner der Telenotärzte der Aussage zu, dass er als Telenotarzt Probleme habe, sich ausreichend schnell ins Einsatzgeschehen zu integrieren.

▶ Auch in etablierten Systemen wird es nicht ausbleiben, dass es zu technischen Störungen oder Problemen kommt. Hierfür ist es wichtig, dass niederschwellig ein technischer Service erreichbar ist. Zudem sollten systemrelevante Störungen rund um die Uhr gemeldet und behoben werden können. Wiederholen sich die Störungen oder können über längere Zeiträume nicht behoben werden, so hat dies einen deutlichen negativen Einfluss auf die Zufriedenheit der Telenotärzte mit dem System.

Wichtig ist, dass alle Anwendenden in der Bedienung der Systeme geschult sind (Follmann et al. 2021). Dabei sollten auch die Telenotärzte wissen, wie die Hard- und Software, die das Team am Einsatzort benutzt, bedient wird. So können Fehler und Frustration vermieden werden, und die Telenotärzte können das Team am Einsatzort besser unterstützen (Kuntosch et al. 2020a). Die Einarbeitung in die Telenotarzttechnologie und die Supervision der Telenotärzte wird derzeit in Deutschland unterschiedlich umgesetzt (Schröder et al. 2024b).

Um die Zufriedenheit der Telenotärzte der Zentrale Vorpommern zu erheben, wurden 2019 alle Telenotärzte, die mindestens 50 telemedizinische Einsätze absolviert hatten, befragt. Auf einer Skala von 1 („überhaupt nicht zufrieden") bis 10 („voll zufrieden") waren die Telenotärzte sowohl mit dem Telenotarztcomputersystem (Durchschnittswert: 6,6) als auch mit ihrer Tätigkeit als Telenotarzt (Durchschnittswert: 7) zufrieden (Kuntosch et al. 2020a).

Nach dem Ende des Pilotprojekts Telenotarzt Bayern stimmten alle Telenotärzte der Aussage (eher) zu, dass sie sich sicher seien, dass ihre Arbeit als Telenotarzt wertgeschätzt wird (Schmerbeck 2023).

24.3 Zufriedenheit der Rettungsdienstmitarbeitenden

Das zentrale Ziel des Telenotarztsystems ist es, die Rettungskräfte im Einsatz zu unterstützen. In der Befragung aus dem Burgenland (Österreich) gab das nichtärztliche Rettungsdienstpersonal an, dass der Telenotarzt ruhig, freundlich und wertschätzend auftreten muss. Anderenfalls würde das Team nicht noch einmal anrufen (Klager et al. 2024).

Im Pilotprojekt Telenotarzt Bayern wurde die Zusammenarbeit mit dem Telenotarzt von der überwiegenden Mehrheit (97 % des nichtärztlichen Rettungsdienstpersonals, 78 % der Notärzte) als „kollegial" empfunden (Schmerbeck 2023). Dabei antworteten 86 % des nichtärztlichen Rettungsdienstpersonals und 59 % der Notärzte, dass die Zusammenarbeit mit dem Telenotarzt unabhängig von der Person, die Telenotarztdienst habe, immer gleich gut funktioniere. In Bezug auf die Zufriedenheit der Notärzte ist zu bedenken, dass 59 % angaben, durch die Einführung des Telenotarztsystems spürbare finanzielle Einbußen erlitten zu haben.

Damit die Kommunikation mit dem Telenotarzt gelingen kann, ist eine hohe Benutzerfreundlichkeit der hierfür verwendeten technischen Hilfsmittel essenziell. Zudem sollte deren Bedienbarkeit möglichst intuitiv oder schnell zu erlernen sein (Kuntosch et al. 2020a). Der Einsatz der Technik darf auf keinen Fall dazu führen, dass die Rettungskräfte abgelenkt sind und der Patient nicht mehr im Fokus steht, sodass Zustandsveränderungen des Patienten übersehen werden. Hierbei muss bedacht werden, dass die Telenotarzttechnik durch sehr viele verschiedene Rettungsdienstmitarbeitenden bedient wird – ungeachtet ihrer Erfahrung im Umgang mit neuen Technologien und der persönlichen Technikaffinität.

In einer Befragung des Rettungsdienstpersonals nach der Einführung des Pilotprojekts Telenotarzt Bayern gaben etwa die Hälfte des nichtärztlichen Rettungsdienstpersonals und 4 von 5 Notärzten an, dass sie der Technik und der Funktionalität nicht vollumfänglich vertrauen würden (Schmerbeck 2023).

▶ Jeder zweite Befragte des nichtärztlichen Rettungsdienstpersonals antwortete, dass er den Telenotarzt häufiger kontaktiert hätte, wenn die Technik zuverlässiger gewesen wäre.

Um den Umgang mit der Technik regelmäßig zu üben, bietet es sich an, tägliche oder wöchentliche Check-ups durchzuführen. Hierbei werden der Ablauf des Hinzuziehens des Telenotarztes geübt und alle technischen Komponenten getestet. So können Unklarheiten oder kleinere Probleme gelöst werden, bevor sie im Patienteneinsatz auftreten.

▶ Die Praxisanwendung zeigt, dass durch regelmäßige Check-ups die Bedienung der Technik geübt wird und so die Zufriedenheit der Rettungsdienstmitarbeitenden gesteigert werden kann.

Im Rahmen des Projekts Land|Rettung wurde die Arbeitszufriedenheit sowohl vor der Einführung des Telenotarztsystems als auch zwei Jahre später erhoben. Hierzu wurden sowohl Leitstellendisponierende als auch ärztliches und nichtärztliches Personal des Rettungsdienstes und der Notaufnahmen mit validierten Fragebögen zu Arbeitszufriedenheit, Arbeitsbelastung und Technologieakzeptanz befragt (Hasebrook et al. 2023). Es zeigte sich, dass die Akzeptanz neuer Technologien (z. B. eines Telenotarztes) nur mäßig stark ausgeprägt ist. Personen mit einer hohen Arbeitsbelastung stehen dabei neueren Technologien offener gegenüber.

Eine höhere Mitarbeiterzufriedenheit ist auch mit einer höheren Patientenzufriedenheit verbunden (Lu et al. 2018).

24.4 Zufriedenheit der Patienten

Eine hohe Patientenzufriedenheit sollte Maxime unserer medizinischen Handlungen sein. Auch bei telenotfallmedizinischen Projekten wird die Patientenzufriedenheit als relevante Bedingung und Qualitätsindikator für den Erfolg angesehen (Bogomolova et al. 2016; Follmann et al. 2021; Heydari et al. 2017; Kissi et al. 2019).

Besonders in Notfallsituationen ist es wichtig, dass die Patienten den Behandelnden vertrauen können und sich in fachlich kompetenten und professionellen Händen sicher fühlen. Mit dem Telenotarzt gibt es in der Rettungsdienst-Patienten-Interaktion nun einen weiteren Akteur. Ziel ist es, dass hierdurch keinesfalls die Kommunikation mit dem Patienten eingeschränkt wird. Zudem sollte das Hinzuziehen eines Telenotarztes nicht dazu führen, dass der Patient oder die Angehörigen und Zugehörigen die Kompetenz des Personals am Einsatzort anzweifeln.

Im Landkreis Vorpommern-Greifswald wurden 3.814 Patienten eine Woche nach ihrem Rettungseinsatz postalisch befragt (Kuntosch et al. 2020a; Plum et al. 2020). In einem Nichtunterlegenheitsdesign wurden alle Patienten kontaktiert, die durch einen Telenotarzt versorgt wurden. Als Referenz wurde systematisch jeder zweite Patient, der ohne Telenotarzt von Rettungswachen mit dem gleichen Personalpool betreut wurde, angeschrieben. In beiden Gruppen zeigte sich eine hohe Patientenzufriedenheit: 84 % der nicht telenotärztlich behandelten Patienten und 87 % der telenotärztlich behandelten Patienten gaben an, dass sie mit der Betreuung und Versorgung im Rettungseinsatz zufrieden waren.

▶ Patienten, die von einem Telenotarzt behandelt wurden, sind genauso zufrieden mit der Betreuung und Versorgung, wie Patienten, die durch ein RTW-Team (RTW = Rettungswagen) allein oder durch ein RTW-Team mit Notarzt vor Ort behandelt wurden.

Abkürzungen

EKG	Elektrokardiogramm
RTW	Rettungswagen
SBAR	Situation, Background, Assessment, Recommendation
ABCDE	Airway, Breathing, Circulation, Disability, Exposure
SAMPLER	Symptoms, Allergies, Medicaion, Past medical history, Last (oral intake), Events prior to incidence, Risk factors

Literatur

Bartels, Jan (2019): Untersuchung der Erwartungshaltung zur Einführung eines telemedizinischen Notarztsystems unter den Mitarbeitern der präklinischen und klinischen Notfallversorgung. Dissertation. Universitätsmedizin Greifswald, Greifswald, Germany. Klinik für Anästhesiologie und Intensivmedizin. Online verfügbar unter https://nbn-resolving.org/urn:nbn:de:gbv:9-opus-35247.

Bogomolova, Svetlana; Tan, P. J.; Dunn, S. P.; Bizjak-Mikic, M. (2016): Understanding the factors that influence patient satisfaction with ambulance services. In: *Health marketing quarterly* 33 (2), S. 163–180. https://doi.org/10.1080/07359683.2016.1166864.

Brinkrolf, Peter; Kuntosch, Julia; Metelmann, Bibiana; Metelmann, Camilla; Hahnenkamp, Klaus; Süss, Rebekka et al. (2022): Ist das Telenotarzt-System eine sinnvolle Ergänzung im ländlichen Raum? – Eine Analyse aus medizinischer und ökonomischer Perspektive. In: *Bundesgesundheitsblatt, Gesundheitsforschung, Gesundheitsschutz* 65 (10), S. 1007–1015. https://doi.org/10.1007/s00103-022-03581-4.

Davis, Fred (1989): Perceived Usefulness, Perceived Ease of Use, and User Acceptance of Information Technology. In: *MIS Quarterly* 13 (3), S. 319–340. https://doi.org/10.2307/249008.

Follmann, Andreas; Felzen, Marc; Rossaint, Rolf; Czaplik, Michael (2021): Telemedizin in der Notfallmedizin. In: Gernot Marx, Rolf Rossaint und Nikolaus Marx (Hrsg.): Telemedizin. Berlin, Heidelberg: Springer, S. 137–147.

Hasebrook, Joachim P.; Michalak, Leonie; Kohnen, Dorothea; Metelmann, Bibiana; Metelmann, Camilla; Brinkrolf, Peter et al. (2023): Digital transition in rural emergency medicine: Impact of job satisfaction and workload on communication and technology acceptance. In: *PLoS ONE* 18 (1), e0280956. https://doi.org/10.1371/journal.pone.0280956.

Heydari, Heshmatolah; Kamran, Aziz; Zali, Morad Esmaiel; Novinmehr, Nasser; Safari, Mehdi (2017): Customers' satisfaction about prehospital emergency medical services in Lorestan, Iran. In: *Electronic physician* 9 (3), S. 3974–3979. https://doi.org/10.19082/3974.

Kissi, Jonathan; Dai, Baozhen; Dogbe, Courage Sk; Banahene, Jonathan; Ernest, Oyeh (2019): Predictive factors of physicians' satisfaction with telemedicine services acceptance. In: *Health informatics journal*, 1460458219892162. https://doi.org/10.1177/1460458219892162.

Klager, Elisabeth; Teufel, Anna; Eitenberger, Magdalena; Bukowski, Nils; Lintschinger, Josef Michael; Manschein, Valerie et al. (2024): Expectations of healthcare professionals of community-based telemedicine in emergency medical service. In: *PLoS ONE* 19 (9), e0310895. https://doi.org/10.1371/journal.pone.0310895.

Kuntosch, Julia; Brinkrolf, Peter; Metelmann, Camilla; Metelmann, Bibiana; Fischer, Lutz; Hirsch, Frederik et al. (2020a): Etablierung einer Telenotarzt-Anwendung. In: Klaus Hahnenkamp, Steffen Fleßa, Joachim Hasebrook, Peter Brinkrolf, Bibiana Metelmann und Camilla Metelmann (Hg.): Notfallversorgung auf dem Land. Berlin, Heidelberg: Springer, S. 115–246.

Kuntosch, Julia; Metelmann, Bibiana; Zänger, Maria; Maslo, Laura; Fleßa, Steffen (2020b): Das Telenotarzt-System als Innovation im Rettungsdienst: Potenzialbewertung durch Mitarbeiter deutscher Einsatzleitstellen. In: *Das Gesundheitswesen*. https://doi.org/10.1055/a-1144-2881.

Lu, Dave W.; Weygandt, Paul Logan; Pinchbeck, Carrie; Strout, Tania D. (2018): Emergency medicine trainee burnout is associated with lower patients' satisfaction with their emergency department care. In: *AEM education and training* 2 (2), S. 86–90. https://doi.org/10.1002/aet2.10094.

Metelmann, Camilla; Metelmann, Bibiana; Bartels, Jan; Laslo, Timm; Fleßa, Steffen; Hasebrook, Joachim et al. (2018): Was erwarten Mitarbeiter der Notfallmedizin vom Telenotarzt? In: *Notfall + Rettungsmedizin* 7 (5), e36796. https://doi.org/10.1007/s10049-018-0520-x.

Möllenhoff, Clemens; Eder, Patrick Andreas; Rashid, Asarnusch; Möllenhoff, Christian; Römer, Ingolf; Franczyk, Bogdan (2022): Digitale Systeme zur Unterstützung von präklinischen Notfalleinsätzen. In: *Die Anaesthesiologie* 71 (7), S. 518–525. https://doi.org/10.1007/s00101-021-01085-5.

O'Sullivan, Seán; Krautwald, Jennifer; Schneider, Henning (2024): Improving the introduction of telemedicine in pre-hospital emergency medicine: understanding users and how acceptability, usability and effectiveness influence this process. In: *BMC Emergency Medicine* 24 (1), S. 114. https://doi.org/10.1186/s12873-024-01034-6.

Plum, René; Metelmann, Camilla; Metelmann, Bibiana; Brinkrolf, Peter; Hahnenkamp, Klaus (2020): Patientenzufriedenheit im Rettungsdienst – Ein Vergleich nach Versorgung mit und ohne Telenotarzt. In: *Anästhesiologie & Intensivmedizin* (03/2020), S. 40.

Rho, Mi Jung; Choi, In Young; Lee, Jaebeom (2014): Predictive factors of telemedicine service acceptance and behavioral intention of physicians. In: *International journal of medical informatics* 83 (8), S. 559–571. https://doi.org/10.1016/j.ijmedinf.2014.05.005.

Schmerbeck, Stefan (2023): Pilotprojekt „Telenotarzt Bayern". Ludwig-Maximilians-Universität München.

Schröder, Hanna; Beckers, Stefan K.; Borgs, Christina; Sommer, Anja; Rossaint, Rolf; Grüßer, Linda; Felzen, Marc (2024a): Long-term effects of a prehospital telemedicine system on structural and process quality indicators of an emergency medical service. In: *Scientific reports* 14 (1), S. 310. https://doi.org/10.1038/s41598-023-50924-5.

Schröder, Hanna; Felzen, Marc; Beckers, Stefan; Aschenbrenner, Ulf; Gozdowsky, Sophie; Kirchhoff, Carsten et al. (2024b): Ausbildung von Telenotärzten in Deutschland – wie einheitlich und aufwendig ist diese? In: *Notarzt* 40 (05), S. 235–239. https://doi.org/10.1055/a-2383-3894.

Wade, Victoria A.; Eliott, Jaklin A.; Hiller, Janet E. (2014): Clinician acceptance is the key factor for sustainable telehealth services. In: *Qualitative health research* 24 (5), S. 682–694. https://doi.org/10.1177/1049732314528809.

Teil VIII
Kommunikation

Grundsätze und Bedeutung von Human Factors in der Notfallmedizin

25

Stefan Beckers

Inhaltsverzeichnis

25.1 Crisis oder Crew Resource Management 254
25.2 Das 10-für-10-Prinzip 255
25.3 Human Factors 255
Literatur 256

Komplikationen und Zwischenfälle bzw. Beinahe-Zwischenfälle gehören zur alltäglichen Patientenversorgung dazu. Man schätzt, dass in bis zu 70 % dieser Fälle nicht mangelndes medizinisches Fachwissen als auslösender Faktor identifiziert werden kann, sondern dass insbesondere die Umsetzung dieses Fachwissens unter den komplexen Bedingungen der Realität hierfür verantwortlich ist. Diese Einflussfaktoren, insbesondere in Kombination mit Team- und Kommunikationsproblemen, werden gerne unter dem Begriff „Human Factors" subsumiert. Ein Großteil dieser Fehler, schätzungsweise 80 %, gelten als vermeidbar.

▶ „Human Factors" (dtsch. „menschliche Faktoren") ist ein Sammelbegriff für psychische, kognitive und soziale Einflussfaktoren in sozio-technischen Systemen und Mensch-Maschine-Schnittstellen. In der Notfallmedizin spielen

S. Beckers (✉)
Ärztliche Leitung Rettungsdienst Stadt Aachen & Aachener Institut für Rettungsmedizin und zivile Sicherheit, Uniklinik RTWH Aachen und Stadt Aachen, Feuerwehr und Rettungsdienst Aachen, Aachen, Deutschland
E-Mail: ars@ukaachen.de

sie eine entscheidende Rolle für die Patientensicherheit und Effektivität der Patientenversorgung. Sie gelten als wesentliche Fehlerquellen in komplexen Systemen.

Beispiele hierfür können z. B. sein:

- Medikamentenverwechslungen
- Missverständnisse bei Anordnungen von Medikamenten oder Maßnahmen
- Falsch verstandene bzw. fehlerhaft ausgeführte Anordnungen
- Verlust von Informationen innerhalb eines Versorgungsprozesses

25.1 Crisis oder Crew Resource Management

Crew Resource Management (CRM) ist ein zentraler Bestandteil des Human-Factors-Managements in der Notfallmedizin. Die Ursprünge finden sich in der Luftfahrt und sollen Versorgungsteams in die Lage versetzen, unter besonderen und ggf. stressbeladenen Bedingungen fundierte Entscheidungen zu treffen und Fehler zu vermeiden. In diesem Zusammenhang gelten folgende Aspekte als zentral:

- Situationsbewusstsein
- Aufgabenmanagement
- Teamwork
- Entscheidungsfindung

Kommunikative Aspekte werden als Bindeglied zwischen diesen gesehen, da sie in alle Bereiche hineinwirken.

Teamwork in der Patientenversorgung wird durch folgende Faktoren beeinflusst:

- Teammitglieder (u. a. Alter, Müdigkeit, Sehvermögen, Hunger, Gemütszustand)
- Ziel- und Wertevorstellungen der Beteiligten
- Art der Teamleitung (verbale und nonverbale Kommunikation)
- Bestehende Hierarchien

Es gibt in der CRM verschiedene Leitsätze, die es zu beachten gilt, wenn fundierte Entscheidungen getroffen und Fehler vermieden werden sollen (vgl. auch Abschn. 26.1).

> **Die 15 CRM-Leitsätze (adaptiert nach Rall und Gaba)**
>
> - Kenne Deine Arbeitsumgebung.

- Antizipiere und plane voraus.
- Fordere Hilfe an, lieber früh als spät.
- Übernimm die Führungsrolle oder sei ein gutes Teammitglied mit Beharrlichkeit.
- Verteile die Arbeitsbelastung (10-für-10-Prinzip)
- Mobilisiere alle verfügbaren Ressourcen (Personen und Technik).
- Kommuniziere sicher und effektiv – sag, was Dich bewegt.
- Beachte und verwende alle vorhandenen Informationen.
- Verhindere und erkenne Fixierungsfehler.
- Habe Zweifel und überprüfe genau („double check", nie etwas annehmen).
- Verwende Merkhilfen und schlage nach.
- Reevaluiere die Situation immer wieder (10-für-10-Prinzip)
- Achte auf gute Teamarbeit – unterstütze andere und koordiniere dich mit anderen.
- Lenke deine Aufmerksamkeit bewusst ("situational awareness")
- Setze Prioritäten dynamisch.

25.2 Das 10-für-10-Prinzip

Bei der Feststellung neuer Befunde oder entsprechender Zustandsänderungen, auftretenden Problemen oder externen Hinweisen sollte das gesamte Team zu einer kurzen Unterbrechung (fast) aller Tätigkeiten aufgefordert werden, um alle Informationen für das Team zusammenzutragen, Ideen und ggf. Bedenken vorzutragen. Es wird ggf. ein Entschluss gefasst, Ressourcen und Aufgaben entsprechend verteilt. Hierbei gilt das Prinzip 10 s Zeit zur Strukturierung aufzuwenden, um 10 min Versorgung zu organisieren.

25.3 Human Factors

Die Berücksichtigung von „Human Factors" ist essenziell für die Notfallmedizin, da sie helfen, die komplexen Anforderungen in diesem Bereich zu bewältigen. Durch gezielte Schulungen und die Integration von Prinzipien wie den CRM-Leitsätzen können Fehler durch Human Factors vermieden und die Patientensicherheit erheblich verbessert werden sowie Teams ihre Leistung optimieren. Hilfreiche Tools wie das 10-für-10-Prinzip sollten regelmäßig und standardmäßig genutzt werden.

Auf die konkrete Umsetzung in dem speziellen Arbeitsfeld der Telenotfallmedizin wird in den folgenden Kapiteln (Kap. 26, 27 und 28) eingegangen.

Abkürzungen

CRM   Crew Resource Management

Literatur

Rall M, Gaba DM (2009) Human performance and patient safety. In R. D. Miller (Ed.) Miller's Anesthesia (pp. 93–150). Philadelphia, PA: Elsevier, Churchhill Livingstone

Weiterführende Literatur

InPass Patientensicherheit. Crew Resource Management (CRM). https://inpass.de/de-de/crew-resource-management-crm/. Zugegriffen: 24. Oktober 2025.

Pierre MS et al., Notfallmanagement. Notfall Rettungsmed 2012; 15: 9–15. https://doi.org/10.1007/978-3-642-16881-9

notfallmedizin.blog. CRM Human Factors, Fehlermanagement. https://notfallmedizin.blog/fehler.html. Zugegriffen: 24. Oktober 2025

Crew Resource Management in der besonderen Einsatzsituation

26

Nicola Spickenreither und Julia Beck

Inhaltsverzeichnis

26.1 Crew Resource Management 257
26.2 Grundprinzipien der Kommunikation auf Distanz 260
26.3 Fallbeispiel: Flugunfall Teneriffa 1977 – Kommunikationsfehler im Flugbetrieb 261
26.4 Maßnahmen zur Verbesserung der Kommunikation auf Distanz im TNA-Einsatz 264
26.5 Führung und Beziehungsgestaltung bei der Zusammenarbeit auf Distanz 268
26.6 Zusammenfassung 270
Literatur 271

26.1 Crew Resource Management

> „The single biggest problem in communication is the illusion that it has taken place." – George Bernard Shaw

Es ist mit Watzlawick (Watzlawick et al., 1969) zum geflügelten Wort geworden, dass Menschen grundsätzlich jederzeit kommunizieren – „man kann nicht nicht kommunizieren", heißt sein wohl bekanntestes Axiom. Obwohl Kommunikation also ständig erfolgt

---

N. Spickenreither (✉)
SanAkBw, Psychologie in der Gesundheitsversorgung der Bundeswehr, München, Deutschland
E-Mail: NicolaSpickenreither@bundeswehr.de

J. Beck
ZentrLuRMedLw, Dez III 2 c Internationales Flugpsychologisches Training LIND, Köln, Deutschland
E-Mail: Julia2Beck@bundeswehr.org; ZentrLuRMedLwIII2cAusbFlugPsy@bundeswehr.org

© Der/die Herausgeber bzw. der/die Autor(en), exklusiv lizenziert an Springer-Verlag GmbH, DE, ein Teil von Springer Nature 2026
S. Beckers und M. Felzen (Hrsg.), *Telenotfallmedizin*,
https://doi.org/10.1007/978-3-662-72121-6_26

und ein wesentliches Element für den Erfolg der Zusammenarbeit von Hochleistungsteams, wie etwa im Rettungsdienst, darstellt (Merkt & Wilk-Vollmann, 2021), ereignen sich gerade in diesem Bereich, z. B. an Schnittstellen in der prähospitalen Versorgung immer wieder Fehler, die häufig erst bemerkt werden, wenn sie sich in Zwischenfällen manifestiert haben (Merkt et al., 2020). Anforderungen an die Kommunikationsfähigkeiten werden komplexer, wenn sie unter hoher Beanspruchung oder auch in einem Umfeld eingesetzt werden sollen, das ungewohnt ist und zudem weniger Ausdrucksmöglichkeiten birgt als im normalen Alltag üblich.

Der Einsatz von Telemedizin zur Unterstützung auch in der Notfallrettung gewinnt durch eine steigende Anzahl von Rettungseinsätzen und die vor allem in ländlichen Gebieten abnehmende Krankenhausdichte aktuell stark an Bedeutung (Felzen et al., 2018). Telenotärzte (TNA) können nicht nur aus der TNA-Zentrale bei verschiedensten prähospitalen Notfallerkrankungen das rettungsdienstliche Personal am Patienten unterstützen, sondern auch interhospitale Sekundärtransporte begleiten. Als kosteneffiziente und flexibilisierende Maßnahme eingeführt, kann das TNA-Konzept darüber hinaus zu einer beschleunigten Diagnostik und höheren Leitlinienadhärenz führen (Metelmann et al., 2018). Jedoch birgt die Arbeit im TNA-Team zusätzlich zu der hohen psychischen Beanspruchung des Rettungsdienstpersonals (Behnke et al., 2021) auch im Bereich der Kommunikation und Zusammenarbeit wesentliche Herausforderungen. So hat der TNA in der Leitstelle zwar bei Bedarf Zugriff auf eine Videoübertragung aus dem Rettungswagen (RTW), dennoch wird eine beträchtliche Menge an Informationen, auf die man sich in der alltäglichen Kommunikation verlässt, nicht mittransportiert (Metelmann et al., 2018).

Einen Großteil der Informationen, die uns zu einer ersten Einschätzung unseres Gegenübers verleitet, nehmen wir nicht über Inhalte des gesprochenen Wortes auf, sondern über non- und paraverbale Hinweisreize (Burgoon et al., 2002; Mehrabian & Ferris, 1969[7]). Gestik, Körperhaltung und Mikromimik sind nur einige der wichtigsten Aspekte. Das meiste davon fällt in der Kommunikation auf Distanz erst einmal weg, und eine wesentliche Herausforderung besteht darin, dem Kommunikationspartner trotzdem das nötige Vertrauen entgegenzubringen und eine Gesprächsatmosphäre zu schaffen, in der effektive Zusammenarbeit und vor allem gegenseitiges Verstehen möglich sind.

Zur näheren Betrachtung des Umgangs mit solchen Herausforderungen soll im Folgenden die Luftfahrt als ein besonders umfangreich beforschter Hochleistungs- bzw. Hochrisikobereich herangezogen werden. Die Luftfahrt ist bekannt für den besonders hohen Stellenwert der Kommunikation, die häufig auch auf Distanz stattfindet, z. B. wenn es um die flugsicherheitsrelevanten Kommandos von den Flugverkehrslotsen (Air Traffic Control [ATC]) an die Crew im Cockpit geht. Kommunikation im Flugbetrieb unterscheidet sich von der allgemeinen Kommunikation durch eine starke Aufgaben- und Handlungsbezogenheit und möglicherweise schwerwiegende Folgen, wenn Missverständnisse, Unklarheiten und Fehler beim Senden oder Empfangen auftreten. Vergleichbares lässt sich auch über die Merkmale der Kommunikation als Notarzt oder TNA sagen.

Durch die gründliche und interdisziplinäre Untersuchung von Flugunfällen sowie den Einsatz von nicht-punitiven Incident-Reporting-Systemen werden seit Jahrzehnten wertvolle handlungsleitende Erkenntnisse für die Optimierung von Flugsystemen, aber auch zur Verbesserung der Zusammenarbeit aller am Flugbetrieb beteiligten Personen abgeleitet und umgesetzt. Trotzdem kommt es immer wieder zu folgenschweren Missverständnissen und Fehlkommunikation. Dies zeigt sehr eindrücklich, wie anspruchsvoll das Thema Kommunikation offensichtlich ist, vor allem wenn man es mit komplexen Aufgaben und häufig auch Mehrfachaufgaben zu tun hat.

Seit den 1980er-Jahren hat sich als Trainingskonzept und Handlungsgrundlage für Luftfahrzeugbesatzungen das Crew Resource Management (CRM) etabliert, um eine höchstmögliche Flugsicherheit zu erreichen (Cooper et al., 1980). Davon ausgehend, dass auch in anderen Hochrisikobereichen etwa 70–80 % der Fehlerursachen im Bereich der sog. Human Factors (s. Kap. 25) liegen, wurden basierend auf dem CRM der Luftfahrt auch für die Medizin, die Luftrettung und andere Einsatzkräfte (etwa in Feuerwehren) Teamtrainings nach dem CRM-Konzept entwickelt. CRM ist somit vielerorts auch in der notfallmedizinischen Aus- und Fortbildung zu finden (Miesen & Gehring, 2016; Rall & Gaba, 2009).

▶ CRM befasst sich mit sog. Soft Skills, also nicht-technischen Fertigkeiten, und beinhaltet neben Erkenntnissen und Verhaltensgrundsätzen zur Kommunikation auch Themen wie Teamfähigkeit, Teamarbeit, Kooperation, Führungsverhalten, „situational awareness" (situative Aufmerksamkeit), Aufgabenmanagement und Entscheidungsfindung.

Insgesamt lässt sich CRM als Fehlermanagementsystem verstehen, das im besten Fall bei der Fehlervermeidung unterstützt, die handelnden Akteure jedoch gleichzeitig mit Strategien ausrüstet, die helfen können, die unerwünschten Konsequenzen bereits geschehener Fehler einzudämmen (Helmreich et al., 1999). Untersuchungen zeigen, dass etwa 30 % der Zwischenfälle in der Patientenversorgung, die auf Kommunikationsfehler zurückzuführen sind, bei effektiven Gegenmaßnahmen vermeidbar wären (Wilk-Vollmann et al., 2018).

15 wesentliche CRM-Leitsätze nach Rall et al. (2022)

1. Kenne deine Arbeitsumgebung.
2. Antizipiere und plane voraus.
3. Hilfe anfordern, lieber früher als später.
4. Übernimm die Führungsrolle oder sei ein gutes Teammitglied mit Beharrlichkeit.
5. Verteile die Arbeitsbelastung.
6. Mobilisiere alle verfügbaren Ressourcen (Personen und Technik).
7. Kommuniziere sicher und effektiv – sag was Dich bewegt.

8. Beachte und benutze alle vorhandenen Informationen.
9. Verhindere und erkenne Fixierungsfehler.
10. Habe Zweifel und überprüfe genau („double check", nie etwas annehmen).
11. Verwende Merkhilfen und schlage nach.
12. Re-evaluiere die Situation immer wieder, wende das 10-für-10-Prinzip an.
13. Achte auf gute Teamarbeit, unterstütze andere und koordiniere dich mit anderen.
14. Lenke Deine Aufmerksamkeit bewusst („situational awareness").
15. Setze Prioritäten dynamisch.

Die Anwendung dieser eingängigen Leitsätze verbessert das Teammanagement und die Kommunikation untereinander, die insbesondere in komplexen und anspruchsvollen Situationen die Mehrheit derjenigen Fehler oder Zwischenfälle vermeiden hilft, deren Ursachen im Bereich der Human Factors, also der menschlichen Faktoren, liegen (vgl. Kap. 25). Durch ein gutes Verständnis von Fehlerquellen in der Kommunikation sowie die Anwendung von CRM-basierten Kommunikationsprinzipien lassen sich auch unter den schwierigen Bedingungen eines TNA-Einsatzes die Fehlerquoten senken und die Sicherheit für Personal und Patienten erhöhen.

26.2 Grundprinzipien der Kommunikation auf Distanz

Jede menschliche Kommunikation ist ein sehr komplexer Vorgang zwischen zwei oder mehreren Individuen. Dabei handelt es sich um einen intentionalen wechselseitigen Prozess des Sendens und Empfangens von Informationen, Nachrichten und Botschaften. Ganz grundsätzlich gibt es also immer mindestens je einen Sender und Empfänger. Charakteristisch für eine Kommunikation ist der ständige Rollenwechsel zwischen Sender und Empfänger.

In aller Einfachheit gibt das Sender-Empfänger-Modell der Kommunikation von Shannon und Weaver (1949) Aufschluss über mögliche Problemfelder der Kommunikation auf Distanz, wie sie im TNA-Dienst erfolgt. Grundsätzlich wird vom Sender eine für den jeweils gewählten Kommunikationsweg (z. B. Sprache, Schrift) codierte Nachricht an den Empfänger übermittelt, der die Nachricht seinerseits decodiert. Der Sender beeinflusst dabei allerdings nicht nur verbal, sondern auch para- und nonverbal, wie der Empfänger die Nachricht verstehen wird. Während der Sachinhalt verbal vermittelt wird, bestärken, entkräften oder ersetzen paraverbale Faktoren (z. B. Tonfall, Sprechtempo) und nonverbale Signale (z. B. Mimik, Körperhaltungen) diese Inhalte.

Während der Kommunikation kann es nahezu an jeder Stelle des Kommunikationsmodells zu Fehlern kommen, die ein korrektes Decodieren der übermittelten Nachricht stören, sodass die gesendete und die empfangene Nachricht nicht mehr übereinstimmen. Dies können paraverbale Hinweise des Senders, Fehler oder Störungen in der Codierung und Decodierung der Nachricht, z. B. durch Lärm und Sprachbarrieren, oder fehlerhafte

Erwartungshaltungen des Empfängers sein. Bei der aufgaben- und handlungsbezogenen Kommunikation auf Distanz kommt es in erster Linie darauf an, dass zwischen der Absicht der Nachricht und ihrer Wahrnehmung beim Empfänger keine Verzerrung entsteht.

Betrachtet man zunächst ausschließlich die Seite des Senders, spielt die nonverbale Kommunikation des TNA eine untergeordnete Rolle, denn das rettungsdienstliche Personal am Patienten hat keine visuellen Eindrücke von ihm. Umso mehr Bedeutung kommt dafür der Art und Weise der Sprache zu, also z. B. Verbindlichkeit, Verständlichkeit, Geschwindigkeit, Höhe der Stimmlage und Tonart.

▶ Es kann also hilfreich sein, im Vorfeld die eigene Sprachfarbe kritisch zu prüfen. Ebenso empfiehlt sich eine Überprüfung der eigenen Sprechlautstärke. Ist sie zu gering, gehen alle im rein akustischen Gespräch vermittelten Informationen verloren, ist sie zu hoch, wird die Stimme durch den Empfänger, z. B. bei insgesamter Reizüberflutung, womöglich ausgeblendet.

Da Gestik und Mimik als unterstützende Signale wegfallen, sollte darauf geachtet werden, langsam und deutlich zu sprechen. Um möglichst gut verstanden zu werden, ist grundsätzlich der Gebrauch kurzer Wörter und Sätze mit Tätigkeitswörtern statt Nomen zu empfehlen. Dies gilt vor allem auch für die Verständigung mit Personen, deren Muttersprache nicht Deutsch ist. Wer sich häufig wiederholen muss, verliert viel Zeit und wird zudem die eigene und auch die Geduld des Empfängers auf die Probe stellen.

Dieser kurze Überblick über mögliche Stolperfallen der Kommunikation auf Distanz seitens des Senders erhebt keinen Anspruch auf Vollständigkeit und verdeutlicht gerade damit, welch große Herausforderung es darstellt, in dieser von Ambiguität geprägten Situation effektiv und effizient zu kommunizieren.

Die nun folgenden Abschnitte beleuchten zunächst einen bekannten Flugunfall, der wesentlich durch Fehler in der Kommunikation auf Distanz mitverursacht wurde (Abschn. 26.3). Darauf aufbauend werden Möglichkeiten abgeleitet, um die Zusammenarbeit und Kommunikation im TNA-Team an jeder Stelle des Kommunikationsmodells wirksamer und sicherer zu gestalten (Abschn. 26.4).

26.3 Fallbeispiel: Flugunfall Teneriffa 1977 – Kommunikationsfehler im Flugbetrieb

Auf dem Flughafen Los Rodeos kollidierten im März 1977 zwei Jumbo Jets vom Typ Boeing 747 miteinander (ICAO, 2025). Die beteiligten Fluggesellschaften waren die KLM Royal Dutch Airlines und Pan Am (Pan American World Airways). Von den insgesamt 644 Insassen an Bord beider Maschinen überlebten nur 61 Personen. Neben einigen Besonderheiten und technischen Unzulänglichkeiten des Flugplatzes auf Teneriffa hatte mangelnde und fehlerhafte Kommunikation einen wesentlichen Anteil an diesem schwersten Unfall der zivilen Luftfahrt. Die sorgfältige Aufarbeitung dieses Flugunfalls hat u. a. wertvolle Hinweise dazu geliefert, wie die Kommunikation und Zusammenarbeit von Crews und z. B. ATC-Personal mit- und untereinander optimiert werden kann, um die Flugsicherheit zu verbessern.

Diese Flugzeugkatastrophe trug daher als einer von mehreren Auslösern wesentlich zur Entwicklung des CRM und einer um Soft Skills erweiterten Pilotenausbildung bei. Während bis in die 1970er-Jahre weitestgehend ausschließlich fliegerisches Können trainiert worden war, hielten später auch „weiche", nicht-technische Faktoren wie Kooperation, situative Aufmerksamkeit, Führungsverhalten und Entscheidungsfindung sowie Kommunikation und die Fähigkeit zur Teamarbeit Einzug in die Ausbildung des fliegenden Personals.

Am Unfalltag, dem 27. März 1977, hatte sich auf dem Flughafen auf Teneriffa wegen eines Bombenanschlags auf Gran Canaria, durch den viel zu viele Maschinen auf dem kleinen Flughafen Los Rodeos zwischenlanden mussten, ein regelrechter Stau gebildet. Los Rodeos ist so klein, dass die Maschinen wegen des starken Verkehrsaufkommens an diesem Tag vor dem Start die Startbahn hinauffahren, umdrehen und in der Richtung starten mussten, aus der sie gekommen waren. Während der Wartezeit der Flugzeuge war dichter Nebel aufgezogen, der eine Sichtweite von nur 100 m zuließ, sodass keine visuelle Bestätigung für irgendwelche Annahmen aller Beteiligten möglich war. Es handelte sich also um rein virtuelle Kommunikation über Sprechfunk. Somit eignet sich dieser Unfall besonders gut als Beispiel für die Kommunikation in einer reduzierten virtuellen Umgebung, wie sie auch der TNA vorfindet.

Als die KLM-Crew mit ihrer Maschine an der Reihe war, drehte sie am Ende der Startbahn um und konnte wegen des Nebels nicht sehen, dass ihr der Pan-Am-Jumbo entgegenkam. Der Tower hatte die Pan-Am-Maschine angewiesen, in eine von der Startbahn abzweigende Spange zu fahren, um der KLM den Weg frei zu machen. Die Pan-Am-Crew verpasste jedoch die angewiesene dritte Ausfahrt, die in einem sehr spitzen Winkel von der Startbahn abzweigte. Die KLM-Maschine nahm nach dem Umdrehen nach einer vermeintlichen Startfreigabe des Towers Fahrt auf und kollidierte während des Abhebens mit der entgegenkommenden Boeing 747 der Pan Am.

Nach Auswertung der Kommunikation innerhalb beider Cockpits sowie mit dem Tower wurden mehrere Faktoren identifiziert, die in Kombination zu diesem Unfall führten. Einige dieser Punkte, die auch für die Arbeit als TNA Relevanz haben, werden im Folgenden dargestellt.

In diesem Zusammenhang ist zunächst relevant, dass der Kapitän der KLM-Maschine nach mehreren Stunden Wartezeit wegen strenger Arbeitszeitregelungen der niederländischen Airline unter starkem Zeitdruck, also Stress, stand, was zu übereilten Handlungen geführt haben mag.

Vor dem Start muss jede Maschine eine ATC-Freigabe erbitten. Eine ATC-Freigabe kann je nach Flugabschnitt ganz unterschiedliche Anweisungen enthalten. Die Formulierung des Co-Piloten in diesem Fall enthielt im Grunde genommen zwei unterschiedliche wichtige Aspekte. Als der Kapitän direkt nach dem Umdrehen bereits die Bremsen löste und den Startlauf begann, sagte der Co-Pilot durch: „We are now ready for take-off and we are waiting for our ATC clearance." Als Antwort darauf gab der Tower die Flugroute frei, jedoch keine explizite Starterlaubnis. In der Antwort des Towers war allerdings u. a. der Begriff „take-off" enthalten. Diese Nachricht wurde von der Crew daher möglicherweise auch als Startfreigabe verstanden, weil sie dies aufgrund der eigenen Formulierung auch erwartet hatte.

Der KLM-Co-Pilot wiederholte die ATC-Freigabe (das sog. Readback) in zunehmender Sprechgeschwindigkeit und fügte dann hinzu: „We are now at take-off", wobei nicht deutlich zu verstehen war, ob er eventuell sagte: „We are now, uh, taking off." Der Kapitän unterbrach diese Durchsage mit den Worten: „We gaan", also „Wir sind unterwegs". Das Personal im Tower gab an, „We are now at take-off position" verstanden zu haben und der Meinung gewesen zu sein, dass sich die KLM-Maschine noch im Stand befand.

Nach dem Ende des Readback der ATC-Freigabe funkte der Tower „O. K.", was die Crew vermutlich als Bestätigung für den Start verstand. Nur 2 s später kam vom Tower jedoch: „Stand by for take-off, I will call you." Der Tower forderte von der KLM-Crew kein Readback dieser Nachricht an. Das war in diesem Fall mit entscheidend, denn wie sich später herausstellte, war dieser Teil der Nachricht im KLM-Cockpit wegen einer Funküberlagerung nicht zu hören gewesen.

Die Pan-Am-Crew hörte diese Unterhaltung nämlich mit und befürchtete wohl, die KLM-Crew könnte der Ansicht sein, eine Startfreigabe erhalten zu haben. Deshalb funkten sie direkt nach dem O. K. des Towers, dass sie noch auf der Startbahn unterwegs seien. Dadurch überlagerten sich die Nachricht des Towers „stand by for take-off" und die Warnung der Pan Am derart, dass im Cockpit der KLM nur ein Pfeifton zu hören war. Diesen wiederum hörten das Tower-Personal und die Pan-Am-Crew jedoch nicht, sodass sie offenbar davon ausgingen, die KLM-Crew müsse ihre jeweiligen Durchsagen mitbekommen haben.

An dieser Stelle kam eine Schwierigkeit der Zusammenarbeit im Team hinzu. Denn nun forderte der Tower die Pan-Am-Crew auf, durchzusagen, wenn der Runway frei sei. Der Bordtechniker der KLM hörte das anscheinend, denn er fragte, auf Holländisch, ob die Pan-Am-Maschine denn noch nicht aus dem Weg sei. Der Pilot antwortete daraufhin, in äußerst bestimmtem Tonfall: „Aber klar!"

Der Bordtechniker hatte aufgrund der vorhergehenden Kommunikation das mentale Bild gewonnen, die Startbahn sei frei. Diese Nachricht des Towers an die Pan-Am-Maschine stimmte mit diesem mentalen Bild nicht überein. Richtigerweise bemühte er sich daher um eine Klärung. Er wäre grundsätzlich autorisiert gewesen, den Schub herauszunehmen, tat dies aber trotz seiner offensichtlich bestehenden Zweifel nicht. Aufgrund von Berichten über die bestehende Hierarchie innerhalb der KLM-Crew und die deutliche Seniorität des Kapitäns liegt die Vermutung nahe, dass der Kapitän den Einwand des Bordtechnikers nicht ernst nahm und dieser wiederum nicht wagte, eine Entscheidung des Kapitäns allzu nachdrücklich in Zweifel zu ziehen.

Bruchteile einer Sekunde später kollidierte die abhebende KLM- mit der Pan-Am-Maschine, deren Crew im letzten Augenblick noch versuchte, das eigene Luftfahrzeug von der Startbahn zu steuern.

Dieser Unfall war Auslöser für eine Reihe von technischen und nicht-technischen Maßnahmen zur Erhöhung der Flugsicherheit. So wurden etwa Flughäfen mit Bodenradar ausgestattet, um bei eingeschränkter Sicht die Sicherheit am Boden zu erhöhen. Als Konsequenz aus der Flugunfalluntersuchung hinsichtlich der Kommunikation wurden u. a. neue Sprechgruppen, also standardisierte Formulierungen, vorgeschrieben. Der Schlüsselbegriff „take-off" wird seitdem nur noch in den Sprechgruppen für den tatsächlichen Start verwendet. Das Readback, also die Wiederholung durch die Crew, gehört ebenfalls zum Standardvorgehen. Somit wird eine Fehlannahme über eine erteilte Startfreigabe ausgeschlossen und der übrige Verkehr auf dem Flugplatz wird durch die Verwendung des Schlüsselwortes auf den Beginn eines Startlaufs hingewiesen.

Solche und weitere Maßnahmen, die sich zum Teil aus diesem Fallbeispiel ableiten lassen, können auch die Handlungs- und Patientensicherheit im TNA-Team verbessern helfen und sollen im Folgenden betrachtet werden.

26.4 Maßnahmen zur Verbesserung der Kommunikation auf Distanz im TNA-Einsatz

Im eben beschriebenen Fallbeispiel stand der Kapitän der KLM-Maschine wegen der strengen Arbeitszeitregelung der niederländischen Airline unter Zeitdruck und befand sich offenbar in einem Zustand erhöhter Aktivierung, der gemeinhin als Stress bezeichnet werden kann.

Im Hochrisikoarbeitsumfeld des Teams aus rettungsdienstlichem Personal und TNA gibt es im laufenden Einsatz wenig Spielraum, die aktuelle Kommunikation zu bewerten und aktiv zu verbessern (Merkt & Wilk-Vollmann, 2021).

▶ Es ist daher empfehlenswert, sich im Voraus Kommunikationsprinzipien sowie vorgefertigte Handlungspläne und Verfahrensanweisungen zurechtzulegen und auch alle weiteren möglichen Planungen zu erledigen.

Dies reduziert den mentalen Druck in der Stresssituation und befreit kognitive Kapazitäten für die inhaltliche, TNA-Aufgabe. Darüber hinaus sollten Ablenkungen in der Leitstelle minimiert werden, denn diese können zu einem Gefühl der Überforderung beitragen, und bei synchroner virtueller Kommunikation ist höhere Konzentration auf das gesprochene Wort von Vorteil (Rothwell et al., 2012).

Im Hinblick auf die eigene psychophysische Belastbarkeit ist eine ehrliche Selbstreflexion erforderlich, um ggf. um Unterstützung bitten zu können, oder individuell bewährte Maßnahmen zur Entspannung und Refokussierung rechtzeitig einzuleiten, wann immer sich dazu die Gelegenheit findet. Hier bieten sich, neben grundlegenden Verfahren wie der Anwendung des 10-für-10-Prinzips (s. Abschn. 25.2), Kurzinterventionen wie die Atemwippe oder „tactical breathing" an (s. Abschn. 29.4.3).

Im Fallbeispiel erbat die KLM-Crew gleichzeitig die ATC- und die Startfreigabe („we are now ready for take-off and we are waiting for our ATC clearance"), sodass die vom Tower gegebene Freigabe der Flugroute („you are cleared to the papa beacon ...") von der Crew möglicherweise auch als Startfreigabe verstanden wurde, da sie eine gleichzeitige Freigabe erwartet hatte.

Bei jeder an Kommunikation beteiligten Person sind ganz individuelle Ziele und Erwartungshaltungen vorhanden, die auf den eigenen Erfahrungen, Rollen, Werten und anderen Faktoren beruhen. Es können sich zudem Verzerrungen durch den sog. Bestätigungsfehler („confirmation bias"; Klayman 1995) ergeben, also durch die Tendenz, selektiv bevorzugt diejenigen Informationen wahrzunehmen, die die eigene Erwartung bestätigen. Durch den mangelnden physischen Kontext kann die Situation des Gesprächspartners weniger gut eingeschätzt werden und unterliegt ggf. unzutreffenden Annahmen, die zu Missverständnissen führen können. Eine schlechte Akustik oder Störgeräusche können diesen Effekt noch verstärken, da nicht wahrnehmbare Aussageanteile entsprechend vorliegender Erwartungen des Empfängers „aufgefüllt" werden können.

Problematisch ist hier auch die Annahme der Kommunizierenden, die anderen am Gespräch beteiligten Personen besäßen die gleichen Vorannahmen und das gleiche Vorwissen wie man selbst, wodurch schnell Auslassungen entstehen können. Argumente werden dann nicht nachvollziehbar formuliert und dadurch vom anderen womöglich vorschnell verworfen. Auch Verzögerungen haben im virtuellen Raum möglicherweise andere Auswirkungen als im direkten Gespräch. Während sie in der direkten Kommunikation eher als bedeutungsvoll interpretiert werden, etwa als Verständnisproblem oder Ablenkung, bleibt im virtuellen Gespräch unklar, ob sie absichtsvolles Verhalten repräsentieren oder eine technische Ursache vorliegt.

Für die Kommunikation auf Distanz bedeutet dies, sich diese Prinzipien einerseits bewusst zu machen und andererseits etwa durch antwortneutrales Fragen und größtmögliche Transparenz den verzerrenden Einfluss dieser Vorgänge zu minimieren.

Im Fallbeispiel werden mit der gleichzeitigen Abfrage der beiden Freigaben zwei komplexe Themen miteinander kombiniert, was in der Kommunikation auf Distanz grundsätzlich zu vermeiden ist. Forschung von Riedl und Woolley (2017) zeigt, dass sich jede Kommunikation auf die kleinstmögliche Zahl von Themen konzentrieren sollte. Wenn

Personen mit kleinen Informationspaketen konfrontiert werden, können sie ihre Aufmerksamkeit besser fokussieren. Es fällt dann leichter, die vermittelte Nachricht schnell zu entschlüsseln.

Dies ist an einem TNA-Arbeitsplatz nicht immer möglich, sondern es muss häufig eine Vielzahl an Informationen gleichzeitig verarbeitet werden. Umso wichtiger sind eine gezielte Aufmerksamkeitssteuerung, eine parallel erfolgende Dokumentation sowie zwei wichtige Aspekte, die im Folgenden noch genauer thematisiert werden: die Wiederholung des Gesagten und Rückfragen zur Klärung.

Das Fallbeispiel beinhaltet die bis heute unklare Durchsage des KLM-Co-Piloten „we are now at take-off" bzw. „we are now... uuh... taking off". Womöglich bestand hier eine Sprachbarriere, der Akzent hat das Verständnis behindert und das Schlüsselwort „take-off" war zum Zeitpunkt des Unfalls noch nicht eindeutig vergeben.

Kommunikation auf Distanz macht eine gemeinsame Basis erforderlich, einen Referenzrahmen, innerhalb dessen in einer geteilten Sprache mit gemeinsamer Symbolik interagiert werden kann (Cramton, 2001; Malhotra & Majchrzak, 2004; Olson & Olson, 2000). Um einem unterschiedlichen Begriffsverständnis auf Sender- und Empfängerseite vorzubeugen, ist es wichtig, auf klare, eindeutige Sprache zu achten und nicht-geläufige Abkürzungen und Sonderbegriffe möglichst zu vermeiden. Nur wenn die Flugzeugführer und die Flugverkehrslotsen die gleiche Sprache sprechen und damit auch die gleiche Bedeutung implizieren, können sie hoffen, gemeinsam die Flugsicherheit zu gewährleisten. In der Luftfahrt werden bei der aufgaben- und handlungsbezogenen Kommunikation im Cockpit und im standardisierten Sprechfunkverkehr mit den Bodenstationen (ATC) heutzutage vor allem sog. Verfahrenssprechgruppen, also festgelegte Wortfolgen, höchst formalisiert verwendet, um Inhalte eindeutig zu vermitteln (ICAO, 2007).

Auch wenn diese starke Formalisierung bei TNA-Einsätzen wohl nicht realistisch ist, sollte bewusst auf eine Wortwahl geachtet werden, die eindeutig, leicht verständlich und von ausschließlich solchen Fachbegriffen und Abkürzungen geprägt ist, die gesichert allen Beteiligten vertraut sind.

Nach dem Ende des Readback der ATC-Freigabe funkte der Tower im Fallbeispiel „O. K.", und 2 s später zusätzlich „Stand by for take-off, I will call you", da das Personal im Tower der Ansicht war, der KLM-Flieger stünde noch still. Der Tower forderte von der KLM-Crew, die diese Nachricht aufgrund einer Funküberlagerung gar nicht gehört hatte, kein Readback dieser Nachricht an und konnte somit die falsche Einschätzung der Situation nicht korrigieren.

Rothwell et al. (2012) führen einige Herausforderungen für effektive Kommunikation auf Distanz auf, etwa die Schwierigkeit herauszufinden, ob das Gegenüber die Nachricht korrekt verstanden hat, und auch den Umgang mit Missverständnissen. Sie weisen darauf hin, dass der Mangel an non- und bestimmten paraverbalen Signalen bei dieser Art des Austauschs die Entwicklung neuer Kommunikationsfähigkeiten zur Kompensation erfordert.

So ist Metakommunikation z. B. von herausgehobener Bedeutung. Gerade bei schlechter Akustik, Störgeräuschen oder Verzögerungen sollte der Gesprächspartner über die eigene Wahrnehmung informiert werden, um Missverständnisse zu vermeiden.

▶ Wenn etwas nicht verstanden wurde oder in der Leitung nichts zu hören ist, sollte dies deutlich ausgesprochen und um Rückmeldung gebeten bzw. die Frage ggf. wiederholt werden. Stilmittel wie Ironie oder Sarkasmus sollten wegen der erhöhten Gefahr von Fehlinterpretationen vermieden werden. Um eigene Fehlinterpretationen in der Empfängerrolle zu vermeiden, sollte auch bei Verdacht auf Ironie oder sonstiger Unsicherheit über den Nachrichteninhalt bewusst und konkret nachgefragt werden. Es bietet sich ganz grundsätzlich eine Art Readback-Verfahren an, um das korrekte Verstehen sicherzustellen.

Im Luftverkehr besteht grundsätzlich eine Two-Way-Communication-Regel: Durch Wiederholen des gehörten Kommandos wird das Verstehen bestätigt; zudem erfolgt eine erneute Bestätigung, und es wird zudem erneut bestätigt, wenn die geforderte Handlung, etwa das Aktivieren der Landeklappen, ausgeführt worden ist. Durch diese Redundanz ist gegenseitige Kontrolle gesichert, es gibt weniger Spielraum für Missverständnisse und es wird auch die Aufmerksamkeit aufgaben- und situationsgerecht gelenkt.

Leclerc et al. (2003) beschreiben etwas Ähnliches auch für die Kommunikation zwischen Arzt und Patient in der Telemedizin und bezeichnen dies als „Teach-back-Verfahren" bzw. „Interactive Communication Loop". Patienten sind dabei eingeladen, in ihren eigenen Worten zu erläutern, welche Information oder Behandlungspläne sie mit ihrem Arzt besprochen haben. Die Verantwortung für das korrekte Verstehen auf beiden Seiten liegt dabei eindeutig beim Telemediziner.

Kurz vor der schlussendlichen Kollision der beiden Maschinen hört man den Bordtechniker des KLM-Jumbos einmal fragen, ob die Pan-Am-Maschine etwa noch nicht aus dem Weg sei, da er offenbar das Kommando des Towers an diese wahrgenommen hatte, Bescheid zu geben, wenn die Startbahn frei sei. Pilot und Co-Pilot hingegen waren auf den Startvorgang konzentriert und verarbeiteten diese Information anscheinend nicht. Der Pilot antwortete knapp und vielleicht sogar etwas unwirsch auf die Frage des Bordtechnikers.

Die Aufmerksamkeit der Piloten war selektiv auf den Startvorgang gerichtet, sodass Stimuli, die damit nichts zu tun hatten, nicht ins Bewusstsein dringen konnten. Selektive Aufmerksamkeit ist durchaus eine nützliche Funktion des Gehirns, da sie es ermöglicht, irrelevante Stimuli auszublenden und ablenkungsfrei zu agieren.

Hätte die Nachricht des Towers jedoch einen Schlüsselbegriff mit für die Piloten der KLM-Maschine hoher Relevanz enthalten, etwa das Callsign (also den Namen) der KLM-Maschine, hätte dies womöglich einen sog. Cocktailparty-Effekt (Cherry, 1953) ausgelöst, der eine Refokussierung der Aufmerksamkeit ermöglicht hätte. Im Stimmengewirr einer Cocktailparty ermöglicht selektive Aufmerksamkeit die ausschließliche Konzentration auf die Stimme eines Gesprächspartners. Wird jedoch am anderen Ende des Raumes plötzlich von jemand anderem der eigene Name gesagt, dringt sofort die Stimme dieser Person ins Bewusstsein vor.

▶ Aufgrund solcher selektiver Aufmerksamkeitsprozesse ist es empfehlenswert, sich bei der Kommunikation auf Distanz regelmäßig der Aufmerksamkeit des Gegenübers zu versichern. Dies kann durch Nachfragen oder die Bitte um Wiederholung erreicht und durch das Ansprechen mit Namen weiter verstärkt werden.

Diese letzte Interaktion vor der Kollision leitet über zur Führung und Beziehungsgestaltung bei der Zusammenarbeit auf Distanz.

26.5 Führung und Beziehungsgestaltung bei der Zusammenarbeit auf Distanz

Der Bordtechniker der KLM-Maschine im Fallbeispiel wäre autorisiert gewesen, den Schub herauszunehmen, als er sich nicht sicher war, dass die Startbahn frei ist. Er tat es aber nicht. Es ist möglich, dass er dem dienstälteren, sehr erfahrenen Kapitän aufgrund der Hierarchie und Führungskultur nicht allzu viele Widerworte zu geben vermochte.

Als hierarchisch Höhergestellter kann es sein, dass der TNA auch als Kommunikationsführer wahrgenommen wird – von den Gesprächspartnern und natürlich auch von sich selbst. Damit gehen einige Anforderungen einher, bei der Kommunikation auf Distanz eine vertrauensvolle Gesprächsatmosphäre und effektiven Gesprächsablauf herzustellen.

▶ Teamarbeit ist sowohl in der Fliegerei als auch im Rettungsdienst und Katastrophenschutz einer der wichtigsten menschlichen Faktoren für Erfolg oder Misserfolg einer Mission. Hierzu sind beispielsweise flache Hierarchien hilfreich, in denen etwa der einsatzleitende Notarzt durch aktive Rückfragen andere Meinungen, Einwürfe und Rückmeldungen aus dem Team vor Ort zulässt oder sogar einfordert.

Da dies Wertschätzung ausdrückt und ein gleiches Situationsbewusstsein bei allen Teammitgliedern schafft, werden Beiträge aller Beteiligten dadurch selbstbewusster vertreten, sodass im gegenseitigen Austausch weniger Informationen verloren gehen. Bei stark hierarchischer Orientierung besteht hingegen die Gefahr von Redundanzverlust, wenn eigene Befürchtungen oder Einwände aus Furcht vor Misserfolg, Peinlichkeit oder Bloßstellung nicht geäußert werden.

Auch der Einsatz der richtigen Technik spielt hierbei eine gewisse Rolle. Videoübertragung ist im TNA-Einsatz z. B. grundsätzlich möglich und stellenweise sehr hilfreich, um bestimmte Prozesse mit visueller Unterstützung durchzuführen. Forschung von Chikersal et al. (2017) zeigt allerdings, dass Redeanteile ohne Videoübertragung gleichmäßiger verteilt werden und auch Abstimmungen reibungsloser verlaufen. Das Zuschalten der Videofunktion sollte daher erst nach Abwägung der situativen Erfordernisse erfolgen.

In Bezug auf Führung und Beziehungsgestaltung gibt es weitere Erkenntnisse aus der einschlägigen Literatur und Praxis, die bei der Arbeit von TNA-Teams hilfreich sein können. Noch vor Beginn der Zusammenarbeit auf Distanz ist etwa die Entwicklung der richtigen Einstellung zur Kommunikation im TNA-Team ein Aspekt, der bewusst gestaltet werden sollte. So macht die Natur der Tätigkeit z. B. Delegation unbedingt erforderlich, was bei besonders kontrollorientierten Einsatzkräften häufig Unbehagen verursacht.

Die Teammitglieder vor Ort sind dem TNA je nach Konstellation häufig unbekannt. Teams in der Telenotfallrettung sind typische Beispiele für temporäre Teams, die aufgrund ihrer spezifischen Fähigkeiten zusammengestellt werden und womöglich nur dieses eine Mal zusammenarbeiten (Bakker, 2010). Dies macht einen nicht unerheblichen Vertrauensvorschuss notwendig, zumal in der Zusammenarbeit auf Distanz zusätzlich zum persönlichen Austausch nonverbale Informationen zur Einschätzung des Gegenübers fehlen. Allerdings wirkt sich in genau diesen Situationen, die von wenig organisationaler Struktur, dafür hohem Risiko, Unsicherheit und Komplexität geprägt sind, Vertrauen besonders stark auf die Zusammenarbeit aus (Dirks & Ferrin, 2001; Iacono & Weisband, 1997).

In temporär zusammenarbeitenden Teams entsteht Vertrauen nicht auf die gleiche Art und Weise wie in Team-Settings mit längerer Dauer der Zusammenarbeit, bei denen gegenseitiges Vertrauen z. B. von gemeinsamen Erfahrungen und gegenseitiger Offenheit beeinflusst ist (Kramer et al., 1996). Einmalig zusammenarbeitende Teams, insbesondere solche, die auf Distanz miteinander agieren, bilden häufig sehr schnell einen sog. „swift trust" aus. Dieser wird von Kramer et al. (1996, S. 191) als eine besondere Form schneller Vertrauensbildung beschrieben, die dazu befähigt, mit Schwierigkeiten umzugehen, die etwa im Zusammenhang mit Unsicherheit, Risiko oder unterschiedlichen Erwartungshaltungen entstehen können. Ein „swift trust" ist dabei im Vergleich zum interpersonellen Vertrauen in längerdauernden Interaktionen eher aufgabenorientiert, kognitiv und von den jeweiligen Personen losgelöst.

Personen in temporären Systemen wie der Telenotfallmedizin neigen aufgrund der eingeschränkten Zeit der Zusammenarbeit grundsätzlich dazu, den Personen, mit denen sie zusammenarbeiten, einen Vertrauensvorschuss zuzugestehen, um die mit der kurzfristigen Zusammenarbeit verbundene Unsicherheit und Vulnerabilität zu reduzieren.

Es gibt jedoch Charakteristika temporärer Teams, die „swift trust" begünstigen und vom TNA teilweise beeinflussbar sind. Diese sind z. B. klare Ziele und eine eindeutige Rollenverteilung, bedingt durch die Unterschiedlichkeit hinsichtlich Fertigkeiten sowie die Durchführung von Nicht-Routine-Tätigkeiten und komplexen interdependenten Aufgaben, die kontinuierliche Interaktion erfordern (Kramer et al., 1996).

Empirische Untersuchungen zu „swift trust" zeigen, dass in der Zusammenarbeit auf Distanz vor allem Integrität und Können (Jarvenpaa et al., 1998), das Etablieren und Einhalten von Standards und geeigneten Kontrollroutinen (Crisp & Jarvenpaa, 2013; Tatham & Kovács, 2010) sowie eine gelungene, proaktive Kommunikation über die Aufgabe (Blomqvist & Cook, 2018; Jarvenpaa & Leidner, 1998; Sarker et al., 2011) zur Entstehung und Aufrechterhaltung dieses Vertrauensvorschusses beitragen.

▶ Je nach Möglichkeit empfiehlt es sich daher auch, zu Beginn einige wichtige Gesprächsregeln aufzustellen. So sollten etwa wichtige Informationen zuerst vermittelt und Kommandos oder Fragen so kurz und knapp wie möglich formuliert werden. Auch auf die Beachtung von Standard Operating Procedures (SOP) und das Abarbeiten von Checklisten kann zu Beginn noch einmal hingewiesen werden.

Ebenso wichtig ist das konsequente Einhalten von Kommunikationsregeln seitens der Einsatzleitung. Je reibungsloser die Kommunikation abläuft, desto kompetenter wird der Kommunikationspartner eingeschätzt und desto mehr können sich die TNA-Teammitglieder vertrauensvoll auf den Kern der Information beschränken. Innerhalb von Minuten kann so zusätzlich zum initialen „swift trust" ein erfahrungsbasiertes Vertrauen entstehen, das die Kommunikation zusätzlich erleichtert.

26.6 Zusammenfassung

Auch in der Telenotfallmedizin können die Leitsätze des ursprünglich aus der Luftfahrt stammenden CRM zur größtmöglichen Patientensicherheit beitragen. Gerade in der Kommunikation auf Distanz können an jedem Punkt der Informationsübermittlung folgenschwere Fehler auftreten, die sich durch geeignete Planung der eigenen Tätigkeit und Kommunikation sowie Umsetzung von CRM-Prinzipien minimieren lassen.

Neben selbstorganisatorischen Aspekten und eindeutiger Formulierung sind vor allem Maßnahmen der Metakommunikation sowie Aspekte der wertschätzenden und kooperativen Interaktion wesentliche Erfolgsfaktoren zur Herstellung möglichst großer Sicherheit für Personal und Patienten.

CRM sollte aufgrund der herausgehobenen Bedeutung für die Tätigkeit als TNA in Aus- und Fortbildungsmaßnahmen für diese Aufgabe fest integriert sein, um eine sichere Anwendung der entsprechenden Leitsätze wirksam zu fördern.

Abkürzungen

ACM	Association for Computing Machinery
ALPA	Air Line Pilots Association
ATC	Air Traffic Control – Flugverkehrskontrolle

CRM	Crew Resource Management
ICAO	International Civil Aviation Organization
IEEE	Institute of Electrical and Electronics Engineers
KLM	Koninklijke Luchtvaart Maatschappij N. V. – Königliche Luftfahrtgesellschaft
NASA	National Aeronautics and Space Administration
Pan Am	Pan American World Airways
RTW	Rettungswagen
SanAkBw	Sanitätsakademie der Bundeswehr
SOP	Standard Operating Procedures
TNA	Telenotarzt
ZentrLuRMedLw	Zentrum für Luft- und Raumfahrtmedizin der Luftwaffe

Literatur

Bakker, R. M. (2010) Taking stock of temporary organizational forms: a systematic review and research agenda. *International Journal of Management Reviews, 12*(4): 466–48

Behnke, A., Rojas, R., Gärtner, A. (2021). Emotionsregulation im Rettungsdienst. *Prävention und Gesundheitsförderung, 16*(3): 188–192. https://doi.org/10.1007/s11553-021-00836-x

Blomqvist K., Cook, K. S. (2018). Swift trust: state-of-the-art and future research directions. In: R. H. Searle, A.-M. I. Nienaber & S. B. Sitkin (Hrsg.) *The Routledge companion to trust* (S. 29–49). New York: Routledge.

Burgoon, J. K., Dunbar, N. E., & Segrin, C. (2002). Nonverbal Influence. In: J. P. Dillard amp; M. Pfau (Hrsg.), *The persuasion handbook: developments in theory and practice* (S. 445–473). Thousand Oaks: Sage.

Cherry, E. C. (1953). Some experiments on the recognition of speech, with one and with two ears. *The Journal of the Acoustical Society of America, 25*(5), 975–979.

Chikersal, P., Tomprou, M., Kim, Y. J., Woolley, A. W., & Dabbish, L. (2017). Deep structures of collaboration: physiological correlates of collective intelligence and group satisfaction. In: *Proceedings of the 2017 ACM conference on computer supported cooperative work and social computing* (S. 873–888). https://doi.org/10.1145/2998181.2998250

Cooper, G. E., White N. D., & Lauber, J. K. (1980). *Resource management on the flightdeck: Proceedings of a NASA/industry workshop (NASA Conference Publication 2120).*

Cramton, C. D. (2001). The mutual knowledge problem and its consequences for dispersed collaboration. *Organization Science, 12*(3), 346–371.

Crisp, C. B., & Jarvenpaa, S. L. (2013). Swift trust in global virtual teams. *Journal of Personnel Psychology, 12*(1), 45–56.

Dirks, K. T., & Ferrin, D. L. (2001). The role of trust in organizational settings. *Organization Science, 12*(4), 450–446.

Felzen, M., Hirsch, F., Brokmann, J. C., Rossaint, R., & Beckers, S. K. (2018). Anforderungs- und Qualifikationsprofil an den Notarzt in der Telenotfallmedizin. *Notfall & Rettungsmedizin, 21*(7), 590–597. https://doi.org/10.1007/s10049-018-0443-6

Helmreich, R. L., Merritt, A. C., & Wilhelm, J. A. (1999). The evolution of crew resource management training in commercial aviation. *The International Journal of Aviation Psychology, 9*(1), 19–32.

Iacono, C. S., & Weisband, S. (1997, January). Developing trust in virtual teams. In: *System Sciences, 1997, Proceedings of the Thirtieth Hawaii International Conference on* (Vol. 2, S. 412–420). IEEE.

ICAO (International Civil Aviation Organization). (2007). *Air traffic management – procedures for air navigation services (Doc 4444), 15. Ausgabe.*

ICAO (International Civil Aviation Organization). (2025). ICAO Circular 153-AN/56 – Human factors report on the Tenerife accident/Air Line Pilots Association (ALPA) (S. 22–68). https://www.baaa-acro.com/sites/default/files/2019-05/N736PA.pdf. Zugegriffen: 24. Oktober 2025.

Jarvenpaa, S. L., & Leidner, D. E. (1998). Communication and trust in global virtual teams. *Journal of Computer-Mediated Communication, 3*(4).

Jarvenpaa, S. L., Knoll, K., & Leidner, D. E. (1998). Is anybody out there? Antecedents of trust in global virtual teams. *Journal of Management Information Systems, 14*(4), 29–64.

Klayman, J. (1995). Varieties of confirmation bias. *Psychology of Learning and Motivation, 32*, 385–418.

Kramer, R. M., Meyerson, D., & Weick, K. E. (1996). Swift trust and temporary groups. In *Trust in Organizations: Frontiers of Theory and Research* (pp. 166–195). Sage.

Leclerc, B. S., Dunnigan, L., Cote, H., Zunzunegui, M.V., Hagan, L., Morin, D. (2003). Callers' ability to understand advice received from a telephone healthline service: comparison of self-reported and registered data. *Health Service Research, 38*(2), 697–710.

Malhotra, A., & Majchrzak, A. (2004). Enabling knowledge creation in far-flung teams: best practices for IT support and knowledge sharing. *Journal of Knowledge Management, 8*(4), 75–88.

Mehrabian, A., & Ferris, S. R. (1967). Inference of attitudes from nonverbal communication in two channels. *Journal of Consulting and Clinical Psychology, 31*, 248–252.

Merkt, P., Wilk-Vollmann, S., & Wolz, C. (2020). Forschung in der Notfall- und Katastrophenmedizin: Informationsverlust bei Stress-Kommunikation. *Taktik + Medizin, 3*(4), 226–229.

Merkt, P., & Wilk-Volmann, S. (2021). Anspruchsvolle Übungslagen: Kommunikationsverhalten und Stressreaktionen. *Rettungsdienst, 44*(1), 14–18.

Metelmann, C., Metelmann, B., Bartels, J., Laslo, T., Fleßa, S., Hasebrook, J., Hahnenkamp, K., et al. (2018). Was erwarten Mitarbeiter der Notfallmedizin vom TNA? Ergebnisse einer Befragungsstudie vor der Einführung eines Telenotarztes in Vorpommern-Greifswald. *Notfall + Rettungsmedizin.* https://doi.org/10.1007/s10049-018-0520-x

Miesen, M., & Gehring, C. (2016). Crew Resource Management in der Notfallmedizin/Luftrettung. *Der Notfallsanitäter, 4*, 23–30.

Olson, G. M., & Olson, J. S. (2000). Distance matters. *Human–computer interaction, 15*(2–3), 139–178.

Rall M., & Gaba D. M. (2009). Human performance and patient safety. In: Miller RD (Hrsg.) *Miller's Anesthesia* (S. 93–150). Philadelphia Elsevier Churchhill Livingstone.

Rall, M., Langewand, S., & Op Hey, F. (2022). *Crew Resource Management (CRM) für den Rettungsdienst: 15 Leitsätze zur Teamarbeit für Rettungssanitäter, Notfallsanitäter und Notärzte.* Edewecht: S + K.

Riedl, C., Woolley, A.W. (2017). Teams vs. crowds: a field test of the relative contribution of incentives, member ability, and emergent collaboration to crowd-based problem solving performance. *Academy of Management Discoveries, 3*(4): 382–403.

Rothwell, E., Ellington, L., Planalp, S., & Crouch, B. (2012). Exploring challenges to telehealth communication by specialists in poison information. *Qualitative Health Research, 22*(1), 67–75.

Sarker, S., Ahuja, M., Sarker, S., & Kirkeby, S. (2011). The role of communication and trust in global virtual teams: a social network perspective. *Journal of Management Information Systems, 28*(1), 273–31.

Shannon, C. E., & Weaver, W. (1949). *The mathematical theory of communication.* University of Illinois Press.

Tatham, P., & Kovács, G. (2010). The application of "swift trust" to humanitarian logistics. *International Journal of Production Economics, 126*(1), 35–45.

Watzlawick, P., Beavin, J. H., & Jackson, D. D. (1969). *Menschliche Kommunikation.* Bern: Huber.

Wilk-Vollmann, S., Siegl, L., Siegl, K., et al. (2018). Misskommunikation als Risikoschwerpunkt in der Patientensicherheit. *Der Anaesthesist, 67*(4), 255–263. https://doi.org/10.1007/s00101-018-0413-x

Besonderheiten der Kommunikation im Arbeitsfeld TNA

27

Friederike Schlingloff

Inhaltsverzeichnis

27.1	Einleitung	275
27.2	Die Ausstattung der Teammitglieder für die Audiokommunikation	276
27.3	Offene versus geschlossene Kommunikation	277
27.4	Videokommunikation	277
27.5	Die Übergabe	278
27.6	Gesprächsführung im Einsatz	281
27.7	Einsatznachbesprechung im Telenotarzteinsatz	281
Literatur		282

27.1 Einleitung

Kommt der Kommunikation in jedem Feld der Akutmedizin eine hohe Bedeutung zu, so ist sie im telenotfallmedizinischen Einsatz besonders wichtig, da sie den zentralen Kanal des Informationsflusses an den Telenotarzt darstellt (insbesondere bei Einsätzen ohne Videofeed). Dadurch, dass der Notfallsanitäter vor Ort Hauptansprechpartner für den Telenotarzt, aber auch für seinen Teampartner, den Patienten oder dessen Angehörige ist, entspinnt sich eine „Dreieckskommunikation".

F. Schlingloff (✉)
Landreis Goslar, Fachdienst Rettungswesen, Goslar, Deutschland
E-Mail: friederike.schlingloff@landkreis-goslar.de

© Der/die Herausgeber bzw. der/die Autor(en), exklusiv lizenziert an Springer-Verlag GmbH, DE, ein Teil von Springer Nature 2026
S. Beckers und M. Felzen (Hrsg.), *Telenotfallmedizin*,
https://doi.org/10.1007/978-3-662-72121-6_27

▶ Der Notfallsanitäter vor Ort muss die Kommunikation mit dem Telenotarzt führen, während er gleichzeitig Ansprechpartner für seinen Teampartner und den Patienten bzw. Angehörige bleibt.

All diese verschiedenen Kommunikationsstränge sind für einen geordneten und koordinierten Einsatzablauf wichtig und dürfen durch den Einsatz eines Telenotarztes nicht vernachlässigt werden.

27.2 Die Ausstattung der Teammitglieder für die Audiokommunikation

Die Audiokommunikation mit dem Telenotarzt findet über ein Headset statt. Die Auswahl dieses Headsets, genauso wie die Ausstattung verschiedener Teammitglieder hiermit, bestimmt maßgeblich die Möglichkeiten der Audiokommunikation. Trägt nur der Notfallsanitäter ein Headset, ist er der einzige Ansprechpartner für den Telenotarzt und muss wichtige Anweisungen oder Ergebnisse der Kommunikation mit dem Telenotarzt in regelmäßigen Abständen (Team-Time-out) mit seinem Teampartner oder dem Patienten besprechen. Er bleibt hierdurch Koordinator des Einsatzgeschehens und kann Aufgaben gezielt verteilen.

Tragen alle Teammitglieder ein Headset, sind sie durchgehend über die Kommunikation mit dem Telenotarzt und eventuelle Anweisungen informiert. Möglicherweise sind sie durch die konstante Audiokommunikation über das Headset aber auch abgelenkt von ihrer eigentlichen Aufgabe, nämlich der Betreuung des Patienten und der Angehörigen, solange der Notfallsanitäter in der Konsultation des Telenotarztes gebunden ist.

▶ Headsets können vor Ort entweder alle Teammitglieder des Rettungsteams oder nur der Einsatzführer (in der Regel der Notfallsanitäter) tragen. Hierdurch sind entweder alle Teammitglieder über Anweisungen und Ergebnisse informiert, oder nur der Einsatzführer, der dann die Anweisungen oder Ergebnisse der Kommunikation mit dem Telenotarzt in regelmäßigen Abständen (Team-Time-out) an sein Team weitergibt (s. Abschn. 27.5). Beide Verfahren haben Vor- und Nachteile.

Auch die technische Ausführung der Headsets vor Ort kann die Kommunikation mit dem Telenotarzt beeinflussen. Filtert das Headset z. B. die Umgebungsgeräusche heraus, hört der Telenotarzt nur den Notfallsanitäter. Er kann dann die übrige Kommunikation untereinander sowie z. B. den Patienten nicht hören und muss durch den Notfallsanitäter über diese Hintergrundinformationen informiert werden. Kann der Telenotarzt die Umgebungsgeräusche hören, ist er über das Einsatzgeschehen akustisch besser informiert und kann sich selbst einen Eindruck vom Team (Stresslevel) und vom Patienten (z. B. Stärke des Schmerzes, Stöhnen) bilden.

▶ Filtern die Headsets des Rettungsdienstteams vor Ort die Umgebungsgeräusche heraus, hat der Telenotarzt weniger Möglichkeiten, sich einen Eindruck vom Einsatzgeschehen zu verschaffen.

27.3 Offene versus geschlossene Kommunikation

Eine „offene" Kommunikation an der Einsatzstelle entsteht dann, wenn der Einsatzführer vor Ort kein Headset trägt und die Kommunikation mit dem Telenotarzt über Lautsprecher, also für alle im Raum Anwesenden hörbar, erfolgt. Dies kann in bestimmten Einsatzsituationen sinnvoll sein, z. B. bei einer Reanimation, wenn das ganze Team sowie ggf. auch Helfer die Kommunikation verfolgen sollen.

Der Telenotarzt kann dies allerdings nicht wahrnehmen und erwartet, mit dem Einsatzführer in einer „geschlossenen", also privaten Kommunikation zu sprechen. Sollte es sich in einem Einsatz nicht vermeiden lassen, die Kommunikation „offen" zu führen (Headset defekt, entladen, nicht vorhanden), muss der Telenotarzt zu Beginn des Einsatzes direkt hierauf hingewiesen werden. Es kann sonst zu unangenehmen Situationen kommen, wenn der Telenotarzt laut Aussagen tätigt, die nur für den Einsatzführer bestimmt waren.

▶ Ist eine „offene", laut für alle hörbare, Kommunikation am Einsatzort erforderlich, so ist der Telenotarzt zu Beginn des Einsatzes hierüber zu informieren.

27.4 Videokommunikation

Die Kommunikation im telenotfallmedizinischen Einsatz kann nur über Audio- oder auch über Audio-/Videofeed von der Einsatzstelle an den Telenotarztarbeitsplatz durchgeführt werden. Alle heutigen Telenotarztsysteme sollten über eine Videoübertragung verfügen. Dabei kann die Videoübertragung über ein mobiles Endgerät oder über fest verbaute Kameras im Rettungswagen (RTW) erfolgen (s. Abschn. 5.1). Ein mobiles Endgerät bietet den Vorteil, dass der Videofeed bereits von der Einsatzstelle (z. B. Patientenwohnung) und nicht erst nach Verbringen des Patienten in den RTW laufen kann. Die umfassende Einschätzung des Patientenzustands kann durch einen Videofeed für den Telenotarzt erleichtert werden (Han et al. 2020). Auch für eine korrekte Diagnosestellung bei Patienten mit neurologischen Erkrankungen scheint die Videoübertragung von der Einsatzstelle von Vorteil zu sein (Quadflieg et al. 2020).

Wird mit mobilem Videofeed gearbeitet, ist es sinnvoll, dass der Telenotarzt und das Rettungsfachpersonal zu Beginn des Gesprächs eine kurze Face-to-Face-Vorstellung mit Namen und Qualifikation durchführen. Hierdurch wird, insbesondere wenn Rettungsfachpersonal und Telenotarzt überregional zusammenarbeiten und sich nicht persönlich kennen, eine schnelle Einschätzung des Gegenübers (Macht mein Gesprächspartner einen ruhigen oder gestressten Eindruck? Steht ihm z. B. Schweiß auf der Stirn?) und somit ein schneller Vertrauensaufbau ermöglicht (Schlingloff et al. 2022). Hierbei ist es hilfreich, sich initial bereits gemeinsam auf eine Ansprache festzulegen (Du oder Sie? Voroder Nachname?). Im weiteren Einsatzgeschehen besteht kein Sichtkontakt mehr, und eine direkte Ansprache mit Namen ist sinnvoll, um im genannten Kommunikationsdreieck sofort die richtige Person erkennen und adressieren zu können.

Zur Durchführung der strukturierten Übergabe sollte dann das mobile Gerät bereits in ein Tragesystem gesteckt werden, sodass der Telenotarzt nun im Videofeed die Perspektive des Notfallsanitäters einnimmt und gleichzeitig zu den Informationen des Notfallsanitäters über einen visuellen Eindruck des Einsatzgeschehens und des Patientenzustands verfügt.

▶ Wird ein mobiles Gerät für eine Videoübertragung zum Telenotarzt genutzt und handelt es sich hierbei um eine bidirektionale Videoverbindung, ist es sinnvoll, zu Beginn des Einsatzes eine kurze gegenseitige Face-to-Face-Vorstellung durchzuführen, um schnell ein Vertrauensverhältnis zu etablieren. Hierbei sollte ebenfalls eine gegenseitige Ansprache geklärt werden (z. B. Vorname oder Funktion), um im weiteren Einsatzgeschehen ohne Sichtkontakt den richtigen Ansprechpartner zu adressieren.

27.5 Die Übergabe

Im telenotfallmedizinischen Einsatz muss der Notfallsanitäter bei der Übergabe in kurzer Zeit sämtliche für den Telenotarzt relevante Informationen mitteilen. Hierbei müssen ggf. auch wichtige Details besprochen werden, die der Telenotarzt aufgrund seiner eingeschränkten Perspektive selbst nicht wahrnehmen kann (Gegebenheiten vor Ort, Wohnbedingungen, soziales Umfeld, Gerüche).

Hierzu empfiehlt es sich, konsequent nach einem Schema vorzugehen, das im besten Fall dem Notfallsanitäter in Form einer SOP (Standard Operating Procedure) oder Arbeitsanweisung vorliegt. Um den Rettungsdiensteinsatz insgesamt nicht zu verzögern, aber auch den Einsatz des Telenotarztes effizient zu halten, sollte der Notfallsanitäter vor

Kontaktaufnahme vor Ort bereits eine umfassende Anamnese erhoben und erste Maßnahmen, wie die Anlage eines intravenösen (i. v.) Zugangs vor geplanter Medikamentengabe, durchgeführt haben.

Bei Alarmierung des Telenotarztes sollten folgende Maßnahmen erfolgen:

- (Situationsangepasste) Aufklärung des Patienten über den Einsatz eines Telenotarztes.
- Vollständiges Monitoring, dieses ist bereits etabliert (inklusive Blutzucker und Temperatur) und wird übertragen, 12-Kanal-EKG (EKG = Elektrokardiogramm) liegt vor.
- Erfassung der Patientendaten.
- Wichtige Vorbefunde (Medikamentenplan, Arztbriefe, Allergieausweis etc.) oder Fotos (Wunde, Hautbefund etc.) stehen bereits als Foto/Dokument im Chat zur Verfügung.

▶ Um den Einsatz des Telenotarztes so effizient und kurz wie möglich zu halten, müssen zu Beginn der Konsultation sämtliche wichtigen Befunde und eine vollständige Anamnese vorliegen. Bei Nachforderung des Telenotarztes zur Medikamentenanordnung sollte der i. v. Zugang bereits etabliert sein.

In der Übergabe mit Sicht auf den Patienten empfiehlt es sich, sich an folgendes Schema zu halten:

- Name, Alter, (Geschlecht)
- Dringlichkeit (stabil/ potenziell kritisch/ kritisch)
- Leitsymptom
- ABCDE
- SAMPLER

Nach Abschluss der Übergabe sollte der Telenotarztgemäß der Methode des „Readback" seinerseits eine kurze Zusammenfassung des Gehörten abgeben, um sicherzustellen, dass alles korrekt verstanden wurde.

Kommunikationsmethoden wie diese sind in der Luftfahrt fest etabliert, werden in der Akutmedizin jedoch noch nicht flächendeckend eingesetzt, da sie häufig als „artifiziell" wahrgenommen werden. Dies ist bedauerlich, da 70 % der Fehler im medizinischen Bereich nachgewiesenermaßen nicht auf mangelndes Fachwissen, sondern auf Human Factors wie eben Kommunikation und Teamführung zurückzuführen sind (Institute of Medicine [US] Committee on Quality of Health Care in America et al. 2000).

Im telenotfallmedizinischen Einsatz, in dem der Telenotarzt in seiner Wahrnehmung des Einsatzgeschehens stark eingeschränkt ist, ist es unerlässlich, bekannte Schemata wie ABCDE und SAMPLER sowie Kommunikationstechniken wie z. B. das Readback und die Closed-Loop-Kommunikation konsequent zu verwenden (Rall et al. 2022, S. 19; s. auch Abschn. 5.5 und 26.4).

Nach abgeschlossener Übergabe und Readback durch den Telenotarzt wird nun eine konkrete Fragestellung des Teams formuliert, also z. B. Unterstützung bei einer komplexen Analgesie, eine EKG-Beurteilung oder Anordnung eines Medikaments über § 4 Abs. 2 Nr. 2c Notfallsanitätergesetz (NotSanG) hinaus. Auch hier wird in einer strukturierten Kommunikation darauf geachtet, getroffene Absprachen, insbesondere Medikamentennamen und Dosierungen, sorgfältig zu wiederholen und rückzubestätigen, um Fehler zu vermeiden.

Innerhalb dieser Kommunikationsschleife muss der Notfallsanitäter (Einsatzführer) vor Ort ggf. kurze Absprachen mit seinem Teampartner treffen, um ihn über die getroffenen Absprachen oder Ergebnisse auf dem Laufenden zu halten. Hier bieten sich sog. Team-Time-outs (nach dem 10-für-10-Prinzip; s. Abschn. 25.2), also Pausen im Team an, die dazu dienen, Wahrnehmungen im Team untereinander abzugleichen und damit Fehleinschätzungen einzelner zu vermeiden (Rall et al. 2022, S. 19).

▶ Der Notfallsanitäter (Einsatzführer vor Ort) sollte nach getroffenen Absprachen mit dem Telenotarzt vor Ort situativ kurze Team-Time-outs (10-für-10-Prinzip) abhalten, um sicherzugehen, dass seine Teampartner auf dem gleichen Wissenstand sind.

Der Telenotarzt sollte sich nach abgeschlossener Kommunikation mit dem Einsatzführer aus der weiteren Kommunikation vor Ort zurückziehen, wenn er nicht zwingend weiter benötigt wird. Die Belastung durch mehrere Kommunikationsebenen wird ansonsten für den Einsatzführer, der ja mehrere Kommunikationsstränge bedienen muss, zu hoch (Burgess et al. 2000). Bleibt der Telenotarzt im Einsatzgeschehen, z. B. bei einem instabilen Patienten oder weil unklar ist, ob eine Maßnahme ausreichend ist, sollte er sich weitgehend ruhig verhalten, um den Einsatzablauf vor Ort nicht zu stören und den Einsatzführer nicht unnötig abzulenken.

Da der Notfallsanitäter im telenotfallmedizinischen Einsatz durch Delegation und nur punktuelle Unterstützung mehr Eigenverantwortung trägt bzw. durch den zusätzlichen Kommunikationsstrang mit dem Telenotarzt herausgefordert ist, muss auch der Rettungssanitäter mehr selbstständig arbeiten. Während der Notfallsanitäter in Kommunikation mit dem Telenotarzt steht, ist der Rettungssanitäter nun hauptsächlich für die Betreuung des Patienten und der Angehörigen zuständig. In manchen Einsatzsituationen werden z. B. zur Tragehilfe mehr als zwei Einsatzkräfte vor Ort benötigt; hier muss im telenotfallmedizinischen Einsatz frühzeitig an eine Nachforderung der benötigten Kräfte gedacht werden.

▶ Ist die wesentliche Absprache, eine Anordnung oder eine Delegation mit dem Einsatzführer vor Ort erfolgt, sollte sich der Telenotarzt aus dem Einsatzgeschehen zurückziehen. Muss er zur Beobachtung des Verlaufs oder bei instabilem Patienten zur Unterstützung im Einsatz bleiben, sollte er sich möglichst ruhig verhalten, um den Einsatzführer nicht durch unnötige Kommunikation zu belasten.

27.6 Gesprächsführung im Einsatz

Um auch im virtuellen Einsatz mit unbekannten Teams in komplexen Notfallsituationen schnell und sicher zusammenarbeiten zu können, muss eine Vertrauensbasis etabliert und gepflegt werden.

Hierbei gelten dieselben Kommunikationsregeln wie in jedem Team:

Kommunikationsregeln im Team

- Ich lasse mein Gegenüber ausreden.
- Ich reagiere wertschätzend und respektvoll auf Aussagen und Vorschläge.
- Jedes Teammitglied hat die Pflicht, Probleme oder Sorgen anzusprechen.
- Der Gesprächston im Einsatz ist ruhig und kollegial.

Auch bei der Erhebung von Befunden im virtuellen Einsatz muss das Vertrauensprinzip gelten. Übergibt der Notfallsanitäter dem Telenotarzt einen Auskultationsbefund oder das Ergebnis anderer Untersuchungen wie eines durchgeführten FAST-Tests (FAST = Face, Arms, Speech, Time), sollte der Telenotarzt die Korrektheit dieses Befunds nicht anzweifeln, solange keine begründeten Zweifel bestehen. Einsätze durch unnötige Doppeluntersuchungen zu verlängern ist weder effizient noch für den Patienten zielführend und frustriert dazu den sehr gut ausgebildeten Einsatzführer vor Ort.

Um das Team vor Ort nicht durch unnötige Nachfragen oder Anweisungen zu unterbrechen und zu stören, sollte Kommunikation durch den Telenotarzt sehr präzise und nur punktuell erfolgen.

27.7 Einsatznachbesprechung im Telenotarzteinsatz

Teambesprechungen nach dem Einsatz sind ein wichtiger Bestandteil von Teamführung und CRM-Maßnahmen (CRM = Crew Resource Management) im Rettungsdienst. Auch im telenotfallmedizinischen Einsatz haben sie einen wichtigen Stellenwert, sind aber aufgrund der räumlichen Trennung schwieriger einzurichten. Hier sollte, wenn möglich, nach jedem komplexen Einsatz ein Debriefing vereinbart und dann virtuell durchgeführt werden. Dabei sollten beim Debriefing alle Teammitglieder anwesend und in die Kommunikation einbezogen sein. In Debriefings ist die „offene" Kommunikation im Team sinnvoll.

Abkürzungen

FAST   Face, Arm, Speech, Time

Literatur

Burgess PW, Veitch E, de Lacy Costello A, Shallice T (2000) The cognitive and neuroanatomical correlates of multitasking. Neuropsychologia; 38(6): 848–863.

Han S, Lim H, Noh H, Shin HJ, Kim GW, Lee YH (2020) Videotelephony-assisted medical direction to improve emergency medical service. Am J Emerg Med; 38(4): 754–758. https://doi.org/10.1016/j.ajem.2019.06.023.

Institute of Medicine (US) Committee on Quality of Health Care in America; Kohn LT, Corrigan JM, Donaldson MS (Hrsg) (2000) To err is human: building a safer health system. Washington (DC): National Academies Press (US).

Quadflieg LTM, Beckers SK, Bergrath S et al (2020) Comparing the diagnostic concordance of tele-EMS and on-site-EMS physicians in emergency medical services: a retrospective cohort study. Sci Rep; 10(1): 17982. https://doi.org/10.1038/s41598-020-75.149-8.

Rall M, Langewand S, Op Hey F (2022) Crew Resource Management (CRM) für den Rettungsdienst: 15 Leitsätze zur Teamarbeit für Rettungssanitäter, Notfallsanitäter und Notärzte. Edewecht: S + K.

Schlingloff F, Langewand S, Beltau M, Pape T, Filipovic G, Marian T, Steffen T (2022) Crew Resource Management in der Telenotfallmedizin. Der Notarzt; 38: 315–317.

Führung von Teams in der Funktion TNA

28

Marc Felzen

> Ein Notarzt hat am Telenotarztarbeitsplatz nicht das gleiche Ansehen wie an der Einsatzstelle. Dies liegt daran, dass er als Persönlichkeit nicht vor Ort ist, nur seine Stimme hörbar ist und er nicht manuell eingreifen kann. Unerheblich ist dabei, ob das RTW-Team (RTW = Rettungswagen) den Arzt kennt oder nicht. Auch wenn der Telenotarzt die Verantwortung trägt, so werden seine Entscheidungen durch das RTW-Team stärker hinterfragt und nicht in jedem Fall ausgeführt. Dies ist auch dann der Fall, wenn der Arzt als Notarzt vor Ort ein sehr hohes Ansehen hat.

Im Regelfall wird der Telenotarzt erst dann konsultiert, wenn das RTW-Team die Anamnese und Diagnostik bereits durchgeführt hat. Dabei ist es unerheblich, ob der Telenotarzt auf Wunsch des RTW-Teams oder aber aufgrund der (Mit-)Alarmierung durch die Leitstelle konsultiert wird.

Allein aufgrund der Übergabe kann der Telenotarzt Rückschlüsse auf die Kompetenz des Teams in Bezug auf den aktuellen Einsatz ziehen, selbst wenn er das Team nicht kennen sollte. Der weitere Konsultationsablauf hängt entscheidend von der Einschätzung des Teams ab.

M. Felzen (✉)
Ärztliche Leitung Rettungsdienst Stadt Aachen & Aachener Institut für Rettungsmedizin und zivile Sicherheit, Uniklinik RTWH Aachen und Stadt Aachen, Feuerwehr und Rettungsdienst Aachen, Aachen, Deutschland
E-Mail: ars@ukaachen.de

© Der/die Herausgeber bzw. der/die Autor(en), exklusiv lizenziert an Springer-Verlag GmbH, DE, ein Teil von Springer Nature 2026
S. Beckers und M. Felzen (Hrsg.), *Telenotfallmedizin*,
https://doi.org/10.1007/978-3-662-72121-6_28

Bestehen Unsicherheit und/oder sogar eine Überforderung, so macht es Sinn, bei der Komplettierung von Anamnese und Diagnostik zu unterstützen, sodass mithilfe der gewonnenen Informationen das weitere Vorgehen von Grund auf besprochen werden kann. Auch die Mitteilung der Einschätzung, dass der Telenotarzt die Situation zusammen mit dem Team vor Ort im Griff hat bzw. in den Griff bekommen kann, ist in einer solchen Situation extrem hilfreich für das Team. Sofern auch beim Telenotarzt Unklarheit in Bezug auf diese Einschätzung besteht, sollte ein Notarzteinsatzfahrzeug (NEF) nachalarmiert werden.

Sofern das Team eine Übergabe macht, aus der der Patientenzustand auf den Punkt gebracht, glaubhaft hervorgeht und auch keine Anhaltspunkte für einen Fixierungsfehler (z. B. bei einem Verdacht auf Lungenödem bei brodelndem Atemgeräusch mit Fieber ohne Unterschenkelödeme) besteht, kann dem Team die Therapieentscheidung überlassen und diese lediglich dokumentiert werden. Dies ist dann der Fall, wenn auch aus Sicht des Notarztes Anamnese, Symptome, Diagnostik sowie geschilderte Zusatzinformationen schlüssig sind.

Der Konsultationsgrund kann ebenfalls offen erfragt werden. Dies verhindert, dass etwaige Erwartungen des Teams an den Telenotarzt nicht erfüllt werden. Dies ist auch deshalb wichtig, da der Telenotarzt weder die Vorgaben noch Pflichten oder Grenzen der aufgeschalteten Trägerbereiche in Bezug auf Vorabdelegationen kennen kann. Es ist jedoch stets zu bedenken, dass die Entscheidung für einen Therapieverzicht, sofern für den Fall zutreffend, durch das RTW-Team bei Einbezug eines Telenotarztes stets leichter zu treffen ist, da die Verantwortung beim Notarzt liegt!

Die vor Konsultationsbeginn durchgeführte Anamnese und Diagnostik führen häufig dazu, dass sich das Team bereits auf eine Verdachtsdiagnose festgelegt hat, diese jedoch aufgrund von Unsicherheit nicht unbedingt äußert. Aus diesem Grund ist es wichtig, danach zu fragen. Sollte die Verdachtsdiagnose des Teams und die des Telenotarztes nämlich differieren, so ist es erforderlich, die Gründe für und gegen die eine oder andere Diagnose mit dem Team zu diskutieren. Differenzen hinsichtlich der Diagnose führen unweigerlich zu unterschiedlichen Auffassungen in Bezug auf die Therapie. Ist dem so, zählen die besseren Argumente. Sofern das RTW-Team dennoch vom Telenotarzt angeordnete Maßnahmen verweigert, ist dies klar und deutlich zu dokumentieren.

▶ Als wertschätzend, konstruktiv und kompetent hat sich erwiesen, wenn der Telenotarzt die Begründung für oder gegen eine Verdachtsdiagnose oder auch die Anordnung eines Medikaments unaufgefordert in einem Nebensatz erwähnt.

Dazu folgendes Beispiel zur Therapie eines instabilen atrioventrikulären Blockes (AV-Blockes) III: „Zieht bitte Adrenalin 10 µg pro ml auf und verabreicht 30 µg = 3 ml, da Atropin ja ausschließlich auf den Vorhof wirkt und damit beim AV-Block III wirkungslos ist."

Auf diese Weise kann ich mir als Telenotarzt sicher sein, dass das RTW-Team den Grund meiner Therapieentscheidung verstanden hat, ohne zugeben zu müssen, es vorher nicht gewusst zu haben. Dadurch kommt es praktischerweise zu einem Lerneffekt im laufenden Einsatz.

Es ist sinnvoll, dass der Telenotarzt dem RTW-Team gedanklich immer einen Schritt voraus ist. Möglich macht dies seine umfassende Erfahrung bezüglich der Abarbeitung von Notfalleinsätzen. So sollte er stets im Hinterkopf haben, dass nur vier Hände vor Ort sind und aus diesem Grund frühzeitig an eine Tragehilfe gedacht werden muss, um das Zeitmanagement zu optimieren.

Es ist unweigerlich so, dass auch das RTW-Team aus vorherigen Konsultationen mit ein und demselben Telenotarzt lernt und unter Umständen vorher den Dienstplan studiert, um gewisse Situationen zu vermeiden. Auch werden durch den Telenotarzt in den anfänglichen Konsultationen häufig gestellte Fragen mit zunehmender Anzahl an Konsultationen ungefragt mit an den Telenotarzt übergeben.

Sämtliche übergebenen Befunde müssen durch den Telenotarzt in den klinischen Gesamtzusammenhang gebracht und deren Plausibilität mitbedacht werden. Da das nichtärztliche Personal z. B. wenig Erfahrung mit der Auskultation und noch weniger mit der Perkussion des Thorax hat, dürfen derartige Befunde nicht überbewertet werden. So ist beispielsweise eine geforderte Unterscheidung von grob- und feinblasigen Rasselgeräuschen rettungsdienstlich von untergeordneter Relevanz. Als weiteres Beispiel sei der brettharte Bauch genannt, dessen Validität stark von der Lage des Patienten abhängt. Umgekehrt darf z. B. ein leises Atemgeräusch in der Auskultation bei Kreislaufinstabilität und Bewusstlosigkeit nach Thoraxtrauma die Anordnung einer Nadeldekompression nicht verhindern.

> **Zu Fehlinterpretationen neigende Befunde des nichtärztlichen Personals**
>
> - Auskultationsbefunde allgemein
> - Brodelndes Atemgeräusch bei Lungenödem gegenüber Pneumonie
> - Untersuchungsmethode eines brettharten Bauchs
> - Morphinbedingte Vigilanzminderung gegenüber Hyperkapnie
> - Kompartmentsyndrom gegenüber Stauungsdermatitis
> - Instabiler Schädel gegenüber Hämatom oberhalb der Schädeldecke
> - Physiologische oder temporäre Anisokorie ohne entsprechende Klinik
> - Blockbilder im Elektrokardiogramm (EKG) ohne Symptome eines akuten Koronarsyndroms
> - Konvulsive Synkope gegenüber Krampfanfall
> - Supraventrikuläre Tachykardie gegenüber Sinustachykardie gegenüber Tachyarrhythmie gegenüber Bedarfstachykardie

- Isolierte Betrachtung der Sauerstoffsättigung gegenüber respiratorischer Erschöpfung

Gezielte Fragestellungen, z. B. zur EKG-Interpretation, sollte der Telenotarzt auch direkt isoliert beantworten, ohne die Gesamtsituation anhand von weiteren Fragen erfassen bzw. alle Felder des Protokolls ausgefüllt haben zu wollen. Es versteht sich von selbst, dass der Telenotarzt seine Expertise bei vorliegender Pathologie automatisch einbringt. Liegt allerdings keine Pathologie vor, kann man dem Team durchaus die Entscheidung überlassen, den Einsatz ohne Arztbeteiligung weiter abzuarbeiten. Eine derartige Entscheidung trifft das Team ja bei jedem Einsatz, bei dem kein Arzt hinzugezogen wird.

▶ Ist der Telenotarzt eher vorsichtig und ordnet beispielsweise an, den Patienten vorsichtshalber unter 2 l Sauerstoffgabe über eine Nasenbrille aus dem 2. Stock zu tragen, kann dies dazu führen, dass das Team den Telenotarzt zukünftig erst dann konsultiert, nachdem es den Patienten fußläufig in den RTW gebracht hat. Möglich ist es auch, dass bei titrierter oder unterdosierter Analgesie das Team zukünftig keinen Telenotarzt konsultiert, da es ihm unangenehm ist, einem maximal schmerzgeplagten Patienten die Schmerzen nicht innerhalb kürzester Zeit nehmen zu können.

Es kann und wird durchaus Situationen geben, in denen der Telenotarzt anderer Meinung als das Rettungsteam ist. Dies ist nicht dramatisch, jedoch ist es wichtig, dass der Telenotarzt seine Entscheidung dem Team gegenüber adäquat begründet. Dies gilt auch für bereits vor Konsultationsbeginn durch das Team getroffene Maßnahmen, mit denen der Telenotarzt nicht einverstanden ist. Sollte sich herausstellen, dass eine konstruktive Diskussion der Differenzen im Einsatz weder möglich noch sinnvoll ist, sollte eine telefonische Nachbesprechung initiiert werden, bei der die Sichtweisen beider Parteien diskutiert werden. Können die Differenzen dadurch für beide Parteien zufriedenstellend behoben werden, sind keine weiteren Maßnahmen erforderlich. Falls nicht, ist ein moderiertes Gespräch z. B. durch die Ärztliche Leitung Rettungsdienst sinnvoll.

Kommt es zu einer Beschwerde oder einer anonymen Meldung im Critical Incident Reporting System (CIRS), so ist zunächst eine schriftliche Stellungnahme beider Parteien einzuholen. Häufig stellt sich die Situation darin unterschiedlich dar. Ist dem so, macht ein moderiertes Gespräch Sinn, in dem beide Parteien in Anwesenheit der jeweils anderen Partei gehört werden und auch die Möglichkeit haben, sich zu äußern.

▶ Es sollte möglichst vermieden werden, aufgrund der Aussage einer Streitpartei die andere Partei zu rügen oder gar die Mannschaft zu bestrafen, ohne vorher Informationen beider Parteien eingeholt zu haben!

Abkürzungen

AV-Block	Atrioventrikulärer Block
CIRS	Critical Incident Reporting System
RTW	Rettungswagen
NEF	Notarzteinsatzfahrzeug
EKG	Elektrokardiogramm

Resilienz und Selbstführung

29

Julia Beck und Nicola Spickenreither

Inhaltsverzeichnis

29.1	Psychische Resilienz	290
29.2	Resilienzfaktoren	290
29.3	Stressoren und Stresserleben im Rettungsdienst	293
29.4	Maßnahmen zur Steigerung von Resilienz	297
29.5	Umgang mit potenziell traumatisierenden Ereignissen	301
29.6	Resilient im Einsatz	302
29.7	Zusammenfassung	303
Literatur		304

▶ Resilienz bezeichnet den Prozess der positiven Adaptation eines Individuums bei Konfrontation mit einem oder mehreren Stressoren (Fletcher & Sarkar, 2013; Kunzler et al., 2018).

Im Rahmen der telenotärztlichen Versorgung erweitert sich das Spektrum potenzieller Stressoren durch die Anwendung von zusätzlicher Technik und der Kommunikation auf Distanz. Das nichtärztliche Rettungsfachpersonal (im Folgenden Rettungsfachpersonal genannt) an der Einsatzstelle ist anderen Stressoren ausgesetzt als der Telenotarzt (TNA)

J. Beck (✉)
Zentrum für Luft- und Raumfahrtmedizin der Luftwaffe, Köln, Deutschland
E-Mail: Julia2Beck@bundeswehr.org

N. Spickenreither
Sanitätsakademie der Bundeswehr, München, Deutschland
E-Mail: NicolaSpickenreither@bundeswehr.org

in der TNA-Zentrale. Zusätzlich ist der TNA in besonderer Weise gefordert, den Einsatz und das Rettungsfachpersonal aus der Distanz zu führen und die eigene Leistungsfähigkeit sowie die Leistungsfähigkeit des Personals zu fördern. Das Wissen um Resilienz und Selbstführungsstrategien unterstützt den TNA und das Rettungsfachpersonal bei der Sicherstellung einer optimalen Patientenversorgung.

29.1 Psychische Resilienz

Der Begriff „Resilienz" stammt von dem lateinischen Verb „resilire" und bedeutet „abprallen" oder „zurückspringen". Psychische Resilienz bezeichnet die Aufrechterhaltung oder rasche Wiederherstellung der psychischen Gesundheit nach als stressvoll erlebten Lebensereignissen (Kunzler et al., 2018).

Neben der Aufrechterhaltung der psychischen Gesundheit stellen einige Konzeptualisierungen von Resilienz zudem die Aufrechterhaltung der Leistungsfähigkeit in den Mittelpunkt (Fletcher & Sarkar, 2013). Dies entspricht auch dem Verständnis von Resilienz in Tätigkeitsfeldern wie der Luftfahrt. Luftfahrtpersonal ist in Bezug auf die Konzentrationsfähigkeit, das Entscheidungsverhalten, die Verantwortung für Menschenleben nicht in derselben, aber in ähnlicher Weise gefordert wie medizinisches Personal.

Die Europäische Agentur für Flugsicherheit (EASA) definiert Resilienz als wichtige Fähigkeit des Luftfahrtpersonals und entscheidenden Faktor für die Sicherheit des Flugbetriebs. Resilienz wird als Fähigkeit der Flugzeugbesatzung verstanden, bei Konfrontation mit Luftnotlagen die eigene Leistungsfähigkeit beizubehalten bzw. schnell zurückzuerlangen (EASA, 2015).

29.2 Resilienzfaktoren

Nach aktuellem Forschungsstand handelt es sich bei Resilienz nicht um eine individuelle Prädisposition oder gar Persönlichkeitseigenschaften, sondern um einen dynamischen Anpassungsprozess an Stressoren, der durch biologische, psychologische und soziale Faktoren determiniert wird (Kunzler et al., 2018).

Einige Resilienzfaktoren haben sich in wissenschaftlichen Studien als veränderlich und somit trainierbar erwiesen (Helmreich et al., 2017). Hierzu zählen u. a. folgende.

> **Veränderliche Resilienzfaktoren (Bengel & Lyssenko, 2012)**
>
> - Kognitive Flexibilität
> - Optimismus

- Selbstwirksamkeitserwartung
- Positive Emotionen
- Soziale Unterstützung
- Aktives Coping
- Kontrollüberzeugung

Auf ausgewählte Resilienzfaktoren und ihre Relevanz für die Tätigkeit des TNA sowie des Rettungsfachpersonals soll im Folgenden eingegangen werden.

29.2.1 Kognitive Flexibilität

Die Fähigkeit, sich flexibel auf neue und verändernde Situationen einzustellen, wird als kognitive Flexibilität bezeichnet (Armbruster et al., 2012). Menschen mit einer ausgeprägten kognitiven Flexibilität sind dazu in der Lage, sich schnell an wechselnde Umgebungsbedingungen anzupassen. Bei Konfrontation mit unerwarteten Ereignissen zeigen Menschen mit einer hohen kognitiven Flexibilität die Fähigkeit zur Anpassung und zur Entwicklung von alternativen Handlungsstrategien und Denkweisen (Gilan, Helmreich & Hahad, 2024). Kognitive Flexibilität zählt zu den exekutiven Funktionen und nimmt Einfluss auf Aufmerksamkeitslenkung sowie Handlungsplanung und -steuerung (Diamond, 2013).

Das Anforderungsprofil für den TNA sieht ein strukturiertes, standardisiertes sowie leitliniengerechtes Vorgehen als wichtige Fertigkeit des TNA vor (Felzen et al., 2018).

▶ Die Nutzung von Checklisten kann in dynamischen Einsatzlagen helfen, die Handlungsausführung zu strukturieren. Kognitive Reserven werden somit verfügbar, die vor allem bei komplexen Einsatzlagen benötigt werden.

Kognitive Flexibilität erhöht die Resilienz des rettungsdienstlichen Personals, da diese das Personal befähigt, selbst unter Stress weiterhin flexibel auf dynamische Lagen zu reagieren, Handlungspläne zu reevaluieren und zu adaptieren.

29.2.2 Selbstwirksamkeitserwartung

Selbstwirksamkeitserwartung bezeichnet die Annahme einer Person, aktuellen und zukünftigen Herausforderungen der Umwelt mit den eigenen Fähigkeiten erfolgreich begegnen zu können (Bandura, 1977). Gemäß dem **transaktionalen Stressmodell** (Lazarus & Folkman, 1984) wird eine höhere Selbstwirksamkeitserwartung bei Konfrontation mit Stressoren mit einem geringeren Stresserleben einhergehen, da die eigenen Fähigkeiten als potenzielle Ressource wahrgenommen und die Stressoren als bewältigbar erlebt werden. Darüber hinaus zeigen Studien eine bessere psychische Anpassung nach kritischen und traumatischen Ereignissen bei Personen mit einer hohen Selbstwirksamkeitserwartung (Bengel & Lyssenko, 2012).

▶ Für die TNA-Versorgung bedeutet dies, dass Personal mit einer höheren Selbstwirksamkeitserwartung in Bezug auf die eigenen notfallmedizinischen Fähigkeiten ein geringeres Stresserleben bei Konfrontation mit komplexen Einsatzlagen haben wird.

Das Anforderungsprofil des TNA sieht eine längerfristige, vorausgegangene Tätigkeit als Notarzt vor (Felzen et al., 2018). Fundiertes notfallmedizinisches Fachwissen und Erfahrung im Rettungsdienst sollten maßgeblich zur Selbstwirksamkeitserwartung des TNA im Rahmen seiner Tätigkeit beitragen.

29.2.3 Soziale Unterstützung

Soziale Unterstützung gilt als der wissenschaftlich am besten belegte Resilienzfaktor und kann auf unterschiedlichen Ebenen erfolgen. Hierzu zählen die Bereitstellung von Informationen durch das soziale Umfeld oder Fachpersonal (informationelle Unterstützung) und das Leisten von konkreter Hilfe in Form von finanziellen Mitteln, Sachleistungen oder praktischer Unterstützung (instrumentelle Unterstützung; Bengel & Lyssenko, 2012).

▶ Von besonderer Bedeutung für den Rettungsdienst ist die emotionale Unterstützung in Form von kollegialen Gesprächen, in denen Zuwendung, Trost oder Verständnis signalisiert wird. Der Rückhalt im Kollegenkreis oder die Vermittlung eines Zugehörigkeitsgefühls gilt ebenfalls als emotionale Unterstützung und hat einen hohen Stellenwert im Rettungsdienst.

▶ In Bezug auf die Resilienz von rettungsdienstlichem Personal ist die Tatsache interessant, dass es nicht unbedingt zu einer tatsächlichen Unterstützung kommen muss. Allein die Annahme einer Person, dass sie im Ernstfall Unterstützung erhalten würde, wirkt sich bereits als protektiver Faktor bei Konfrontation mit stressreichen Lebensereignissen aus und wird als sog. **wahrgenommene soziale Unterstützung** bezeichnet.

29.3 Stressoren und Stresserleben im Rettungsdienst

Die Tätigkeit im Rettungsdienst geht mit einer Vielzahl von Belastungsfaktoren einher (Böckelmann et al., 2022). Das Personal im Rettungsdienst ist im Rahmen des Einsatzgeschehens wiederholt potenziell traumatisierenden Ereignissen ausgesetzt (Schumann, 2020). Hinzu kommen chronische Stressoren, die sich aus den organisationalen und aufgabenbezogenen Rahmenbedingungen ergeben (Hering, Beerlage & Kleiber, 2011). Hierzu zählen Nacht- und Schichtdienst oder auch Wartezeiten, die zu Erschöpfung führen können.

Insbesondere der Wachalltag geht mit einem erhöhten Stresserleben einher (Karutz, Overhagen & Sturm, 2013). **Mikrostressoren** bzw. „daily hassles", also der Alltagsstress, haben einen erheblichen Einfluss auf die psychische Gesundheit (Kanner et al., 1981), auch wenn sie im Vergleich zu einsatzbezogenen Stressoren und damit einhergehenden potenziell traumatisierenden Ereignissen zunächst vernachlässigbar erscheinen mögen.

Vor allem Stressoren, die durch soziale Beurteilungssituationen entstehen sowie unkontrollierbare Stressoren, lösen mit hoher Wahrscheinlichkeit eine Stressreaktion aus (Dickerson & Kemeny, 2004). Dies tritt im Rettungsdienst z. B. bei negativem, wenig konstruktivem Feedback durch Vorgesetzte oder Kollegen (soziale Beurteilungssituation) oder auch im Rahmen von sehr dynamischen Einsatzlagen (Unkontrollierbarkeit) auf.

29.3.1 Spezielle Stressoren im Rahmen der telenotärztlichen Versorgung

Durch das Hinzuziehen eines TNA wird das ärztlich therapiefreie Intervall aufgehoben und das Rettungsfachpersonal fachlich kompetent unterstützt (Felzen et al., 2018). Das Rettungsfachpersonal vor Ort wird hierdurch zunächst entlastet. Doch auch wenn dies zu einer Verringerung der Stressoren führen kann, erweitert bzw. verändert sich das Spektrum der Stressoren, mit dem das eingesetzte Personal konfrontiert ist.

Aufgrund der örtlichen Dislozierung des Teams, bestehend aus dem Rettungsfachpersonal und dem TNA, ergibt sich ein individuell unterschiedliches Spektrum von Stressoren. Der TNA ist etwa anderen Umgebungsfaktoren ausgesetzt als das Rettungsfachpersonal, das unter dem Einfluss von lauten Umgebungsgeräuschen, Hitze/Kälte, schlechten Lichtverhältnissen und psychosozialen Belastungen tätig ist. Die Beanspruchung des TNA ergibt sich beispielsweise durch Faktoren wie langes Sitzen während der Tätigkeit, Bildschirmarbeit in Räumen mit Kunstlicht, räumliche Isolation in der Nähe der Leitstelle, Arbeitsunterbrechungen und parallele Konsultationen. Zudem kann auch die Tatsache, dass der TNA nicht händisch eingreifen kann, für ihn eine Belastung darstellen. Etwaige Unterschiede bezüglich des Belastungserlebens müssen durch den TNA antizipiert werden, um diese bei Entscheidungen und Anweisungen berücksichtigen zu können.

Auch wenn die langjährige Erfahrung als Notarzt Voraussetzung für die Tätigkeit als TNA ist, stellt die Kommunikation auf Distanz zwischen TNA und Rettungsfachpersonal einen zusätzlichen und neuartigen Stressor dar. Im Rahmen von einsatztaktischen Ausbildungen für medizinisches Personal zeigte sich, dass mit einer zunehmenden Belastung des Personals die Kommunikation weniger zielgerichtet und zunehmend defizitär wird. Insbesondere die Interaktion zwischen ärztlichem und nichtärztlichem Personal erwies sich als Schwachstelle (Merkt & Wilk-Vollmann, 2021).

▶ Die Kommunikation auf Distanz beansprucht zusätzliche kognitive Kapazitäten und stellt hohe Anforderungen an die Kommunikationsfähigkeiten des eingesetzten Personals.

Der TNA muss als Vorgesetzter den Einsatz auf Distanz leiten, innerhalb kurzer Zeit eine vertrauensvolle Arbeitsbeziehung etablieren und gleichzeitig die Kontrollfähigkeit gegenüber dem Rettungsfachpersonal vor Ort gewährleisten (Felzen et al., 2018). Während ärztliches und nichtärztliches Rettungsdienstpersonal bei Einsätzen vor Ort oftmals miteinander bekannt sind, ist dies im Rahmen der TNA-Versorgung nicht immer gewährleistet.

29.3.2 Vom Stressor zum Stresserleben

Ob Stressoren überhaupt ein Stresserleben und eine Stressreaktion auslösen, ist von der Bewertung des Stressors und von der Bewertung der zur Verfügung stehenden Ressourcen abhängig. Stresserleben tritt demnach nur auf, wenn das Individuum den Stressor als bedrohlich bewertet und die zur Verfügung stehenden Ressourcen zur Bewältigung des Stressors als nicht ausreichend erachtet (Lazarus & Folkman, 1984).

Rettungsfachpersonal ist stetig mit einer Vielzahl von Stressoren konfrontiert (Schwerstverletzte, soziale Auseinandersetzungen, Tod von Patienten etc.). Es ist davon auszugehen, dass das eingesetzte Personal aufgrund der Ausbildung und Berufserfahrung auf viele dieser Stressoren mit einer hohen Kontroll- und Kompetenzüberzeugung und somit einer ausgeprägten Stresstoleranz reagiert (Hinzmann et al., 2021). Die fachliche Unterstützung durch den TNA stellt eine potenzielle Ressource für das Rettungsfachpersonal dar und kann zur Entlastung beitragen. Studien zum Zusammenhang von Stresserleben und Führungsstilen zeigen, dass bestimmtes Führungsverhalten jedoch ebenfalls als Stressor wirken und somit zum Belastungserleben beitragen kann (Gregersen et al., 2011).

▶ Der TNA sollte Kenntnisse bezüglich der Entstehung von Stress, der kurzfristigen und langfristigen Auswirkungen sowie geeigneter Maßnahmen zur Stressbewältigung kennen, um die eigene Leistungsfähigkeit sowie die Leistungsfähigkeit des zu führenden Personals zu erhalten bzw. zu steigern.

29.3.3 Kurzfristige Auswirkungen von Stress auf die kognitive Leistungsfähigkeit

Der TNA und das Rettungsfachpersonal sind in besonderer Weise hinsichtlich Aufmerksamkeit, Konzentrationsfähigkeit, Entscheidungsverhalten, Kommunikation im Team und dem Abruf von Gedächtnisinhalten gefordert. Ein Nachlassen der Leistungsfähigkeit in diesen Domänen kann mit erheblichen Konsequenzen für die Patienten und deren Behandlungsergebnis verbunden sein.

▶ Die Konfrontation mit Stressoren und damit verbundenem Stresserleben geht mit einer Veränderung des nervösen Erregungsniveaus (Arousal) einher.

Der Zusammenhang von kognitiver Leistungsfähigkeit und **Arousal** wurde schon früh identifiziert (Yerkes & Dodson, 1908). Demnach ist ein mittleres Arousal-Niveau insbesondere bei komplexen und schwierigen Aufgaben mit einer erhöhten Leistungsfähigkeit assoziiert, wohingegen ein hohes Arousal-Niveau mit einer abnehmenden Leistung bzw. einem Leistungseinbruch assoziiert ist (Zimbardo & Gerrig, 1999). Studien bestätigen, dass kognitive Funktionen durch akuten Stress beeinflusst werden (Shields, Sazma & Yonelinas, 2016). Die Ausschüttung von Stresshormonen wie Kortisol beeinflusst verschiedene Hirnareale wie die Amygdala, den Hippocampus und den präfrontalen Kortex (Dickerson & Kemeny, 2004), die im Zusammenhang mit Emotionsverarbeitung, Gedächtnisfunktionen und exekutiven Funktionen (z. B. Aufmerksamkeit) stehen.

Sowohl das Rettungsfachpersonal als auch der TNA sind in der Einsatzsituation gefordert, Informationen aus unterschiedlichen Quellen zu integrieren. Dies erfordert ein hohes Maß an geteilter Aufmerksamkeit. Aufmerksamkeit ist definiert als „ein Zustand konzentrierter Bewusstheit, begleitet von einer Bereitschaft des zentralen Nervensystems, auf Stimulation zu reagieren" (Zimbardo & Gerrig, 1999, S. 166). Während sich ein moderates Ausmaß an Stress bzw. Arousal förderlich auf die Aufmerksamkeitsleistung auswirken kann, kommt es bei einem höheren Stressniveau zu einem Abfall der Aufmerksamkeitsleistung (Hancock, 1989). Studien zeigen vor allem eine negative Wirkung von Stress auf die Fähigkeit der Aufmerksamkeitsverteilung (Vedhara et al., 2000). Die Konzentrationsfähigkeit, also die willentliche Fokussierung der Aufmerksamkeit auf bestimmte Tätigkeiten, zeigte sich zudem als besondere Herausforderung im

Rahmen der Eignungsüberprüfung von TNA etwa bei Übergabe der Patienteninformationen. Auch die Kommunikation bei Paralleleinsätzen erschien erschwert (Felzen et al., 2018), was vermutlich mit der Aufmerksamkeitsverteilung und Konzentrationsfähigkeit im Zusammenhang steht.

Die TNA-Tätigkeit erfordert zudem konstant die Integration von Informationen aus unterschiedlichen Quellen (z. B. Audiokommunikation mit dem Rettungsfachpersonal, Videostreaming, Vitaldatenübertragung etc.). Zuständig für diese Integrationsleistung ist das **Arbeitsgedächtnis,** das es uns erlaubt, Informationen kurzzeitig zu speichern, zu strukturieren und zu bearbeiten (Baddley, 1986). In Studien zeigt sich ein Zusammenhang zwischen Stresserleben und einer verringerten Kapazität des Arbeitsgedächtnisses (Lupien, Gillin & Hauger, 1999). Hinzu kommt eine Abnahme der Fähigkeit zum Abruf von Gedächtnisinhalten in Situationen, die mit einem hohen Stresserleben einhergehen (de Quervain et al., 2000; Kuhlmann, Piel & Wolf, 2005).

> Die Integration der Informationen aus unterschiedlichen Quellen in der Einsatzsituation und auch der Abruf von erlernten Gedächtnisinhalten werden demnach für den TNA und auch das Rettungsfachpersonal mit hoher Wahrscheinlichkeit erschwert sein, wenn die Stressoren mit einem Stresserleben einhergehen.

Unter Stress verändert sich darüber hinaus das menschliche **Entscheidungs- und Planungsverhalten.** Vom TNA wird ein strukturiertes, standardisiertes sowie leitliniengerechtes Vorgehen gefordert. Auf Grundlage von fundiertem, notfallmedizinischem Fachwissen soll der TNA den Einsatz aus der Ferne führen und das Rettungsfachpersonal beraten und unterstützen (Felzen et al., 2018). Entscheidungen des TNA sollten demnach auf der Grundlage von systematisch erfassten Informationen getroffen und Entscheidungsalternativen gewissenhaft gegeneinander abgewogen werden. Unter Stress werden Entscheidungen jedoch impulsiver getroffen und die Auswahl der Informationen, die als Entscheidungsgrundlage herangezogen werden, erfolgt selektiver (LeBlanc, 2009).

Insgesamt steht Stress also mit einer Vielzahl von Auswirkungen in Zusammenhang, die kurzfristig zu einer Verminderung der kognitiven Leistungsfähigkeit führen, die die Qualität der Patientenversorgung mit hoher Wahrscheinlichkeit negativ beeinflusst.

29.3.4 Langfristige Auswirkungen von Stress auf die psychische Gesundheit

Stress kann sich darüber hinaus langfristig auf die psychische Gesundheit auswirken. Rettungsdienstliches Personal ist neben tätigkeitsbedingtem **chronischem Stress** (Karutz et al., 2013; Böckelmann et al., 2022) auch wiederholt potenziell traumatisierenden

Ereignissen ausgesetzt (Behnke et al., 2019). Studien zeigen erhöhte Prävalenzen für posttraumatische Belastungsstörung, Depression und Angststörung unter rettungsdienstlichem Personal (Petrie et al., 2018).

Um die Arbeitszufriedenheit, Lebensqualität und psychische Gesundheit des Personals zu erhalten, sollten Maßnahmen ergriffen werden, die den langfristigen Auswirkungen des Stresserlebens auf individueller und organisationaler Ebene entgegenwirken.

29.4 Maßnahmen zur Steigerung von Resilienz

Ähnlich wie im Hochleistungssport und in der Luftfahrt muss ärztliches und nichtärztliches Rettungsdienstpersonal Leistung in eng definierten Zeiträumen abrufen. Im Rettungsdienst können Fehlleistungen mit erheblichen Konsequenzen, etwa dem Tod eines Patienten, verbunden sein. Die dargestellten Stressoren im Alltag von ärztlichem und nichtärztlichem Rettungsdienstpersonal machen die Notwendigkeit der Vermittlung von Strategien im Umgang mit den genannten Stressoren und dem eventuell damit einhergehenden Stresserleben deutlich.

Dies umfasst die Fähigkeit zur Selbstführung und kurzfristige sowie langfristige Maßnahmen zur Steigerung der Resilienz, die darauf abzielen, die Leistung des eingesetzten Personals unter stressreichen Arbeitsbedingungen zu erhalten und zu steigern.

29.4.1 Selbstführung

Selbstführung (Manz, 1986) ist ein Prozess der Selbstlenkung mit dem Ziel, die persönliche Leistung und Effektivität positiv zu beeinflussen. Selbstführung umfasst zahlreiche Strategien, die der Modifikation von Motivation, Verhalten und Kognitionen dienen (Neck & Houghten, 2006).

Für den Einsatz im Rettungsdienst und in der TNA-Versorgung scheinen insbesondere verhaltensbasierte Selbstführungsstrategien relevant zu sein. Verhaltensbasierte Selbstführungsstrategien umfassen z. B. die Fähigkeit zu

- Selbstbeobachtung,
- Zielsetzung und
- selbstkorrigierendem Feedback.

Die Strategie der Selbstbeobachtung könnte in der Einsatzsituation sinnvoll genutzt werden, da sie das eingesetzte Personal befähigt, eigenes Verhalten auf Effektivität und Zielorientierung hin zu überprüfen. Strategien der Zielsetzung und des selbstkorrigierenden Feedbacks können dabei helfen, Verhaltensanpassungen je nach Dynamik der

Lage vorzunehmen und somit die Leistung trotz stressvoller Umgebungsbedingungen aufrechtzuerhalten.

▶ Bereits etablierte Strategien, die man als verhaltensbasiert im Sinne von Selbstführung bezeichnen könnte, sind Strategien wie das 10-für-10-Prinzip („10 s für 10 min") oder Team-Time-out (Marx & Lange, 2019; s. auch Abschn. 25.2 und 27.5).

Diese Strategien werden angewendet, um Fixierungsfehlern oder auch dem Verlust der Fähigkeit zur Antizipation vorzubeugen, und integrieren erkennbar Komponenten der verhaltensbasierten Selbstführung mit dem Ziel der effektiven Handlungssteuerung. Damit tragen sie auch zur Aufrechterhaltung der Leistungsfähigkeit selbst unter sehr fordernden Arbeitsbedingungen und somit zur Resilienz des eingesetzten Personals bei.

Maßnahmen zur Steigerung der Resilienz zielen darauf ab, den kurzfristigen sowie langfristigen Auswirkungen von Stress auf die psychische Gesundheit entgegenzuwirken und die psychische Widerstandskraft zu stärken. Erste Studien zeigen moderate Effekte von Resilienztrainings für Personal, welches im Gesundheitswesen tätig ist (Kunzler et al., 2020).

Im rettungsdienstlichen Kontext finden sich Ansätze, die darauf abzielen, das rettungsdienstliche Personal durch die Vermittlung von leistungssteigernden, psychologischen Fähigkeiten auf akute Belastungssituationen vorzubereiten und die Leistungsfähigkeit des Personals zu erhalten (Lauria et al., 2017). Das Personal soll befähigt werden, die eigene Stressreaktion sowie das damit einhergehende Arousal aktiv zu regulieren.

Hierzu zählen Atemtechniken, positive Selbstinstruktionen und Visualisierung. Derartige Techniken zur Selbstregulation in herausfordernden Situationen finden bereits Anwendung im Leistungssport oder auch in der militärischen Ausbildung (Birrer & Morgan, 2010; Taylor et al., 2011).

29.4.2 Selbstgesprächsregulation

Die meisten unserer Handlungen werden von einem stummen, inneren Selbstgespräch begleitet, das uns bei der Selbstregulation, Handlungsplanung oder Problemlösung helfen kann (Morin, Uttl & Hamper, 2011).

Techniken der Selbstgesprächsregulation werden im Leistungssport in Form von „inneren Dialogen" zur Kontrolle von Kognitionen, Emotionen und Stimmungen eingesetzt. In der Ausbildung von Athleten wird davon ausgegangen, dass sich negative handlungsbegleitende Kognitionen (z. B. „Ich kann das nicht") ungünstig auf die Leistung und das Selbstvertrauen der Athleten auswirken (Bundesinstitut für Sportwissenschaften, 2025). Daher werden den Athleten bestimmte Techniken vermittelt, mit denen sie Einfluss auf die leistungsbeeinträchtigenden Kognitionen nehmen und durch Selbstgesprächsregulation die Leistungsfähigkeit auch unter Stress erhalten bzw. steigern können (Tod, Hardy & Oliver, 2011).

Auch wenn sich die Tätigkeit im Rettungsdienst von Wettkampfsituationen im Leistungssport gänzlich unterscheidet, kann eine Beeinträchtigung der Leistung durch negative Kognitionen prinzipiell auch in einer Einsatzsituation auftreten.

▶ Techniken der Selbstgesprächsregulation lassen sich auf den Kontext der Notfallmedizin übertragen, um Beeinträchtigungen der Leistung durch negative Kognitionen entgegenzuwirken (Lauria et al., 2017).

Unterschieden wird zwischen Selbstgesprächsinstruktion und Selbstgesprächsmotivation:

- **Selbstgesprächsinstruktionen** sind konkrete Handlungsanweisungen an sich selbst. Diese können unter Stress das Ausführen von komplexen Handlungsabfolgen erleichtern, Gedächtnisfunktionen unterstützen oder die Handlungsplanung strukturieren. Ein etabliertes Beispiel hierfür wäre etwa das ABCDE-Schema (Marx & Lange, 2019), das meist im kollegialen Dialog Anwendung findet, aber auch im Selbstgespräch erfolgen kann. Letztendlich eignen sich auch kürzeste Handlungsabfolgen für Selbstgesprächsinstruktionen.
- **Selbstgesprächsmotivation** umfasst Selbstgespräche, die auf eine positive Selbstbestätigung abzielen (z. B. „Du kannst das!") und vor allem die Selbstregulation bei stark aversiven Emotionen unter Stress unterstützen können. Selbstgesprächsmotivation kann z. B. dazu eingesetzt werden, die Durchhaltefähigkeit, das Selbstbewusstsein und die Stimmung positiv zu beeinflussen (Hatzigeorgiadis et al., 2011).

Der TNA und das Rettungsfachpersonal können die Selbstgesprächsregulation in der Einsatzsituation selbst anwenden, um Einfluss auf leistungsmindernde Kognitionen zu nehmen oder um sich bei der Ausführung von Handlungsabfolgen unter Stress zu unterstützen. Diese sollte im besten Fall schon während der Ausbildung des eingesetzten Personals vermittelt werden.

▶ Der TNA als Einsatzleitung kann darüber hinaus leistungsfördernde Kognitionen durch konstruktives Feedback an das Rettungsfachpersonal stärken.

29.4.3 Atemtechniken

Zur Regulation des akuten Arousal-Anstiegs können Atemtechniken angewendet werden. Das sog. **„tactical breathing"** (oder auch „combat breathing") kommt vor allem in der Ausbildung von militärischem Personal zur Anwendung (Grossman & Christensen, 2007;

Röttger et al., 2021) und hat die Verstetigung des Atemmusters zum Ziel. Hierzu wird die Atmung in vier gleich lange Phasen unterteilt:

1 Einatmen
2 Atem anhalten
3 Ausatmen
4 Atem anhalten

Jede Phase dauert jeweils 4 s. Der Zyklus der vier Phasen wird mehrmals wiederholt, bis das subjektiv erlebte Stressniveau abnimmt.

Erste Studien, in denen die Anwendung dieser Atemtechnik bei medizinischem Personal untersucht wurde, zeigen einen positiven Effekt auf die Leistung bei der Durchführung von Intubationen unter Stress (Grubish et al., 2016).

Eine weitere Atemtechnik, die sowohl präventiv als auch in einer akuten Notfallsituation eingesetzt werden kann, ist das sog. **physiologische Seufzen.** Es besteht aus einem doppelten Atemzug gefolgt von einem langen Ausatmen. Physiologisches Seufzen erwies sich in Studien als effektive Maßnahme zur Regulation der akuten, physiologischen Stressreaktion (Balban et al., 2023; Vlemincx, Van Diest & Van den Bergh, 2016).

29.4.4 Mentales Training

Mentales Training beinhaltet die **Visualisierung von Handlungsabläufen und Bewegungen**, ohne diese tatsächlich auszuführen (Eberspächer, 2001). Mentales Training wurde zunächst vor allem im Leistungssport zur Lern- und Leistungssteigerung eingesetzt (Mayer & Hermann, 2009) und kommt in der Ausbildung von chirurgischem Personal ebenfalls zur Anwendung (Immenroth, 2003).

Im Rettungsdienst müssen komplexe Bewegungsabläufe teilweise unter extremen Stressbedingungen ausgeführt werden. Die planvolle, wiederholte und bewusst durchgeführte Visualisierung von Bewegungs- und Handlungsabläufen dürfte daher auch im rettungsdienstlichen Kontext geeignet sein, um selbige ohne großen Aufwand zu trainieren und im Falle eines Einsatzes abrufen zu können.

Neben Routinehandlungen und neu zu erlernenden Handlungen kann mentales Training auch dazu eingesetzt werden, Handlungen unter Stress zu trainieren. Mentales Training von kritischen Situationen kann dazu beitragen, die Selbstwirksamkeitserwartung (Bandura, 1977) in Bezug auf einen spezifischen Handlungsablauf zu steigern (Mayer & Hermann, 2009) und letztendlich das Stresserleben zu reduzieren.

29.5 Umgang mit potenziell traumatisierenden Ereignissen

Rettungsfachpersonal ist wiederholt potenziell traumatisierenden Ereignissen ausgesetzt und gilt als Risikogruppe für die Entwicklung von Stressfolgeerkrankungen (Schumann, 2020). Langzeitstudien zeigen jedoch ebenfalls, dass das Erleben von negativen Lebensereignissen nicht per se zu einer Einschränkung der psychischen Gesundheit führt. Selbst bei Konfrontation mit massivsten Stressoren, etwa den Terroranschlägen des 11. Septembers 2011, entwickelten die Mehrzahl der Betroffenen (65 %) keine anhaltenden psychischen Belastungserscheinungen oder Einschränkungen der psychischen Gesundheit (Bonanno et al., 2006).

In der Resilienzforschung geht man sogar von einem sog. *Steeling-Effekt* aus. Diesem zufolge verfügen Menschen, die eine moderate Anzahl an schwerwiegenden negativen Lebensereignissen erlebt haben, über eine bessere psychische Gesundheit im Allgemeinen und zeigen eine höhere Stressresistenz, wenn sie unter Laborbedingungen unter Stress gesetzt werden (Seery et al., 2013).

▶ Metaanalysen zu Risikofaktoren für die Entwicklung einer posttraumatischen Belastungsstörung zeigen, dass prätraumatische Risikofaktoren wie Persönlichkeitsfaktoren oder frühere Traumatisierungen eine untergeordnete Rolle bezüglich der Risikoeinschätzung spielen. Posttraumatische Faktoren hingegen, also Faktoren, die sich nach dem potenziell traumatisierenden Ereignis auswirken, haben einen höheren prädiktiven Wert in Bezug auf die Risikoabschätzung (Brewin, Andrews & Valentine, 2000) und sind somit von größerer Bedeutung, wenn es um die Resilienz des eingesetzten Personals geht.

Negative soziale Interaktionen wie Ablehnungserfahrungen oder sozialer Ausschluss aus der rettungsdienstlichen Gemeinschaft sind aufrechterhaltende Faktoren, die sich ungünstig auf die Verarbeitung eines potenziell traumatisierenden Ereignisses auswirken. Zu gesundheitsfördernden Faktoren zählen z. B. eine selbstkonfrontierende Bewältigung und die Anerkennung als Betroffener (Maercker, 2013).

▶ Dies bedeutet für den TNA und das Rettungsfachpersonal, dass nach einem kritischen Einsatz besonderen Wert auf die Nachbereitung und -betreuung gelegt werden sollte.

Untersuchungen zu Emotionsregulationsstrategien bei rettungsdienstlichem Personal nach kritischen Ereignissen zeigen, dass insbesondere Bewältigungsstrategien wie **Akzeptanz** zu einer positiven Anpassung und erfolgreichen Verarbeitung nach dem Ereignis beitragen. Akzeptanz hilft dabei, eine selbstdistanzierte Perspektive auf das Ereignis einzunehmen, stark aversive Emotionen wie Schuld oder Scham zu verringern und Rumination zu vermindern (Behnke, Rojas & Gärtner et al., 2021).

Die kollegiale Unterstützung durch sog. **Peers**, also Gleichgestellte, nimmt hier einen besonderen Stellenwert ein. Peers sind Kollegen, die zusätzlich in der Gesprächsführung nach kritischen Ereignissen ausgebildet sind, und sollten Teil der strukturellen Nachsorgekonzepte sein (Hinzmann et al., 2019).

29.6 Resilient im Einsatz

Die Unterstützung durch den TNA stellt grundsätzlich eine wertvolle Ressource dar, die die Patientenversorgung optimieren und das Stresserleben des Rettungsfachpersonals reduzieren kann. Das Anforderungsprofil für den TNA gibt vor, dass der TNA ruhig, kompetent und priorisierend das Einsatzgeschehen führen soll (Felzen et al., 2018).

Der TNA sollte im Rahmen der Einsatzleitung berücksichtigen, dass nicht allein die Einsatzbedingungen das Stresserleben determinieren, sondern ungünstiges Führungsverhalten das Stresserleben verstärken kann und die Führungskraft somit unbeabsichtigt zu einer Verminderung der Leistungsfähigkeit des eingesetzten Personals beiträgt.

In der Luftfahrt wurden bereits früh die Auswirkungen von Stress auf Gruppenprozesse und hierarchische Gefüge identifiziert. Vorgesetzte zeigten unter Stress ein direktiveres Führungsverhalten, übten stärkere Kontrolle aus und trafen Entscheidungen tendenziell allein. Ebenso nahm der Input von Teammitgliedern ab (Foushee, 1984). Die Kombination von quantitativ hohen Arbeitsanforderungen und einem geringen Handlungsspielraum gelten als Faktoren, die gemeinhin mit einem erhöhten Stresserleben einhergehen (Karasek & Theorell, 1990).

Metaanalysen bestätigen, dass sich das Verhalten von Vorgesetzten signifikant auf das Wohlbefinden und die Leistungsfähigkeit von Mitarbeitenden auswirkt. Vorgesetzte sind somit Ressource und Stressor zugleich (Gregersen et al., 2011).

Im Wachalltag und Rettungsdienst stellen ungünstiges Führungsverhalten von Vorgesetzten oder auch Konflikte mit Vorgesetzten eine starke psychische Belastung dar. Insbesondere mangelnde Wertschätzung und fehlende soziale Kompetenzen führen zu einem Belastungserleben (Karutz et al., 2013).

Das Verhalten des TNA im Einsatz kann also maßgeblich die Resilienz des gesamten Teams beeinflussen. Wie also führt der TNA resilient durch den Einsatz und fördert die Resilienz des Teams? Eine Orientierung hierfür bietet die folgende Liste:

- **Auswirkungen und Anzeichen von Stress erkennen:** Der TNA sollte um kurz- und langfristige Auswirkungen von Stress auf die Leistungsfähigkeit wissen und erste Anzeichen einer stressbedingten Leistungsminderung bei sich selbst und dem zu führenden Personal frühzeitig erkennen.
- **Selbstführungsstrategien anwenden:** Der TNA muss eine hohe Konzentrationsfähigkeit aufweisen und strukturiert vorgehen. Insbesondere die parallelen Konsultationen

erwiesen sich im Eignungsfeststellungverfahren der TNA als besondere Herausforderung (Felzen et al., 2018). Verhaltensbasierte Selbstführungsstrategien wie Selbstbeobachtung, Zielsetzung und selbstkorrigierendes Feedback sollten genutzt werden, um Handlungsprozesse für das gesamte Team zu strukturieren und zu optimieren. Hierzu zählen für den TNA auch die ablenkungsfreie Gestaltung des Arbeitsumfelds und eine hohe Vertrautheit mit dem technischen Equipment. Bewährte Methoden wie das 10-für-10-Prinzip und Checklisten sollten auch in der TNA-Versorgung Anwendung finden.

- **Selbstwirksamkeit stärken:** Der TNA sollte die Selbstwirksamkeitserwartung des Rettungsfachpersonals während des Einsatzes positiv beeinflussen. Hierzu ist das Wissen um Kompetenzen, Einsatzmöglichkeiten und auch Grenzen des Rettungsteams vor Ort unerlässlich (Felzen et al., 2018). Rettungsfachpersonal, insbesondere Rettungsassistenten bzw. Notfallsanitäter, führen einen Großteil der Einsätze eigenständig (Runggaldier, Hackstein & Kemp, 2010). Destruktives Führungsverhalten und fehlendes Vertrauen in die Fähigkeiten des Rettungsfachpersonals seitens des TNA können zusätzlich zum Stresserleben beitragen. Konstruktive, wertschätzende Rückmeldungen an das Rettungsfachpersonal sollten auch in einer dynamischen und komplexen Einsatzlage einen Platz finden, selbst wenn die Lage insgesamt eine direktivere Führung erfordert.
- **Arousal bewusst regulieren:** Kognitive Funktionen wie Aufmerksamkeit, Konzentration und Planungsverhalten werden durch akuten Stress (hohes Arousal), aber auch Unterforderung (niedriges Arousal) negativ beeinflusst. Der TNA und das Rettungsfachpersonal sollten Techniken zur Regulation des Arousal-Niveaus (Atemtechniken, Selbstgesprächsregulation etc.) bereits in der Ausbildung präventiv vermittelt bekommen, um diese dann in der akuten Einsatzlage sicher anwenden zu können.
- **Soziale Unterstützung anbieten – und annehmen:** Der TNA sollte als Einsatzleitung eine Nachbesprechung anbieten bzw. über Unterstützungsangebote informieren. Da sich die Tätigkeit des TNA durch eine hohe Eigenständigkeit auszeichnet und vor allem eine räumliche Distanz zum Rettungsteam besteht, erlebt der TNA kritische Einsatzlagen zudem wahrscheinlich anders als bei einem notärztlichen Einsatz vor Ort und möglicherweise auch anders als das Rettungsfachpersonal vor Ort. Daher sollte nicht versäumt werden, in der TNA-Versorgung spezielle Angebote zu etablieren, um das aus dem Einsatz resultierende Belastungserleben im Kreise der TNA durch kollegiale Unterstützung aufzufangen.

29.7 Zusammenfassung

Insgesamt lässt sich festhalten, dass die Tätigkeit im Rettungsdienst mit erheblichen Stressoren einhergeht. Die TNA-Versorgung hat das Potenzial, die Patientenversorgung durch eine fachkompetente Unterstützung zu verbessern und das eingesetzte Personal somit zu entlasten. Die Zusammenarbeit auf Distanz geht jedoch gleichzeitig mit einem erweiterten Stressorenspektrum einher.

Der TNA steht vor der besonderen Herausforderung, möglicherweise gleich mehrere Einsätze parallel auf Distanz zu führen. Dies stellt besondere Anforderungen an die eigene Resilienz und die des Rettungsfachpersonals. Der TNA ist hinsichtlich Führungskompetenz und Selbstführungsfähigkeiten in besonderer Weise gefordert.

Das Wissen um die Funktionsweise und Effektivität psychischer Prozesse sollte vom TNA bewusst eingesetzt werden, um die eigene kurz- sowie langfristige Leistungsfähigkeit und die Leistungsfähigkeit des Rettungsfachpersonals während des Einsatzes und darüber hinaus zu erhalten oder sogar zu steigern.

Abkürzungen

EASA   Europäische Agentur für Flugsicherheit
RTW   Rettungswagen
TNA   Telenotarzt

Literatur

Armbruster, D. J., Ueltzhöffer, K., Basten, U., & Fiebach, C. J. (2012). Prefrontal cortical mechanisms underlying individual differences in cognitive flexibility and stability. *Journal of Cognitive Neuroscience, 24*(12), 2385–2399.

Baddley, A.D. (1986). *Working memory.* Oxford: Oxford University Press.

Balban, M. Y., Neri, E., Kogon, M. M., Weed, L., Nouriani, B., Jo, B., Holl, G., Zeitzer, J. M., Spiegel, D., & Huberman, A. D. (2023). Brief structured respiration practices enhance mood and reduce physiological arousal. *Cell Reports Medicine, 4*(1), 100895.

Bandura, A. (1977). Self-efficacy: toward a unifying theory of behavioral change. *Psychological Review, 84*, 191–215.

Behnke, A., Rojas, R., & Gärtner, A. (2021). Emotionsregulation im Rettungsdienst. *Prävention und Gesundheitsförderung, 16*(3), 188–192.

Behnke, A., Rojas, R., Karrasch, S., Hitzler, M., & Kolassa, I. T. (2019). Deconstructing traumatic mission experiences: identifying critical incidents and their relevance for the mental and physical health among emergency medical service personnel. *Frontiers in Psychology, 10*, 2305.

Bengel, J., & Lyssenko, L. (2012). Resilienz und psychologische Schutzfaktoren im Erwachsenenalter. Stand der Forschung zu psychologischen Schutzfaktoren von Gesundheit im Erwachsenenalter. Bundeszentrale für gesundheitliche Aufklärung, Köln.

Birrer, D., & Morgan, G. (2010). Psychological skills training as a way to enhance an athlete's performance in high-intensity sports. *Scandinavian Journal of Medicine & Science in Sports, 20*(Suppl 2), 78–87.

Böckelmann, I., Thielmann, B., & Schumann, H. (2022). Psychische und körperliche Belastung im Rettungsdienst: Zusammenhang des arbeitsbezogenen Verhaltens und der Beanspruchungsfolgen. *Bundesgesundheitsblatt, Gesundheitsforschung, Gesundheitsschutz, 65*(10), 1031–1042.

Bonanno, G. A., Galea, S., Bucciarelli, A., & Vlahov, D. (2006). Psychological resilience after disaster: New York City in the aftermath of the September 11th terrorist attack. *Psychological Science, 17*(3), 181–186.

Brewin, C. R., Andrews, B., & Valentine, J. D. (2000). Meta-analysis of risk factors for posttraumatic stress disorder in trauma-exposed adults. *Journal of Consulting and Clinical Psychology, 68*(5), 748–766.

Bundesinstitut für Sportwissenschaften. (2025). Kontrolltechniken von Gedanken, Gefühlen und Stimmungen. https://www.bisp-sportpsychologie.de/SpoPsy/DE/SpoPsy_fuer_den_Leistungssport/Sportpsychologische_Techniken_Arbeitsweise/Sportpsychologische_Trainingstechniken_node.html. Zugegriffen: 27. Oktober 2025.

de Quervain, D. J., Roozendaal, B., Nitsch, R. M., McGaugh, J. L., & Hock, C. (2000). Acute cortisone administration impairs retrieval of long-term declarative memory in humans. *Nature Neuroscience, 3*(4), 313–314.

Diamond A. (2013). Executive functions. *Annual Review of Psychology, 64*, 135–168.

Dickerson, S. S., & Kemeny, M. E. (2004). Acute stressors and cortisol responses: a theoretical integration and synthesis of laboratory research. *Psychological Bulletin, 130*(3), 355–391.

European Union Aviation Safety Agency (EASA). *Annex I to ED Decision 2015/012/R*. https://www.easa.europa.eu/en/downloads/18558/en. Zugegriffen: 27. Oktober 2025.

Eberspächer, H. (2001). *Mentales Training. Das Handbuch für Trainer und Sportler*. München: Copress.

Felzen, M., Hirsch, F., Brokmann, J. C., Rossaint, R., & Beckers, S. K. (2018). Anforderungs- und Qualifikationsprofil an den Notarzt in der Telenotfallmedizin. *Notfall & Rettungsmedizin, 21*(7), 590–597.

Fletcher, D., & Sarkar, M. (2013). Psychological resilience. *European Psychologist, 18*(1), 12–23.

Foushee, H. C. (1984). Dyads and triads at 35,000 feet: factors affecting group process and aircrew performance. *American Psychologist, 39*(8), 885–893.

Gilan, D., Helmreich, I., & Hahad, O. (2024). *Resilienz – die Kunst der Widerstandskraft: Was uns stark macht in der Krise*. Freiburg i. Br.: Herder.

Gregersen, S., Kuhnert, S., Zimber, A., & Nienhaus, A. (2011). Führungsverhalten und Gesundheit – Zum Stand der Forschung. *Gesundheitswesen (Bundesverband der Ärzte des Öffentlichen Gesundheitsdienstes, 73*(1), 3–12.

Grossman, D., & Christensen, L. W. (2007). *On combat: the psychology and physiology of deadly conflict in war and in peace* (2. Aufl.). PPCT Research Publications.

Grubish, L., Kessler, J., McGrane, K., & Bothwell, J. (2016). 296 Implementation of tactical breathing during simulated stressful situations and effects on clinical performance. *Annals of Emergency Medicine, 68*(4), 115.

Hancock, P. A. (1989). A dynamic model of stress and sustained attention. *Human Factors, 31*(5), 519–537.

Hatzigeorgiadis, A., Zourbanos, N., Galanis, E., & Theodorakis, Y. (2011). Self-talk and sports performance: a meta-analysis. *Perspectives on Psychological Science: a Journal of the Association for Psychological Science, 6*(4), 348–356.

Helmreich, I., Kunzler, A., Chmitorz, A., König, J., Binder, H., Wessa, M., & Lieb, K. (2017). Psychological interventions for resilience enhancement in adults. *The Cochrane Database of Systematic Reviews*, 2017(2), CD012527.

Hering, T., Beerlage, I., & Kleiber, D. (2011). Arbeitsanforderungen und Ressourcen im Rettungsdienst. *Zeitschrift Für Gesundheitspsychologie, 19*(4), 159–172.

Hinzmann, D., Koll-Krüsmann, M., Bogner-Flatz, V., Schießl, A. (2021). Resilienz in der Notfallmedizin. *Notarzt, 37*(3), 167–178.

Hinzmann, D., Schießl, A., Koll-Krüsmann, M., Schneider, G., Kreitlow, J. (2019). Peer-Support in der Akutmedizin. *Anasthesiologie und Intensivmedizin, 60*, 95–101.

Immenroth, M. (2003). *Mentales Training in der Medizin. Anwendung in der Chirurgie und Zahnmedizin*. Hamburg: Kovač.

Kanner, A. D., Coyne, J. C., Schaefer, C., & Lazarus, R. S. (1981). Comparison of two modes of stress measurement: daily hassles and uplifts versus major life events. *Journal of Behavioral Medicine, 4*(1), 1–39.

Karasek, R., & Theorell, T. (1990). *Healthy work: stress, productivity, and the reconstruction of working life*. New York: Basic Books.

Karutz, H., Overhagen, M., & Stum, J. (2013). Psychische Belastungen im Wachalltag von Rettungsdienstmitarbeitern und Feuerwehrleuten. *Prävention und Gesundheitsförderung, 8*(3), 204–211.

Kuhlmann, S., Piel, M., & Wolf, O. T. (2005). Impaired memory retrieval after psychosocial stress in healthy young men. *The Journal of Neuroscience: the official Journal of the Society for Neuroscience, 25*(11), 2977–2982.

Kunzler, A. M., Gilan, D. A., Kalisch, R., Tüscher, O., & Lieb, K. (2018). Aktuelle Konzepte der Resilienzforschung. *Der Nervenarzt, 89*(7), 747–753.

Kunzler, A. M., Helmreich, I., Chmitorz, A., König, J., Binder, H., Wessa, M., & Lieb, K. (2020). Psychological interventions to foster resilience in healthcare professionals. *The Cochrane Database of Systematic Reviews, 7*(7), CD012527.

Lauria, M. J., Gallo, I. A., Rush, S., Brooks, J., Spiegel, R., & Weingart, S. D. (2017). Psychological skills to improve emergency care providers' performance under stress. *Annals of Emergency Medicine, 70*(6), 884–890.

Lazarus, R. S., Folkman S. (1984). *Stress, appraisal and coping*. Berlin, Heidelberg: Springer.

LeBlanc V. R. (2009). The effects of acute stress on performance: implications for health professions education. *Academic Medicine: Journal of the Association of American Medical Colleges, 84*(10), 25–S33.

Lupien, S. J., Gillin, C. J., & Hauger, R. L. (1999). Working memory is more sensitive than declarative memory to the acute effects of corticosteroids: a dose-response study in humans. *Behavioral Neuroscience, 113*(3), 420–430.

Maercker, A. (2013). *Posttraumatische Belastungsstörungen* (4. Aufl.). Berlin, Heidelberg: Springer.

Manz, C. C. (1986). Self-leadership: toward an expanded theory of self-influence processes in organizations. *The Academy of Management Review, 11*(3), 585–600.

Marx, D., & Lange, P. (2019). Entscheidungsfindung in der Akut- und Notfallmedizin. *Notfallmedizin Up2date, 14*(1), 71–87.

Mayer, J., & Hermann, H. (2009). *Mentales Training*. Berlin, Heidelberg: Springer.

Merkt, P., & Wilk-Vollmann, S. (2021). Anspruchsvolle Übungslagen: Kommunikationsverhalten und Stressreaktionen. *Rettungsdienst, 44*(1), 14–18.

Morin, A., Uttl, B., & Hamper, B. (2011). Self-reported frequency, content, and functions of inner speech. *Procedia – Social and Behavioral Sciences, 30*, 1714–1718.

Neck, C. P., & Houghton, J. D. (2006). Two decades of self-leadership theory and research: past developments, present trends, and future possibilities. *Journal of Managerial Psychology, 21*(4), 270–295.

Petrie, K., Milligan-Saville, J., Gayed, A., Deady, M., Phelps, A., Dell, L., Forbes, D., Bryant, R. A., Calvo, R. A., Glozier, N., & Harvey, S. B. (2018). Prevalence of PTSD and common mental disorders amongst ambulance personnel: a systematic review and meta-analysis. *Social Psychiatry and Psychiatric Epidemiology, 53*(9), 897–909.

Röttger, S., Theobald, D. A., Abendroth, J., & Jacobsen, T. (2021). The effectiveness of combat tactical breathing as compared with prolonged exhalation. *Applied Psychophysiology and Biofeedback, 46*(1), 19–28.

Runggaldier, K., Hackstein, A., & Kemp, C. (2010). Organisation des Rettungsdienstes in Deutschland. *Rettungsdienst heute*, 689–699.

Schumann, H. (2020). *Belastungen und Beanspruchungen von Einsatzkräften im Rettungsdienst. Eine vergleichende Analyse zwischen Hilfsorganisationen und Berufsfeuerwehren*. Edewecht: S + K.

Seery, M. D., Leo, R. J., Lupien, S. P., Kondrak, C. L., & Almonte, J. L. (2013). An upside to adversity? Moderate cumulative lifetime adversity is associated with resilient responses in the face of controlled stressors. *Psychological Science*, *24*(7), 1181–1189.

Shields, G. S., Sazma, M. A., & Yonelinas, A. P. (2016). The effects of acute stress on core executive functions: a meta-analysis and comparison with cortisol. *Neuroscience and Biobehavioral Reviews*, *68*, 651–668.

Taylor, M. K., Stanfill, K. E., Padilla, G. A., Markham, A. E., Ward, M. D., Koehler, M. M., Anglero, A., & Adams, B. D. (2011). Effect of psychological skills training during military survival school: a randomized, controlled field study. *Military Medicine*, *176*(12), 1362–1368.

Tod, D., Hardy, J., & Oliver, E. (2011). Effects of self-talk: a systematic review. *Journal of Sport & Exercise Psychology*, *33*(5), 666–687.

Vedhara, K., Hyde, J., Gilchrist, I. D., Tytherleigh, M., & Plummer, S. (2000). Acute stress, memory, attention and cortisol. *Psychoneuroendocrinology*, *25*(6), 535–549.

Vlemincx, E., Van Diest, I., & Van den Bergh, O. (2016). A sigh of relief or a sigh to relieve: the psychological and physiological relief effect of deep breaths. *Physiology amp; Behavior*, *165*, 127–135.

Yerkes, R. M., & Dodson, J. D. (1908). The relation of strength of stimulus to rapidity of habit-formation. *The Journal of Comparative Neurology and Psychology*, *18*(5), 459–482.

Zimbardo, P. G., & Gerrig, R. J. (1999). *Psychologie* (7. Aufl.). Springer.

30 Praktische Kommunikationsbeispiele

Friederike Schlingloff

Inhaltsverzeichnis

30.1 Verkehrsunfall 309
30.2 Rückenschmerz 312
30.3 Atemnot akut 314

In diesem Kapitel werden Beispiele von Telenotarztkonsultationen zu unterschiedlichen Einsatzsituationen aus dem Rettungsdienstbereich Goslar dargestellt. Beschreibungen und Erläuterungen des Einsatzgeschehens sind kursiv und in Klammern gekennzeichnet.

30.1 Verkehrsunfall

Einsatzmeldung	08:05 Uhr, Nachforderung RTW *(Rettungswagen)* zur Verweigerung, 81 J., m.
Notfallsanitäter	*(Audio-/Videofeed, „face to face")* Hallo, hier ist der Daniel Singer vom 42-83-3, Notfallsanitäter. Ich bin unterwegs mit Marie Stein, Rettungsassistentin. Wir haben dich nachgefordert, weil der Patient hier, Herr Liebherr, den Transport verweigert.
Telenotarzt (TNA)	Guten Morgen Daniel, hier ist Sören, Telenotarzt. Wie kann ich euch helfen?

F. Schlingloff (✉)
Landreis Goslar, Fachdienst Rettungswesen, Goslar, Deutschland
E-Mail: friederike.schlingloff@landkreis-goslar.de

▶ In der Initialphase des Einsatzes müssen in kurzer Zeit viele Informationen ausgetauscht werden. Die persönliche Vorstellung mit Namen und Funktion ist dabei zentral. Hier einigen sich die Teammitglieder auf die Ansprache für den weiteren Einsatz. Ob der Vorname und das kollegiale „Du", das im Rettungsdienst gebräuchlich ist, genutzt werden, bleibt dem Team überlassen. Die Funktion des anfordernden Rettungsdienstmitarbeiters ist allerdings für den Einsatzverlauf entscheidend, da z. B. an einen Rettungssanitäter nicht dieselben Maßnahmen delegiert werden können, wie an einen Notfallsanitäter.

Notfallsanitäter Also wir haben hier folgende Lage: Herr Liebherr ist eben bei starkem Schneefall auf dem Bürgersteig gegangen und dann in einer Schneewehe versackt. Gleichzeitig kam ein Auto auf der Straße an ihm vorbei, und dann ist sein Bein zwischen Auto, Schnee und Bürgersteig eingeklemmt worden. Er hat sich dann selbst befreit und ist ins Haus gegangen, sein Sohn hat dann zum Abchecken den Notruf gewählt. Der Patient möchte jetzt aber nicht mit ins Krankenhaus. Vitalparameter sind unauffällig, die siehst du ja, oder?

TNA Ja, die Werte sehe ich. Die Herzfrequenz ist mit 102/min allerdings leicht erhöht, und er hat ein Vorhofflimmern.

Notfallsanitäter Ja, das Vorhofflimmern ist bekannt. Er hat außerdem einen arteriellen Hypertonus. Den Medikamentenplan habe ich dir in den Chat geschickt.

TNA Ja. Er nimmt den Blutverdünner Eliquis dann also wegen des Vorhofflimmerns?

Notfallsanitäter Genau. Er möchte jetzt also zu Hause bleiben, und ich sehe da auch keine Schwierigkeiten. Er hat am Bein auch nur eine kleine Schramme und nur leichte Schmerzen. Er will sich dann beim Hausarzt vorstellen, wenn es nicht besser wird. Ich habe dich jetzt nur dazu angefordert, weil der NEWS *(National Early Warning Score)* wegen der Herzfrequenz nicht bei 0 ist, und ich ihn so nicht allein zu Hause lassen darf.

TNA OK Daniel, ich fasse jetzt nochmal zusammen: Ihr seid beim 81-jährigen Herrn Liebherr, dessen Bein zwischen Autoreifen und einer Schneewehe und Bordstein eingeklemmt war. Der Patient konnte sich selbst befreien und ist bis auf eine leicht erhöhte Herzfrequenz ABC-stabil. Ihr habt ihn vollständig untersucht und er hat nur leichte Beschwerden und eine oberflächliche Schürfwunde am Unterschenkel und verweigert den Transport ins Krankenhaus. Es handelt sich also um eine leichte Extremitätenverletzung und einen nicht kritischen Patienten. Ist das so korrekt?

▶ Nach der Übergabe des anfordernden Kollegen des Rettungsdienstes muss ein kurzes, zusammenfassendes Feedback durch den Telenotarzt erfolgen. Es handelt sich dabei sozusagen um das erste Team-Time-out. Hier sollten eine gemeinsame Arbeitsdiagnose festgelegt und der Patient in „kritisch" oder „nicht kritisch" kategorisiert werden.

Notfallsanitäter	Das ist korrekt.
TNA	Dann dreh doch bitte mal deine Kamera, damit ich mir noch einen kurzen Eindruck vom Patienten verschaffen kann.
Notfallsanitäter	Mache ich. *(Er dreht die Kamera und steckt das Handy ins Tragsystem vor die Brust; der Patient kommt ins Bild, sitzend am Küchentisch, hat leicht das Gesicht verzogen und hält sich den rechten Unterschenkel.)*
TNA	Daniel, das sieht für mich so aus, als ob der Patient doch Schmerzen hat. Wo liegt er denn jetzt auf der NRS-Skala *(NRS = numerische Rating-Skala)*?
Notfallsanitäter	Vorhin war der NRS 2/10. So sieht es jetzt aber wirklich mehr aus. Herr Liebherr, haben sich die Schmerzen verändert? Wie stark sind sie jetzt, auf der Skala von 1 bis 10, die wir gerade besprochen hatten?
Patient	Also das tut jetzt doch irgendwie mehr weh. Ich glaube, jetzt ist es doch schon fast eine 5…*(stöhnt)*
TNA	Daniel, das habe ich mitgehört. Kannst du mit der Kamera bitte noch einmal ans Bein gehen? Ich würde mir das gern ansehen.
Notfallsanitäter	Okay. *(Der Unterschenkel erscheint vollständig im Bild, an der Innenseite der Wade erscheint eine Schürfwunde, ca. 5 × 5 cm groß, darum herum eine livide Verfärbung.)*
TNA	Daniel, ich sehe auf dem Bild eine livide Verfärbung, das sieht aus wie ein Hämatom. Siehst du das auch? Herr Liebherr steht ja auch unter Antikoagulation. Bitte taste noch einmal die Wade für mich ab. Wie fühlt sich das an?
Notfallsanitäter	Das stimmt, das ist ein Hämatom, das war vorhin noch nicht so groß. *(Er tastet die Wade ab, der Patient stöhnt auf.)* Oh, die Wade ist jetzt sehr hart, das war vorhin auch noch nicht so. Das scheint einzubluten!
TNA	Genau. Möglich ist, dass er hierunter ein Kompartmentsyndrom entwickelt. Das ist jetzt ein zeitkritischer Fall, der Patient muss dringend in die nächstgelegene Unfallchirurgie! Braucht ihr Tragehilfe?

Notfallsanitäter	Nein, wir sind hier im Erdgeschoss. Ich übergebe eben unsere Befunde an meine RA, den Patienten und den Sohn! *(An den Patienten gewandt:)* Herr Liebherr, ich habe jetzt mit unserem Telenotarzt gesprochen. Das Bein tut Ihnen jetzt mehr weh, weil sie wahrscheinlich durch die Einklemmung vorhin und wegen Ihrer Blutverdünnung eine Blutung im Unterschenkel haben und jetzt der Blutfluss gestört wird. Das nennt man Kompartmentsyndrom. Dieses Krankheitsbild muss sofort einem Chirurgen vorgestellt werden, es kann sein, dass Sie dringend operiert werden müssen! Ich möchte Sie jetzt ins Krankenhaus mitnehmen! Sind Sie jetzt einverstanden?
Patient	Ja, auf jeden Fall, das Bein tut jetzt wirklich sehr weh. Kann ich etwas gegen die Schmerzen haben?
Notfallsanitäter	Natürlich, dann legen wir Ihnen jetzt einen venösen Zugang am Arm und Sie bekommen etwas gegen die Schmerzen. Marie, kannst du mir eben mit dem i. v.*(intravenösen)* Zugang helfen? Danach müsstest du uns im Krankenhaus *(KH)* Herzberg anmelden mit V. a. Kompartmentsyndrom und den Transport vorbereiten. Ich kümmere mich dann um die Analgesie.
Rettungsassistentin (RA)	Verstanden, ich helfe dir mit dem i. v. Zugang und melde uns dann im KH Herzberg an. Danach hole ich die Trage!
Notfallsanitäter	Sören, ich würde bei Herrn Liebherr jetzt eine Analgesie nach SOP *(Standard Operating Procedure)* mit Paracetamol und Fentanyl fraktioniert durchführen und ihn dann zeitkritisch transportieren.
TNA	Sehr gut. Dann ziehe ich mich jetzt zurück. Meldet euch, wenn ich euch noch unterstützen kann.
Notfallsanitäter	Vielen Dank!

30.2 Rückenschmerz

Einsatzmeldung	*14:35 Uhr, Nachforderung RTW zur Analgesie, 57 J., m.*
Notfallsanitäter	*(Audio-/Videofeed, „face to face")* Hallo, hier ist der Timo Berg vom 42-83-1, Notfallsanitäter. Ich bin heute unterwegs mit Stefan Heinze, Rettungssanitäter. Wir brauchen dich mal zur Analgesie. Wir sind hier bei Herrn Müller, der hat sehr starke Rückenschmerzen. Wir kennen den schon, wir sind hier mehrfach die Woche. Er hat einen chronischen Rückenschmerz und ohne Analgesie kriegen

	wir den hier nicht raus. Er hat aber schon Hydromorphon 8 mg 2 × täglich in der Vormedikation, deswegen kommst du jetzt ins Spiel. *(Stöhnen des Patienten im Hintergrund zu hören)*
TNA	Guten Morgen Timo, hier ist Susanne, Telenotärztin in Goslar. Ich habe verstanden: Ihr seid bei einem männlichen Patienten mit chronischem Rückenschmerz, der jetzt akut sehr stark ist, und ihr braucht eine Analgesie bei vorbestehender Opiatmedikation. Ist das richtig?
Notfallsanitäter	Das ist so korrekt.
TNA	Ich habe noch kurze Nachfragen: Kannst du mir den Patienten einmal zeigen? Und wie alt ist der Patient?
Notfallsanitäter	*(Videokamera wird gedreht, der auf Sofa sitzende Patient kommt ins Bild.)* Hier ist der Patient, der ist 57 Jahre alt.
TNA	Warum hält der Patient sich so die Brust? Bitte schildere mir noch einmal genau, wo er die Beschwerden hat.
Notfallsanitäter	Also die Beschwerden hat er im Rücken, zwischen den Schulterblättern. Und es strahlt wohl so ein bisschen aus in die Brust, und deswegen kriegt er auch schlecht Luft. Aber das ist wohl häufig so.
TNA	Die Vitalparameter sehe ich hier, die sind alle im Normbereich, außer dass er ein wenig hypertensiv ist mit 175/95 mmHg. Habt ihr den Blutdruck beidseits gemessen? Habt ihr ein 12-Kanal-EKG *(EKG =Elektrokardiogramm)* geschrieben?
Notfallsanitäter	Nein, wir kennen den Patienten ja. Wir hätten jetzt auch gern eine Analgesie, der hat Schmerzen von 8/10 NRS hier!
TNA	Du kannst dir gerne schon einmal 1 Ampulle Fentanyl mit 0,5 mg aufziehen lassen. Bitte schreibt aber parallel noch ein 12-Kanal-EKG und messt den Blutdruck auf der Gegenseite.
Notfallsanitäter	Okay. Ich gebe das hier mal weiter. Stefan, die TNA möchte gern noch ein 12-Kanal-EKG, außerdem auch noch einmal eine Blutdruckmessung auf der anderen Seite. Kannst du das bitte machen? Ich ziehe währenddessen Fentanyl auf. *(Kurze Zeit später):* Stefan, bitte einmal Cross-Check: Ich habe hier Fentanyl 0,5 mg aufgezogen, also 0,5 mg in dieser Spritze, 0,05 mg pro ml.
Rettungssanitäter	Fentanyl 0,5 mg, 0,05 mg pro ml aufgezogen. Der Blutdruck ist auf der Gegenseite 169/93 mmHg.
Notfallsanitäter	Susanne, das 12-Kanal-EKG ist fertig, das müsstest du jetzt sehen können. Der Blutdruck ist auf der Gegenseite nicht signifikant unterschiedlich.

▶ Die Ansprache mit Namen ist im telenotfallmedizinischen Einsatzgeschehen besonders wichtig. Sobald nach der initialen Face-to-Face-Übergabe kein Augenkontakt mehr zwischen Telenotarzt und Rettungsdienstmitarbeiter besteht, ist in der verbalen Kommunikation sonst nicht mehr klar, wer gerade angesprochen wird.

TNA	Ja, das EKG sehe ich jetzt: Ich sehe da ST-Hebungen in I, aVL, V1–V3. Siehst du die auch?
Notfallsanitäter	Ja, stimmt. Ich sehe auch ST-Hebungen in I, aVL, und V1–V3.
TNA	Damit ist unsere Arbeitsdiagnose jetzt STEMI *(ST-Hebungsinfarkt)* der Vorderwand. Der Patient ist aktuell kreislaufstabil. Bitte stellt bei der kritischen Diagnose ALS-Bereitschaft *(ALS = Advanced Life Support)* her. Wie weit steht ihr vom nächsten, geeigneten Klinikum mit HKL-Bereitschaft *(HKL = Herzkatheterlabor)* entfernt? Und wie lange würde jetzt das nächste NEF *(Notarzteinsatzfahrzeug)* zu euch brauchen?
Notfallsanitäter	Wir sind nur 5 min vom Städtischen Klinikum Braunschweig entfernt, das ist ein Maximalversorger. Das NEF braucht jetzt ca. 15 min.
TNA	Verstanden. Dann braucht ihr in meinen Augen auch kein NEF nachfordern. Bitte arbeitet jetzt eure SOP Akutes Koronarsyndrom (ACS) ab. Denkt dran, euch als Tragehilfe einen KTW *(Krankentransportwagen)* nachzufordern, wenn nötig! Ich bleibe bei euch.
Notfallsanitäter	Wir handeln jetzt nach der SOP ACS und melden den Patienten im HKL an. Traghilfe brauchen wir nicht, wir sind im Erdgeschoss.

▶ In Einsätzen mit höherer Dringlichkeit fehlen vor Ort die vier Hände des NEF-Teams. Hier ist es die Aufgabe des TNA, trotzdem Ruhe zu bewahren und das Team vor Ort nicht zu überfordern. Delegationen können nur nacheinander abgearbeitet werden. Kommuniziert der TNA zu viel und unnötig, stört er den Rettungsdienstkollegen vor Ort zusätzlich.

30.3 Atemnot akut

Einsatzmeldung	*3:40 Uhr, Nachforderung RTW, Atemnot akut, 84 J., w.*
Notfallsanitäter	*(Audio-/Videofeed „face to face")* Hallo, hier ist der Matze Niemeyer vom 83-83-2, Notfallsanitäter. Ich bin unterwegs mit Susanne Fritz, Rettungssanitäterin. Es tut mir total leid, dass ich dich um diese Zeit alarmieren muss, aber ich brauche hier mal deine Hilfe, ich komm hier nicht weiter.
TNA	Hallo Matze, hier ist Steffi, kein Problem, was kann ich tun?

Notfallsanitäter	Ich bin hier im Altenheim bei Frau Müller, 84 Jahre. An der Zimmertür steht schon, sie sei palliativ und soll auf keinen Fall ins Krankenhaus, aber sie hat jetzt doll Luftnot. Der Sohn ist da, und jetzt sollen wir ihr Sauerstoff geben.
TNA	Okay Matze, was hat die Patientin denn für eine Grunderkrankung?
Notfallsanitäter	Sie hat außer einem Hypertonus und Diabetes mellitus Typ 2 eine schwere Demenz und ist bettlägerig. Der Hausarzt ist hier eng involviert und deswegen ist auch das Schild aufgehängt, dass sie palliativ ist. Ich habe deswegen außer einer Sauerstoffsättigung auch keine Vitalparameter erhoben. Die Sättigung siehst du ja!
TNA	Ja die sehe ich, die ist 95 %. Gut, dann fasse ich jetzt zusammen: Frau Müller ist eine 84-jährige, bettlägerige Patientin mit schwerer Demenz, die von ihrem Hausarzt schon als im palliativen Stadium eingeschätzt wird und nicht mehr ins Krankenhaus soll, aber jetzt starke Luftnot hat. Kann sie das selbst so äußern?
Notfallsanitäter	Nein, das kann sie gar nicht, sie spricht nicht mehr. Aber sie atmet sehr schnell und stöhnt so dabei. Der Sohn ist deswegen auch sehr beunruhigt. Ich zeige sie dir jetzt mal! *(Er dreht die Kamera und zeigt im Videofeed die Patientin, eine im Bett liegende ältere Dame, kachektisch, Atemfrequenz bei ca. 20, sehr unregelmäßige Atemzugtiefe; eine Pflegekraft steht am Bett.)*
TNA	Okay, dann wäre es doch gut, wenn ich einmal direkt mit dem Sohn spreche! Gib ihn mir doch bitte mal!
Notfallsanitäter	Okay, ich stelle dich auf Lautsprecher und reiche dich an den Sohn weiter!
Angehöriger	Hallo, ich bin der Sohn von Frau Müller. *(Audio-/Videofeed, „face-to-face")*
TNA	Guten Tag, mein Name ist Dr. Frank, ich bin Telenotärztin und das Rettungsteam bei Ihnen vor Ort hat mich hinzugezogen, um Ihrer Mutter zu helfen. Ich habe jetzt verstanden, dass Ihre Mutter eine schwere Demenz hat und der Hausarzt sie auch so einschätzt, dass sie nicht mehr ins Krankenhaus möchte und soll.
Angehöriger	Ja, das stimmt. Wir haben das gemeinsam so besprochen. Meine Mutter hat auch eine Patientenverfügung.
TNA	Das ist gut zu wissen. Und mit dem Hausarzt ist auch besprochen, dass sie in einem palliativen Stadium ist, d. h., es geht jetzt vor allem darum, Beschwerden, die sie hat, zu lindern.
Angehöriger	Ja genau. Nur hat sie jetzt so schlimme Luftnot!

TNA	Ja, ich sehe auch, dass ihre Mutter schneller atmet. Sie atmet auch sehr unregelmäßig. Das kann bedeuten, dass sie etwas Luftnot hat, und es kann auch bedeuten, dass sie sich jetzt in der Sterbephase befindet. Deswegen sind Sie jetzt auch bei ihr, oder?
Angehöriger	Ja, es ging ihr die letzten Tage schon immer schlechter. Wir haben schon damit gerechnet, auch Dr. Krüger, ihr Hausarzt. Eigentlich wollte er auch kommen, wenn es so weit ist, aber jetzt nachts ist er natürlich nicht erreichbar.
TNA	Ich schlage Ihnen vor, dass wir jetzt bei Ihnen bleiben und gemeinsam dafür sorgen, dass Ihre Mutter jetzt keine Beschwerden mehr hat. Ich würde Ihrer Mutter gern etwas Morphin geben, das lindert die Luftnot und auch Schmerzen, falls sie welche hat. Sie wird dadurch etwas ruhiger, aber auch müder werden.
Angehöriger	Ja, machen Sie das bitte!
TNA	Wir können auch noch einige andere Maßnahmen ergreifen, damit sich Ihre Mutter wohler fühlt. Und dann bleiben Sie bei ihr, wenn Sie das möchten. Es ist möglich, dass sie jetzt in der finalen Sterbephase ist und es nur noch wenige Stunden dauert.
Angehöriger	Ja, ich bleibe bei ihr. Vielen Dank!
TNA	Dann geben Sie jetzt bitte das Telefon meinem Kollegen vom Rettungsdienst zurück.
Notfallsanitäter	*(Er übernimmt das Telefon, dreht Kamera, steckt das Handy ins Tragsystem, schaltet den Audiofeed wieder auf das Headset; die Perspektive ist jetzt wieder auf der Patientin.)* Hier bin ich wieder. Du bist wieder auf dem Headset. Ich habe alles mitgehört. Also ziehen wir jetzt Morphin auf. 1 Ampulle mit 10 mg?
TNA	Ja genau, Matze. 10 mg Morphin pur, und dann brauchst du die Subkutannadel, wir werden ihr das subkutan geben.
Notfallsanitäter	Okay, ich gebe das hier weiter. *(An die Rettungssanitäterin gewandt:)* Susanne, Frau Müller soll Morphin subkutan bekommen. Ich ziehe eine Ampulle auf, guck du bitte mal nach der Subkutannadel im Rucksack.
Notfallsanitäter	*(2 min später:)* Susanne, bitte einmal Cross-Check: Hier ist die Ampulle Morphin mit 10 mg.
Rettungssanitäterin	10 mg Morphin, korrekt. Hier ist die Subkutannadel.
Notfallsanitäter	Steffi, wir sind bereit.

▶ Lässt das Headset des Rettungsdienstkollegen vor Ort Umgebungsgeräusche zu, kann der TNA den gesamten Einsatzverlauf passiv mithören und muss nicht über jedes Geschehen extra von seinem Ansprechpartner informiert werden. Dies erspart unnötige, zusätzliche Kommunikation.

TNA	Prima, dann verabreiche jetzt bitte 10 mg Morphin subkutan.
Notfallsanitäter	Verstanden, ich gebe 10 mg Morphin subkutan.
Notfallsanitäter	10 mg Morphin subkutan verabreicht.
TNA	Verstanden, Matze: 10 mg Morphin sind verabreicht. Jetzt möchte ich gern, dass ihr euch einmal anguckt, was ihr noch für die Patientin tun könnt. Kann man sie nochmal etwas besser lagern, sodass der Oberkörper etwas höher ist? Ihr könnt auch noch das Fenster öffnen, wenn es warm und stickig sein sollte, die frische Luft kann die Luftnot auch noch etwas mindern.
Notfallsanitäter	Das machen wir. Susanne, mach bitte mal das Fenster auf. *(Zur Pflegekraft:)* Können wir die Patientin nochmal etwas hochziehen und das Kissen frisch machen?
Notfallsanitäter	*(2 min später:)* Steffi, wir haben das alles erledigt, und ich finde, Frau Müller atmet schon deutlich ruhiger jetzt.
TNA	Ja, das finde ich auch. Kannst du nochmal mit dem Sohn und mit der Pflegekraft sprechen, ob sie auch zufrieden sind und sich zutrauen, so mit Frau Müller allein zu bleiben? Das Morphin wird nun auch 2–4 h wirken und morgen früh kann der Hausarzt dann wieder übernehmen.
Notfallsanitäter	Herr Müller, wir haben den Eindruck, dass es Ihrer Mutter so schon deutlich besser geht. Das Morphin fängt jetzt gerade an zu wirken, und die Wirkung wird ungefähr 4–6 h anhalten. Morgen früh kann dann der Hausarzt kommen und ihr noch etwas geben, wenn das nötig ist.
Angehöriger	Ja, ich glaube auch, dass es ihr schon viel besser geht. Ich bleibe jetzt hier bei ihr.
Notfallsanitäter	Steffi, hast du das mitgehört?
TNA	Ja, Matze, ich habe das mitgehört. Dann ziehe ich mich jetzt aus dem Einsatz zurück. Ruhige Schicht noch!
Notfallsanitäter	Dir auch und vielen Dank!

Abkürzungen

ACS	Acute Coronary Syndrome
ALS	Advanced Life Support
HKL	Herzkatheterlabor
NEWS	National Early Warning Score
NRS	Numerische Rating- Skala (z.b. für Schmerz)
SOP	Standard Operating Procedure

Teil IX
Qualifizierung

Qualifizierung von Telenotärztinnen und Telenotärzten

31

Hanna Schröder, Tom Franke und Daniel Fischer

Inhaltsverzeichnis

31.1	Einführung	321
31.2	Der Weg zu einem gemeinsamen Telenotarztcurriculum	322
31.3	Curriculumsinhalte der „Qualifikation Telenotarzt"	324
31.4	Standortspezifische Einarbeitung und Personalauswahl	326
31.5	Telenotarztaus-/-weiterbildung in der Zukunft	328
Literatur		328

31.1 Einführung

Mit der Einführung des Telenotarzt in die Regelversorgung stellte sich schnell die Frage nach Einarbeitung, Ausbildung und auch Personalauswahl für einen Arbeitsplatz, der über die klassischen notfallmedizinischen Qualifizierungsanforderungen hinaus ging. So schien

---

H. Schröder (✉)
Aachener Institut für Rettungsmedizin & zivile Sicherheit, Uniklinik RWTH Aachen & Stadt Aachen Feuerwehr und Rettungsdienst Aachen, Aachen, Deutschland
E-Mail: ars@ukaachen.de

T. Franke
Stadt Mülheim an der Ruhr, Mülheim an der Ruhr, Deutschland
E-Mail: thomas.franke@muelheim-ruhr.de

D. Fischer
Klinikum Lippe, Klinik für Notfallmedizin Zentrale Notaufnahme Detmold, Detmold, Deutschland
E-Mail: d.fischer@kreis-lippe.de

© Der/die Herausgeber bzw. der/die Autor(en), exklusiv lizenziert an Springer-Verlag GmbH, DE, ein Teil von Springer Nature 2026
S. Beckers und M. Felzen (Hrsg.), *Telenotfallmedizin*,
https://doi.org/10.1007/978-3-662-72121-6_31

es plausibel, dass neben notfallmedizinischer Expertise eine gewisse technische Affinität und Multitasking-Fähigkeit vorteilhaft sein könnten.

In der ersten Arbeit zur Ausbildung von Telenotärzten (Stand: 2018) werden hierzu u. a. Kenntnisse über die Abläufe und Schwierigkeiten von Rettungseinsätzen, Durchführung von Parallelkonsultationen sowie kompetent und priorisierendes Vorgehen thematisiert. (Felzen et al., 2018). Die für die Telenotfallmedizin erforderlichen Fertigkeiten, die aus den ersten Jahren Einsatzerfahrung abgeleitet wurden, sind im Folgenden dargestellt.

> **Erforderliche Fertigkeiten (und Eigenschaften) des Telenotarztes**
>
> - Hohe Konzentrationsfähigkeit
> - Strukturiertes, standardisiertes sowie leitliniengerechtes Vorgehen
> - Fundiertes notfallmedizinisches Fachwissen
> - Erfahrung im Rettungsdienst (insbesondere bezüglich Abläufen und Vorgehen)
> - Gezielte, wohlüberlegte Stellung von relevanten Fragen
> - Vertrauen sowie Kontrollfähigkeit gegenüber dem Rettungsfachpersonal
> - Kritikfähigkeit sowie Fähigkeit zur Selbstreflexion
> - Offenheit gegenüber Supervision und Feedback

Mit der Verbreitung des Berufsbildes des Notfallsanitäters und zunehmenden „Freigaben" von Maßnahmen durch Vorabdelegation veränderten sich einerseits die Konsultationsbilder, andererseits vor allem die Fähigkeiten und Kompetenzen der Rettungsteams über die Jahre. So geht es nicht um die Kontrollfähigkeit gegenüber dem Team, sondern eine situationsgerechte und gezielte Beratung und Unterstützung im Fokus. Die schnelle Einschätzung des Patientenzustands, eine klare Äußerung der Verdachtsdiagnose und zügige Therapieinitiierung tragen zu erfolgreicher Einsatzabarbeitung bei.

▶ Insbesondere die Beurteilung des 12-Kanal-EKGs (EKG = Elektrokardiogramm) stellt eine häufige Anforderung an Telenotärzte dar. Hier sollte ein Fortbildungsfokus gesetzt werden. Es bietet sich an, besondere EKGs am Arbeitsplatz zu sammeln und dafür zu nutzen.

31.2 Der Weg zu einem gemeinsamen Telenotarztcurriculum

Am 11.02.2020 unterzeichneten der Gesundheitsminister Karl-Josef Laumann, Vertreter der Krankenkassen, der kommunalen Spitzenverbände und die Ärztekammern in Nordrhein-Westfalen (NRW) eine gemeinsame Absichtserklärung zum flächendeckenden Ausrollen von Telenotarztsystemen in NRW. In der Presseerklärung wurde explizit auf die

Rolle der Ärztekammern in diesem Prozess hingewiesen: „Insbesondere bei der Qualifikation der Ärztinnen und Ärzte werden die Ärztekammern in Nordrhein-Westfalen eine wichtige Rolle spielen" (MAGS NRW, 2020). Den Unterzeichnern der Absichtserklärung, insbesondere dem Ministerium, war von Anfang an bewusst, dass die Anforderungen an die Tätigkeit als Telenotarzt deutlich über die des physisch präsenten Notarztes hinausgehen.

Um für die geplanten Telenotarztstandorte entsprechend qualifizierte Telenotärzte zur Verfügung zu haben, wurden die beiden Ärztekammern in NRW, die Ärztekammer Nordrhein (ÄKNO) und die Ärztekammer Westfalen Lippe (ÄKWL), vom Ministerium für Arbeit, Gesundheit und Soziales (MAGS) beauftragt, ein entsprechendes Fortbildungscurriculum zu erarbeiten, um den zukünftigen Bedarf zu decken und hier einen Qualitätsstandard zu etablieren. Die grundsätzliche Zielsetzung beider Kammern war es, ein für NRW gemeinsames ankündigungsfähiges Fortbildungscurriculum zu entwickeln, dass als Grundlage für entsprechende Fortbildungskurse zur Erlangung der Qualifikation „Telenotarzt" dienen sollte. Zu diesem Zweck wurde eine entsprechende kammerübergreifende Arbeitsgruppe eingesetzt.

Ausgehend von Überlegungen, was die Tätigkeit am Telenotarztarbeitsplatz von der Tätigkeit als anwesendem Notarzt unterscheidet, wurden zunächst Eingangskriterien definiert, um an der Fortbildung teilnehmen zu können. Ausbildungsinhalte wurden zum einen bewusst auf die Besonderheiten des Telenotarztplatzes zugeschnitten, zum anderen unabhängig von spezifischen technischen Umsetzungen eines Telenotarztarbeitsplatzes konzipiert. Die erfolgreiche Teilnahme am Curriculum „Telenotarzt" ersetzt dabei nicht die detaillierte Einweisung in das spezifische Telenotarztsystem vor Ort (Details s. Abschn. 3).

Nachdem das Fortbildungscurriculum „Qualifikation Telenotarzt" von beiden Kammern formal beschlossen wurde, bestand die nächste Herausforderung darin, basierend auf dem Curriculum ein entsprechendes Kurskonzept zu entwickeln. Hier fand eine enge Kooperation der beiden Fortbildungsakademien beider Ärztekammern mit dem Aachener Institut für Rettungsmedizin und zivile Sicherheit (ARS) statt und die Pilotkurse konnten im April (ÄKWL) und Juni 2021 (ÄKNO) stattfinden. Eine Auswertung nach drei durchgeführten Kursen hat gezeigt, dass eine einheitliche Ausbildung der Telenotärztinnen und -ärzte durch die Teilnehmer als sinnvoll bewertet wurden (Schröder, 2022). Durch die obligate Evaluierung der Telenotarztkurse werden die Kurskonzepte laufend an die Bedürfnisse der Teilnehmer und an neue Anforderungen an die Telenotärztinnen und -ärzte angepasst.

Der Ausbau der Telenotarztstandorte über die Landesgrenzen von NRW hinaus (z. B. in Bayern) führte dazu, dass sich zum einen vermehrt designierte Telenotärztinnen und -ärzte – mangels Alternativen – aus anderen Bundesländern für die „NRW-Telenotarztkurse" interessierten, zum anderen mehrten sich die Anfragen anderer Landesärztekammern, ob sie das „NRW-Curriculum" für ihren Kammerbereich übernehmen dürften. Daraus entstand der Wunsch, auf Grundlage des „NRW-Curriculums" ein Mustercurriculum für die Bundesärztekammer (BÄK) zu verabschieden. Das BÄK-Curriculum ist am 19.10.2023 in der 1. Auflage verabschiedet worden (BÄK, 2023). Telenotarztkurse auf Grundlage des BÄK-Curriculums werden seither über Landesärztekammergrenzen hinweg anerkannt.

31.3 Curriculumsinhalte der „Qualifikation Telenotarzt"

31.3.1 Anforderungen an Telenotärzte

▶ Wichtig: Telenotärzte sind nicht nur Notärzte am Telefon!

Für die spezielle Aufgabenstellung benötigen Telenotärzte eine besondere fachliche Ausbildung und Routine im Erkennen und Behandeln auch komplexer medizinischer Fragestellungen. Auch die Fähigkeit zur Führung eines Behandlungsteams mit Mitgliedern unterschiedlicher medizinischer Qualifikationen und Kompetenzen ist eine entscheidende Grundlage. Um sich als Telenotarzt auch gedanklich schnell in eine vom Rettungsfachpersonal geschilderte Situation hineindenken zu können, sind breite eigene Erfahrungen und rettungsdienstliche Erlebnisse notwendig. Bei der Entwicklung des Ausbildungscurriculums stellte sich daher die Frage, welche ärztliche Personengruppe diesen Anforderungen am ehesten entsprechen würde.

Grundsätzlich muss eine umfangreiche Erfahrung als Notarzt vorhanden sein. Die Anzahl der absolvierten Einsätze sollte so hoch sein, das statistisch gesehen auch seltene oder komplexe Notfallsituationen mit einer gewissen Wahrscheinlichkeit persönlich erlebt wurden. Ein weiteres Merkmal ist die damit verbundene Vielzahl von Einsätzen, bei denen nicht allein die medizinische Expertise, sondern außerdem Organisationsvermögen, Kenntnisse lokaler Strukturen sowie ein gewisses Durchsetzungsvermögen in der Kommunikation erforderlich waren.

Zu den weiteren objektivierbaren Eigenschaften zählen beispielsweise Tätigkeiten mit Führungserfahrung (als Oberarzt, leitender Notarzt etc.), die insbesondere von erfahrenen Fachärzten übernommen werden können. Aufgrund dieser Erfahrung entsteht häufig auch eine nach außen wirkende Souveränität und ein geschultes Kommunikationsvermögen. Auch die Ausbildung zur leitenden Notärztin oder zum leitenden Notarzt als ein Qualifikationsmerkmal bedingt in der Regel eine schon breite rettungsdienstliche und klinische Erfahrung.

Nicht zuletzt spiegelt sich durch diese Anforderungen und damit die Qualifikation auch die notwendige tarifliche Eingruppierung von Telenotärzten im oberärztlichen Segment wider. Diese sollen auch notärztlichen Kollegen im Bedarfsfall in einer Konsultation fachlich oder situativ eine Hilfe bieten können, ähnlich dem klinischen Alltag.

▶ Die Festlegung der Qualifikationsmerkmale erfordert demnach eine oberärztliche Tarifeingruppierung.

31.3.2 Curriculumsinhalte

Das ankündigungsfähige Zertifikat „Telenotarzt" darf nur führen, wer die curriculare Fortbildung „Qualifikation Telenotarzt" (anerkannt von der zuständigen Ärztekammer auf Basis des BÄK-Curriculums) einschließlich der vorgesehenen Lernerfolgskontrolle absolviert hat.

Als Zielgruppe werden die im klinischen oder rettungsdienstlichen Einsatz und in der eigenverantwortlichen Führung von Personen und in Strukturen besonders erfahrene Notärzte (z. B. Oberarzt, leitender Notarzt) benannt.

Folgende Eingangsvoraussetzungen zur Teilnahme am Curriculum wurden festgelegt:

- Nachweis der Anerkennung als Facharzt in einem Gebiet mit unmittelbarem Bezug zur klinischen und rettungsdienstlichen Notfall- und Intensivmedizin sowie der Zusatzweiterbildung Notfallmedizin
- Nachweis von mindestens zwei Jahren regelmäßiger und andauernder Tätigkeit als Notarzt, mindestens jedoch 500 eigenständig absolvierte Notarzteinsätze einschließlich Interhospital-Intensivtransporte nach Erwerb der Zusatzweiterbildung Notfallmedizin
- Kurs Interhospitaltransport nach DIVI-Empfehlung (DIVI = Deutsche Interdisziplinäre Vereinigung für Intensiv- und Notfallmedizin), alternativ gleichwertige Erfahrung im Interhospitaltransport

Die curriculare Fortbildung „Qualifikation Telenotarzt" umfasst 28 Unterrichtseinheiten (UE) aufgeteilt in 3 Module, davon können 2 UE als E-Learning (beispielsweise vorab) umgesetzt werden. Eine Lernerfolgskontrolle am Ende umfasst ebenfalls 2 UE (Tab. 31.1). In den Kursen in NRW wird dies im Rahmen eines Abschlusskolloquiums mit kollegialer Fallbesprechung umgesetzt.

Das am 13.08.2020 veröffentlichte NRW-Curriculum wurde durch den Vorstand der BÄK am 10.10.2023 als Empfehlung eines Musterweiterbildungscurriculums für alle Landesärztekammern übernommen. Jedoch wurde in Abstufung zum NRW-Curriculum auf den Nachweis eines Interhospitaltransportkurses nach Empfehlungen der DIVI verzichtet. Diese Erfahrung soll sich in den 500 abzuleistenden Einsätzen als Primär- und Sekundäreinsätze widerspiegeln. Die Umsetzung ist den jeweiligen Landesärztekammern überlassen.

Tab. 31.1 Inhalte der Module 1–3 des Aubildungscurriculums Telenotarzt

Modul	Inhalte und Umfang
1	Rahmenbedingungen (8 UE), davon 2 UE E-Learning: • Idee, Entstehung und Notwendigkeit • Organisatorische und rechtliche Aspekte • Zusammenarbeit mit der Leitstelle • Indikationen • Interhospitaltransport • Fehlermanagement
2	Infrastruktur und Datenschutz (6 UE): • Technische Ausgestaltung • Hardware/Software • Datenschutz • Dokumentation • Qualitätsmanagement
3	Kommunikation und Kommunikationsverhalten inklusive Führung (12 UE): • Grundsätze und Bedeutung von Human Factors/Crew Resource Management in der besonderen Einsatzsituation „Telenotarzt" • Besonderheiten der Kommunikation im Arbeitsfeld eines Telenotarztes • Führung von Teams in der Funktion Telenotarzt • Resilienz/Selbstführung • Praktische Anwendungen Lernerfolgskontrolle/Abschlusskolloquium (2 UE)
UE Unterrichtseinheiten	

31.4 Standortspezifische Einarbeitung und Personalauswahl

Die Teilnahme an einem zertifizierten Telenotarztkurs kann weder die lokale Einarbeitung in ein spezifisches System ersetzen noch resultiert daraus der Anspruch, an einem Platz tätig werden zu können. Die Ärztlichen Leiter Rettungsdienst (ÄLRD) verantworten in der Regel die Personalauswahl und die Träger des Rettungsdienstes die Verfügbarkeit des technischen Systems.

31.4.1 Beispiel 1: Telenotärztliches Assessment und Einarbeitung aus Aachen

Am Aachener Standort wird der telenotfallmedizinisch interessierte Notarzt (nach Überprüfung der Eingangsvoraussetzungen) zu einem Assessment eingeladen. Dabei wird die Eignungsüberprüfung nach transparenten Kriterien durchgeführt und zuvor eine Zielerreichung von 90 % definiert (Tab. 31.2).

Tab. 31.2 Eignungsüberprüfung (angelehnt an Felzen et al., 2018)

Kategorie	Inhalte der Überprüfung
Fachwissen	Kenntnisse der aktuellen Leitlinien und Verfahrensanweisungen
Übergabe	Konzentrations- und Merkfähigkeit bei Patientenübergaben
Telekonsultationen	Verhalten, praktische Fertigkeiten am Telenotarztarbeitsplatz, Kommunikations- und Unterstützungsfähigkeit, Durchsetzungsvermögen, Priorisierung, Stressresistenz
Feedbackgespräch	Kritikfähigkeit, Gesprächsführung in Konfliktsituationen, verständliches Erklären von Sachverhalten
Dokumentation	Möglichst vollständige elektronische Einsatzdokumentation

Nach erfolgreichem Assessment wird eine dreitägige Einarbeitungsphase durchlaufen, bevor der selbstständige Dienst am Telenotarztarbeitsplatz erfolgt. Dabei stehen am ersten Tag die Technik und Funktionalitäten des Arbeitsplatzes sowie rechtliche Grundlagen und Einführung in die Dokumentation im Vordergrund. Die Themen werden anhand diverser Fallbeispiele am Schulungsplatz beübt.

An Tag zwei und drei wird unter Supervision am Live-Arbeitsplatz das Einsatzgeschehen abgearbeitet mit Fokus auf die leitliniengerechte Therapie und die Übernahme des Routinebetriebs durch den Einzuarbeitenden. An Tag drei steht neben dem Routinebetrieb auch die Abklärung von Sekundärtransporten im Fokus.

31.4.2 Beispiel 2: Telenotarztauswahl und Einarbeitung in der Trägergemeinschaft Ostwestfalen Lippe

Mit der Unterzeichnung der Absichtserklärung zum Ausrollen von Telenotarztstandorten in ganz NRW wurde die Region Ostwestfalen Lippe (OWL) mit der kreisfreien Stadt Bielefeld, den Landkreisen Paderborn, Lippe, Höxter, Gütersloh, Herford und Minden als Pilotregion bestimmt. Die Stadt Bielefeld und der Landkreis Paderborn fungieren als Kernträger, die in der Endausbaustufe jeweils einen Telenotarztstandort betreiben. Alle aufgeführten Kreise und die Stadt Bielefeld partizipieren im Rahmen einer Trägergemeinschaft des Telenotarztsystems.

Um zum Start des Telenotarztsystems am Standort in Bielefeld genügend qualifizierte Telenotärzte zur Verfügung zu haben, wurden in den einzelnen Gebietskörperschaften durch die jeweiligen ÄRLD geeignete Notärztinnen und -ärzte anhand der Eingangskriterien zur Teilnahme am Telenotarztcurriculum vorgeschlagen und bei positivem Votum der Arbeitsgruppe der OWL-ÄLRD zu den Kursen entsandt. Nach erfolgreicher Teilnahme am Curriculum erfolgte die konkrete Einarbeitung in das Telenotarztsystem sowie eine enge Supervision in den ersten Diensten durch die Telenotarztstandortleitung.

31.5 Telenotarztaus/-weiterbildung in der Zukunft

Die bestehenden Kurssysteme beinhalten zwar einen Praxisanteil, der den Schwerpunkt auf die Abarbeitung von Fallbeispielen legt, jedoch werden diese im Rahmen der Simulation zumeist nicht interprofessionell durchlaufen. Hier besteht in Zukunft noch Potenzial in der Weiterbildung der Telenotärzte, auch interprofessionelle Simulationen mit Rettungsteams zu implementieren.

Auch die strukturierte Supervision der Telenotärzte am Platz kann zukünftig auf Basis gemeinsamer Checklisten angeglichen und standardisiert werden.

Abkürzungen

ÄKNO	Ärztekammer Nordrhein
ÄKWL	Ärztekammer Westfalen-Lippe
ÄLRD	Ärztliche Leitung Rettungsdienst
BÄK	Bundesärztekammer
MAGS	Ministerium für Arbeit, Gesundheit und Soziales
OWL	Ostwestfalen Lippe
UE	Unterrichtseinheiten

Literatur

Felzen M, Hirsch F, Brokmann JC, Rossaint R, Beckers SK. Anforderungs- und Qualifikationsprofil an den Notarzt in der Telenotfallmedizin. Notfall + Rettungsmedizin. 2018; 21(7): 590–597.

Ministerium für Arbeit, Gesundheit und Soziales des Landes Nordrhein-Westfalen (MAGS NRW). Telenotarzt-System wird flächendeckend in Nordrhein-Westfalen etabliert | Land.NRW [Internet]. 2020. https://www.land.nrw/pressemitteilung/telenotarzt-system-wird-flaechendeckend-nordrhein-westfalen-etabliert. Zugegriffen: 18. Juni 2024.

Schröder H, Felzen M, Fischer D, Franke T, Borg E, Mauerer V, et al. Telenotarztqualifikation: Einheitliche Ausbildung sinnvoll. Dtsch Arztebl. 2022; 119(6): A225–A228. https://www.aerzteblatt.de/pdf.asp?id=223173. Zugegriffen: 18. Juni 2024.

Bundesärztekammer (BÄK). BÄK-Curriculum Telenotarzt/Telenotärztin. 2023.

Qualifizierung des Rettungsdienstpersonals

32

Marc Felzen

Inhaltsverzeichnis

32.1 Technische Einweisung 329
32.2 Medizinische Einweisung 330
32.3 Organisatorisches 332

32.1 Technische Einweisung

Die technische Einweisung hängt entscheidend von der Art des eingesetzten Systems ab. Dieses sollte idealerweise so einfach wie möglich zu bedienen sein, da jeder notwendige Schritt Mehrarbeit ist und gerade in einer Stresssituation zulasten der Compliance dem System gegenüber führen kann. Bestenfalls beschränkt sich die Bedienung also auf einen Knopfdruck oder aber auf vertraute Technik, die z. B. auch aus privat genutzten Anwendungen bekannt ist.

Darüber hinaus sollte es eine redundante Backupmöglichkeit, bestenfalls in Form eines Smartphones mit datenschutzkonformer Bildübertragungsmöglichkeit, geben. Diese bezieht sich vor allem auf die EKG-Übertragung (EKG = Elektrokardiogramm), die im

---

M. Felzen (✉)
Uniklinik RTWH Aachen und Stadt Aachen, Feuerwehr und Rettungsdienst Aachen, Ärztliche Leitung Rettungsdienst Stadt Aachen & Aachener Institut für Rettungsmedizin und zivile Sicherheit, Aachen, Deutschland
E-Mail: ars@ukaachen.de

© Der/die Herausgeber bzw. der/die Autor(en), exklusiv lizenziert an Springer-Verlag GmbH, DE, ein Teil von Springer Nature 2026
S. Beckers und M. Felzen (Hrsg.), *Telenotfallmedizin*,
https://doi.org/10.1007/978-3-662-72121-6_32

Gegensatz zu nahezu allen anderen Informationen nicht auf dem Audioweg mitgeteilt werden kann und im Zweifel zu einer NEF-Nachforderung (NEF = Notarzteinsatzfahrzeug) führen wird.

Je komplizierter ein solches System zu bedienen ist, desto größer ist gerade in Stresssituationen die Gefahr von Anwendungsfehlern.

▶ Die technische Einweisung sollte zwingend in Präsenz am eingesetzten System erfolgen. In diesem Rahmen sollte der Telenotarzt mehrfach konsultiert und die häufigsten technischen Fehler sowie deren Erkennung und Behebung simuliert werden.

Jeder Mitarbeitende sollte genügend Möglichkeiten haben, sich mit der Technik vertraut zu machen und den Telenotarzt beliebig oft für einen Technikcheck konsultieren dürfen. Zusätzlich sollte jedem Mitarbeitenden angeboten werden, in der Telenotarztzentrale zu hospitieren, um auch die andere Seite kennenzulernen und sehen zu können, in welcher Form die von der Einsatzstelle übertragenen Informationen beim Telenotarzt ankommen.

Darüber hinaus ist es sinnvoll, Maßnahmen zur Behebung simpler Fehler zu schulen und in Form eines Problemlösungsprozesses zur Verfügung zu stellen. Weiterhin sollte jeder Mitarbeitende die Möglichkeit haben, einen technischen Support kontaktieren zu können. Da der Telenotarzt selbst erster Ansprechpartner bei technischen Problemen sein wird, ist es sinnvoll, auch die Telenotärzte in der Behebung simpler Technikprobleme zu schulen.

32.2 Medizinische Einweisung

Für die Akzeptanz des Telenotarztsystems beim nichtärztlichen Personal ist es von entscheidender Bedeutung, die Art und Weise der Einbindung in den Rettungsdienst von Anfang an transparent – bestenfalls in Form einer Verfahrensanweisung – zu kommunizieren. Es sollte nicht anstelle von sondern vielmehr zusätzlich zu Vorabdelegationen gemäß § 4 Abs. 2 Nr. 2c Notfallsanitätergesetz (NotSanG) genutzt werden.

Die medizinische Einweisung in ein Telenotarztsystem sollte folgende Punkte beinhalten.

Medizinische Einweisung in ein Telenotarztsystem
- Einsatzspektrum und ggf. Vorgaben einer Telenotarztkonsultation
- Abgrenzung des Einsatzspektrums für den Telenotarzt und konventionellen Notarzt

- Abgrenzung von eigenständig und eigenverantwortlich durchzuführenden Maßnahmen
- Durchführung einer vollständigen Anamnese und Diagnostik
- Durchführung einer fokussierten, strukturierten Übergabe an den Telenotarzt
- Zeitpunkt der Telenotarztkonsultation

Das Rettungsteam sollte in der Lage sein, die für den Telenotarzt relevanten medizinischen Informationen aus Anamnese und Diagnostik herauszufiltern und diese zusammengefasst an den Telenotarzt zu übergeben. Auch eine Verdachtsdiagnose sollte – sofern vorhanden – offen geäußert werden.

So sind bei einer Analgesie beispielsweise nur die Schmerzursache, Allergien und starke Schmerzmittel in der Vormedikation relevant, um das am besten geeignete Analgetikum auszuwählen und vorbereiten zu lassen. Während dessen können dann – ohne Verzögerung der Analgesie – weitere Informationen ausgetauscht werden.

Weiterhin ist es wichtig, eine gezielte Fragestellung an den Telenotarzt, z. B. die Indikation für den Beginn einer nichtinvasiven Beatmung, auch offen als solche zu verbalisieren, damit dieser präzise darauf antworten bzw. reagieren kann. Gleiches gilt für eine aus welchem Grund auch immer entstandene Komplikation. Gänzlich fehl am Platz sind (beiderseitige) Rechtfertigungen jeglicher Art. Es genügt ein klares „Ja" oder „Nein" bzw. eine klare Anordnung, alles andere kann im Anschluss an den Einsatz nachbesprochen werden.

Bezüglich einer Transportverweigerung durch den Patienten ist die Durchführung sämtlicher im Rettungsdienst möglicher Diagnostik inklusive 12-Kanal-EKG (EKG = Elektrokardiogramm), Blutzucker (BZ) und Temperatur unabdingbar, sofern der Patient dies zulässt, da eine Verweigerung in Abhängigkeit von den Befunden durchaus zurückgenommen werden kann. So wird beispielsweise der Großteil der Patienten einem Transport zustimmen, wenn ihnen mitgeteilt wird, dass im EKG ein Herzinfarkt zu sehen ist. Ein nicht durchgeführtes 12-Kanal-EKG und dadurch nicht erkannter Herzinfarkt schützt das Rettungsteam trotz ausgesprochener Verweigerung nicht vor rechtlichen Konsequenzen, auch dann nicht, wenn der Infarkt ausschließlich in den linksposterioren Ableitungen (V7–V9) oder rechtspräkordialen Ableitungen (Vr3–Vr6) zu sehen ist!

Der Transportverzicht gewinnt zunehmend an Bedeutung, da die Alarmierungsschwelle des Rettungsdienstes bedingt durch ein zunehmendes Notrufaufkommen und fehlender Reaktionsmöglichkeiten der Leitstellen neben dem Rettungsdienst sinkt. Vom Grundsatz her hat der Rettungsdienst die Pflicht, einen Notfallpatienten dem nächstgelegenen geeigneten Facharzt vorzustellen, weshalb ein Transportverzicht, belegt durch unterschiedliche Gutachten, eigentlich als Option ausscheidet. Er muss dennoch als Option in Betracht gezogen werden, da Patienten zunehmend nicht mehr die Definition eines Notfallpatienten erfüllen oder aber ein Transportverzicht ethisch die bessere Lösung ist.

Soll ein Transportverzicht durch den Telenotarzt verantwortet werden, weil das RTW-Team (RTW = Rettungswagen) die Verantwortung nicht allein tragen möchte, so versteht es sich von selbst, dass sämtliche diagnostische Möglichkeiten des Rettungsdienstes ausgeschöpft und dem Telenotarzt zur Verfügung gestellt werden. Auch wenn dies immer noch kein Garant für einen Ausschluss aller möglichen potenziell lebensbedrohlichen Erkrankungen oder Verletzungen ist, ist damit zumindest die Sorgfaltspflicht erfüllt.

32.3 Organisatorisches

Die Kompetenzen des nichtärztlichen Rettungsdienstpersonals sind genauso wie die des ärztlichen Personals sehr heterogen. Beim nichtärztlichen Personal hängen diese entscheidend sowohl von den Vorgaben in Bezug auf absolute (Tele-)Notarztindikationen und Vorabdelegationen durch die Ärztliche Leitung Rettungsdienst als auch der Medikamentenvorhaltung (insbesondere Opioide) auf dem Rettungswagen ab.

Werden sämtliche für einen Notfallsanitäter verhältnismäßig erscheinende Medikamentengaben und invasive Maßnahmen als 2c-Maßnahmen vorabdelegiert, fühlt sich das nichtärztliche Personal wertgeschätzt und auf seinem Kompetenzniveau sinnvoll eingesetzt. Dies gilt sowohl für Primär- als auch für Sekundäreinsätze. Nur wenige Telenotarztkonsultationen sind die Konsequenz, da die Bereitschaft zum eigenständigen Arbeiten und auch zur Durchführung von Maßnahmen hoch ist. Da das nichtärztliche Personal im Gegensatz zu einem System ohne Telenotarzt jedoch jederzeit niedrigschwellig die Möglichkeit hat, den Telenotarzt als Backup hinzuzuziehen, wird der Telenotarzt gezielt bei Problemen des nichtärztlichen Personals konsultiert. Das kann beispielsweise dann der Fall sein, wenn eine Symptomkonstellation nicht zu einer per Verfahrensanweisung geregelten Tracerdiagnose passt oder wenn die maximale Dosis einer Verfahrensanweisung ohne zufriedenstellende Symptombesserung erreicht ist. Auf diesem Weg führt die Kombination aus Vorabdelegationen und dem Hinzuziehen eines Telenotarztes zu einer Kompetenzsteigerung des nichtärztlichen Personals bei erhaltener Patientensicherheit.

▶ Eine einheitliche Festlegung von Kompetenzen sowie Vorabdelegationen innerhalb einer Telenotarztträgergemeinschaft ist genauso wie eine einheitliche Medikamentenbestückung von Vorteil! Opioide sollten zur Standardausstattung eines Rettungswagens gehören.

Immer wieder wird seitens des nichtärztlichen Personals kritisiert, dass der Telenotarzt den Notfallsanitätern jegliche Möglichkeit des eigenständigen Arbeitens nimmt, da er auf Knopfdruck konsultiert werden kann und dementsprechend jegliches arztfreie Intervall entfällt. Auch wenn diese Vorgehensweise juristisch alternativlos erscheint, so wird auch der Telenotarzt nicht in 100 % der Fälle erreichbar sein, sei es technisch oder auslastungsbedingt. Für alle anderen Fälle kommt hinzu, dass der Telenotarzt nie vor Ort ist und Maßnahmen somit weder selbst vorbereiten noch durchführen oder mögliche Komplikationen beheben kann. Aus vorgenannten Gründen ist es essenziell, dass das nichtärztliche Personal die eigenständige Durchführung von Maßnahmen beherrscht und deshalb regelhaft praktiziert. Nur so kann einem Notfallpatienten unabhängig von der (telefonischen) Anwesenheit eines Arztes zügig die indizierte Therapie zuteilkommen. Erschwerend hinzu kommt bei Unterlassung (aufgrund von Unsicherheit) die juristische Angreifbarkeit aufgrund der Garantenstellung der Notfallsanitäter.

Weiterhin kann abhängig von Vorabdelegationen und Medikamentenbestückung ein völlig unterschiedlicher einsatztaktischer Wert eines RTW resultieren, der vor allem bei der Nachbarschaftshilfe relevant werden kann und aus diesem Grund hierbei zwingend berücksichtig werden sollte. Fährt ein Rettungswagen in Nachbarschaftshilfe in einen anderen Trägerbereich, in dem der einsatztaktische Wert deutlich höher ist, ist es gut möglich, dass der externe Rettungswagen im Gegensatz zum trägereigenen Rettungsmittel ohne Notarzt nicht oder nur eingeschränkt handlungsfähig ist. In diesem Fall sollte der Notarztindikationskatalog bei Einsatz von externen Rettungsmitteln in Nachbarschaftshilfe angepasst werden.

Abkürzungen

EKG   Elektrokardiogramm
BZ   Blutzucker
RTW   Rettungswagen

Fortbildung und Supervision

33

Kai Kottmann und Marc Felzen

Inhaltsverzeichnis

33.1 Fortbildung 336
33.2 Supervision 337
33.3 Rezertifizierung von Notfallsanitätern 338

Der Telenotarztarbeitsplatz bietet ein relativ neues Arbeitsumfeld mit bisher in dieser Form nicht existierenden Schnittstellen. Er vereint je nach Konzeption mehrere, ggf. deutlich unterschiedliche Rettungsdienstbereiche mit eigenen Standardarbeitsanweisungen (SAA), Vorgaben und lokalen Besonderheiten. Zudem können dort verschiedene Arbeitsfelder konzentriert werden. Neben der Abarbeitung von Primäreinsätzen können auch die Abklärung und ggf. die Begleitung von Sekundärtransporten, Beratung von Notarzteinsatzfahrzeugen (NEF) oder Krankentransportwagen (KTW), Beratung der Leitstellen sowie auch Aufgaben im Rahmen der Rezertifizierung von Rettungsdienstpersonal an einem solchen Platz stattfinden.

K. Kottmann (✉)
Umlaut telehealthcare GmbH, Uniklink RWTH Aachen und Rettungsdienst Stadt Aachen, Aachen, Deutschland
E-Mail: kai.kottmann@accenture.com

M. Felzen
Ärztliche Leitung Rettungsdienst Stadt Aachen & Aachener Institut für Rettungsmedizin und zivile Sicherheit, Uniklinik RTWH Aachen und Stadt Aachen, Feuerwehr und Rettungsdienst Aachen, Aachen, Deutschland
E-Mail: ars@ukaachen.de

Daher sollte man von Anfang an personell und konzeptionell die regelmäßige **Fortbildung** und **Supervision** des dort tätigen Personals mit einplanen, um ein konstantes und homogenes Qualitätsniveau zu gewährleisten. Beide Instrumente der Qualitätssicherung sollten optimalerweise gegenfinanziert sein.

33.1 Fortbildung

Es sind mindestens 8 h telenotarztspezifische Fortbildung in Theorie und Praxis jährlich mit folgenden Inhalten empfehlenswert:

- Leistungsbericht:
    - Konsultationshäufigkeit/Auslastungsanalyse
    - Stärken des Systems (Fallberichte)
    - Leitlinienadhärenz
- Verbesserungspotenzial:
    - Fehler (Fallberichte/Crew Resource Management [CRM])
- Erreichungsgrad notfallmedizinischer Qualitätsindikatoren und Kenngrößen
- Neuerungen/Änderungen:
    - Medizin (Leitlinien, Verfahrensanweisungen, Vorgaben)
    - Technik
    - Organisation
- Neuerungen/Änderungen bei der Abklärung von Sekundärtransporten
- Interessante/außergewöhnliche Fallberichte
- Simulation von Konsultationen
- Gegebenenfalls in Zusammenarbeit mit dem technischen Support des jeweiligen Telenotarztsystems Besprechung häufiger Fehler oder Probleme

Zusätzlich bieten sich Fortbildungen für das nichtärztliche Personal an, welche vor allem Möglichkeiten und Grenzen eines Telenotarztsystems aufzeigen.

> ▶ Unabhängig von notwendigen Fortbildungsveranstaltungen sind zur Sicherstellung der Arbeitsroutine und des Wissens um den aktuellen technischen Stand eines sich ständig weiterentwickelnden Systems regelmäßige Telenotarztdienste empfehlenswert.

33.2 Supervision

Per definitionem ist die Supervision eine Form der Beratung, die zur Reflexion des eigenen Handels anregen und damit in einem Prozess kontinuierlich die Qualität der Arbeit sichern und verbessern soll.

Sie sollte sowohl für das ärztliche, als auch für das nichtärztliche Personal durchgeführt werden.

33.2.1 Live-Supervision von Telenotärzten

Diese erfolgt durch Mithören eines Supervisors inklusive Sicht auf die übertragenen Daten und die Dokumentation, entweder am Platz direkt oder je nach Verfügbarkeit des jeweiligen genutzten Systems aus der Ferne. Letzteres bietet dabei den Vorteil des scheinbar „unbeobachteten" Mithörens, so dass der Telenotarzt die Supervision im laufenden Einsatz schnell ausblendet. Damit das anschließende Feedbackgespräch persönlich erfolgen kann, bietet sich hierfür ein separater Raum im gleichen Gebäude an.

Der Supervisor ist ein aktiv tätiger Telenotarzt, der über langjährige Erfahrung am Telenotarztarbeitsplatz verfügt und optimalerweise zusätzlich für die Supervision geschult ist.

▶ Die Effektivität einer Supervision kann beeinträchtigt sein, wenn Supervisor und Telenotarzt in anderen Funktionsbereichen in gegensätzlicher Hierarchie zusammenarbeiten oder der Supervisor ein Vorgesetzter ist. Idealerweise würde sich eine Supervision durch externe Personen anbieten, ggf. als Austausch der Supervisoren zwischen zwei Telenotarztstandorten (vergleichbar mit einem Peer-Review-Verfahren).

Kernelement der Supervision ist eine möglichst strukturierte Nachbesprechung von Einsätzen und Sekundärtransportabklärungen anhand von objektiv beurteilbaren Kriterien (checklistenbasiert). Ein Eingreifen während des jeweiligen Einsatzes sollte nur in potenziell patientengefährdenden Situationen oder auf Wunsch des Telenotarztes erfolgen.

Die Supervision sollte je nach Ressourcen pro Telenotarzt mindestens einmal im Quartal erfolgen und im Dienstplan verankert werden. Sie dient der Qualitätssicherung und sollte keinesfalls als Überwachung oder Kontrolle von Mitarbeitenden verstanden werden. Es herrscht Verschwiegenheit bezüglich sämtlicher personenbezogener Inhalte. Die Kombination mit einer Mitarbeiterbewertung, z. B. im Sinne einer leistungsorientierten Bezahlung, kann das Ergebnis entscheidend negativ beeinflussen.

▶ Durchaus kann während einer Konsultation neben dem Telenotarzt gleichzeitig auch das nichtärztliche Personal supervidiert werden. Dies bietet zudem die Möglichkeit eines Feedbacks durch das nichtärztliche Personal an den Telenotarzt und umgekehrt. Zu bedenken ist hierbei jedoch, dass es schwierig sein wird, das nichtärztliche Personal vorab über die Supervision zu unterrichten.

33.2.2 Protokollsupervision

Darüber hinaus kann durch den Supervisor auch eine Protokollsupervision erfolgen. Je nach Auslastung der Telenotarztzentrale sind hier jedoch nur stichprobenartige Supervisionen möglich. Auch kann bei dieser Art der Supervision nur das Dokumentierte supervidiert werden, was nur einen begrenzten Rückschluss auf die Qualität der Konsultation zulässt.

Zudem ist es auch von der technischen Umsetzung des Systems abhängig, inwiefern Protokolle oder die sonstige Dokumentation generell zugänglich sind.

33.2.3 Supervision von nichtärztlichem Personal

Simultan zur Supervision der Telenotärzte ist auch eine Supervision des nichtärztlichen Personals möglich. Diese muss nicht durch einen Arzt durchgeführt werden, genauso sind Praxisanleiter, Klassenlehrer oder auch andere Personen denkbar.

Auch ist eine Integration in die Notfallsanitäterausbildung möglich, z. B. indem ein Schüler im 3. Lehrjahr einen Schüler im 1. Lehrjahr supervidiert oder ein Schüler im 3. Lehrjahr durch seinen Klassenlehrer oder Praxisanleiter supervidiert wird. Wichtig ist es hierbei, dass die gesetzeskonforme Besetzung der Rettungsmittel gewahrt bleibt.

33.3 Rezertifizierung von Notfallsanitätern

Je nach Konzeption des jeweiligen Telenotarztsystems kann dies auch für den praktischen Teil der Rezertifizierung von Notfallsanitätern effektiv eingesetzt werden.

Hierbei konsultiert der Notfallsanitäter einen mit dem Verfahren der Rezertifizierung betrauten Telenotarzt und zeigt an, dass dieser Einsatz im Rahmen der Rezertifizierung durchgeführt werden soll. In diesem Fall hört der Telenotarzt lediglich zu und führt auf einem in der Zentrale verfügbaren Bewertungsbogen eine Dokumentation durch.

▶ Lediglich bei potenzieller Patientengefährdung würde der Telenotarzt ggf. eingreifen.

Voraussetzung für die Rezertifizierung ist eine Medikamentenapplikation. Es sollte nicht jedes Jahr das gleiche Krankheitsbild therapiert werden. Vorteil dieser Methode ist die Rezertifizierung ohne Übungskünstlichkeit.

Allerdings ersetzt dies nur das praktische Fallbeispiel der Rezertifiizierung, sämtliche anderen Teile (schriftlicher Test, Skilltraining) müssen trotzdem absolviert werden.

Abkürzungen

SAA   Standardarbeitsanweisungen

Assessment und Personalauswahl

34

Marc Felzen

Die Einrichtung einer Telenotarztzentrale in der Nähe einer Universitätsklinik oder aber eines/mehrerer großer Krankenhäuser bietet sich an, da hier ausreichend Ärzte mit den nötigen Qualifikationen zur Verfügung stehen. Dies führt jedoch aufgrund des hohen Qualifikationsprofils bei gleichzeitiger Beschäftigung in einer Klinik unweigerlich zu einer Konkurrenzsituation um betreffende, nahezu universell einsetzbare Mitarbeitende.

Eine weitere Möglichkeit stellt die direkte Beschäftigung beim Betreiber einer Telenotarztzentrale dar. Auch wenn dadurch prozentual eine gewisse Anzahl an Telenotarztdiensten garantiert werden kann, schränkt dies die Flexibilität aus Arbeitgebersicht insbesondere hinsichtlich Wochenend- und Ausfallplanung deutlich ein. Je weniger Vollzeitkräfte zur Verfügung stehen, desto schwieriger wird es, die Wochenenddienste arbeitszeitrechtlich zu besetzen.

Unabhängig davon eignet sich nicht jeder Notarzt als Telenotarzt und umgekehrt, da beide Bereiche spezielle Fertigkeiten (Felzen et al. 2018) erfordern. Beim Telenotarzt sind dies beispielsweise folgende.

M. Felzen (✉)
Uniklinik RTWH Aachen und Stadt Aachen, Feuerwehr und Rettungsdienst Aachen, Ärztliche Leitung Rettungsdienst Stadt Aachen & Aachener Institut für Rettungsmedizin und zivile Sicherheit, Aachen, Deutschland
E-Mail: ars@ukaachen.de

Spezielle Fertigkeiten eines Telenotarztes
- Hohe Konzentrationsfähigkeit
- Umfangreiches Wissen über notfallmedizinisch relevante Vorgaben und Leitlinien
- Fundierte Kenntnisse der Abläufe im Rettungsdienst
- Teamführung mit Verantwortung aus der Ferne, ohne manuelle Eingriffsmöglichkeit
- Kritikfähigkeit und Fähigkeit, eigene Fehler zuzugeben
- Offenheit gegenüber Feedback und Debriefings

In Bezug auf die Gleichberechtigung aller (am Telenotarztdienst interessierter) Mitarbeitenden macht es Sinn, ein objektives Auswahlverfahren anhand vordefinierter, für die Tätigkeit relevanter Kriterien mit Bewertung und Gewichtung sowie Festlegung einer Bestehensgrenze durchzuführen. Sinnvolle Bewertungsinhalte sind folgende.

Bewertungsinhalte für die Auswahl von Telenotärzten
- Informationsaufnahme aus Übergabeszenarien
- Abfrage der Kenntnisse von Leitlinien bzw. Verfahrensanweisungen
- Teamführung/Kommunikation z. B. durch Simulation von Telekonsultationen
- Testung der Stressresistenz während Parallelkonsultationen
- Gesprächsführung/Kritikfähigkeit im Feedbackgespräch mit dem RTW-Team (RTW = Rettungswagen)
- Konflikte im Arzt-Arzt-Gespräch bei Abklärung von Sekundärtransporten

Das Auswahlverfahren zeigt objektiv etwaige Defizite einzelner Mitarbeitender auf und bietet die Möglichkeit, diese zu verbessern. Gelingt dies auch in einer Wiederholung nicht, liegt automatisch die Begründung für die Entscheidung gegen einen Mitarbeitenden auf der Hand.

Es gibt mehrere Möglichkeiten der Durchführung eines Auswahlverfahrens. Beispielsweise kann eine psychologische Testbatterie in Form eines Fragebogens erstellt werden. Möglich ist auch die Bewertung von realen Telekonsultationen. Vorteil hiervon ist der Ausschluss einer Übungskünstlichkeit sowie eines übungsbedingt verzerrten Verhaltensmusters. Zeitlich am aufwendigsten ist die Simulation, bei der ein Kandidat jedoch gezielt mit Aufgabenstellungen konfrontiert werden kann.

Überlegungen zur Personalauswahl sollten frühzeitig erfolgen, d. h. mindestens ein halbes Jahr im Voraus (im Hinblick auf Facharztprüfungen, Kurs „Qualifikation Telenotarzt"), damit Fluktuationen ausgeglichen werden können und es gerade in der

Anfangsphase nicht zu einem Personalmangel kommt. Dieser kann aufgrund der nur begrenzt qualifizierten Mitarbeitender im Prinzip nicht aufgefangen werden.

▶ Zu Beginn sollten drei Mal so viele Mitarbeitende qualifiziert werden, wie Vollzeitstellen zur Verfügung stehen. Darüber hinaus sollten jedes Jahr Mitarbeitende der Anzahl an Vollzeitstellen entsprechend neu qualifiziert werden. Maßgeblich für die Anzahl der Mitarbeitenden ist vor allem die Anzahl der zu besetzenden Wochenenddienste.

Das Zertifikat „Telenotarzt" gemäß Curriculum der Bundesärztekammer hilft nur bedingt bei der Personalauswahl, da es zwar die Auseinandersetzung mit für den Telenotarztdienst essenziellen Themen bescheinigt, nicht jedoch eine praktische Tätigkeit.

▶ Grundsätzlich sollte jeder Telenotarzt zusätzlich zur Tätigkeit am Telenotarztarbeitsplatz regelmäßig als Notarzt tätig sein, um nicht den Bezug zu den Abläufen, Kompetenzen und Grenzen des nichtärztlichen Rettungsdienstpersonals zu verlieren.

Immer wieder wird die Telenotarzttätigkeit als optimaler Arbeitsplatz für Schwangere erwähnt. Für die Schwangere mag dies zutreffen, da weder Tätigkeiten mit Infektionsgefährdung noch außergewöhnliche Belastungsspitzen vorkommen. Je nach Dienstmodell gilt es jedoch vor einem möglichen Einsatz einige Hürden zu überwinden. So darf eine Schwangere beispielsweise weder uneingeschränkt im 12-h-Dienst noch im Nachtdienst oder an Sonn- und Feiertagen eingesetzt werden.

Mit Zustimmung der Schwangeren mag dies zwar möglich sein, allerdings erfordert dies einen Antrag beim Arbeitgeber, für dessen Aufsichtsbehörde unter Umständen eine Widerspruchsregelung gilt. Das heißt, dass ein unbeantworteter Antrag einer Erlaubnis gleichzusetzen ist und lediglich das Untersagen der Tätigkeit schriftlich angezeigt würde. Die fehlende schriftliche Erlaubnis stellt für die meisten Betreiber allerdings einen Hinderungsgrund dar.

Abkürzungen

RTW   Rettungswagen

Literatur

Felzen M, Hirsch F, Brokmann JC, et al (2018) Anforderungs- und Qualifikationsprofil an den Notarzt in der Telenotfallmedizin. Notfall Rettungsmed 21:590–597. https://doi.org/10.1007/s10049-018-0443-6

Teil X
Stand der Implementierung in Deutschland

Implementierung in Deutschland

35

Stefan Beckers, Marc Felzen, Thomas Carduck, Anja Sommer, Andreas Jung, Sophie Gozdowsky, Manuel Wilhelm, Tobias Steffen, Friederike Schlingloff, Thomas Luiz, Thomas Schlechtriemen, Thomas Krautz und André Gnirke

Inhaltsverzeichnis

35.1	Stand der Implementierung des Telenotarztes in Nordrhein-Westfalen	349
35.2	Stand der Implementierung des Telenotarztes in Baden-Württemberg	351
35.3	Stand der Implementierung des Telenotarztes im Land Berlin	352
35.4	Stand der Implementierung des Telenotarztes in Hessen	353
35.5	Stand der Implementierung des Telenotarztes in Niedersachsen	355
35.6	Stand der Implementierung des TNA in Rheinland-Pfalz	356
35.7	Stand der Implementierung des Telenotarztes im Saarland	357
35.8	Stand der Implementierung des Telenotarztes in Schleswig-Holstein	358

S. Beckers · M. Felzen (✉) · T. Carduck · A. Sommer
Uniklinik RTWH Aachen und Stadt Aachen, Feuerwehr und Rettungsdienst Aachen, Ärztliche Leitung Rettungsdienst Stadt Aachen & Aachener Institut für Rettungsmedizin und zivile Sicherheit, Aachen, Deutschland
E-Mail: ars@ukaachen.de

S. Beckers
E-Mail: ars@ukaachen.de

T. Carduck
E-Mail: ars@ukaachen.de

A. Sommer
E-Mail: ars@ukaachen.de

A. Jung
Klinik für Anästhesiologie, Intensiv- und Notfallmedizin, Freiburg, Deutschland
E-Mail: Andreas.Jung@rkk-klinikum.de

© Der/die Herausgeber bzw. der/die Autor(en), exklusiv lizenziert an Springer-Verlag GmbH, DE, ein Teil von Springer Nature 2026
S. Beckers und M. Felzen (Hrsg.), *Telenotfallmedizin*,
https://doi.org/10.1007/978-3-662-72121-6_35

Im Jahr 2014 hat die erste TNA-Zentrale (TNA = Telenotarzt) in Aachen ihren Betrieb aufgenommen. Über ein Jahrzehnt später existieren deutschlandweit immer noch weniger als zehn TNA-Zentralen. Allerdings hat sich mittlerweile jedes Bundesland auf den Weg gemacht, den TNA in den Rettungsdienst zu integrieren. Der Fortschritt und die Verfahrensweisen sind jedoch sehr unterschiedlich.

Es ist davon auszugehen, dass der TNA auch in den nächsten zehn Jahren nicht flächendeckend zur Verfügung stehen wird, da sich dessen Implementierungsprozess wie für viele neue Ressourcen oftmals sehr langwierig gestaltet, da sämtliche Instanzen inklusive der Politik beteiligt und unter Umständen erst noch überzeugt werden müssen. Die Karte in Abb. 35.1 zeigt den Stand der Implementierung in Deutschland im zweiten Halbjahr 2025.

In den folgenden Abschnitten wird der Implementierungsstand des TNA in einigen Bundesländern exemplarisch dargestellt.

S. Gozdowsky
Berliner Feuerwehr, Berlin, Deutschland
E-Mail: Sophie-Charlott.Gozdowsky@berliner-feuerwehr.de

M. Wilhelm
Main-Kinzig-Kreis, Ärztliche Leitung Rettungsdienst, Gelnhausen, Deutschland
E-Mail: Manuel.Wilhelm@MKK.de

T. Steffen · F. Schlingloff
Ärztlicher Leiter des Rettungsdienstes, Landreis Goslar, Katastrophen- und Zivilschutz / Rettungswesen, Goslar, Deutschland
E-Mail: tobias.steffen@landkreis-goslar.de

F. Schlingloff
E-Mail: friederike.schlingloff@kwb-goslar.de

T. Luiz
Westpfalz-Klinikum, Standort Kaiserslautern, Kaiserslautern, Deutschland
E-Mail: tluiz@westpfalz-klinikum.de

T. Schlechtriemen
Zweckverband für Rettungsdienst und Feuerwehralarmierung Saar, Bexbach, Deutschland
E-Mail: tschlechtriemen@zrf-saar.de

T. Krautz · A. Gnirke
RKiSH-Verwaltung, Pinneberg, Deutschland
E-Mail: t.krautz@rkish.de

A. Gnirke
E-Mail: a.gnirke@rkish.de

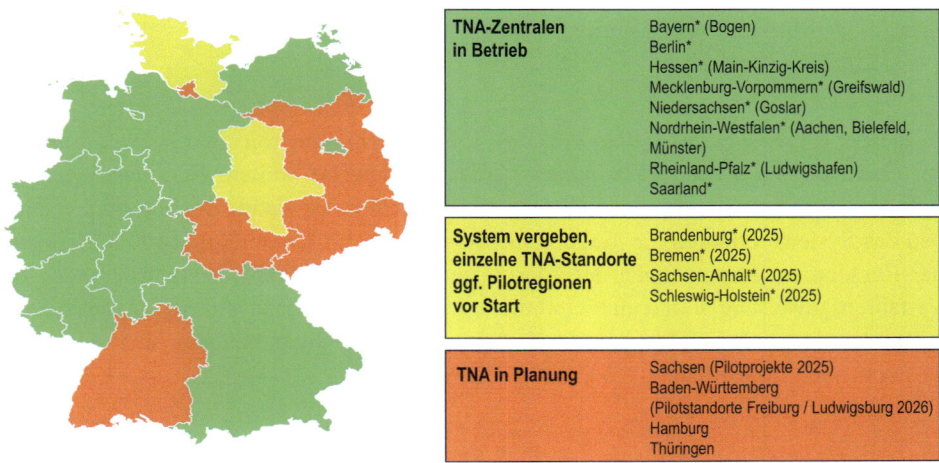

Abb. 35.1 Stand der Implementierung des Telenotarztes (TNA) in Deutschland im zweiten Halbjahr 2025

35.1 Stand der Implementierung des Telenotarztes in Nordrhein-Westfalen

Thomas Carduck und Anja Sommer

In Nordrhein-Westfalen (NRW) haben sich bereits seit 2022 nahezu alle Gebietskörperschaften zu einer TNA-Trägergemeinschaft zusammengeschlossen oder auf einen bestehenden TNA-Standort aufgeschaltet. Der Fortschritt der Implementierung in den Trägergemeinschaften ist unterschiedlich weit vorangeschritten.

So gibt es 3 Trägergemeinschaften, in denen eine TNA-Zentrale bereits ihren Betrieb im Regeldienst aufgenommen hat.

Bestehende TNA-Zentralen in NRW
- TNA West: Stadt Aachen (TNA-Zentrale), Städteregion Aachen, Kreis Düren, Kreis Euskirchen, Kreis Heinsberg, Rhein-Erft-Kreis und Rhein-Kreis Neuss
- TNA Ostwestfalen-Lippe: Stadt Bielefeld (TNA-Zentrale), Kreis Gütersloh, Kreis Herford, Kreis Höxter, Kreis Lippe, Kreis Minden-Lübbecke und Kreis Paderborn (TNA-Zentrale)

- TNA Münster: Kreis Borken, Kreis Coesfeld, Stadt Münster (TNA-Zentrale), Kreis Recklinghausen, Kreis Steinfurt, Kreis Warendorf

In diesen Trägergemeinschaften wird das TNA-System weiterhin sukzessive ausgebaut. Im Sinne eines wachsenden Systems werden schrittweise weitere Rettungswagen und ggf. zusätzliche Rettungsmittel telenotfallmedizinisch ausgestattet. Bis hin zum Vollausbau des Systems erfahren die Trägergemeinschaften somit kontinuierliche Erweiterungen der Ressourcen, Anpassungen der Alarm- und Ausrückeordnung, Aktualisierungen der Verfahrensanweisungen und eine Optimierung der Qualitätsmanagementstrukturen.

In den folgenden Trägergemeinschaften und Kommunen befindet sich der TNA-Standort noch im Aufbau.

Im Aufbau befindliche TNA-Standorte in NRW
- Stadt Essen (TNA-Zentrale), Stadt Mülheim an der Ruhr, Stadt Oberhausen
- TNA Niederrhein: Stadt Duisburg, Kreis Kleve, Stadt Krefeld, Stadt Mönchengladbach, Kreis Viersen, Kreis Wesel
- Stadt Bonn (TNA-Zentrale), Rhein-Sieg-Kreis
- TNA Östliches Ruhrgebiet: Stadt Dortmund (TNA-Zentrale), Stadt Hagen, Kreis Unna
- TNA Mittleres Ruhrgebiet: Stadt Bochum (TNA-Zentrale), Stadt Bottrop, Stadt Gelsenkirchen, Stadt Herne
- Hochsauerlandkreis, Märkischer Kreis, Oberbergischer Kreis, Kreis Olpe, Kreis Siegen-Wittgenstein, Kreis Soest
- TNA Bergisches Land: Ennepe-Ruhr-Kreis, Stadt Leverkusen (TNA-Zentrale), Kreis Mettmann (TNA-Zentrale), Stadt Remscheid, Stadt Solingen, Stadt Wuppertal
- Rheinisch-Bergischer Kreis, Stadt Köln (TNA-Zentrale)

Insgesamt werden somit in NRW zukünftig 11 TNA-Standorte die Sicherstellung der flächendeckenden Patientenversorgung übernehmen.

Der Großteil der verbleibenden 8 Trägergemeinschaften ist im Prozess der Implementierung bereits so weit vorangeschritten, dass sich ein TNA-System in der Ausschreibung befindet oder der Beginn der Ausschreibung noch in diesem Jahr erwartet wird. Demnach ist davon auszugehen, dass im Jahr 2025 einige weitere Standorte ihren Regelbetrieb aufnehmen werden und so in jedem der Regierungsbezirke in NRW (Arnsberg, Detmold, Düsseldorf, Köln und Münster) mindestens ein TNA im 24/7-Regelbetrieb zur Verfügung stehen wird.

Zusätzlich erprobt die Stadt Düsseldorf weitere telenotfallmedizinische Vorhaben (z. B. telemedizinische Unterstützung des Sozialpsychiatrischen Dienstes). Somit wird sie bis zum Abschluss des Projekts als Modellregion geführt, während ebenfalls ein TNA-Standort unter diesen Rahmenbedingungen aufgebaut wird.

35.2 Stand der Implementierung des Telenotarztes in Baden-Württemberg

Andreas Jung

Bereits 2019 wurde durch den Landesrettungsdienstausschuss die Einführung eines flächendeckenden TNA-Systems in Baden-Württemberg beschlossen. Mit der Novellierung des Rettungsdienstgesetzes 2024 wurde die Implementierung des TNA auch gesetzlich verankert. Zum jetzigen Stand gehen wir von einer Inbetriebnahme der Pilotstandorte im Jahr 2026 aus. Der landesweite Umsetzungsplan soll bis 2030 abgeschlossen sein.

Es wird ein landesweit einheitliches TNA-System mit einer 24/7-Verfügbarkeit eingeführt. Zunächst ist geplant, während einer einjährigen Pilotphase 2 TNA-Standorte in Freiburg und Ludwigsburg aufzubauen, die räumlich an den jeweiligen Integrierten Leitstellen angesiedelt sind und zunächst jeweils 5 Rettungsdienstbezirke betreuen. Durch die einheitliche technische Systemausgestaltung ergibt sich die Möglichkeit Einsätze rettungsdienstübergreifend und bedarfsorientiert an beiden Pilotstandorten gleichermaßen zu betreuen.

Die TNA der beiden Pilotstandorte entstammen der Universitätsklinik Freiburg, dem St. Josefskrankenhaus Freiburg (Standort Freiburg) sowie der RKH (Regionale Kliniken Holding) Klinikum Ludwigsburg (Standort Ludwigsburg). Während der Implementierungsphase werden 20 TNA je Standort ein festes Team bilden, nachdem ein strukturiertes Auswahl- und Einarbeitungscurriculum durchlaufen wurde, sowie regelmäßige Supervisionen im laufenden Betrieb erfolgen. Neben der Gültigkeit des TNA-Ausbildungscurriculums der Bundesärztekammer (BÄK), wird derzeit ein eintägiges „Zusatzcurriculum Baden-Württemberg" der Landesärztekammer erarbeitet, um landesspezifische Besonderheiten verpflichtend zu schulen.

Hinsichtlich der Einsatzdisposition wird auf einen TNA-Indikationskatalog zugunsten der niedrigschwelligen Möglichkeit der TNA-Konsultation durch RTW-Besatzungen (RTW = Rettungswagen) und Notärzten, verzichtet werden. Hierfür werden Notfallsanitäter in den Landesrettungsdienstschulen sowie in gesonderten Fortbildungs- und Informationsveranstaltungen zu den Kompetenzen des TNA geschult. Inwieweit auch Sekundärtransporte telenotärztlich (mit-)disponiert und begleitet werden, ist noch Gegenstand laufender Gespräche.

Aktuell steht die Finalisierung der Vergabeunterlagen für mögliche TNA-Systemlieferanten durch die „Gemeinsame Stelle der Leistungs- und Kostenträger für das

Projektmanagement zur Einführung des Telenotarzt-Systems in Baden-Württemberg (SP-TNA-BW)" kurz bevor, sodass nach einem verkürzten Umlaufverfahren mit einer Vergabe bis Ende 2025 gerechnet werden kann. Anschließend soll die Umsetzung der technischen Aufrüstung der zunächst rund 150 RTW zeitnah erfolgen. Genauere Angaben zur technischen Ausgestaltung des zukünftigen TNA-Systems können somit zum jetzigen Zeitpunkt leider nicht erfolgen. Kostenverhandlungen mit den Krankenkassen sowie die Benennung der Trägerschaft der TNA-Systemstellen stehen aktuell noch aus.

35.3 Stand der Implementierung des Telenotarztes im Land Berlin

Sophie Gozdowsky

Die Berliner Feuerwehr betreibt seit dem 12.04.2021 in den Räumlichkeiten der integrierten Leitstelle der Berliner Feuerwehr einen TNA-Dienst für das Land Berlin. Diese Leitstelle ist rund um die Uhr mit einem TNA sowie werktags zwischen 10 und 18 Uhr zusätzlich mit einem zweiten TNA besetzt (ab 2026 soll die TNA-Zentrale rund um die Uhr mit einem TNA und tagsüber zwischen 7 und 22 Uhr mit zwei weiteren Telenotärzten im 12-h-Dienst besetzt sein).

Die Telenotärzte werden von Berliner Notfallkrankenhäusern gestellt. Die Erbringung des TNA-Dienstes ist Bestandteil der Ausschreibung notärztlicher Leistungen im Rahmen der Notfallrettung des Landes Berlin und entsprechend in den zugrunde liegenden Dienstleistungsverträgen geregelt. Für die Einarbeitung ist der Erwerb der Qualifikation TNA nach BÄK-Curriculum und ab dem Jahr 2026 zusätzlich das Bestehen eines Assessment-Centers erforderlich. Die Einarbeitung am Live-Arbeitsplatz erfolgt durch einen erfahrenen TNA über mindestens zwei 12-h-Dienste. Für die fachliche Leitung und Weiterentwicklung des TNA-Dienstes ist mindestens ein Oberarzt der Abteilung „Einsatzvorbereitung Rettungsdienst" zuständig.

Die RTW sind über den Datenaustausch innerhalb der digitalen Dokumentation und die Anbindung der Defibrillator-Monitor-Einheiten hinaus nicht gesondert telemedizinisch ausgestattet, können jedoch alle den TNA konsultieren. Die TNA-Zentrale steht zur Unterstützung aller Einsatzmittel in der Notfallrettung sowie der integrierten Leitstelle des Landes Berlin zur Verfügung.

Die Audioübertragung erfolgt mittels Telefonanlage (Funk-Draht-Vermittlung) der Leitstelle entweder über Mobiltelefon oder den Digitalfunk (via ISSI-Nummer; ISSI = Individual Short Subscriber Identity). Zur Übertragung der Vitaldaten in Echtzeit wird die Software Corpuls Mission Live der Firma Corpuls genutzt. Der weitere Datenaustausch (z. B. Patientendaten, Vitalparameter, Fotos) und die Datenerfassung erfolgt über die im Rettungsdienst eingesetzte digitale Einsatzdokumentation nach MIND-Standard (docYou, Firma pulsation).

Zu den Aufgaben des TNA gehört in erster Linie die telemedizinische Unterstützung von RTW-Teams und Notärzten in Primäreinsätzen. Einen besonderen Stellenwert nimmt der TNA bei der Entscheidungshilfe zur Diagnosefindung und ambulanten Kontakten bei Einsätzen von Rettungssanitätern in verantwortlicher Funktion ein. Diese bedienen nach Alarm- und Ausrückeordnung (AAO) bis zu 25 % der Einsätze der Notfallrettung. Zunehmend wird der TNA auch zur Unterstützung bei der EKG-Interpretation (EKG = Elektrokardiogramm) oder Festlegung des Transportziels sowie zur Einzeldelegation von Medikamenten an Notfallsanitäter nachalarmiert. Die Erweiterung der Ausstattung der RTW mit Opioiden befindet sich aktuell in der Prüfung durch die Ärztliche Leitung Rettungsdienst.

Notärzte werden durch den TNA in einem standardisierten Prozess bei der Koordination der Zuführung von Patienten zur innerklinischen ECLS-Therapie (ECLS = Extracorporeal Life Support) im Rahmen von Reanimationssituationen unterstützt.

Eine Disposition des TNA erfolgt nicht, die Indikationen zur TNA-Konsultation sind in den „Medizinischen Handlungsanweisungen Berliner Notfallrettung" sowie den zusätzlichen sog. SOP (Standard Operating Procedures) TNA geregelt. Letztlich treffen alleinig die Einsatzkräfte vor Ort die Entscheidung für eine Konsultation.

Den zweiten Tätigkeitsschwerpunkt stellt die Abklärung und telemedizinische Begleitung von Sekundärtransporten dar. Die Dokumentation der Sekundärtransportabklärung erfolgt hierbei in einem separaten Dokumentationsmodul der mobilen Datenerfassung (MDE), das auch durch die disponierten Einsatzmittel eingesehen werden kann.

Im Jahr 2024 wurde die Berliner Notfallrettung zu 486.213 Einsätzen der medizinischen Gefahrenabwehr alarmiert. Der TNA wurde zu insgesamt 6.937 Einsätzen alarmiert. Der TNA-Standort ist damit nicht nur der meistfrequentierte, sondern auch der am schnellsten wachsende Notarztstandort im Land Berlin.

35.4 Stand der Implementierung des Telenotarztes in Hessen

Manuel Wilhelm

In Hessen gibt es seit Längerem zwei parallel laufende Projekte, und zwar im Bereich Mittelhessen (Marburg, Gießen Vogelsberg) sowie den Rettungsdienstbereichen Main-Kinzig-Kreis (MKK) bzw. Waldeck-Frankenberg (WFB). Da bereits eine landesweite Etablierung eines einheitlichen TNA-Systems beschlossen und durch das zuständige Hessische Ministerium des Innern, für Sicherheit und Heimatschutz (HMdI) vorangetrieben wird, werden deshalb aktuell keine neuen/zusätzlichen Projekte mehr genehmigt; ein Anschluss weiterer Rettungsdienstbereiche an die bestehenden beiden Projekte wird bis dahin jedoch ausdrücklich unterstützt.

Im MKK wurde bereits im Jahr 2018 mit ersten Tele-RTW gestartet, und zwar im Anschluss an das bestehende Aachener System bzw. die dortige TNA-Zentrale. Im Verlauf wurde die Anzahl der angebundenen Fahrzeuge konsequent erweitert und zusätzlich mit dem Aufbau einer eigenen TNA-Zentrale am Standort Gelnhausen begonnen. Diese konnte 2019 erstmalig in Betrieb gehen und wurde durch den beauftragten Leistungserbringer umlaut telehealthcare GmbH sowie die mit der ärztlichen Besetzung betraute ADAC TNA GmbH auch personell aufgebaut. Seit 2024 sind alle 28 24-h-RTW des MKK telemedizinisch angebunden, die TNA-Zentrale ist seit 2025 24/7 besetzt. Zusätzlich sind inzwischen insgesamt 12 weitere RTW aus dem Landkreis WFB angebunden. Eine Redundanz besteht unverändert über das gemeinsame Netzwerk mit dem Standort Aachen; Einsätze können gegenseitig übernommen werden.

Die technische Anbindung erfolgt in beiden Bereichen (MKK/WFB) über die Systemlösung der umlaut telehealthcare GmbH, verwendet werden die sog. peeq-Box als Router, einschließlich einer zusätzlichen Verstärkerantenne, eines mobilen Druckers sowie einer Deckenkamera; die Vitaldaten werden in Echtzeit über den flächendeckenden Corpuls C3 übermittelt. Zusätzlich angebunden ist im MKK auch der mobile Point-of-Care-Ultraschall (POCUS) mit dem Sonografiegerät der Firma butterfly, das bereits auf allen Tele-RTW vorgehalten wird. Eine Schnittstelle zwischen TNA und der im RTW verwendeten Einsatzdokumentation (docYou, Firma pulsation) ist im Aufbau bzw. der ersten Erprobung. Auch hier soll zukünftig eine digitale und bruchfreie Übermittlung von Daten möglich sein. Der TNA übernimmt die Einsatzdokumentation mithilfe der Software EmSix der Firma umlaut.

Die Konsultation des TNA erfolgt grundsätzlich gesteuert von der RTW-Besatzung, eine primäre Disposition durch die Leitstelle gibt es bewusst nicht. Einsatzmöglichkeiten für den TNA sind im umfangreichen SOP-Katalog des MKK seit 2024 gesondert gekennzeichnet und können dann an entsprechender Stelle von den Teams als Alternative zum Präsenznotarzt gewählt werden. Dies betrifft vor allem die Unterstützung bei der Befundung von EKG oder Sonografie, die Absicherung bei Transportverweigerungen sowie die Freigabe von zusätzlichen Medikamenten, wenn z. B. die Höchstdosis der als erweiterte Versorgungsmaßnahme (EVM) freigegebenen Opiate zur Analgesie bereits erreicht wurde. Hinzukommt eine konsequent steigende Anzahl an TNA-begleiteten Sekundärtransporten.

Insgesamt wurden im Jahr 2024 gut 1100 Einsätze in beiden Rettungsdienstbereichen telemedizinisch begleitet.

35.5 Stand der Implementierung des Telenotarztes in Niedersachsen

Tobias Steffen und Friederike Schlingloff

Telenotfallmedizin wird in Niedersachsen seit 2021 im Rahmen eines Pilotprojekts nach § 18a Niedersächsisches Rettungsdienstgesetz (NRettDG) im Landkreis Goslar eingesetzt. Der dort angesiedelte TNA-Standort versorgt seitdem die Bevölkerung der angeschlossenen Landkreise.

Aus dem erfolgreich laufenden Projekt heraus wurde in 2021 bereits der Nachbarlandkreis Northeim an den TNA Goslar angeschlossen. Bis Februar 2025 folgten weiterhin der Landkreis und die Stadt Hildesheim, der Landkreis Emsland und Grafschaft Bentheim, der Landkreis Schaumburg, die Stadt Braunschweig und der Landkreis Rotenburg/Wümme.

Im Februar 2024 ging der zweite TNA-Standort Niedersachsen an der Leitstelle Ems-Vechte an den Start. Seitdem sind beide TNA-Standorte Niedersachsen redundant geschaltet und arbeiten gemeinsam die anfallenden Einsätze ab. Primär werden allerdings jedem TNA-Standort Einsätze aus der eigenen Region zugeordnet. Sollte ein TNA in einem Einsatz gebunden sein, wenn eine neue Einsatzanfrage aufläuft, kann der zweite Standort dank identischer technischer Ausstattung den Einsatz übernehmen. Aktuell (12.02.2025) sind landesweit 180 RTW, Notfallkrankenwagen (NKTW) und Notarzteinsatzfahrzeuge (NEF) telenotfallmedizinisch angebunden, und die beiden TNA-Standorte versorgen 2,2 Mio. Einwohner.

Die weitere, landesweite Ausrollung der Telenotfallmedizin wird vom Niedersächsischen Ministerium für Inneres, Sport und Digitales gelenkt. Ziel ist es, ein landesweit vernetztes, identisches telenotfallmedizinisches System aufzubauen. Zum Einsatz kommen soll dabei die im Pilotprojekt bereits erprobte Technik mit einem Smartphone für die Übertragung des Audio-/Videofeeds von der Einsatzstelle, sowie der Übertragung der Vitalparameter in Echtzeit.

Seit 2024 ist im NRettDG als eigenständiger § 10a Telenotfallmedizin verankert. Die Anschubfinanzierung wurde im Haushaltsplan des zuständigen Ministeriums ab 2024 bewilligt. Die Beschaffung und Bereitstellung der landesweit einheitlichen Software, aber auch die zukünftige Auswahl geeigneter TNA-Standorte erfolgt durch das Land. Danach sollen sich, schrittweise wachsend, alle Rettungsdienstbereiche nach und nach anschließen.

Die Ausbildung und die Schulung der Rettungsdienstmitarbeiter sollen ebenfalls landesweit einheitlich am Beispiel des im Landkreis Goslar genutzten Konzeptes erfolgen.

Zum aktuellen Zeitpunkt (Februar 2025) befindet sich das Land Niedersachsen im Ausschreibungsprozess für das technische System.

35.6 Stand der Implementierung des TNA in Rheinland-Pfalz

Thomas Luiz

Rheinland-Pfalz ist mit 4,1 Mio. Einwohnern und einer Fläche von 20.000 km² ein eher dünn besiedeltes Flächenland in Südwestdeutschland. Ausgedehnte Waldflächen und tief eingeschnittene Flusstäler prägen große Landesteile. Entsprechend breit disloziert sind die Rettungswachen, Notarztstandorte und Kliniken. Ein zentrales Anliegen bei der Weiterentwicklung des Rettungsdienstes sind landeseinheitliche Strukturen und Prozesse, die in der Regel durch landesweite Arbeitsgruppen entwickelt werden. Ein weiterer Ansatz ist die *schrittweise* Implementierung technischer Neuerungen, mit initialen regionalen Pilotanwendungen.

Dies spiegelt sich auch in der Telenotfallmedizin wider, deren Entwicklung sich in zwei Projekten vollzieht:

Im ersten Schritt wurden die Notfallrettungsmittel zur EKG-Telemetrie ertüchtigt und die Option eines kardiologischen Telekonsils geschaffen. Damit wird dem Bedarf nach fachspezifischer EKG-Beurteilung und Optimierung innerklinischer Prozesse bei zeitkritischen kardiologischen Patienten Rechnung getragen. Dieses Projekt wurde 2018 zunächst in zwei Landesteilen pilotiert und aufgrund der positiven Effekte ab 2022 sukzessive auf das übrige Bundesland ausgeweitet.

Beim zweiten Projekt, dem TNA-System, wurden zunächst die rechtlichen, organisatorischen, technischen und Ausbildungs-Voraussetzungen geschaffen. Ein wichtiges Element war u. a. die Erstellung landeseinheitlicher Ausbildungs- und Behandlungsalgorithmen für Notfallsanitäter. Das Einsatzmittel „TNA" ist integraler Teil dieser Algorithmen.

TNA-Standorte werden wie Notarztstandorte durch die Rettungsdienstbehörde beauftragt, und es gelten Amtshaftungsgrundsätze. Die TNA-Standorte sind nicht an Leitstellen angegliedert, sondern an sog. Notfallmedizinische Zentren , d. h. zu Einrichtungen des Rettungsdienstes ernannten Kliniken mit überregionalem klinischem und rettungsdienstlichem Versorgungsauftrag. Die TNA-Anforderung erfolgt über die örtliche Leitstelle, der Einsatz geschieht ggf. bereichsübergreifend.

Nach Aufbau der Infrastruktur wurden zunächst an Simulationsarbeitsplätzen die Technik und konsentierten Prozesse überprüft. Nach Schulung von erfahrenen Notärzten nahm im Juli 2023 an der BG Klinik Ludwigshafen der erste TNA-Standort seinen Dienst im Rettungsdienstbereich Ludwigshafen auf, zunächst beschränkt auf TNA-Nachforderungen im Rahmen von Primäreinsätzen. Nach Durchführung des ersten TNA-Kurses gemäß BÄK-Curriculum und einer entsprechend höheren Anzahl an TNAs konnten ab Januar 2024 die Dienstzeiten und das Versorgungsgebiet sukzessive ausgeweitet werden. Ab Juni 2024 wurde das TNA-System sukzessive auf weitere Landesteile ausgeweitet und im Oktober 2024 mit Trier der zweite TNA-Standort in Betrieb genommen. Im 3. Quartal

2025 soll der landesweite Ausbau mit dann 4 TNA-Standorten, die sich gegenseitig vertreten, abgeschlossen und eine 24-stündige Erreichbarkeit des TNA-Dienstes gewährleistet sein.

Zusammenfassend ist die Telenotfallmedizin ein hervorragendes ergänzendes Instrument zur Weiterentwicklung des Rettungsdienstes im Flächenland Rheinland-Pfalz.

35.7 Stand der Implementierung des Telenotarztes im Saarland

Thomas Schlechtriemen

Rechtliche Grundlage
Das Saarländische Rettungsdienstgesetz (SRettG) legt in § 4 Abs. 3 fest: „Ergänzend zur Vorhaltung der erforderlichen Notarztsysteme ist eine telemedizinische Begleitung der Notfallrettung sicherzustellen (Telenotarzt)".

Arbeitsplatz TNA und Technik
Der TNA Saar ist als regionales System für das Saarland ausgelegt. Der TNA hat seinen Arbeitsplatz in der Integrierten Leitstelle des Saarlandes (Zweckverbands für Rettungsdienst und Feuerwehralarmierung [ZRF] Saar, zuständig für knapp 1 Mio. Einwohner) mit unmittelbarem räumlichem Zugriff auf den Hauptdispositionsraum. Technisch wird das TNA-System corpuls.mission genutzt. Alle angeschlossenen Fahrzeuge der Notfallrettung sind mit entsprechenden Mobiltelefonen, Headsets und einer Videokamera ausgestattet. Der TNA kann mit dem Team und dem Patienten über Audio- und Videotelefonie kommunizieren, auf Echtzeitdaten des EKG-Monitor-Systems corpuls3 zurückgreifen, Befunde (Dauermedikation, Arztbriefe) via Fotodokumentation erhalten und rechtsverbindlich dokumentierte Delegationen über die Chatfunktion des Mobiltelefons übermitteln.

Gestellung und Qualifikation der TNA
Die Gestellung der im Saarland eingesetzten TNA erfolgt ausschließlich durch Kliniken der Maximal- und Schwerpunktversorgung im Rahmen von mit den Kliniken durch den ZRF Saar abgeschlossenen Verträgen als Vollzeitdienst. Alle eingesetzten TNA erfüllen die Vorgaben des BÄK-Curriculums TNA, sind in ihren Kliniken als Oberarzt/langjähriger Facharzt eingesetzt und haben in der Regel deutlich mehr präklinische Einsatzerfahrung als die von der BÄK eingeforderten 500 Notarzteinsätze.

Schulung der Notärzte und des Rettungsdienstfachpersonals
In eintägigen Multiplikatorenschulungen durch den ZRF Saar werden Multiplikatoren des Rettungsdienstfachpersonals sowohl in den Funktionalitäten des TNA-Systems als auch in der Nutzung einer Schulungsumgebung ausgebildet, mit denen sie ihre Kollegen auf den Wachen (inklusive Notärzte) schulen können.

Indikationskatalog TNA

Der TNA Saar kommt zur Unterstützung des Rettungsdienstfachpersonals, der Notärzte sowie der Leitstellendisponenten zum Einsatz. Für alle drei Indikationsbereiche sind differenzierte Indikationen in einem Indikationskatalog TNA festgelegt (veröffentlicht auf www.zrf-saar.de unter Verfahrensanweisungen).

Häufigste Indikationen bisher sind die Delegation von Medikamentengaben (41 % aller Einsätze), die Unterstützung bei Transportverweigerung (20 % aller Einsätze) und die Beratung zur ambulanten versus stationären Versorgung (9 % aller Einsätze).

Verlauf der Implementierung

Der Systemstart erfolgte am 07.10.2024. Zum 31.03.2025 waren 21 RTW und 4 NEF an das TNA-System angeschlossen – dies entspricht 36 % der saarländischen RTW-Kapazität. Bis Ende des Jahres 2025 werden alle Fahrzeuge der Notfallrettung (58 RTW, 14 NEF) auf den TNA zurückgreifen können. Die bisherige Einsatzzeit reicht von 8 bis 16 Uhr werktags, mit der Option der Ausweitung auf das Wochenende und die Tagesrandzeiten im weiteren Projektverlauf.

Bisher wird der TNA zu durchschnittlich 1,8 Einsätzen/Tag alarmiert. Mit der Dauer der Systemnutzung einzelner Rettungsdienstbereiche steigt die Alarmierungszahl, sodass mit Ausweitung der angeschlossenen Fahrzeuge und der zeitlichen Verfügbarkeit des Systems mit einer Einsatzfrequenz von durchschnittlich 6–8 Einsätzen/Tag gerechnet werden kann.

Trotz zum Teil unzureichender Netzabdeckung in den ländlichen Regionen des Saarlandes, gerade auch in unmittelbarer Grenznähe zu Frankreich, ist die Kommunikation des TNA mit dem Rettungsdienstteam vor Ort bisher in 78 % der Einsätze ohne Auffälligkeiten, in 19 % der Einsätze war der Einsatz durch unzureichende Netzabdeckung erschwert und nur in 1 % der Einsätze durch fehlende Netzabdeckung unmöglich.

35.8 Stand der Implementierung des Telenotarztes in Schleswig-Holstein

Thomas Krautz und André Gnirke

Im nördlichsten Bundesland ist man frühzeitig auf die neue Versorgungsform aufmerksam geworden. Bereits im Jahre 2014 stellten Vertreter der Rheinisch-Westfälischen Technischen Hochschule (RWTH) Aachen – auf Einladung der Trägergemeinschaft des Rettungsdienstes in Schleswig-Holstein – das damalige Forschungsprojekt TemRas – Telemedizinisches Rettungsassistenzsystem im Rahmen eines Zukunfts-Workshops zur Notfallversorgung vor. Im Jahr zuvor war eine Delegation der Rettungsdienstkooperation in Schleswig-Holstein (RKiSH) gGmbH zu Gast in Aachen, um sich vor Ort über die telemedizinische Anwendung im Rettungsdienst zu informieren.

In den folgenden Jahren wurde die Entwicklung in Aachen mit großem Interesse verfolgt. 2019 erschien eine gemeinsame Publikation zur Analgesie im Rettungsdienst,[1] in der die Anwendungssicherheit des Aachener TNA-Verfahrens mit dem Analgesie-Callback-System der RKiSH verglichen wurde.

Bereits in der 2017 erschienenen, aktuellen Fassung des Schleswig-Holsteinischen Rettungsdienstgesetzes (SHRDG) wird die „Unterstützung des medizinischen rettungsdienstlichen Personals im Einsatz" durch die Nutzung „telemedizinischer Anwendungen" ausdrücklich erwähnt.[2]

Im Oktober 2021 erteilte das Gesundheitsministerium Schleswig-Holstein der RKiSH die offizielle Genehmigung zur „Implementierung eines Konzepts zur Einführung der telemedizinischen Einsatzunterstützung", unter der Prämisse einer begleitenden wissenschaftlichen Evaluation.

Inzwischen erfolgt im Bundesland der Aufbau zweier TNA-Systeme. Eine TNA-Zentrale wird künftig durch die Rettungsdienstkooperation in Schleswig-Holstein (RKiSH) gGmbH betrieben, eine zweite unter Federführung der Berufsfeuerwehren in Kiel und Lübeck.

Bereits 2022 hatte die Landesärztekammer Schleswig-Holstein ein TNA-Qualifikations-Curriculum verabschiedet und seither – in Zusammenarbeit mit der RKiSH sowie versierten TNA-Anwendern aus Aachen und Goslar – zwei TNA-Kurse erfolgreich durchgeführt.

TNA-Zentrale der RKiSH

Die RKiSH ist als größter kommunaler Rettungsdienst Deutschlands für die rettungsdienstliche Versorgung der etwa 1,15 Mio. Einwohner in den fünf Flächenkreise Pinneberg, Steinburg, Dithmarschen, Rendsburg-Eckernförde und Segeberg zuständig (Abb. 35.2). Im Jahre 2023 kam es in diesen Versorgungsbereichen zu ca. 250.000 Fahrzeugalarmierungen. Auf Basis dieser Einsatz- und Bevölkerungszahlen fiel die Entscheidung zum Aufbau einer eigenen TNA-Zentrale am Verwaltungsstandort Pinneberg.

Nach interner Erarbeitung eines Leistungsverzeichnisses mit entsprechender Bewertungsmatrix erfolgte im Jahre 2022 die europaweite Ausschreibung über die Lieferung, Installation und Integration eines TNA-Systems. Das Vergabeverfahren für diesen Standort wurde im August 2023 abgeschlossen, Technik und Softwarelösungen werden durch die Firma pulsation^{IT} GmbH in Kooperation mit der Firma SSE Software GmbH gestellt.

---

[1] Gnirke, A., Beckers, S.K., Gort, S. et al. Analgesie im Rettungsdienst: Vergleich zwischen Telenotarzt- und Callback-Verfahren hinsichtlich Anwendungssicherheit, Wirksamkeit und Verträglichkeit. *Anaesthesist* 68, 665–675 (2019). https://doi.org/10.1007/s00101-019-00661-0.

[2] www.gesetze-rechtsprechung.sh.juris.de/perma?j=RettDG_SH_!_13

Die RKiSH plant den Betrieb des TNA-System mit eigenen, fest angestellten Notfallmedizinern, die sämtliche Anforderungen des BÄK-Curriculums „Telenotarzt/Telenotärztin"[3] erfüllen.

Im Juli 2024 sind erste Anwendungssimulationen geplant. Im Herbst desselben Jahres sollen die RTW der RKiSH sukzessive an die telenotärztliche Versorgung angeschlossen werden.

TNA-Zentrale der Berufsfeuerwehren Kiel und Lübeck
Der Aufbau eines weiteren TNA-Systems erfolgt aktuell unter Federführung der Berufsfeuerwehren Kiel und Lübeck. Das System soll künftig an zwei redundanten Standorten in den Leitstellen der Berufsfeuerwehren betrieben werden und einen Zusammenschluss von insgesamt acht Kreisen und kreisfreien Städten in Schleswig-Holstein telemedizinisch versorgen (Städte: Kiel, Lübeck, Flensburg, Neumünster; Kreise: Plön, Ostholstein, Storman, Herzogtum Lauenburg; Abb. 35.2).

Das gemeinsame Ausschreibungs- und Vergabeverfahren der 8 Partner steht im Juni 2024 unmittelbar vor seinem Abschluss. Die Telenotärzte für dieses zweite System sollen aus verschiedenen Kliniken im Einzugsbereich der TNA-Zentralen akquiriert werden. Ein Echtbetrieb dieses Systems ist für das Jahr 2025 avisiert.

Beide im Aufbau befindlichen Systeme planen derzeit eine On-Demand-Konsultation des TNA durch Notfallsanitäter ohne vorab festgelegte Dispositionsszenarien durch die Leitstellen. Mittelfristig ist eine Redundanz beider Systeme bei Ausfall oder Überlauf wünschenswert.

In den 2 weiteren Kreisen des Landes Schleswig-Holstein (Nordfriesland und Schleswig-Flensburg) ist nach Kenntnis der Autoren zum jetzigen Zeitpunkt kein Anschluss an ein TNA-System geplant (Abb. 35.2).

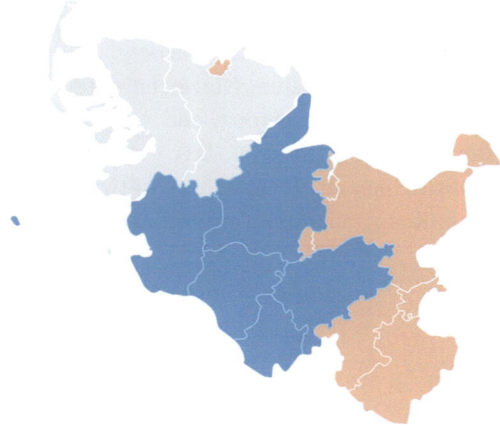

---

[3] https://www.bundesaerztekammer.de/fileadmin/user_upload/BAEK/Themen/Aus-Fort-Weiterbildung/Fortbildung/BAEK-Curricula/BAEK-Curriculum_Telenotarzt_Telenotaerztin.pdf.

Abb. 35.2 Telenotarztsysteme (TNA-Systeme) in Schleswig-Holstein; *blau* TNA-System der Rettungsdienstkooperation in Schleswig-Holstein (RKiSH), *rot* TNA-System der Berufsfeuerwehren Kiel und Lübeck, *grau* Kreise ohne bekannten Anschluss an ein TNA-System

Abkürzungen

AAO	Alarm- und Ausrückeordnung
BÄK	Bundesärztekammer
ECLS	Extracorporeal Life Support
EVM	erweiterte Versorgungsmaßnahme
MDE	mobile Datenerfassung
NKTW	Notfallkrankenwagen
NRettDG	Niedersächsisches Rettungsdienstgesetz
POCUS	Point-of-Care-Ultraschall
RKiSH	Rettungsdienstkooperation in Schleswig-Holstein
SHRDG	Schleswig-Holsteinischen Rettungsdienstgesetzes
SOP	Standard Operating Procedures
SRettG	Saarländisches Rettungsdienstgesetz
TNA	Telenotarzt
ZRF	Zweckverbands für Rettungsdienst und Feuerwehralarmierung Saar

Teil XI
Potenzielle Entwicklungsbereiche

Kompetenzrezertifizierung Rettungsfachpersonal

Christina Borgs und Andreas Beckers

Inhaltsverzeichnis

36.1   Grundlagen 365
36.2   Ablauf der (Re-)Zertifizierung im Realeinsatz 367
Literatur 368

36.1 Grundlagen

Mit Inkrafttreten des Gesetzes über den Beruf der Notfallsanitäterin und des Notfallsanitäters bzw. Notfallsanitätergesetzes (NotSanG) am 01.01.2014 wurde das Berufsbild des Notfallsanitäters (NotSan) eingeführt [1]. Als Diskussionsschwerpunkt in der Umsetzung und praktischen Einführung des Berufsbildes haben sich schnell Themen um die Anwendung erweiterter medizinischer Maßnahmen etabliert.

▶ Ein Ausbildungsziel nach NotSanG ist das Durchführen medizinischer Maßnahmen der Erstversorgung bei Patienten im Notfalleinsatz und dabei das Anwenden von in der Ausbildung erlernten und beherrschten, also auch invasiven Maßnahmen, um einer Verschlechterung der Situation der Patienten

C. Borgs (✉)
Uniklinik RWTH Aachen, Klinik für Anästhesiologie, Aachen, Deutschland
E-Mail: ars@ukaachen.de

A. Beckers
Feuerwehr und Rettungsdienst Stadt Aachen, Aachen, Deutschland
E-Mail: ars@mail.aachen.de

© Der/die Herausgeber bzw. der/die Autor(en), exklusiv lizenziert an Springer-Verlag GmbH, DE, ein Teil von Springer Nature 2026
S. Beckers und M. Felzen (Hrsg.), *Telenotfallmedizin*,
https://doi.org/10.1007/978-3-662-72121-6_36

bis zum Eintreffen des Notarztes, Konsultation eines Telenotarztes oder dem Beginn einer weiteren ärztlichen Versorgung vorzubeugen, wenn ein lebensgefährlicher Zustand vorliegt oder wesentliche Folgeschäden zu erwarten sind [2].

Erweiterte Maßnahmen können grundsätzlich in drei Kategorien eingeteilt werden:

- Gemäß § 4 Abs 2 Nr. 1c NotSanG soll der NotSan Maßnahmen bis zur Übernahme durch einen Arzt durchführen, die eine weitere Verschlechterung des Patienten verhindern. Diese heilkundlichen, auch invasiven Maßnahmen sollen in der Ausbildung erlernt sein und beherrscht werden (z. B. die Atemwegssicherung und Elektrotherapie).
- § 4 Abs. 2 Nr. 2c NotSanG beschreibt die eigenständige Durchführung erweiterter Versorgungsmaßnahmen (EVM), die von der Ärztlichen Leitung Rettungsdienst (ÄLRD) vorgegeben, überprüft und verantwortet werden. Es handelt sich bei den EVM (erweiterte Versorungsmaßnahmen) um eine vorweggenommene Delegation von standardisierten Handlungsabläufen. Die Verantwortung für die Indikationsstellung liegt bei der verantwortlichen ÄLRD, die Durchführungsverantwortung bei den Mitarbeitern. Dazu zählt beispielsweise die Durchführung einer Analgesie, ohne dass ein Telenotarzt oder Notarzt am Einsatz beteiligt ist.
- § 2a NotSanG beschreibt die eigenverantwortliche Durchführung von Maßnahmen durch den NotSan. Sofern eine Maßnahme indiziert ist und beherrscht wird, nicht jedoch vorabdelegiert ist, kann der NotSan diese eigenverantwortlich, d. h. ohne Übernahme der Verantwortung durch den ÄLRD durchführen.

Um zukünftige medizinische Entwicklungen nicht auszuschließen, wurden im NotSanG keine konkreten medizinischen Maßnahmen festgelegt. Im sog. Pyramidenprozess II wurde eine Empfehlung auf Bundesebene durch den Bundesverband der ÄLRD Deutschland e. V. entwickelt. In diesem wird auch nicht nur auf die NotSan als einzelne Berufsgruppe eingegangen, sondern sämtliches Rettungsdienstpersonal angesprochen [3]. Da allerdings sowohl die invasiven Notfallmaßnahmen als auch die im Pyramidenprozess benannten Maßnahmen und Medikamente im Rettungsdienst nur selten und nur in Notfallsituationen zur Anwendung kommen, ist es notwendig, die Handlungs-, Sach- und Fachkompetenz für die Anwendung durch Rettungsdienstfachpersonal regelmäßig – empfohlen wird jährlich – z. B. durch Kompetenzzertifizierungen in der Verantwortung der ÄLRD zu prüfen [3]. Es müssen daher nicht nur die Ausbildung, sondern auch der Erhalt der erlernten Fähigkeiten der Mitarbeitenden in Form von im Vorfeld festgelegten Verfahrensanweisungen (VA) bzw. Standard Operating Procedures (SOP) betrachtet werden.

Analog zur Definition der Deutschen Gesellschaft für Anästhesiologie und Intensivmedizin (DGAI) hat der Bundesverband der ÄLRD Deutschland e. V. eine Kompetenzendefinition für Rettungsdienstmitarbeiter empfohlen [3]. Unterschiedliche Rettungsdienstgesetze auf Landesebene und Zuständigkeiten kreisfreier Städte und Landkreise für den Rettungsdienst lassen eine sehr variable Umsetzung der Überprüfung und des Erhalts von Kompetenzen bei Rettungsdienstmitarbeitern vermuten.

Beispielsweise wurde in einer Studie von September 2019 bis Mai 2020 die ÄLRD zu ihren verfügbaren Ressourcen, der Art der Kompetenzüberprüfung und deren Konsequenzen sowie der Bewertung der eigenen Arbeit befragt. 70 ÄLRD sind im Mittel für 311 NotSan zuständig. Die Überprüfung wird in 87,1 % durch Praxisanleiter unterstützt. Am häufigsten werden Fallszenarien eingesetzt (teilweise in Kombination mit Multiple-Choice-Prüfungen [MC-Prüfungen]). 10 % überprüften gar nicht. Bei Nichtbestehen werden Wiederholungsprüfungen angeboten und der Einsatz als Transportführer ausgesetzt [4].

In vielen Bereichen findet eine Überprüfung nach Vorgaben des Pyramidenprozesses II statt. Einzelne Bereiche überprüfen die Kompetenz gar nicht oder wenden keine geeigneten Prüfungsformate an. Praxisanleiter leisten einen wichtigen Beitrag.

Die Menge der NotSan kann ein einzelner ÄLRD nicht allein überprüfen, daher muss eine entsprechende Struktur mit unterstützendem Personal geschaffen werden. Im Pyramidenprozess II werden u. a. durch die ÄLRD akkreditierte Notärzte, Mitarbeiter von Rettungsdienstschulen, Ausbildungseinrichtungen und Praxisanleiter empfohlen. Aktuell wird außerdem empfohlen, die Überprüfung in simulationsbasierten praktischen Szenarien mit mündlichem Fachgespräch und als schriftliche Erfolgskontrolle über die theoretischen Grundlagen durchzuführen.

Die Ergebnisse der Überprüfung helfen in erster Linie bei der Identifizierung von Schulungsbedarf. Die Hürde, einen Mitarbeiter nicht mehr verantwortlich einzusetzen, ist hoch und wird erst bei der Feststellung deutlicher fachlicher Mängel empfohlen [3]. Insgesamt sind die jeweiligen landesrechtlichen Regelungen (u. a. in den Rettungsdienstgesetzen und den Ausführungsbestimmungen) zu beachten [5]. In Zukunft wäre ein einheitliches Rezertifizierungssystem wünschenswert.

36.2 Ablauf der (Re-)Zertifizierung im Realeinsatz

Die gesetzlich vorgeschriebene Zertifizierung der NotSan kann auch durch von der ÄLRD benannte Telenotärzte im realen Einsatz im Sinne eines „workplace-based assessment" [2, 6] durchgeführt werden.

Mit Konsultationsbeginn kündigt der NotSan die Zertifizierung an, der Telenotarzt begleitet den gesamten Einsatz. Der NotSan arbeitet den Einsatz selbstständig ab. Für den Patienten kommt es zu keinerlei Veränderung durch die Begleitung des Telenotarztes. Kommunikation und Interaktion erfolgen wie in jedem anderen Einsatz, der Telenotarzt ist stiller Zuhörer, über seine Anwesenheit wird der Patient in Kenntnis gesetzt. Es werden alle Maßnahmen des NotSan mittels Checkliste dokumentiert und in Echtzeit auf Übereinstimmung mit den Standardarbeitsanweisungen im Rettungsdienst sowie Vorabdelegationen überprüft. Ein Eingreifen durch den Telenotarzt bei fehlerhaftem Handeln bzw. Patientengefährdung ist jederzeit möglich.

Im Nachgang zum abgelaufenen Einsatz können in einem Zertifizierungsgespräch das Vorgehen des NotSan erläutert, bedachte Differenzialdiagnosen und alternative Behandlungsmöglichkeiten aufgezeigt und Rückfragen beantwortet werden. Der NotSan erhält ein strukturiertes Feedback zur Diagnostik und Therapie, aber auch zur Kommunikation.

▶ Mit dieser innovativen Lösung wird die Zertifizierung nicht durch eine künstliche Übungs- oder Simulationsumgebung verzerrt, sondern erfolgt im realen Einsatzgeschehen [7, 8].

Es muss auf der Seite der Prüfer sichergestellt sein, dass der Telenotarzt sowohl die Regularien der Rezertifizierung, als auch den Erwartungshorizont für die NotSan kennt. Aus diesem Grund sind am ehesten Telenotärzte geeignet, die auch die reguläre NotSan-Rezertifizierung durchführen.

Auf der Seite der Prüflinge muss gewährleistet sein, dass im durch den NotSan selbstständig ausgewählten Einsatz auch eine invasive Maßnahme bzw. eine Medikamentengabe erforderlich ist. Weiterhin sollte die Maßnahme nicht die gleiche wie in der vorherigen Rezertifizierung sein.

Wichtig in diesem Zusammenhang ist, dass die Rezertifizierung im Realeinsatz nur das praktische Fallbeispiel und nicht die gesamte, 16-stündige Fortbildung zur Rezertifizierung ersetzt.

Abkürzungen

EVM	erweiterte Versorgungsmaßnahmen
ÄLRD	Ärztliche Leitung Rettungsdienst
NotSan	Notfallsanitäter
NotSanG	Notfallsanitätergesetz
SOP	Standard Operating Procedures
VA	Verfahrensanweisung

Literatur

1. Bundesministerium für Justiz und Verbraucherschutz. Gesetz über den Beruf der Notfallsanitäterin und des Notfallsanitäters* (Notfallsanitätergesetz – NotSanG). Notfallsanitätergesetz vom 22. Mai 2013 (BGBl. I S. 1348), das zuletzt durch Artikel 7c des Gesetzes vom 19. Juli 2023

(BGBl. 2023 I Nr. 197) geändert worden ist. https://www.gesetze-im-internet.de/notsang/BJNR134810013.html. Zugegriffen: 05.02.2025
2. Ministerium für Gesundheit, Emanzipation, Pflege und Alter des Landes Nordrhein-Westfalen (MGEPA NRW) Referat Rettungswesen. Ausführungsbestimmungen zur Ausbildung zur Notfallsanitäterin/zum Notfallsanitäter in Nordrhein-Westfalen, Teil II. 18.03.2015. https://www.mags.nrw/system/files/media/document/file/ausfuehrungsbestimmungen-zur-notsan-ausbildung-teil-ii_18032015.pdf. Zugegriffen: 05.02.2025
3. Bundesverband Ärztlicher Leiter Rettungsdienst Deutschland (ÄLRD) e. V. Pyramide II: Empfehlungen zu Krankheits- und Zustandsbildern im Rettungsdienst. https://www.bv-aelrd.de/pluginfile.php/36/mod_resource/content/0/Pyramide-II-AG-12-Kompetenzpruefungen.pdf. Zugegriffen: 05.02.2025
4. Ostmeier S, Eismann H, Hofmann T, Flentje M. Überprüfung der Kompetenzen von Notfallsanitätern – Umfragestudie zu Umsetzung und Rahmenbedingungen durch Ärztliche Leiter Rettungsdienst. Notarzt. 2021; 37(05): 270–277. https://doi.org/10.1055/a-1488-5625
5. Miller A, Archer J. Impact of workplace based assessment on doctors' education and performance: a systematic review. BMJ. 2010; 341. https://doi.org/10.1136/bmj.c5064.
6. Norcini J, Burch V. Workplace-based assessment as an educational tool: AMEE Guide No. 31. Med Teach. 2007; 29(9): 855–871. https://doi.org/10.1080/01421590701775453.
7. Schröder H, Borgs C, Sommer A, Carduck T, Felzen M, Beckers SK. Telenotfallmedizin: Qualitätsmanagement vollkommen neu gedacht? Notfall Rettungsmed. 2022; 25: 385–387. https://doi.org/10.1007/s10049-022-00983-4.
8. Schröder H, Beckers SK, Borgs C, Rossaint R, Felzen M. Update Telenotfallmedizin Status quo und Ausblick. Anaesthesiologie. 2023; 72(7): 506–517. https://doi.org/10.1007/s00101-023-01301-4.

Supervision von Notärzten im Aachener Rettungsdienst durch den Telenotarzt

Hanna Schröder, Lea Bouché und Cassandra Rehbock

Inhaltsverzeichnis

37.1 Supervision als Unterstützung für Berufsanfänger 371
37.2 Entwicklung einer Supervisionscheckliste 373
Literatur 373

37.1 Supervision als Unterstützung für Berufsanfänger

Die Tätigkeit im Notarztdienst ist für junge Weiterbildungsassistenten häufig ein beliebtes, aber auch neues Arbeitsfeld, das nach Erfüllung aller Qualifikationsanforderungen (24 Monate Berufserfahrung, davon mindestens 6 Monate in Anästhesie, Intensiv- oder Notfallmedizin, 80-h-Curriculum, 50 begleitete Einsätze) ausgeübt werden kann. Trotz bis dahin geringer Praxiserfahrung tragen sie vom ersten Einsatz an die Gesamtverantwortung hinsichtlich der medizinischen Versorgung des Notfallpatienten.

H. Schröder (✉) · L. Bouché · C. Rehbock
Aachener Institut für Rettungsmedizin & zivile Sicherheit, Uniklinik RWTH Aachen & Stadt Aachen, Feuerwehr und Rettungsdienst Aachen, Aachen, Deutschland
E-Mail: ars@ukaachen.de

L. Bouché
E-Mail: ars@ukaachen.de

C. Rehbock
E-Mail: ars@ukaachen.de

© Der/die Herausgeber bzw. der/die Autor(en), exklusiv lizenziert an Springer-Verlag GmbH, DE, ein Teil von Springer Nature 2026
S. Beckers und M. Felzen (Hrsg.), *Telenotfallmedizin*,
https://doi.org/10.1007/978-3-662-72121-6_37

Oft kommen die Mitarbeitenden aus dem engmaschig betreuten Arbeitsfeld des Krankenhauses beim Notarztdienst erstmalig in die Situation, Entscheidungen und Konsequenzen vollständig allein (d. h. ohne oberärztliche Unterstützung im Hintergrund) treffen und tragen zu müssen. Die telenotärztliche Supervision bietet hier die Möglichkeit, eine Lücke zu schließen, und bringt weitere Chancen mit sich. Während am Telenotarztarbeitsplatz das vorrangige Einsatzspektrum die Unterstützung in primären Rettungseinsätzen sowie die strukturierte Abklärung von Sekundärtransporten und ggf. deren Unterstützung umfasst, kann die Ressource Telenotarzt auch zur internen Supervision von ärztlichem Einsatzpersonal genutzt werden [1, 2].

Supervision ist in der Forschung bis heute nicht einheitlich definiert und sei für ein gemeinsames Verständnis hier wie folgt präzisiert:

▶ Supervision ist eine Beratungsmethode zur Reflexion von (alltäglichen) Arbeitsprozessen, -fähigkeiten und persönlichen Ressourcen, um die mit der Tätigkeit verbundenen Fähigkeiten zu verbessern und so die Patientensicherheit zu maximieren [3, 4].

Einige Arbeiten postulieren, dass junge Ärzte ihre beruflichen Fähigkeiten teilweise inakkurat einschätzen und dies auch später bestehen bleibe, weshalb Supervision durch eine zweite Person sehr wertvoll sein kann. Es wurde auch gezeigt, dass klinische Supervision einen positiven Effekt auf das Patienten-Outcome, die Behandlungsqualität und das berufliche Selbstvertrauen – vor allem für junge Ärzte – hat [5–7]. Zusätzlich konnte Supervision mit niedrigeren Burn-out-Raten, höherem Arbeitsengagement und höherer Professionalisierung auf verschiedenen Ebenen assoziiert werden [8, 9].

Im Rettungsdienst der Stadt Aachen wird neues notärztliches Personal seit 2022 regelmäßig im Rahmen von Einzelsupervision für die Ausbildung und berufliche Weiterentwicklung durch erfahrene telenotärztliche Kollegen „on the job" supervidiert.

▶ Die Supervision kann neben der direkten Unterstützung des einsatztaktischen sowie therapeutischen Vorgehens auch ein Instrument zur Qualitätssicherung darstellen und die Handlungssicherheit unerfahrener notärztlicher Kollegen während der ersten Zeit im Notarztdienst stärken.

Auch die wiederkehrende Supervision von erfahreneren Kollegen bietet eine moderne Form der **On-the-Job-Supervision** und ist beispielsweise in Einsatzbereichen wie der Luftrettung bereits ein standardisiertes Vorgehen.

Auch das Konzept des **Field Supervisor** im Rettungsdienst in Wien kann an dieser Stelle genannt werden.

37.2 Entwicklung einer Supervisionscheckliste

Während die Qualitätssicherung und Patientensicherheit zunächst im Fokus der kollegialen Supervision steht, stellt Supervision auch ein Instrument zur professionellen und persönlichen Weiterentwicklung von notärztlichem Personal dar. Leitliniengerechtes Arbeiten, Leiten des Einsatzteams vor Ort sowie die Kommunikation mit allen Beteiligten und eine patientenorientierte Versorgung spielen hier eine zentrale Rolle [10].

In einem mehrmonatigen Zeitraum wurde eine leitlinienorientierte digitale Supervisionscheckliste im Rettungsdienst der Stadt Aachen im Rahmen eines Forschungsprojekts pilotiert [11]. Der Supervisor kann mithilfe der Checkliste ein strukturiertes und weitgehend objektives Feedback an den Kollegen geben.

Ziel dieser Pilotierung war die Testung der Checkliste und der damit verbundenen Supervision mittels der vorhandenen telenotärztlichen Infrastruktur sowie die Erhebung der Akzeptanz und der Nutzbarkeit unter den Mitarbeitenden. Die Supervisoren teilten ihr gesammeltes schriftliches Feedback nach jedem Einsatz durch das Teilen der Checkliste mit dem supervidierten Einsatzpersonal. Zusätzlich gab es die Möglichkeit für ein anschließendes persönliches bzw. telefonisches Gespräch. Im Anschluss wurde die Checkliste auf Basis der gesammelten Teilnehmerrückmeldungen aus der Pilotierung und in enger Zusammenarbeit mit rettungsdienstlichem Personal weiterentwickelt. Dasselbe Vorgehen wurde mit Praxisanleitern und Notfallsanitätern pilotiert. Eine langfristige Umsetzung der telemedizinischen Supervision durch Praxisanleiter, primär im Rahmen der Notfallsanitäterausbildung, ist aktuell in Planung [10].

Eine Supervision unter Kollegen eröffnet neue personalisierte Möglichkeiten zur Qualitätsverbesserung und -sicherung in der Notfallversorgung, die dauerhaft zu einem patienten-, aber auch mitarbeiterorientieren Arbeitsumfeld führen. Gezielte Schulungen, Fortbildungen und Qualitätsauswertungen können durch eine standardisierte Vorgehensweise während den Supervisionen ermöglicht werden.

Literatur

1. Schröder H, Borgs C, Sommer A et al (2022) Telenotfallmedizin: Qualitätsmanagement vollkommen neu gedacht? Notfall Rettungsmed 25:385–387
2. Felzen M, Beckers SK, Kork F et al (2019) Utilization, safety, and technical performance of a telemedicine system for prehospital emergency care: observational study. J Med Internet Res 21(10):e14907
3. Belardi N (2022) Dorsch Lexikon der Psychologie: Supervision. https://dorsch.hogrefe.com/stichwort/supervision. Zugegriffen: 10. Juni 2024
4. Spektrum Akademischer Verlag (2000) Supervision. https://www.spektrum.de/lexikon/psychologie/supervision/15123. Zugegriffen: 10. Juni 2024
5. Hoffman LA, Shew RL, Vu TL, Brokaw JJ, Frankel RM (2017) The association between peer and self-assessments and professionalism lapses among medical students. Eval Health Prof 40(2):219–243

6. Kilminster SM, Jolly BC (2000) Effective supervision in clinical practice settings: a literature review. Med Educ 34(10):827–840
7. Kilroy DA (2006) Clinical supervision in the emergency department: a critical incident study. Emerg Med J 23(2):105–108
8. Scheepers RA, Boxem AJ, Blezer MMJ (2023) Junior doctors receiving supervisor and peer support are more work-engaged professionals who express their voice for quality improvement. Med Teach 46(2):204–210
9. Nofziger AC, Naumburg EH, Davis BJ, Mooney CJ, Epstein RM (2010) Impact of peer assessment on the professional development of medical students: a qualitative study. Acad Med 85(1):140–147
10. Felzen et al. 2024. Telemedizinische Supervision von ärztlichem und nichtärztlichem Rettungsdienstpersonal. Rettungsdienst 2024
11. Interreg Euregio Maas-Rhein (EMR). Forschungsprojekt COMPAS – „Comprehensive Multiprofessional Education for improving, distributive and implementing Patient Safety and maintenance of workforce in the EMR". https://www.compas-project.eu/de/home.html. Zugegriffen: 10. Juni 2024

38 Telemedizin im Katastrophenfall

Andreas Follmann und Anna Müller

Bisherige Einsatzbeispiele des Telenotarztes beim MANV zeigen vor allem die Möglichkeit der ärztlichen Unterstützung eines RTW-Transports (RTW = Rettungswagen) im Rahmen der Individualversorgung. Diverse Forschungsansätze zielen jedoch auch darauf ab, die Telemedizin in der Akutphase einzusetzen. So wurde im vom Bundesministerium für Bildung und Forschung (BMBF) geförderten Forschungsprojekt „AUDIME" erstmals eine Datenbrille genutzt, um kamerabasiert Daten von der Einsatzstelle an einen Telemediziner zu übertragen und so die Sichtung aus der Ferne zu unterstützen. Dadurch wurde nicht nur der Blickwinkel der Einsatzkraft sichergestellt, sondern auch eine Nutzung ohne Einschränkung manueller Tätigkeiten.

Die Ergebnisse einer Sichtungsstudie zeigten, dass die Interventionsgruppe mit telemedizinisch assistierter Sichtung eine signifikant höhere Korrektheit von 92 % erreichte, während die Kontrollgruppe nur eine Korrektheit von 58 % erzielte, allerdings mit deutlich kürzeren Sichtungszeiten [1]. Darüber hinaus konnte durch die telemedizinische Anbindung eine digitale Dokumentation der Sichtungsergebnisse erreicht werden, die für einsatztaktische Entscheidungen herangezogen werden konnte. So prägte sich auch erstmals der Begriff des „Tele-Leitenden-Notarztes" (Tele-LNA), der die medizinische Führung vor Ort unterstützen kann.

A. Follmann (✉) · A. Müller
Klinik für Anästhesiologie, Uniklinik RWTH Aachen, Aachen, Deutschland
E-Mail: afollmann@ukaachen.de

A. Müller
E-Mail: anna.mueller@ukaachen.de

Im ebenfalls BMBF-geförderten Forschungsprojekt „VirtualDisaster" wurde über eine sensortragende Drohne ein virtuelles Abbild der Einsatzstelle erzeugt. Dabei kamen 3D-Sensoren (Light Detection and Ranging [LiDAR]) sowie 360-Grad-Kameras zum Einsatz, die eine virtuelle Immersion in die Einsatzstelle ermöglichen. So konnten große Einsatzabschnitte und sogar Gefahrenbereiche virtuell begangen werden, indem man räumliche Distanzen durch eine Teleportation in der virtuellen Realität (VR) zurücklegte. Außerdem war es möglich, Markierungen in der VR zu setzen und digital an die Einsatzkräfte vor Ort zu übermitteln. Dabei wurden auch die Potenziale hinsichtlich einer Sichtung in VR untersucht.

▶ Eine besondere Herausforderung beim Einsatz von Telemedizin im Katastrophenfall ist das heterogene ehrenamtliche Personal mit unterschiedlichen Qualifikationen in den Katastrophenschutzeinheiten, das meist über eine geringe Routine bei der Durchführung medizinischer Maßnahmen verfügt.

Im Auftrag des Bundesamtes für Bevölkerungsschutz und Katastrophenhilfe wurde im Projekt „TeleSAN" eine Machbarkeitsstudie zum Einsatz von Telemedizin im Zivilschutzfall durchgeführt. Hier stellt – im Gegensatz zur Telemedizin im Rettungsdienst – die Rettungssanitäterin/der Rettungssanitäter die höchste Qualifikation im Bundeskonzept dar. In verschiedenen Studien konnte jedoch gezeigt werden, dass diese ebenfalls im Rahmen der Delegation in nichtinvasiven oder sogar invasiven Maßnahmen angeleitet werden konnten. Auch Helfende mit niedrigeren Qualifikationen konnten telemedizinisch in Simulationen unterstützt werden [2].

Zur Einbindung von Telemedizin in die Behandlungsstellen der Medizinischen Task Force (MTF) wurde ein Technikkonzept entwickelt, das basierend auf einer Webapplikation (App) eine Audio-/Videoverbindung zu einem Telemediziner ermöglicht. Über eine Bodycam, ein Headset sowie angebundene Medizingeräte (Vitaldatenmonitor, digitales Stethoskop) konnten Befunde erhoben und in Echtzeit übermittelt werden. Die gesamte Technik wurde dabei in eine Funktionsweste integriert, die auch den sog. „TeleSAN" als telemedizinisch angebundene Einsatzkraft markierte (Abb. 38.1). Es empfiehlt sich der Einsatz eines TeleSAN pro Behandlungsstelle, um bei Bedarf eine fehlende ärztliche Ressource zu kompensieren. Mit einer durchgängig fortlaufenden Konsultation ist so eine Behandlung ohne Nachteile gegenüber der konventionellen Katastrophenmedizin möglich.

Limitationen sind die Verfügbarkeit einer Netzwerkabdeckung über Mobilfunk oder Satellitenkommunikation sowie der Energiebedarf der technischen Geräte. Neben den Anschaffungskosten sind eine regelmäßige Wartung und regelmäßige Schulungen erforderlich, um eine hohe Verfügbarkeit zu gewährleisten.

Zwar wurde im Rahmen der Machbarkeitsstudie der Einsatz sowohl im Zivil- als auch im Katastrophenschutz empfohlen, Telemedizin ist aktuell jedoch weder in Landes- noch in Bundeskonzepten des Bevölkerungsschutzes eingeplant.

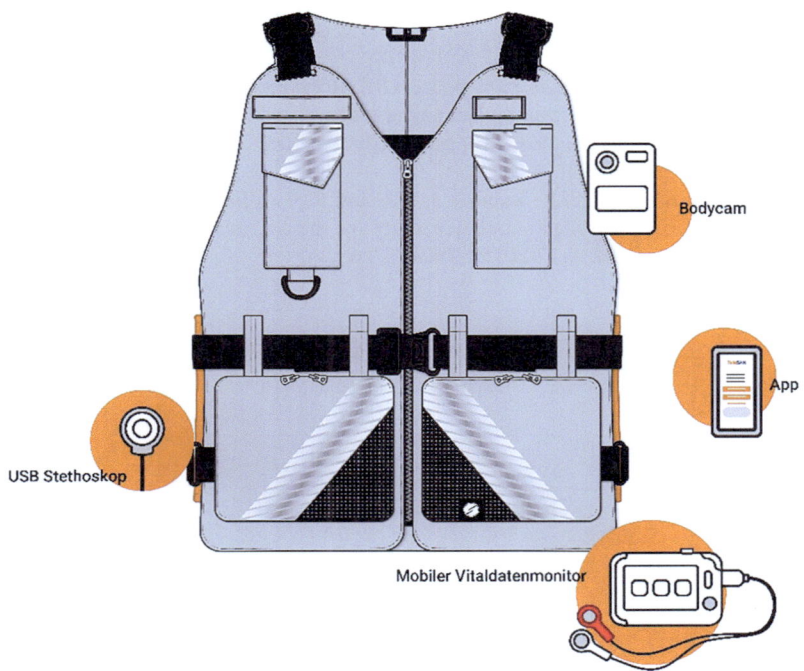

Abb. 38.1 Der „TeleSAN" als Technikkonzept im Rahmen einer Machbarkeitsstudie zum Einsatz von Telemedizin im Zivilschutz mit einer App zur Kommunikation, einer Videoübertragung per Bodycam sowie digitalem Stethoskop und Ein-Kanal-EKG. *EKG* Elektrokardiogramm, *USB* Universal Serial Bus. (Quelle: Projekt TeleSAN)

Ein routinierter Umgang mit der Technik wird als essenziell betrachtet, weshalb ein Einsatz von Telemedizin auch im Rahmen von Sanitätswachdiensten erwogen werden kann. Hier können ärztliche Ressourcen ausgeglichen und bei Bedarf verfügbar gemacht werden.

Abkürzungen

BMBF	Bundesministerium für Bildung und Forschung
LiDAR	Light Detection And Ranging
MANV	Massenanfall von Verletzten
MTF	Medical Task Force
VR	Virtual Reality

Literatur

1. Follmann A, Ohligs M, Hochhausen N, Beckers SK, Rossaint R, Czaplik M. Technical support by smart glasses during a mass casualty incident: a randomized controlled simulation trial on technically assisted triage and telemedical app use in disaster medicine. J Med Internet Res. 2019;21. https://doi.org/10.2196/11939.
2. Müller A, Kraus S, Arimond R, Kunczik J, Rossaint R, Czaplik M, Follmann A. Telemedicine in civil protection: a controlled simulation study for the analysis of patient care. Digit Health. 2024;10. https://doi.org/10.1177/20552076241272662.

39
Ambulante Versorgung/Ärztlicher Bereitschaftsdienst

Jörg Christian Brokmann und David Brücken

Die ambulante Versorgung durch niedergelassene Fachärzte sowie der damit verbundene ärztliche Bereitschaftsdienst der kassenärztlichen Vereinigungen (KV) müssen an den demografischen Wandel angepasst werden. Der damit einhergehende und sich in den kommenden Jahren weiter verschärfende Mangel an Hausärzten/Allgemeinmedizinern und weiteren Fachkräften auf der einen Seite sowie die gleichzeitig zunehmende Anzahl zu versorgender älterer und pflegebedürftiger Menschen auf der anderen Seite verlangen ein rasches Umdenken, um auch weiterhin eine gute medizinische Versorgung gewährleisten zu können. Schließungen oder verkürzte Öffnungszeiten der KV-Notdienstpraxen sind bereits heute keine Ausnahme mehr, sodass dringend alternative Versorgungsformen benötigt werden.

Außerdem führt die mangelnde Kenntnis über die Strukturen des deutschen Gesundheitssystems sowie eine oftmals unzureichende Gesundheitskompetenz der Bevölkerung dazu, dass die bestehenden Ressourcen nicht oder nicht adäquat in Anspruch genommen werden. Die Rufnummer 116117 des ärztlichen Bereitschaftsdienstes sowie die Vorhaltung von KV-Notdienstpraxen außerhalb der Öffnungszeiten der Hausärzte ist zu wenig bekannt, sodass bei akuten Beschwerden nicht selten direkt die Notfallnummer 112 gewählt oder fußläufig die Notaufnahme eines Krankenhauses aufgesucht wird, um sich

J. C. Brokmann (✉) · D. Brücken
Uniklinik RWTH Aachen, Zentrum für klinische Akut- und Notfallmedizin, Aachen, Deutschland
E-Mail: jbrokmann@ukaachen.de

D. Brücken
E-Mail: ars@ukaachen.de

behandeln zu lassen. Eine Überlastung aller Notfall- und Notdienststrukturen und hohe Behandlungskosten sind die Folge.

Insbesondere in ländlichen Gebieten fehlen bereits seit längerer Zeit Allgemeinmediziner. Hinzu kommt, dass in den kommenden Jahren viele Hausärzte aus Altersgründen ihre Praxis schließen müssen, da sie trotz langer Suche keinen Nachfolger finden. Um die vorhandenen bzw. verbleibenden Ressourcen besser auszunutzen, bedarf es einer besseren und insbesondere intersektoralen Zusammenarbeit der Akut- und Notfallstrukturen.

▶ Als Erstes müssen dringend die Rufnummern des ärztlichen Bereitschaftsdienstes (116117) sowie der Rettungsleitstellen (112) technisch und operativ im Sinne einer digitalen Fallweitergabe miteinander vernetzt werden, um eine adäquate Patientensteuerung zu erreichen und Fehlinanspruchnahmen zu minimieren.

Gleichzeitig muss die Digitalisierung der medizinischen Versorgung beschleunigt und vor allem deutschlandweit einheitlich mit entsprechenden Standards vorangetrieben werden, um gezielter und effektiver therapieren zu können sowie Doppelinanspruchnahmen zu vermeiden.

Die Einführung eines Telenotarztsystems im Rettungsdienst konnte eindrucksvoll zeigen, wie sich die vorhandenen Ressourcen effizienter nutzen lassen und wie dem bisherig steigenden Bedarf an Einsatzmitteln entgegengewirkt werden kann, ohne dass die Qualität der medizinischen Versorgung darunter leidet. Dabei muss berücksichtigt werden, dass der Eingriff in ein bestehendes System und die Einführung einer neuen Behandlungsressource Raum und Zeit benötigt, um Menschen die Möglichkeit zu geben, sich an verändernde Abläufe anzupassen und neue Routinen zu entwickeln. Nur so können neue Prozesse und Innovationen ihren vollständigen Nutzen entfalten [1].

▶ Die bundesweit flächendeckende Einführung eines teleärztlichen Bereitschaftsdienstes bzw. eines KV-Telenotdienstes in der ambulanten Versorgung sowie die flächendeckende Einführung von Videosprechstunden sind sinnvolle und notwendige Ergänzungen der bereits vorhandenen Angebote.

So konnte beispielsweise die Einführung der Videosprechstunde im Kindernotdienst der KV Nordrhein über die Weihnachtszeit und den Jahreswechsel 2022/2023 sowie 2023/2024 bereits eindrucksvoll zeigen, dass die Vorhaltung einer entsprechenden Einrichtung zu einer sinnvollen Entlastung der übrigen Behandlungsressourcen führt und sich die große Mehrzahl der Anfragen fallabschließend behandeln lässt.

In der Erwachsenenmedizin wird der reine Einsatz der Videosprechstunde vermutlich nicht ausreichen, um eine ähnliche fallabschließende Quote erzielen zu können. Vielmehr wird hier im Bedarfsfall die Implementierung eines nichtärztlichen aufsuchenden Dienstes (Medizinische Fachangestellte [MFA], Gesundheits- und Krankenpfleger [GKP], Notfallsanitäter) zur Entlastung der ärztlichen Ressource benötigt. Der aufsuchende nichtärztliche

Akutdienst sollte telemedizinisches Equipment mitführen, um vor Ort am Patienten die erforderliche Diagnostik (z. B. digitale Auskultation, Übermittlung von Vitaldaten, das Schreiben eines Elektrokardiogramms [EKGs] sowie die Point-of-Care-Blutgasanalyse) durchführen zu können, die dann durch den Telearzt telemedizinisch beurteilt wird und eine leitliniengerechte und größtenteils fallabschließende Behandlung ermöglicht. Das vom Innovationsfonds des G-BA geförderte Projekt „Optimal@NRW" konnte den Nutzen solcher Telekonsultationen bereits eindrucksvoll zeigen [2]. Bei einer fallabschließenden Behandlung können zudem hohe Kosten eingespart werden, die sich sonst durch Rettungsdiensttransporte und Krankenhausaufenthalte ergeben hätten.

Die Organisation und Vorhaltung eines solchen teleärztlichen Bereitschaftsdienst sollte in die vorhandenen administrativen Strukturen des ärztlichen Bereitschaftsdienstes integriert sein. Dies bedeutet, dass die Disposition entsprechend der gebotenen medizinischen Dringlichkeit über den Service der 116117 erfolgen sollte. Der reine teleärztliche Dienst bzw. der entsprechende Service sollte sich an den regionalen Strukturen orientieren. Ferner wird es im Hinblick auf die Altersstruktur und Digitalkompetenz der Ärzteschaft erforderlich sein, den telemedizinischen Dienst intersektoral über eine gemeinsam betriebene Plattform anzubieten, auf der alle entsprechend motivierten und qualifizierten Ärzte ihre Dienste zeitlich und räumlich flexibel entsprechend anbieten können.

Gleiches gilt für die Vorhaltung des aufsuchenden Dienstes. Der aufsuchende Akutdienst darf nicht auf eine bestimmte Berufsgruppe beschränkt sein, sondern muss durch ein modulares Schulungscurriculum unterschiedlichen Berufsgruppen (u. a. MFA, GKP, Notfallsanitäter) offenstehen, damit sich der Bedarf an Fachkräften auch in Zukunft decken lässt.

▶ Ob dieser aufsuchende Dienst nun in einer Hausarztpraxis, einer KV-Notdienstpraxis, der Notfallaufnahme eines Krankenhauses, in den Rettungsdienst oder gar freiberuflich angesiedelt wird oder gemeinsam durch eine der oben genannten Institutionen betrieben wird, muss sich nach den lokalen regionalen Gegebenheiten richten.

Um den vollen Nutzen eines solchen teleärztlichen Bereitschaftsdienstes bzw. des Einsatzes von Videosprechstunden in der hausärztlichen Praxis erzielen zu können, sind eine vor- und nachgeschaltete, funktionierende und anwenderfreundliche Telematikinfrastruktur (u. a. digitale Patientenakte) und Lieferlogistik absolut erforderlich, um die ggf. verordnete Medikation auch zum Patienten zu bekommen. Gleichzeitig muss die Kommunikationsplattform (Kommunikation im Medizinwesen [KIM]) an den Bedürfnissen der Anwender ausgebaut und implementiert werden, um die primär zuständigen Hausärzte über die Inanspruchnahme des Telenotdienstes informieren zu können.

Abkürzungen

GKP Gesundheits- und Krankenpflege

KV Kassenärztliche Vereinigung
MFA Medizinische Fachangestellte

Literatur

1. Schröder H, Beckers SK, Borgs C et al. Long-term effects of a prehospital telemedicine system on structural and process quality indicators of an emergency medical service. Sci Rep. 2024; 14:310. https://doi.org/10.1038/s41598-023-50924-5
2. Brücken D, Unterkofler J, Pauge S, Bienzeisler J, Hübel C, Zechbauer S, Rossaint R, Greiner W, Aufenberg B, Röhrig R, Bollheimer LC; Optimal@NRW Research Group; Brokmann JC. Optimal@NRW: optimized acute care of nursing home residents using an intersectoral telemedical cooperation network – study protocol for a stepped-wedge trial. Trials. 2022; 23(1):814. https://doi.org/10.1186/s13063-022-06613-1

Stichwortverzeichnis

Symbols
10-für-10-Prinzip, 44, 280
12-Kanal-EKG, 313
2c-Maßnahme, 35, 161, 165

A
Abmeldung von Krankenhäusern, 13
Absichtserklärung, 119, 150, 322
Acute Community Nurse, 182
Akutgesundheitsdienst, 14, 182, 381
Akzeptanz des Telenotarztes, 41
Alarm- und Ausrückeordnung, 350
Ambulante Behandlung, 12
Amtshaftung, 65
Anforderungskatalog, 27
    TNA-System, 27
Anordnung, 280
Arbeitnehmerüberlassung, 14
Arbeitsdiagnose, 311
Archivierung von TNA-Protokollen, 32
AROMA-Kriterium, 221
Arousal, 295
Arztfreies Intervall, 4
Ärztliche Leitung Rettungsdienst, 109
Ärztlicher Bereitschaftsdienst, 181, 379
Assessment für interessierte Ärzte, 341
AUDIME-Projekt, 375
Audiokommunikation, 276
Aufklärung, 53
Aufmerksamkeit, selektive, 267
Aufnahme von Notfallpatienten, 13
Ausbildungscurriculum, 324
Austauschverlegung, 173
Auswahlverfahren für den Telenotarzt, 342

B
BÄK-Curriculum Telenotarzt/Telenotärztin, 33
Bedarfsplanung Rettungsdienst, 111
Befragung der Mitarbeitenden, 244
Behandlungsfehler, 65
Behandlungsqualität, 214
Beherrschen von Maßnahmen, 333
Benutzerfreundlichkeit, 247
Beweislast, 64, 100
    Verteilung, 64
Bildübertragung, 329
Bindungszeit, 147
Burn-out, 372

C
Change-Management, 41
Chatfunktion, 81
Checkbox, 103
CIRS, 286
Closed-Loop-Kommunikation, 44
Cloud-Lösung im TNA-System, 94
Cocktailparty-Effekt, 267
Confirmation bias, 265
Crew Resource Management, 136, 257, 259
CRM, 259
CRM-Leitsatz, 42

D
Datenbrille, 375
Datenintegrität, 100
Datenschutz, 32, 71
Datenübertragung, 100
Datenverarbeitungssysteme, 71
Debriefing, 8
Delegation, 314
Delphi-Verfahren, 221
Demografischer Wandel, 3
Dienstleistungsvertrag, 30
Dienstmodell, 184
Digitale Patientenakte, 381
Disposition, 171
Disposition des Telenotarztes, 122
Dokumentation, 60, 97
Dokumentationssystem, 98
Durchführungsverantwortung, 53

E
Eigenständige Durchführung von Maßnahmen, 331, 332
Einarbeitung eines Telenotarztes, 327
Einsatzleitsystem, 124
Einsatzmittel, 124
Einsatzspektrum, 34
Einwilligung, 54, 55, 57–59, 67, 72–74
    Datenverarbeitung, 72
    medizinische Behandlung, 57
    mutmaßliche, 59
EKG-Interpretation, 244
Elektronische Gesundheitsakte, 102
Erstbefund, 104
Erstversorgung, 172

F
Facharztstandard, 51, 63
Fachkräftemangel, 146
Fahrlässigkeit, 66
Feedback, 8, 215
Fehlinterpretation, 285
Feldtyp, 102
Fernbehandlung, 8, 50
Fertigkeit des Telenotarztes, 341
Field Supervisor, 372
Finanzierung, 150
Fixierungsfehler, 298
Flottenserver, 124
Flugunfall Teneriffa 1977, 261
Fortbildung, 336

G
Garantenstellung, 68
Gebietsabdeckung, 171
Gemeindenotfallsanitäter, 14, 182
Gemeinsamer Bundesausschuss, 137
Geschichte des Telenotarztes, 7
Gesetzgebung, 153
Gestellungsvertrag, 14, 30
Gesundheitsdaten, 72

H
Haftung, 63
Hallig, 166
Hausarzt, 379
Headset, 40, 85, 135, 276
Heimbeatmungsgerät, 174
Hilfsfrist, 9
Human Factor, 259

I
IGNRW, 12
Implementierungsprozess, 153
Implementierungsstand des Telenotarztes, 348

K
Kapazitätsausgleich, 174
Kernträger, 23
Kognitive Flexibilität, 291
Kommunikation, 257, 260
    auf Distanz, 258, 264, 266
Konfliktlösung, 33
Konzentrationsfähigkeit, 302
Kostenschätzung, 26
Krankenhausversorgungsverbesserungsgesetz, 138, 139
Künstliche Intelligenz, 94, 216

L
Landesfachbeirat Rettungsdienst, 15
Leistungsverzeichnis, 24

Stichwortverzeichnis

Leitstelle, 179
Letztbefund, 104
Luftfahrt, 258

M
Machbarkeit, 149
MANV, 375
Medikamentenverwechslung, 232
Med-on-@ix, 4, 15
Mehrabian-Regel, 42
Meldebild, 159, 162
Mentales Training, 300
Metakommunikation, 267
Mindeststandard im TNA-System, 27
Minimaler Notfalldatensatz, 102
Mobile Datenerfassung, 85
Mobilfunknetz, 81
Modellregion, 24
Musteranhang, 23
Mustercurriculum Telenotarzt, 324

N
Nachbarschaftshilfe, 333
Nachbesprechung, 303
Nachforderung des Notarztes, 123, 124
Noise-Cancelling-Technik, 85
Notarzt, 371
Notarztindikation, 134
Notarztindikationskatalog, 11, 122, 125, 162
Notarztnachforderung, 124
Notarztquote, 110, 126
Notfallmedizinisches Zentrum, 356
Notfallpatient, 9
Notfallsanitäter, 130, 165
    Ausbildung, 153
Notfallversorgung, 137, 379

O
Öffentlich-rechtliche Vereinbarung, 25
Optimierungspotenzial, 146

P
Palliativpatient, 181, 315
Paralleleinsatz, 235
Patientenrechtegesetz, 13

Patientensicherheit, 215, 227
Patientensteuerung, 380
Patientenverfügung, 59
Patientenzufriedenheit, 215
Personalakquise, 90
Personalauswahl, 341, 342
Personalmangel, 3
Personalpool, 29
Personalressource, 21
Plausibilitätsprüfung, 104
Posttraumatische Belastungsstörung, 301
Potenzialanalyse, 20
Priorisierung, 235

Q
Qualitätsindikator, 213, 220, 221, 336
Qualitätskontrolle, 34
Qualitätssicherung, 110, 218

R
Readback, 267, 279
Rechtfertigender Notstand, 9
Rechtsgutachten, 149
Redundanz, 189
Regelversorgung, 152
Resilienz, 289, 302
    Faktor, 290
Ressourceneffizienz, 147
Rettungsdienstbedarfsplan, 9, 23
Rettungsgesetz, 154
Rettungswagen, einsatztaktischer Wert, 333
Rezertifizierung, 338
Richtlinie Krankentransport, 171

S
S2e-Leitlinie Telenotfallmedizin, 160
Satellitentelefon, 167
Scheinselbstständigkeit, 14
Schmerzensgeld, 64
Schmerztherapie, 312
Schockraumindikation, 141
Schockraumversorgung, 141
Schwangere als Telenotärztin, 343
Schwangerschaft, 186
Schweigepflicht, 74
Sekundärtransport, 155, 236

Selbstbestimmung, informationelle, 72
Selbstführung, 297
Selbstwirksamkeitserwartung, 300
Sicherstellung der Versorgung, 214, 350
Sicherstellungsauftrag, 172
Sichtung, 375
SmED, 181
Sofortverlegung, 173
Soft Skills, 259
SQR-BW, 218, 221
Standardisierte Notrufabfrage, 110, 123
Standortfestlegung, 149, 150
Steeling-Effekt, 301
STEMI, 231
Steuerungsgruppe, 22, 151
Strafbarkeit, 66
Straftat, 66
Stress, 295, 296
Stressor, 293
Suchtkrankheit, 133
Supervision, 34, 328, 336, 372
Supervisionscheckliste, 34
Swift trust, 269, 270

T
Tarifeingruppierung, 325
Team-Time-out, 276
Technische Performance, 32
Technischer Ausfall, 234
Technische Voraussetzung für ein TNA-System, 112
Tele-LNA, 375
Telenotarzt, 10
Telenotarztquote, 10, 122
Telenotarztsystem, 10
Telenotarztzentrale, 10
TeleSAN-Projekt, 376
TemRas, 4, 15
TEMS, 15

Therapiefreiheit, ärztliche, 33
Ticketsystem, 32
Totalausfall des TNA-Systems, 33
Trägergemeinschaft, 10, 20, 119
   telenotärztliche, 332
Tragsystem, 278
Transportbegleitung, 160
Transportfähigkeit, 172
Transportverweigerung, 133, 233, 310, 331
Transportverzicht, 133, 233, 331

U
Übergabe an den Telenotarzt, 283, 331
Umsetzung, 149
Unterlassene Hilfeleistung, 68
Unterlassung, 333

V
Verbesserungsprozess, kontinuierlicher, 12
Verlegung, 170, 236
   dringliche, 172
Versorgungslücke, 216
Vertrauensprinzip, 228
Videosprechstunde, 380
Videostreaming, 311
Videoübertragung, 277
Vier-Augen-Prinzip, 232
VirtualDisaster-Projekt, 376
Vitaldatenmonitor, 80
Vitaldatenstreaming, 85
Vorabdelegation, 11, 135, 284, 322, 330, 332
Vorsatz, 66

Z
Zeitstempel, 101
Zentrale Koordinierungsstelle für Sekundärtransporte, 170

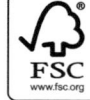

MIX
Papier aus verantwortungsvollen Quellen
Paper from responsible sources
FSC® C105338

If you have any concerns about our products,
you can contact us on
ProductSafety@springernature.com

In case Publisher is established outside the EU,
the EU authorized representative is:
**Springer Nature Customer Service Center GmbH
Europaplatz 3, 69115 Heidelberg, Germany**

Printed by Libri Plureos GmbH
in Hamburg, Germany